Mieux manger pour les nuls

Mieux manger pour les nuls

Dr Jean-Michel Cohen

FIRST
ÉDITIONS

Mieux manger pour les Nuls

Éditions First, un département d'Édi8
12, avenue d'Italie
75013 Paris – France
Tél. : 01 44 16 09 00
Fax : 01 44 16 09 01
Courriel : firstinfo@efirst.com
Site Internet : www.pourlesnuls.fr

ISBN : 978-2-412-04326-4
Dépôt légal : février 2019

Imprimé en France par Pollina - 87852

Édition : Mathilde Poncet
Maquette intérieure : Ma petite FaB – Laurent Grolleau
Index : Raphaël Dupuy
Illustrations page 33 : © Pomkipik

À propos de l'auteur

Le docteur Jean-Michel Cohen est médecin nutritionniste. La méthode de régime qu'il préconise repose sur un rééquilibrage alimentaire. Au-delà de la perte de poids, il propose à tous l'apprentissage d'une hygiène de vie et d'une alimentation nouvelle qui laisse une grande place au plaisir : plaisir du goût et plaisir des yeux. Il est l'auteur de nombreux ouvrages sur l'amincissement dont plusieurs best-sellers et anime également le site Internet www.savoirmaigrir.tv.

Sommaire

Introduction

Vivre mieux c'est sans doute d'abord vivre en meilleure santé, en profitant au mieux des super pouvoirs que la nature nous a donnés, être intellectuellement et physiquement en possession de nos moyens plus longtemps. Pour nombre d'entre vous, vivre mieux, c'est aussi arriver à changer ce que la société fait de nous pour devenir ce (ceux) que nous voulons être : moins stressés, plus en forme, plus alertes, plus heureux.

Mais vivre mieux, c'est également manger mieux. L'alimentation joue un rôle essentiel sur notre santé et peut avoir un impact sur notre quotidien. Notre mode de vie, alimentation au premier plan, est souvent la première cause de certaines pathologies responsables de l'accélération de la dégradation physique (troubles cardiaques, diabète, hypertension…). Mais en prenant certaines mesures, en changeant nos habitudes alimentaires notamment, il est possible de les enrayer voire de les faire disparaître.

Une bonne hygiène de vie, une pratique sportive, et surtout, de bons choix alimentaires, voici les préceptes véhiculés par cet ouvrage : oui, on peut vivre en meilleure santé, donc plus longtemps, en adoptant des mesures simples dont on connaît aujourd'hui l'efficacité.

À propos de ce livre

Cet ouvrage a été conçu comme un guide, dont le but est d'apporter une réponse à toutes les questions qui peuvent se poser sur la nutrition et l'hygiène de vie.

La segmentation en parties et chapitres bien définis vous permet de sélectionner les informations qui vous concernent. Les trois premières parties sont essentielles à tout à chacun car elles posent les bases d'une bonne hygiène de vie et par conséquent du « vivre mieux », mais aussi du « manger mieux », grâce à de nombreux savoirs nutritionnels et dans l'évocation d'aliments bons pour la santé. Les parties 4, 5 et 6 abordent des cas plus spécifiques : diabète, cholestérol, végétarisme, grossesse, etc. Et parce que nous n'avons pas tous le même rapport au corps, il vous est proposé, dans la partie 6, un programme minceur basé sur le rééquilibrage alimentaire.

La force de la collection « pour les Nuls » est de s'adresser prioritairement aux débutants sans négliger ceux qui cherchent à approfondir leurs connaissances. Partant de ce principe, cet ouvrage ne laisse rien au hasard, donnant un certain nombre d'informations, mais aussi des conseils, des suggestions et des exercices.

Comment ce livre est organisé

Première partie : Une bonne hygiène de vie

Les cinq chapitres de cette partie sont conçus pour vous permettre d'adopter une bonne hygiène de vie, et cela sur tous les plans : la nutrition, l'activité physique, le mental, le sommeil et l'attention au corps. Cette partie est agrémentée de divers programmes pour vous aider à mettre en pratique des bonnes habitudes rapidement.

Deuxième partie : Les bases d'une bonne alimentation

Dans cette partie, il n'est question que de l'alimentation. Elle débute par un petit manuel nutritionnel pour tout savoir sur les nutriments, la dépense énergétique et les proportions nutritionnelles. Puis, il vous est dévoilé les aliments à privilégier et ceux à consommer avec modération.

Troisième partie : Aliments : faire les bons choix

Cette partie n'est rien d'autre qu'un décryptage de tous les aliments susceptibles de se retrouver dans nos assiettes ! Dans un premier chapitre, sont abordés les aliments du quotidien, que nous retrouvons chaque jour à notre table, achetés au supermarché et chez nos commerçants. Puis, dans un second chapitre, il est mis en évidence 100 aliments bons pour notre santé qui peuvent nous aider à lutter contre certaines pathologies.

Quatrième partie : Une alimentation pour soigner les maux

Cette partie traite de cas plus spécifiques, tels que : les maux de ventre chroniques, le cholestérol, le diabète et les rhumatismes. Pour chacun, il vous est donné les grandes lignes de l'alimentation à adopter afin de lutter contre ces maux et d'en réduire les symptômes.

Cinquième partie : Adapter son alimentation à son mode de vie

Le mode de vie a une influence sur notre alimentation, et d'autant plus dans certains cas. Nous mangeons différemment lorsque l'on est sportif ou végétarien, ou encore lors de la grossesse. Vous trouverez une multitude de conseils pour adopter l'alimentation qui vous convient.

Sixième partie : Perdre du poids

Dans cette partie, l'auteur vous donne sa méthode pour perdre du poids efficacement, sans restriction, en rééquilibrant votre alimentation. Dans un second chapitre, vous mettrez en pratique le programme, guidé par des conseils et des menus.

Septième partie : La partie des Dix

Un ouvrage de la collection « pour les Nuls » ne serait pas complet sans cette partie. Elle rassemble quelques conseils et recommandations sur la conservation des aliments, les modes de cuissons ou encore les produits de saisons ; et répond aux nombreuses questions que l'on se pose sur les régimes.

Huitième partie : Annexes

Cette dernière partie rassemble tous les tableaux nutritionnels indispensables. Tout au long de l'ouvrage, il est fait référence à ces outils, auxquels vous pouvez vous reporter à tout moment. Vous découvrirez la teneur en fibres, protéines, glucides ou encore en vitamines des aliments les plus courants, mais aussi, une grille des aliments en fonction de leur index glycémique.

Les icônes utilisées dans ce livre

Témoignage : Le docteur Jean-Michel Cohen raconte les histoires de certains de ses patients.

Idée reçue : L'auteur dénonce les préjugés et nous dévoile les préceptes des concepts concernés.

Conseil : Cette icône est faite pour attirer votre attention sur les conseils utiles à la mise en place de nouvelles habitudes.

Le saviez-vous : Cette icône attire votre attention sur une information intéressante à garder en tête.

Focus : Cette icône vous donne des explications détaillées pour comprendre un principe, un fait ou encore un aliment.

Exercice : Cette icône vous indique les exercices et activités (physiques ou écrites) à mettre en pratique pour adopter le « vivre mieux ».

Attention : Assurez-vous de lire le texte placé près de cette icône ; cela pourrait vous éviter certaines erreurs ou vous mettre en garde concernant certains points importants.

Reportez-vous : Cet icône vous invite à vous reporter à une autre partie du texte afin d'avoir plus d'informations.

PARTIE 1

UNE BONNE HYGIÈNE DE VIE

DANS CETTE PARTIE...

On envie secrètement ceux qui semblent toujours en forme et en bonne santé. Certains l'expliquent par leur pratique assidue du jogging, d'autres se disent adeptes des cures alimentaires et autres détox ; d'autres encore misent sur leur régime végétarien ; certains prétendent même qu'il suffirait de se limiter à 2 ou 3 aliments bien précis pour vaincre les maladies, un peu à la façon d'un élixir d'immortalité. Vrai ? Faux ?

Difficile, cependant, de croire qu'un seul élément puisse expliquer cette insolente bonne santé que nous admirons chez certains. Car le vrai secret d'une telle vitalité réside plutôt dans une approche globale de l'hygiène de vie qui prend en compte la nutrition, mais également l'activité physique, le sommeil, le mental et l'attention au corps.

Chapitre 1
La nutrition

DANS CE CHAPITRE

L'alimentation agit sur la santé

L'alimentation : curseur de notre santé

Une question d'équilibre

Toutes les médecines alternatives le disent : l'équilibre corps-esprit est un élément clé du « vivre mieux », car corps et esprit interagissent en permanence et sont donc indissociables. Et dans le corps lui-même, ensemble hautement complexe, les différents systèmes s'influencent eux aussi mutuellement. C'est pourquoi il est important de s'intéresser à l'hygiène de vie dans un sens large, et surtout à l'alimentation, le carburant de notre organisme, responsable de maux comme de mieux.

L'alimentation agit sur la santé

Sans doute sentez-vous inconsciemment qu'il est bénéfique de manger sainement, c'est-à-dire en évitant les plats industriels, en privilégiant les fruits et légumes de qualité, ainsi que les légumineuses et les céréales complètes, en limitant votre consommation de viande, de sucre et de sel. On sait désormais que l'influence de notre alimentation sur notre santé et notre bien-être est bien plus importante et étendue qu'on ne le soupçonnait. La recherche a ainsi montré que les aliments ne se contentent pas d'apporter du carburant à notre corps pour lui permettre de fonctionner, mais qu'ils agissent aussi au niveau cellulaire – certains permettant de prolonger la vie des cellules, d'autres de les réparer –, mais également sur l'ADN, pour freiner son altération. De quoi faire tourner les têtes !

Toutes les études le confirment : seul un régime alimentaire véritablement « sain » peut agir sur la longévité. Un tel régime ne joue pas sur des interdits, mais se fonde sur un apport équilibré des différentes catégories d'aliments pour répondre aux besoins de l'organisme : il privilégie les végétaux, riches en antioxydants (fruits et légumes, ainsi que les céréales complètes et les légumineuses, pour un apport calorique suffisant) ; mais il comprend aussi de bonnes matières grasses (voir p. 97) ainsi que des protéines animales en quantité limitée[1] (sauf, bien sûr, pour les personnes qui ont fait le choix d'adopter un régime végétarien, voir p. 439). Par ailleurs, bien choisi et consommé sans excès, l'alcool a aussi sa place dans un tel régime alimentaire, car il possède quelques vertus. Aucun aliment n'est diabolisé, et cette variété permet de conserver le plaisir de manger, indispensable à notre bien-être général.

Si nos choix alimentaires peuvent nous aider à rester en forme plus longtemps, ils ont aussi la capacité de prévenir certaines pathologies graves. Peut-être avez-vous entendu parler de l'alimentation anticancer ?

Certes, on ne peut pas guérir d'un cancer en changeant simplement son alimentation, mais de très nombreuses études ont prouvé l'efficacité de certains aliments sur certains types de cancers, leur capacité à « cibler » les cellules cancéreuses sans détruire les cellules saines et à aider ensuite à freiner la récidive. Tout cela est vrai, mais il ne suffit pas de manger un seul type d'aliment : il faut en combiner plusieurs, les consommer régulièrement et varier souvent. Plus globalement, des études statistiques ont mis en valeur autant de liens entre la consommation de certains aliments et l'apparition de certains cancers que l'inverse : cibler des aliments potentiellement protecteurs permettrait d'éviter certains types de cancers.

Le docteur Michael Greger l'explique en détail dans son livre *Comment ne pas mourir*[2]. Les chromosomes possèdent tous, à chacune de leurs extrémités, des télomères, sortes de petits embouts qui évitent que les brins d'ADN ne « s'effilochent ». Or, les télomères raccourcissent avec l'âge, mais aussi sous l'action du stress ou de l'inflammation. Quand les télomères deviennent trop courts, ils ne jouent plus leur rôle protecteur, ce qui précipite la détérioration et la mort des cellules. Si les cancers en phase terminale déclenchent la réduction des télomères, l'inverse est encore plus vrai : une érosion importante des télomères est visible dès la production des cellules cancéreuses !

Le saviez-vous

Bien que des études aient prouvé qu'un régime suivi d'une perte de poids ou un programme sportif intensif n'avaient aucun effet sur la longévité des télomères, il a également été démontré que la qualité du régime alimentaire pouvait influer sur leur longueur, donc sur la durée de vie des chromosomes, et prévenir ainsi certaines pathologies ou en limiter la progression. En quelques mois, un régime à base de céréales complètes, de légumes et de fruits choisis pour leurs actions sur la santé peut booster de manière significative l'activité des télomères. L'alimentation anticancer pourrait bien ne pas être un mythe !

1. De nombreuses études montrent qu'une trop grande consommation de viande, céréales raffinées et laitages gras entraîne des pathologies qui affaiblissent le système (cholestérol, hypertension).
2. Belfond, 2017. Plus globalement, il décrit dans ce livre le rôle de nos choix alimentaires dans le développement des maladies dites « de civilisation » : maladies cardiaques, mais aussi dépressions, cancers, troubles dégénératifs, etc.

L'alimentation : curseur de notre santé

Pour vous permettre de comprendre l'intérêt des informations nutritionnelles données dans cet ouvrage, il est important de rappeler la fonction de la nourriture. On mange pour se faire plaisir, certes. On mange aussi « pour vivre », oui. Surtout, on mange pour que le corps fonctionne : la nourriture est le carburant de notre organisme. Vous savez bien que si vous mettez du sans-plomb dans une voiture de course, le moteur ne pourra pas accomplir ses meilleures performances et il finira par s'user plus vite...

Dites-vous que votre corps est une voiture de luxe, très complexe, aux systèmes très élaborés, et qu'elle mérite l'essence la plus chère. Et dites-vous aussi que, si vous souffrez d'une pathologie particulière (diabète, cholestérol...), un carburant « non compatible » va immédiatement détériorer votre moteur.

Témoignage

Une de mes patientes a déménagé aux États-Unis. Lors d'un séjour en France, elle est venue me consulter et j'ai été consterné quand elle est entrée dans mon cabinet : son apparence avait indéniablement changé. Elle avait pris quelques kilos et tout son organisme semblait fatigué. Sa peau et ses cheveux étaient moins lumineux et brillants, elle avait des boutons alors que je lui connaissais une très belle peau avant. Surtout, je ressentais sa grande fatigue : elle était comme « au ralenti ». Pourtant, elle avait le sourire.

Elle venait simplement me voir parce qu'elle avait peur de prendre trop de poids. En creusant, elle a toutefois admis se sentir souvent mal portante, avoir des maux de ventre plus fréquents, parfois de la constipation, et être toujours fatiguée depuis qu'elle avait déménagé. Elle m'a aussi avoué que son alimentation avait changé malgré elle : elle avait perdu ses repères et, surtout, elle déjeunait très souvent dans des fast-foods, si nombreux aux États-Unis, alors qu'à Paris elle prenait une quiche avec une salade ou un sandwich avec des crudités. Le soir, elle cuisinait moins qu'avant et ils allaient souvent, elle et son mari, manger des tacos nappés de fromage fondu au « resto du coin », un tex mex. Il ne m'en a pas fallu plus pour comprendre ce qui lui arrivait.

Son alimentation était beaucoup plus grasse qu'avant et son corps se fatiguait à traiter tout ce gras pour tenter de s'en débarrasser. Surtout, elle avait diminué de deux tiers environ sa consommation de légumes, se privant ainsi de leurs fibres et de leurs nutriments (calcium, magnésium, vitamines et minéraux). Oublié le poisson, sa consommation de viande avait triplé ! Plus de yaourt, mais beaucoup de glaces et de sodas. Sa voiture de course était soudain alimentée avec de l'huile de moteur... Je l'ai remise dans le « droit chemin » avec un suivi à distance. Cela a exigé des efforts, mais en adoptant quelques nouvelles habitudes pour ses courses, elle a retrouvé sa forme (et ses formes) sans trop se contraindre, en privilégiant les aliments riches en antioxydants et nutriments pour régénérer son moteur.

Mais cela va plus loin : en plus de faire fonctionner le corps, notre alimentation le CONSTRUIT. Prenons une autre image : pour construire un immeuble, on peut opter pour des matériaux bas de gamme ou privilégier au contraire des matériaux de qualité, choisis avec soin. Ils seront certes un peu plus chers, mais la stabilité et la durée de vie de l'ouvrage s'en ressentiront. Or, de même que des joints mal faits vont provoquer des fuites, de mauvaises peintures vite s'écailler, une alimentation pauvre en nutriments affaiblira les systèmes du corps (cardiaque, digestif…), voire l'endommagera : trop de graisses animales provoquent à terme du cholestérol, qui induit des problèmes cardiovasculaires ; une nourriture trop riche en calories conduit à l'obésité. Une alimentation bénéfique pour la santé, à visée aussi bien préventive que curative, jouera donc sur ces deux leviers : réduire ou éviter certaines catégories d'aliments, en privilégier d'autres.

Une question d'équilibre

Tout le monde s'accorde à dire que les légumes sont parmi les aliments les plus sains au monde. Ce qui est prouvé. Beaucoup de médecins seraient d'ailleurs bien inspirés de les recommander en priorité à leurs patients atteints de cholestérol, au lieu de prescrire d'emblée un traitement chimique.

Beaucoup de conseils en nutrition invitent aujourd'hui à se détourner des produits d'origine animale (viande, œufs, laitages), au profit d'une alimentation riche en végétaux et en aliments non raffinés. Si l'on ne peut que confirmer l'intérêt de limiter drastiquement sa consommation de produits industriels (trop gras, trop sucrés, trop transformés, pauvres en nutriments et riches en additifs, conservateurs, colorants et autres parfums de synthèse potentiellement toxiques pour l'organisme en plus de lui être inutiles), pourquoi faudrait-il éliminer totalement les protéines animales ? Elles sont très utiles et notre corps en a besoin, à condition de les consommer sans excès !

Quant aux céréales et aux légumineuses, la quête éperdue de la minceur dans notre monde moderne les a diabolisées, alors qu'elles fournissent la moitié de l'énergie nécessaire à notre corps. À condition de savoir les choisir !

Il est important de trouver un équilibre entre ses diverses catégories alimentaires. Dans les parties qui vont suivre, vous découvrirez les bienfaits et défauts de chacune afin de vous permettre de faire vos choix en connaissance de cause et d'adopter une alimentation équilibrée et variée.

DANS CE CHAPITRE

Les bienfaits de l'activité physique

•

Le sport et la santé

•

L'importance de la respiration

•

Le programme forme

Chapitre 2
La forme

Que veut dire être actif aujourd'hui ? Travailler ? Bouger ? Sortir ? Faire du sport ? Tout cela à la fois ? Pour que le corps reste « actif », il faut l'entretenir ou, plutôt, le maintenir en activité. C'est précisément le sujet de ce chapitre : il va être question non pas de sport mais plutôt de la façon de mettre le corps en mouvement, ou de le maintenir « actif ».

Les bienfaits de l'activité physique

Le saviez-vous

Selon l'Organisation mondiale de la santé (OMS), la sédentarité est la première cause de mortalité évitable dans le monde. On estime par ailleurs qu'elle est aussi la cause principale de certains cancers du sein ou du côlon, de près de $1/3$ des cas de diabète et d'environ 30 % des cas de cardiopathie ischémique. À l'inverse, il a été démontré que, chez l'adulte, la pratique régulière d'une activité physique adaptée réduit le risque d'hypertension, de cardiopathies coronariennes, d'accident vasculaire cérébral, de diabète, de cancer du sein ou du côlon, de dépression et améliore l'état des os et la santé fonctionnelle.

En outre, l'activité physique est un facteur de dépense énergétique ; elle est donc fondamentale pour contrôler son poids et réduire ainsi les risques d'obésité. Des « activités physiques adaptées » (APA) peuvent même être prescrites comme thérapeutiques non médicamenteuses ayant fait leur preuve, en complément des traitements conventionnels, voire en substitution pour des affections plus légères.

Notre mode de vie actuel est propice à une diminution de l'activité physique et à la sédentarisation, avec des conséquences négatives et mesurables sur notre état de santé : on assiste ainsi à une augmentation importante du nombre de personnes atteintes de surcharge pondérale, d'hypertension artérielle, de diabète et de maladies cardiovasculaires.

Enjeu majeur de santé publique, le concept de « sport-santé », apparu récemment, recouvre la pratique d'activités physiques ou sportives qui contribuent au bien-être et à la santé[1]. Le but est préventif, à la fois pour se maintenir en bonne santé, mais aussi, à plus ou moins long terme, pour éviter certaines maladies et affections, chroniques ou non, en contribuant à empêcher leur aggravation ou leur récidive. L'activité physique permet ainsi de gagner des années de vie en bonne santé, de diminuer ou de prévenir les risques liés aux maladies chroniques. La prévention est en effet une visée majeure du sport-santé.

Le message est d'autant plus fondamental que presque 40 % des Français n'atteignent pas les recommandations d'activité physique permettant d'obtenir un effet bénéfique sur la santé. Une enquête réalisée en 2012 par le CCM Benchmark Group a dévoilé que 1 Français sur 2 ignore que faire régulièrement du sport peut aider à prévenir de nombreuses maladies. La pratique d'une activité modérée (au moins 20 minutes 3 fois par semaine) ou intense (au moins 3 heures par semaine) diminuerait ainsi d'environ 30 % le risque de mortalité prématurée. Outre les maladies cardiovasculaires et l'obésité, elle préviendrait aussi les problèmes osseux et musculaires. Enfin, elle améliore notablement le bien-être émotionnel et limite les troubles dépressifs. Un ensemble de bienfaits qui a pu être relevé aussi bien chez les adolescents que chez les personnes âgées.

1. Conformément à la définition de la santé par l'OMS, qui désigne un état de bien-être à la fois ces trois domaines : physique, mental et social.

Idée reçue

JE SUIS TROP ÂGÉ POUR M'Y METTRE

Bouger au quotidien et ajouter à son emploi du temps des activités physiques dans la mesure de ses capacités ne peut pas générer de blessures puisqu'il s'agit soit de cours encadrés (yoga), soit d'activités normales que l'on développe juste un peu plus (marche).

Une étude de 2009 portant sur 1 800 seniors, publiée dans les *Archives of Internal Medicine*[1], a conclu que les seniors qui font du sport, ou même qui débutent tard, sont susceptibles de vivre plus vieux que ceux qui n'en font pas, et de vivre leurs dernières années en meilleure santé que leurs homologues qui évitent de bouger. L'idéal est de trouver un entraînement qui soit optimal pour son âge et sa condition physique, les bénéfices retirés en termes de santé dans des domaines comme la mémoire, l'anxiété et la dépression, l'arthrite ou les douleurs articulaires sont presque immédiats.

Et enfin, il n'est pas besoin d'investir dans du matériel, des tenues, ou de s'inscrire à des cours onéreux : mis à part tout ce que vous pouvez faire chaque jour gratuitement, du jardinage à la marche en passant par la danse, il y a aujourd'hui énormément de contenus gratuits sur Internet pour vous guider, notamment sur le souffle ou en yoga et stretching (étirement).

1. Stessman J., Hammerman-Rozenberg R., Cohen A., Ein-Mor E., Jacobs J. M., « Physical activity, function, and longevity among the very old », *Archives of Internal Medicine*, 2009, vol. 169, n° 16, p. 1476-1483.

Le sport et la santé

Santé du cœur

Les bienfaits de l'activité physique sur le système cardiaque dans son ensemble ne sont plus à démontrer. Une activité modérée de 30 à 40 minutes, dite d'endurance, sollicite le cœur d'une manière satisfaisante. En revanche, pour améliorer ses performances, il faut travailler sur les variations de rythme, en pratiquant ce que l'on appelle l'entraînement fractionné : on alterne des phases douces et des phases plus soutenues, en prévoyant aussi des périodes de récupération afin de moduler l'intensité cardiaque. On cherche à stimuler le cœur pour le renforcer, mais sans le pousser dans les extrêmes. Surtout, on s'abstient de dépasser sa fréquence cardiaque maximale.

Le saviez-vous

En pratique, si l'on parle de marche par exemple, il suffit de marcher plus ou moins vite par tranches de 5 à 10 minutes avant de changer de rythme, l'idéal étant d'être accompagné par un coach pour commencer.

Le saviez-vous

Selon l'American Heart Association, il faut pratiquer au moins 5 fois 30 minutes par semaine pour avoir un effet protecteur sur le cœur, un temps un peu surestimé. En effet, toute activité physique présente des bénéfices pour l'activité cardiaque, qui est aussi liée à de nombreux autres facteurs (surpoids, tabac, alimentation). Le simple fait de marcher plus vite quotidiennement, de monter des escaliers au lieu de prendre l'ascenseur représente une augmentation de l'activité physique et de potentiels bénéfices sur le risque de maladie cardiaque.

Témoignage

J'ai eu le grand plaisir de rencontrer Robert, un cycliste de 105 ans, au cours d'une émission de télévision. Son histoire, bien entendu, a fait le tour des médias, car il a battu son propre record en parcourant 23 km en 1 heure.

Mais le plus intéressant était d'être à côté de lui, pour le voir bouger et se plier en deux, toujours en mouvement.

Il est suivi aujourd'hui par toute une équipe de médecins qui cherchent à comprendre les causes de sa longévité. Malgré son âge, il arrive à faire entre 150 km et 200 km de vélo par jour à la bonne saison, sans chercher la performance. Il pédale à son allure, mais fait du vélo régulièrement et depuis très longtemps. Je n'ai pas pu vérifier son cœur, mais je l'ai cru quand il m'a dit que, selon les médecins, la puissance de ce muscle était très impressionnante, grâce à son activité physique. Ce qui m'a le plus marqué, c'était son mouvement permanent d'oscillation d'une jambe sur l'autre, comme si, quand il se tenait debout, il se sentait toujours obligé de faire bouger ses deux jambes. Certes, la surdité l'a atteint, mais son esprit alerte bénéficie de sa détermination à poursuivre ses efforts cyclistes. Demandez-lui de se plier et vous verrez qu'il est beaucoup plus souple que beaucoup d'entre nous. La leçon de cet exemple est que l'activité physique, quel que soit l'âge et quelle que soit la performance, est une forme de discipline qui implique certes de se forcer parfois, mais dont la pratique régulière est source de nombreux bénéfices pour notre santé.

Réduire le cholestérol

Si on parle beaucoup du cholestérol sous l'angle de la nutrition, on associe plus rarement ce trouble à l'activité physique. Pourtant, pour faire chuter son taux de triglycérides, on peut jouer simultanément sur le régime alimentaire, la perte de poids… et la pratique sportive. Des études confirment que, même modéré, l'exercice physique régulier fait baisser le mauvais cholestérol et augmente le bon. Le premier étant une des principales causes de risque cardiovasculaire (la 1re cause de mortalité en France), on a tout intérêt à le tenir à distance ! Alors, on bouge : la course à pied à allure modérée est la pratique la plus appropriée en l'occurrence.

Témoignage

Marie-Paule a un taux élevé de mauvais cholestérol. Pourtant, elle mange des produits contenant des stérols végétaux (spécialité permettant d'abaisser le mauvais cholestérol), limite le plus possible les graisses saturées, en particulier les charcuteries, les œufs, le fromage et autres matières grasses laitières… Mais rien n'y fait : son taux de mauvais cholestérol ne diminue pas. Elle était autrefois danseuse, mais son activité professionnelle l'empêche de pratiquer son exercice favori.

Elle refuse de prendre les statines que lui recommande son médecin depuis plus d'un an et vient me consulter pour savoir comment améliorer son alimentation.

Elle mange « maigre », et je ne peux pas réduire davantage ses apports caloriques, d'autant qu'elle ne présente aucun surpoids. Je lui demande d'augmenter sa ration de fibres et insiste pour qu'elle reprenne une activité physique. Elle passe ses journées assise, au volant de sa voiture, à son bureau ou au restaurant ! Je refuse de lui indiquer un régime tant qu'elle n'a pas essayé ce que je lui propose. Malgré sa réticence à prendre un peu sur son temps de travail pour son bien-être (une résistance très courante, d'ailleurs), elle finit par accepter. Deux mois plus tard, son taux de mauvais cholestérol a baissé et est presque normal. Marie-Paule accepte de continuer et nous refaisons des examens deux mois plus tard.

Surprise : les valeurs sont désormais normales, alors qu'elle a même elle a arrêté tous les produits alimentaires qu'elle prenait pour lutter contre le cholestérol, sans les apprécier. Elle est désormais convaincue, il lui reste à persévérer.

Reportez-vous

Retrouverez de nombreux conseils nutritionnels pour lutter contre le cholestérol page 357, chapitre 14.

Lutter contre le stress et l'anxiété

Quand on pratique une activité physique, le cerveau libère des endorphines, ces « hormones du bonheur » qui provoquent enthousiasme et pensées optimistes (voire un effet légèrement anxiolytique avec une pratique un peu intense). D'autres neuromédiateurs, notamment la sérotonine, agissent aussi sur les effets négatifs du stress et contribuent à alléger nos pensées. Rassurez-vous, cet effet bénéfique peut se ressentir sans avoir besoin de faire un marathon : même une pratique douce, d'au moins 20 minutes de façon régulière, peut aider à réduire angoisse et déprime. Le réveil du corps, les étirements et la mise en mouvement suffisent pour ressentir un effet physique positif qui se répercute sur le mental.

Certaines cliniques proposent même d'associer le sport à la psychothérapie, surtout quand l'anxiété provoque des troubles physiques : crise d'angoisse et de tétanie, cœur qui s'emballe, souffle coupé, spasmes. L'activité présente alors le double avantage de faire cesser ces manifestations tout en activant une détente mentale.

Quand on fait un jogging, par exemple, au bout d'un moment, on ne « pense plus à rien ». Ce « décrochage » psychique est une étape importante pour lutter contre l'angoisse et le stress, caractérisés par des ruminations incessantes.

Témoignage

Vincent est un homme d'affaires très préoccupé. Au point que ses proches redoutent un *burn-out*, alors que ses moyens financiers lui permettent d'être détaché des soucis matériels. Il refuse de voir un psychiatre ou un psychologue, mais se plaint en permanence de douleurs, de troubles du sommeil. Il vient à mon cabinet, mais c'est plus pour parler avec moi que pour se voir conseiller des régimes qu'il ne suit jamais. Il est inscrit dans un club de sport très chic, où il ne se rend que pour déjeuner et pour faire un sauna. Nous finissons par sympathiser et il m'invite alors à son club. J'accepte, à la condition que nous fassions ensemble une petite séance d'activité physique. Une fois sur place, je me moque de son équipement, digne de la plus belle boutique de sport de France. Nous décidons de monter sur un tapis de course et de « jouer » à qui ira tantôt le plus vite, tantôt le plus lentement... Vincent a une excellente condition physique malgré son absence de pratique. Quand nous passons à table, une fois la séance finie, il picore dans son assiette et remarque qu'il a moins faim. Car le sport limite l'appétit. Je profite de ce déjeuner pour conseiller à Vincent d'arrêter le traitement qu'il prend tous les soirs pour dormir ou de diviser les doses par deux. Je lui indique une méthode qui a fait ses preuves : il s'agit de préparer quelques quartiers de pomme, de glisser dans l'un d'eux le somnifère, puis de mélanger les quartiers et d'en prendre seulement quelques-uns au hasard. Fréquemment, on retrouve le médicament dans les morceaux de pomme restants, sans que la personne ait passé une mauvaise nuit ! Vincent a donc suivi mon conseil et s'est montré tout surpris, le lendemain, de retrouver son somnifère intact dans les quartiers de pomme qu'il n'avait pas mangés. Le sport lui a facilité le sommeil, dont il était privé surtout par l'angoisse qui le ravage en permanence. Il est désormais convaincu qu'une activité physique régulière peut l'aider à réduire une anxiété dépourvue de causes véritables.

Prévenir l'arthrite (et réduire les douleurs !)

Quand on parle de « remettre la machine en marche », ce n'est pas qu'une métaphore : l'activité physique relance en effet des processus oubliés et dispense ensuite ses bénéfices, même après 10 ans sans sport. C'est notamment le cas pour les douleurs musculo-squelettiques et arthritiques. En remobilisant les muscles et le système dans son ensemble, on favorise le mouvement de manière exponentielle. Plus on pratique, plus on s'assouplit, et plus on s'assouplit, plus on se renforce.

Une étude[1] menée durant 14 ans sur plus de 800 seniors, hommes et femmes, a évalué l'impact à long terme, sur les douleurs, de la course à pied et d'un exercice aérobic.

1. Bruce B. et *al.*, *Arthritis Research & Therapy*, vol. 7, 2005, p. 1263-1270.

Le saviez-vous

PRATIQUE SPORTIVE ET ARTICULATIONS

Les cartilages s'épaississent pendant l'activité physique d'environ 10 %, un phénomène optimisé par l'échauffement.

Ce phénomène fait suite aux compressions exercées par la pratique, qui déplacent un liquide depuis une cavité vers le cartilage, augmentant alors son épaisseur, ce qui diminue d'autant la pression exercée sur les surfaces articulaires lors du mouvement. Autre atout de cet afflux de liquides, il augmente les apports nutritifs. Sachant que le cartilage des articulations immobilisées n'est pas vascularisé et souffre ainsi de troubles nutritifs, on comprend aisément l'intérêt de « bouger » des articulations faiblardes. De la même manière qu'une immobilisation prolongée affaiblit considérablement la résistance articulaire pour cette raison, l'exercice permet d'éviter un amincissement trop important, dès quelques minutes d'exercice par jour.

Afin de limiter les risques traumatiques, l'échauffement est primordial et doit toujours comprendre une partie d'étirements, une autre de mouvements de dénouement des articulations et une dernière de léger renforcement pour chauffer aussi les muscles.

Les sujets ont été répartis en 2 groupes : les « toujours coureurs » et les « jamais coureurs ». Si les premiers ont contracté un peu plus de fractures que les seconds (52 % contre 48 %), ils présentaient 35 % de douleurs arthritiques en moins.

Enfin, la pratique régulière de l'activité physique a fait diminuer de 25 % le risque de développer une douleur au niveau d'un muscle ou d'un tendon. La preuve qu'une activité régulière, même modérée, produit des bénéfices immédiats sur le corps, avec une amélioration de la motricité, donc plus grande facilité à monter des escaliers, par exemple.

Tous les médecins s'accordent aujourd'hui sur cette recommandation faite aux seniors : marcher au moins 30 minutes par jour permet de garder une plus grande mobilité. Les polyarthritiques peuvent donc pratiquer une activité légère sans risquer d'aggraver leurs symptômes, au contraire !

Préserver le capital osseux

Avec l'âge, le fameux « capital osseux » s'affaiblit : les os deviennent poreux, plus minces, donc plus fragiles. Chez les femmes, au moment de la ménopause, la diminution des œstrogènes accélère cette perte qui peut conduire à l'ostéoporose. Mais il est possible de ralentir cet affaiblissement : par les contraintes mécaniques qu'elle exerce sur le squelette, l'activité physique stimule la synthèse du tissu osseux.

Le saviez-vous

PLUS DE SOUPLESSE, PLUS DE CONFIANCE EN SOI

Retrouver de la souplesse permet de reprendre confiance dans son corps (et de reprendre contact avec lui), car cela aide à occuper l'espace avec son corps dans son entier.

Une activité comme le stretching améliore la souplesse et le bon fonctionnement des articulations, ce qui développe une gestuelle qui caractérise notre allure, à la fois pour nous-même, mais aussi dans le regard des autres. Une plus grande souplesse influe sur la façon de bouger, d'interagir, de se présenter aux autres et de se voir soi-même.

Les chirurgiens sont réputés pour leur aisance physique : elle est liée à leur déplacement dans l'espace, lui-même résultant de la coordination et de l'harmonie des mouvements.

C'est aussi le cas des danseuses et des danseurs, dont on admire la grâce et la façon de se mouvoir. Pratiquer une activité physique permet ainsi de remettre son corps en mouvement, de se réapproprier son corps, ses membres et son espace personnel, de fluidifier ses mouvements et ainsi de se sentir mieux dans son corps.

Il convient de proposer des activités variées pour stimuler un maximum de zones, et plus on commence tôt, plus les bénéfices dans le temps sont notables. En effet, la solidité des os est d'autant plus significative que l'on pratique une activité physique régulière depuis longtemps. Il n'est jamais trop tard, mais autant commencer tout de suite !

Après une ostéodensitométrie négative, on a tendance à se précipiter sur les médicaments pour lutter contre l'ostéoporose. Pourtant, si on oblige les personnes atteintes à augmenter leur périmètre de marche, sans prescription de médicaments associée, on constate une augmentation de la densité osseuse, observable à l'examen radiologique. Ce n'est donc pas un leurre !

Des bénéfices anticancer

Le saviez-vous

On ne soigne pas un cancer par le sport et on ne le guérit pas non plus. Mais, tout comme l'alimentation, l'activité physique présente des bénéfices anticancer considérables. Il n'est pas nécessaire de pratiquer un sport intense : une activité physique légère exercera un effet protecteur et sera bénéfique pour la santé. C'est pourquoi l'Institut national de lutte contre le cancer (entres autres, car il n'est pas le seul) préconise de « bouger » dans ses campagnes d'information. De plus, la pratique d'une activité permet de mieux récupérer physiquement des traitements.

Témoignage

Philippe, 54 ans, vient d'apprendre qu'il a un cancer du poumon. Un cancer à petites cellules, c'est-à-dire le plus mauvais pronostic. Abattu par la nouvelle, il a commencé par se mettre dans la situation du malade : limitation des sorties, sédentarité, moral en berne. Sa fatigue est sans doute amplifiée par l'angoisse provoquée par ce pronostic très sombre. Philippe est en léger surpoids quand il vient me consulter. Ses médecins lui ont recommandé de perdre quelques kilos, mais il est persuadé que son surpoids lui permettra de mieux lutter contre la maladie. Je lui explique que les nouvelles stratégies ne sont pas celles-là et qu'une alimentation saine associée à une activité sportive pourrait lui être bénéfique. Il est très étonné par ce « régime », qu'il ne trouve pas très contraignant. Je lui explique alors que les bons régimes sont doux, permettant de rassasier tout en apportant les aliments indispensables pour renforcer l'immunité. Le convaincre de pratiquer une activité physique est plus compliqué, car il se plaint d'une grande fatigue et se sent souvent essoufflé.

Après une négociation douloureuse, il finit par accepter de se rendre chez un kinésithérapeute spécialisé dans la reprise des activités physiques chez les gens sédentaires.

Il commence par faire de la bicyclette tout doucement, en regardant un de ses feuilletons préférés, accompagné par son praticien qui le stimule. Très rapidement, il passe de 2 à 4 séances par semaine et, à sa demande, de 30 à 45 minutes. Il sort plus souvent de chez lui pour se rendre chez son kinésithérapeute, il y fait des rencontres, discute avec d'autres patients et devient accro à ces exercices physiques. Il parle moins de son cancer et davantage de sa performance qui s'améliore.

Je lui propose alors d'alterner la bicyclette avec de la marche rapide. La négociation est de nouveau douloureuse ! Mais il accepte de se séparer de temps en temps de son vélo pour faire une marche rapide avec des objectifs ciblés. Il finit même par trottiner, alors qu'il suit une chimiothérapie assez violente et que l'on commence à parler d'une opération qui lui était refusée jusqu'à présent.

Son moral remonte avec un vrai désir de guérir. Et l'opération peut avoir lieu, car il est dans une forme physique relativement bonne vu le contexte.

Six ans se sont écoulés depuis la découverte de son cancer, dont le pronostic était plutôt sombre (24 ou 36 mois). Philippe est toujours vivant, il continue à pratiquer le sport et anime désormais des réunions pour raconter son expérience.

Encore plus incroyable : toute activité physique compte, même les gestes les plus banals que nous accomplissons tous les jours sans y penser. Les données scientifiques les plus convaincantes concernent le cancer du côlon chez l'homme et la femme, mais aussi ceux de l'endomètre et du sein chez la femme.

En octobre 2016, la Fédération nationale CAMI Sport et Cancer a rendu publics les résultats d'une étude portant sur 1 544 patients, dont une majorité de femmes atteintes d'un cancer du sein. Les patients ont noté une amélioration de la qualité de vie pour 99 %, une réduction des douleurs et de la fatigue ainsi que des chances supplémentaires de guérir à 83 %[1]. La littérature médicale est claire à ce sujet : une activité physique régulière, modérée, limite les rechutes de 40 % et améliore la survie de 40 %. Sans compter la réduction des effets secondaires souvent consécutifs au traitement employé. Cette pratique peut être considérée largement comme un médicament.

Contre le mal de dos

Mal de dos, mal du siècle ! Un mal pour lequel on conseillait il n'y a encore pas si longtemps… d'éviter le sport ! Heureusement, études à l'appui, on s'est vite rendu compte qu'une activité physique adaptée permettait au contraire de renforcer son dos, sa musculature, son squelette, et ainsi d'améliorer sa posture. Un bon maintien aide à réduire les pressions que supportent les disques lombaires. Bouger au maximum est donc bon pour réduire les douleurs dorsales par le renforcement de ses muscles « érecteurs » (abdominaux, dorsaux, obliques). Notons aussi qu'un corps tonique dans son entier, avec des muscles suffisamment puissants et actifs, limite les risques de lombalgies et autres pathologies du dos : ainsi, des jambes musclées peuvent amortir l'onde de choc reçue par le dos à chaque pas.

Conseil

En revanche, pas question de choisir un sport au hasard, car certains, comme ceux où l'on porte des poids (haltérophilie) ou ceux qui impliquent des mouvements brusques du haut du corps (squash, tennis), sont déconseillés aux personnes souffrant de problèmes de dos. L'idéal est de choisir une pratique mêlant renforcement et étirements, comme le yoga, la natation ou la gymnastique. La natation est d'ailleurs une thérapie à part entière pour traiter des problèmes de dos graves, car elle aide le corps à retrouver une certaine mobilité : celui-ci est porté par l'eau, ce qui évite la compression douloureuse des vertèbres et lui laisse ainsi une liberté de mouvements bénéfique.

On ne prescrit plus systématiquement le repos aux personnes ayant mal au dos : en dehors des hernies discales, le maintien d'une activité physique est encouragé car il permet de renforcer le muscle, même enflammé, et raccourcit le délai de guérison.

Alzheimer et Parkinson

Le saviez-vous

S'il a déjà été montré que l'activité intellectuelle peut être un facteur de protection contre la maladie d'Alzheimer, des résultats similaires ont été trouvés au sujet de l'activité physique. Par ailleurs, celle-ci améliore l'état général des patients atteints de la maladie de Parkinson. Dans les deux cas, le maintien physique s'accompagne

1. Enquête PODIUM (Première enquête nationale sur les recommandations et les déterminants psycho-sociologiques et physiques de la pratique de l'activité physique en oncologie et en hématologie), présentée en octobre 2016 par le cancérologue Thierry Bouillet et le karatéka Jean-Marc Descotes.

en effet d'un maintien psychologique décisif. Caractérisée par une raideur des muscles, des tremblements et des mouvements de plus en plus lents, la maladie de Parkinson est liée à la diminution de la synthèse de dopamine due à la dégradation de certaines cellules du cerveau. Outre les traitements médicamenteux classiques, la kinésithérapie est également employée pour lutter contre la faiblesse musculaire. Une rééducation physique fonctionnelle liée à une activité physique prend donc tout son sens.

L'une des études les plus étendues, effectuée en Suède, a suivi 1 450 patients, âgés de 65 à 79 ans, sur une période de plusieurs dizaines d'années. Sur le temps de l'étude, certains ont développé la maladie d'Alzheimer ou d'autres démences. L'analyse des résultats a montré que chez les personnes qui font de l'exercice au moins 20 minutes par semaine, le risque d'être touché par la maladie d'Alzheimer était diminué de 60 %.

Les chercheurs du Centre de recherche sur la démence de Copenhague (Danemark) ont étudié 200 patients âgés de 50 et 90 ans atteints de la maladie d'Alzheimer. Un premier groupe a été soumis à un programme d'exercice physique, soit des séances de 60 minutes 3 fois par semaine pendant 16 semaines. Le second groupe n'a reçu que des soins standard sans pratique sportive. Les auteurs de l'étude ont alors constaté que « les personnes ayant participé au programme sportif avaient beaucoup moins de symptômes tels que l'anxiété, l'irritabilité et la dépression par rapport au groupe sans exercice ».

Une équipe du Wake Forest University Health Sciences de Winston Salem (États-Unis) a aussi voulu vérifier si la pratique d'un sport permettait de faire baisser le niveau de la protéine Tau (responsable de la maladie d'Alzheimer). Leur étude a montré que, au bout de 6 mois, l'activité sportive avait permis une diminution significative de cette protéine.

Une troisième étude, menée par la professeure Teresa Liu-Ambrose de l'University of British Columbia (Canada), a montré que le sport avait permis l'amélioration des fonctions cognitives, en particulier la mémoire et l'attention des malades.

L'importance de la respiration

Le souffle a un incroyable potentiel sur la santé et le bien-être. Nous savons tous que la respiration se fait le marqueur d'un état de stress. D'ailleurs, des expressions comme « respirer au grand air », « prendre un bol d'air » ou encore « souffler » traduisent toutes le soulagement de bien respirer. Car le souffle exprime nos émotions : souffle coupé par la surprise, souffle court dû au trac, bouffée profonde de bien-être... Mais il peut aussi influencer notre état : plus il est court, plus le corps s'affole et a du mal à s'oxygéner, moins il s'oxygène, plus il panique et moins il respire profondément et sereinement. Pour continuer dans ces expressions de bon sens que vous connaissez bien, les phrases « J'ai besoin de souffler » ou encore « Tu m'étouffes » montrent à quel point il est déjà ancré dans nos inconscients que le souffle va de pair avec le fait de se sentir bien. Et pourtant, on prend rarement le temps de conscientiser que l'on respire : cela se fait sans qu'on y pense, naturellement. Or, cette prise de conscience est capitale pour faire du souffle un puissant allié de notre épanouissement quotidien. On parle même de « respirations thérapeutiques » ou « respirations santé » tant « apprendre à respirer » a des vertus sur l'équilibre nerveux, le sommeil, l'éveil et même notre immunité et la santé de nos intestins *via* l'équilibre de la flore intestinale.

Le saviez-vous

PROBLÈMES RESPIRATOIRES ET ACTIVITÉ PHYSIQUE

On a toujours du mal à imaginer les personnes souffrant de problèmes respiratoires, comme les asthmatiques, en train d'exercer une activité physique sans se les représenter essoufflés et à bout de forces. Or si on élimine les activités qui peuvent déclencher les crises (course à pied…), un grand nombre de pratiques sont accessibles (comme la natation et le yoga), et sont même bénéfiques tant que l'entraînement est progressif et précédé d'un échauffement doux. Le risque des pathologies avec difficultés respiratoires est simple : on a tendance à réduire son activité physique par peur de la crise et on entre alors dans un niveau d'activité quasi nul, qui a pour effet… d'accroître le manque de souffle ! Le déconditionnement physique se prolonge alors, menant à une activité physique nulle et rendant par la suite toute pratique véritablement difficile.

L'impact de la respiration sur la santé

Le saviez-vous

Comment la respiration peut-elle bien influer sur les intestins ? Aussi fou que cela puisse paraître, des respirations profondes et lentes ont la propriété de stimuler un nerf relié à la majorité des organes de l'abdomen. Ce dernier appelé « nerf vague » possède une action anti-inflammatoire ainsi qu'un effet apaisant sur le plan nerveux, et la respiration permet de le stimuler et ainsi de stimuler aussi le système parasympathique. Kesako ? Nous possédons tous deux systèmes nerveux « autonomes », c'est-à-dire que l'on ne peut pas agir sur eux par notre volonté.

Le 1er, le système nerveux « sympathique », a pour objet de mettre le corps en état d'alerte quand c'est nécessaire, en diffusant de l'adrénaline et en accélérant le rythme cardiaque. Le 2e, le système nerveux parasympathique, fait exactement l'inverse : il ralentit le pouls, relaxe les muscles et fait baisser la tension artérielle.

Or la respiration peut se calquer sur l'un ou l'autre : si la respiration est courte, essoufflée, même sans effort, elle va empêcher le système parasympathique de jouer son rôle calmant et permettre au système « sympathique » de prendre le dessus, entraînant alors encore plus d'agitation interne, de stress et de peur, quand il ne s'agit pas tout simplement de crise de panique dans les cas les plus intenses. Il devient alors très facile de comprendre pourquoi et comment une respiration contrôlée, lente et souple peut renverser la situation ou simplement éviter qu'elle n'arrive.

En respirant profondément par le ventre, comme le font naturellement les petits enfants (au lieu de le bloquer et de prendre l'air dans la cage thoracique), c'est le système parasympathique qui va prendre le dessus et dénouer toutes les tensions. Ce que beaucoup de yogis appellent le « souffle sacré » a d'ailleurs un effet puissant sur les angoisses. La respiration est donc un véritable antistress, tant physique que mental. C'est pour cela qu'elle est LE levier premier pour la méditation, le yoga ou la sophrologie.

Focus

LE YOGA

Le yoga, quel qu'il soit (car il en existe plusieurs), possède un nombre incroyable d'avantages. Non seulement il peut être pratiqué par tous, à n'importe quel âge et à n'importe quel niveau, mais c'est surtout une discipline qui associe des bienfaits d'ordre physique, mental, émotionnel et spirituel en ciblant différentes actions : respiration, concentration, étirements, équilibre, méditation ou encore relaxation.

Basée sur l'enchaînement de postures toujours identiques, c'est une activité où il est possible de progresser très vite mais aussi de ressentir des bienfaits rapidement. Car le principe de ces postures souvent millénaires est d'agir sur les organes internes par le massage ou la compression qu'elles induisent et de revitaliser le corps dans son entier en faisant circuler l'énergie de la tête aux pieds.

Les exercices, basés sur le souffle, améliorent par ailleurs les fonctions digestives, la circulation sanguine et développent la cage thoracique en favorisant l'oxygénation et une meilleure gestion du stress.

Enfin, le yoga est en outre une des rares pratiques qui permettent de se muscler en profondeur. On est souvent en sueur à la fin d'exercices qui semblent relativement statiques, parce que les postures ont mobilisé des muscles que l'on ne voit pas à l'œil nu. La dépense d'énergie de notre organisme est due à la consommation d'oxygène par le muscle – quelle que soit la position de ce muscle.

Et, s'il est facile de voir des biceps gonflés, il est plus difficile de voir des petits muscles dorsaux ou intercostaux se mobiliser. Mais cela a la même valeur !

Exercices de respiration

Exercice

1. Dégager le haut du corps

La posture du corps influe énormément sur la capacité respiratoire : s'il est trop tassé, on respire moins bien. La position idéale est de baisser les épaules légèrement en arrière et d'allonger le cou. Ainsi on respire spontanément plus profondément.

2. Écouter son souffle

Au réveil (et dès que nécessaire dans la journée en cas d'épreuve ou de stress), il suffit d'écouter ses inspirations et expirations pour calmer le souffle et respirer plus lentement. Cette simple prise de conscience nous fait spontanément modifier notre respiration dans le bon sens en la rendant plus lente et plus profonde.

3. La respiration alternée

Idéale pour se reconnecter à soi-même ou se concentrer, il s'agit d'inspirer et d'expirer en utilisant une seule des deux narines. Cela a aussi pour conséquence de reconnecter le cerveau droit et le cerveau gauche et ainsi rééquilibrer nos émotions.

Pour cela, il faut enchaîner expiration et inspiration avec la narine droite uniquement, puis avec la gauche, en les bouchant successivement, avant de recommencer.

Le plus facile, une fois qu'on a le coup de main, est de poser l'index et le majeur de la main droite au niveau du « 3e œil », entre les sourcils, puis de presser successivement le pouce et l'annulaire sur l'une puis l'autre des narines. Pressez la narine droite avec le pouce, inspirez par la gauche, puis expirez par la gauche encore. Débouchez la narine droite et pressez alors la gauche avec l'annulaire. Inspirez et expirez par la droite, et recommencez pendant quelques minutes.

4. La respiration abdominale

Souvent, sans nous en rendre compte, nous respirons avec le haut des poumons, parfois en soulevant les épaules, de manière crispée, avec un souffle court, restreint et, pire, en sortant le ventre à l'expiration : l'inverse de ce qu'il faut faire. La respiration abdominale, elle, remplit la partie basse des poumons et gonfle le ventre à l'inspiration, puis creuse le ventre à l'expiration.

Mettez une main à plat sur votre ventre et inspirez en gonflant le ventre, puis expirez en rentrant le bas du ventre, en l'aidant avec la main au besoin. À la clé, une meilleure digestion et moins de ballonnements.

5. La respiration lente

Bien respirer, c'est surtout… bien expirer. Or nous n'avons pas l'habitude de vider entièrement nos poumons à chaque respiration au quotidien, et c'est bien normal.

En revanche, pour calmer le jeu en cas de stress, cela est fondamental. L'idée est d'inspirer lentement par le nez en comptant 5 temps, puis d'expirer par la bouche à très petit débit, comme vous le feriez à travers une paille, bouche presque fermée, en comptant 10 temps, jusqu'à ce qu'il ne reste plus une goutte d'air à souffler.

Malgré un inconfort au début, en quelques cycles, vous noterez combien il est facile de reprendre la main sur le souffle et combien la respiration est plus spontanée (et donc dépourvue de toute sensation d'angoisse ou d'écrasement dans la poitrine) quand on a bien soufflé. Un exercice idéal avant un entretien pour éliminer le trac.

Le programme forme

Le programme forme présenté dans ce chapitre, vous offre une approche différente de l'activité physique. Bien sûr, il s'agit de le bouger, ce corps, mais il est surtout question de conscience corporelle, de mouvement, de rythme, de respiration, et de tout ce que cela entraîne comme bénéfices sur la santé. Car il faut savoir que pour vivre mieux mais aussi plus longtemps, entretenir une bonne forme physique est indispensable à deux titres : d'une part, parce qu'elle permet de réduire les risques face aux maladies comme les attaques et les troubles cardiovasculaires, qui provoquent trop souvent une fin prématurée ; d'autre part, parce qu'elle agit aussi sur le mental en réduisant les effets négatifs du stress. Plus encore, on sait aujourd'hui qu'une pratique sportive régulière peut faire reculer certaines maladies cérébrales.

Phase 1 : évaluation et approche

Profil sportif et objectifs

Conseil

Pour commencer, avant de démarrer une (re)mise en forme comme on pourrait le faire chaque 1er janvier au matin, il faut réaliser un bilan sportif pour trouver l'angle par lequel on abordera ensuite l'activité physique.

Sans objectifs, le changement ne dure pas : il faut pouvoir cocher des cases pour rester motivé, se dire que l'on avance vers ses objectifs, qu'on les atteint, ou pas… et donc il faut les fixer, précisément.

Auto-bilan

Faites le point pour vous-même afin de prendre la mesure de votre rapport à l'activité physique, posez-vous des questions afin de savoir, à la lecture de tous les bénéfices abordés précédemment, ce que vous attendez de cette reprise ou de votre future pratique. Par exemple :

- Êtes-vous un ancien sportif ?
- Avez-vous une surcharge pondérale ?
- N'avez-vous jamais fait d'activité physique ?
- Êtes-vous plutôt stressé ou au contraire trop « mou » à votre goût ?
- Vous sentez-vous déprimé ?

En regardant de près tous ces aspects, vous aurez d'autant plus envie de commencer à bouger, en sachant tout ce que vous allez pouvoir retirer de cette activité.

Objectifs

Déterminez aussi pourquoi vous allez entamer ce changement. Pas un gros changement, mais un changement progressif, la modification de quelques habitudes, la mise en route d'une nouvelle façon de penser. Est-ce pour gagner en longévité ? Est-ce pour vous renforcer ? Est-ce pour perdre du poids ? Est-ce pour faire baisser votre niveau de stress ? Ou encore est-ce pour accroître votre mobilité ou améliorer votre endurance ?

Par exemple :

- **Objectif principal** : réduire mon stress.
  Sous-objectifs : trouver une activité axée sur la détente, m'initier à cette pratique/trouver des applications au quotidien.
- **Objectif principal** : améliorer ma santé cardiovasculaire pour réduire les risques d'accident.
  Sous-objectifs : consulter un médecin spécialisé pour avoir son avis, me faire un programme sur mesure, commencer mon programme, consigner mon ressenti.
- **Objectif principal** : perdre du poids.
  Sous-objectifs : mener en parallèle un programme alimentaire (reportez-vous à la partie 6, *Perdre du poids*, p. 461), commencer doucement avec des activités adaptées en cas de surcharge pondérale importante, tenir sur la régularité et le long terme.

Bilan physique

Après la partie mentale, place à un bilan physique avec quelques mesures. La fréquence cardiaque est tout simplement le rythme cardiaque au repos. Il se situe entre 60 et 100 battements par minute pour les adultes, en fonction de la condition physique de l'individu. Or une fréquence cardiaque basse au repos semble être un signe de très bonne santé : une étude Inserm publiée en 2000, ayant suivi pendant 20 ans plus de 4 000 hommes, a montré un lien entre l'abaissement du pouls au repos et une baisse de la mortalité[1]. Ainsi, une réduction de 7 battements par minute abaisserait de 18 % le risque de mortalité ! À l'inverse, une augmentation du pouls de repos est associée à une hausse de la mortalité jusqu'à 47 %. Or, l'entraînement physique est l'action qui permet le plus d'abaisser sa fréquence cardiaque au repos : tout comme le cœur parvient à s'adapter aux variations dues à l'activité physique, une pratique régulière permet de revenir plus vite à un rythme cardiaque bas. Il ne faut en aucun cas pratiquer au-dessus de la fréquence cardiaque maximale recommandée pour votre âge.

Calculer sa fréquence cardiaque maximale

Voici le calcul a effectuer selon l'équation dite d'Astrand : 220 - votre âge. Par exemple, si vous avez 40 ans, 220 - 40 = 180.

Votre fréquence cardiaque maximale ne doit donc pas dépasser 180 battements par minute. Si vous reprenez une activité physique après de longues années sans pratiquer, l'idéal est de commencer à 75 % de cette valeur, pour éviter tout problème, au début mais également sur le plus long terme.

Attention

Cette valeur est une moyenne, il existe bien sûr une marge d'erreur. On considère qu'elle est de l'ordre de 10 %.

Évaluer sa forme physique

L'idéal est de faire un test d'effort avec un médecin, mais vous pouvez vous faire une idée de votre forme physique en l'évaluant grâce à l'indice de Ruffier.

1. Xavier Jouven, « Épidémiologie et biostatistique », unité Inserm 780, 2006.

Exercice

1. Allongez-vous au calme pendant 5 minutes, puis prenez votre pouls au poignet pendant 30 secondes, et multipliez-le par 2 : appelez ce chiffre P1.

2. Réalisez 30 flexions sur les jambes, bras tendus et pieds à plat, en 45 secondes. Reprenez votre pouls et appelez le résultat P2.

3. Allongez-vous pendant 1 minute. Prenez à nouveau votre pouls et appelez le résultat P3.

4. Calculez (P1 + P2 + P3 - 200) divisé par 10.

Interpréter les résultats :

Proche de 0 : forme physique excellente.

Entre 0 et 3 : forme physique très bonne.

Entre 3 et 8 : forme physique bonne.

Entre 8 et 15 : forme physique moyenne.

Entre 15 et 20 : forme physique médiocre.

Préparation mentale : l'activité physique peut se passer de « sport » !

Le programme forme ne se porte pas vers le sport intense, mais sur une activité douce : bouger plus, pratiquer le stretching, le yoga, la marche, ou encore adopter une attitude active au quotidien. Pas besoin de « faire du sport », bouger est suffisant pour profiter des bienfaits de l'activité physique. Bien sûr, si vous êtes un adepte du jogging depuis des années, ou que vous pratiquez la boxe avec plaisir, n'arrêtez pas !

Le saviez-vous

Plusieurs études ont démontré que le sport à forte intensité pouvait avoir l'effet inverse de celui recherché, alors qu'une pratique douce mais régulière peut améliorer les fonctions immunitaires, la respiration et les fonctions cardiaques, un excès d'entraînement ou une pratique à (trop) haute intensité peut affecter les fonctions immunitaires, voire même rendre les sportifs acharnés fragiles en termes d'infections respiratoires, comme c'est souvent le cas pour les marathoniens à la suite d'une course.

Il est très important d'avoir un suivi de son activité physique. Peu importe l'intensité de cet effort, ce qui compte sera l'amélioration. On peut très bien faire 2 km de marche en 45 minutes, l'essentiel sera de gagner sur le temps au fur et à mesure de la pratique. Même si 6 mois plus tard on fait ces mêmes 2 km en 44 minutes, c'est gagné. On tient souvent en nutrition un carnet alimentaire, faites de même pour votre activité physique. Il est très important de conserver les chiffres obtenus, ce qui permet d'observer sa progression.

Phase 2 : de nouvelles habitudes

Cette phase est celle de la mise en action, pour adopter une vitesse de croisière, où l'activité va devenir une préoccupation de chaque instant, une véritable prise de conscience ultra-positive : bouger, ce n'est pas forcément fatigant, mais c'est en revanche très satisfaisant !

Commencer par bouger au quotidien

L'idée est de pouvoir comptabiliser tous les jours une activité physique modérée que vous ne faisiez pas avant. Non, il ne s'agit pas de faire une séance de « sport » par jour. Mais juste de (re)mettre le corps en mouvement. Cette activité est à adapter selon vos capacités physiques.

Par exemple :

- Monter les escaliers au lieu de prendre un ascenseur ;
- Marcher pour aller faire ses courses au lieu de prendre sa voiture ;
- Descendre avant son arrêt habituel (métro, bus) et finir à pied ;
- Jardiner pendant 30 minutes ;
- Faire une partie de pétanque ;
- Faire 30 minutes de ménage (dont aspirateur et vitres) ;
- Danser et chanter pendant 30 minutes ;
- Jouer au chat avec ses enfants ;
- Faire du bricolage ;
- Jouer au billard ou au bowling ;
- Aller à la pêche, etc.

Voilà donc ce que l'on entend par une activité physique modérée : c'est en gros tout ce qui vous sort de votre canapé... La respiration peut s'accélérer un peu, mais sans transpiration ni effort musculaire. Une étape importante pour reprendre contact avec son corps et ses capacités.

Focus

LE PODOMÈTRE

Puisqu'il est établi que la marche, et le nombre de pas par jour, est un véritable marqueur de l'activité physique au quotidien, le podomètre sera l'outil indispensable pour mesurer votre dynamisme. Ce petit appareil, que l'on trouve à présent dans les smartphones mais qui peut aussi se porter à la taille chaque fois que l'on sort ou même dans la maison, comptabilise le nombre de pas. Les résultats sont intéressants pour comparer ses journées, celles où on ne pense pas à « marcher activement » et celles où parfois on marche beaucoup sans s'en rendre compte !

Statistiquement, les enfants marchent plus que les adultes : lors d'une journée ordinaire, un enfant de 10 ans effectue spontanément 12 000 à 16 000 pas, contre 7 000 à 13 000 pour un adulte. Une récente enquête de l'OMS prétend que l'on ne marche plus que 300 m par jour alors qu'on couvrait 7 km en moyenne il y a 50 ans ! Le podomètre aide à visualiser cette réalité et il est un accessoire très stimulant : des chercheurs, menant une étude sur des sujets obèses et diabétiques qui s'engageaient à faire 10 000 pas par jour, comptabilisés par un podomètre, se sont rendu compte qu'ils se prenaient tellement au jeu qu'ils avaient presque doublé leur nombre de pas.

Adopter de nouveaux réflexes

Dans cette deuxième phase, l'essentiel est de (re)prendre contact avec son corps et d'en prendre conscience. Ayez en tête votre corps au maximum pour conscientiser ce que vous lui faites faire de positif et de négatif.

Par exemple :

- Écoutez vos douleurs et adaptez votre position (devant la télé, l'ordi, au travail…) ;
- Ne vous baissez plus en courbant le dos mais en pliant les jambes ;
- Étirez-vous chaque matin au réveil et plusieurs fois dans la journée ;
- Pensez « dépense » et non « économie de mouvements ».

Conseil

Vous pouvez commencer à inclure dans votre quotidien tous les principes de ce chapitre : faire des séances de respiration et d'étirements, vous fixer de petits challenges.

Par exemple, un changement de rythme en marchant quand vous vous promenez en ville : choisissez un repère (un feu, un croisement à traverser…) et accélérez le pas jusqu'à ce que vous l'atteigniez. Reprenez ensuite votre marche habituelle sur environ 25 mètres, puis recommencez avec un nouvel objectif.

Dernier point : s'il est recommandé de pratiquer une activité physique, quelle qu'elle soit, bouger un peu et seulement de temps en temps reste de toute façon de loin préférable à ne rien faire du tout ! Toute activité physique est bénéfique, les mouvements, la souplesse, la satisfaction de l'effort engagé sont enregistrés par le corps et valent mieux qu'un immobilisme total sous prétexte que « ça ne sert à rien, je ne pourrai pas le refaire cette semaine ». La régularité et des séances d'une trentaine de minutes restent bien sûr l'idéal, mais encore une fois l'essentiel est de bouger : une étude a montré que même 20 minutes par jour suffisaient[1].

Focus

DE LA MUSIQUE POUR VOUS ENCOURAGER

Les recherches scientifiques de ces 10 dernières années ont en effet confirmé les effets positifs de la musique sur le sport et l'exercice physique. Écouter de la musique pendant l'activité permet de mieux se concentrer, d'oublier la fatigue et l'inconfort, d'améliorer l'humeur, d'augmenter l'excitation, de soulager les tensions et d'insuffler un sentiment de puissance ou de « stimulation » dans le mouvement. Cette stimulation est particulièrement intéressante dans toutes les disciplines où les mouvements sont répétitifs, comme la natation, le vélo ou la marche.

Phase 3 : la pratique à faible intensité

Dans cette phase, l'idée est de continuer vos activités physiques quotidiennes et d'y ajouter éventuellement quelques exercices (vous trouverez quelques propositions p. 33), ainsi qu'une pratique ciblée, avec au moins 1 séance par semaine.

Trouver une activité à pratiquer

L'idéal est de choisir une activité qui vous plaît, à pratiquer 1 fois par semaine, en plus de votre activité physique quotidienne. Il est question d'activité modérée depuis le début de ce chapitre, mais il est aussi important de différencier les activités possibles en dehors de la marche, qui convient à tous. L'âge peut et doit, en plus des diverses affections potentielles, entrer en ligne de compte dans le choix de l'activité. L'idée est de trouver une pratique à faire pendant au moins 30 minutes, par exemple :

1. Gibala M. J., Little J. P., Macdonald M. J., Hawley J. A., « Physiological adaptations to low-volume, high-intensity interval training in health and disease », *Journal of Physiology*, 1er mars 2012, vol. 590, n° 5, p. 1077-1084.

- Marche rapide ;
- Marche fractionnée ;
- Aquagym ;
- Stretching ;
- Yoga ;
- Balade en vélo ;
- Natation ;
- Golf, etc.

Focus

LA MARCHE FRACTIONNÉE

Fractionner une pratique sportive, en faisant monter et descendre plusieurs fois l'intensité au cours de la séance, entraîne le cœur comme un élastique à s'adapter et cela le renforce. Mais savez-vous qu'il est possible de le faire en marchant ? Pour que l'activité ait un bénéfice sur le cœur, inutile de se rendre dans une salle de sport et de pratiquer des disciplines modernes, ultra-chorégraphiées et destinées principalement à faire perdre des calories.

La marche fractionnée est le meilleur moyen de progresser, c'est-à-dire d'être de plus en plus à l'aise dans la pratique d'une activité physique et d'améliorer ses capacités sans forcer le moins du monde. Le principe est simple : il s'agit d'enchaîner des séquences à allure variée, incluant une phase en vitesse normale, une phase d'accélération puis une phase de récupération.

Par exemple, voici ce que cela donne sur 30 minutes de marche :

- 5 minutes d'échauffement, allure lente ;
- 20 minutes fractionnées, enchaînant des cycles de 1 minute normale, 1 minute à allure soutenue, 1 minute normale et 3 minutes lentes pour récupération ;
- 5 minutes de récupération, allure lente.

Si vous êtes déjà capable de marcher 1 heure sans vous arrêter, vous pouvez aussi inclure des phases de 5 minutes de marche sportive, en accélération, à votre gré. Vous allez ainsi améliorer votre endurance et constaterez que vous serez rapidement capable de marcher plus vite, plus longtemps, sans essoufflement !

Quelques propositions pour une activité quotidienne

Pour ceux et celles qui sont motivés et pour qui zapper l'ascenseur n'est pas suffisant ou encore qui ne trouvent pas comment remplir leur objectif d'activité physique au quotidien, voici des exercices simples pour cultiver vos performances cardiaques, en quelques minutes par jour.

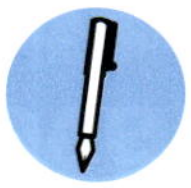
Exercice

1. Haut les genoux

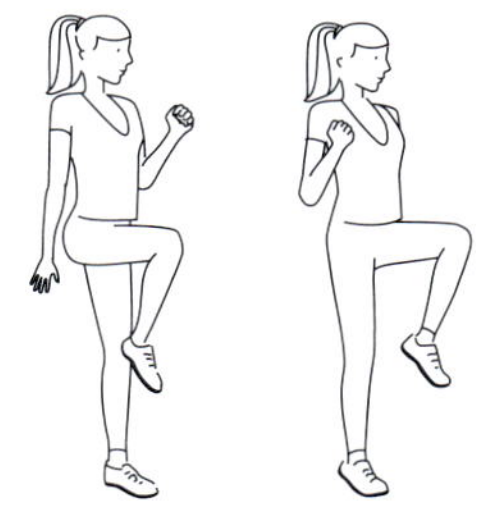

Debout, essayez de monter les genoux au maximum en direction du plafond, à l'arrêt, puis en courant sur place. Faites 4 séquences de 30 secondes chacune.

2. Talons-fesses

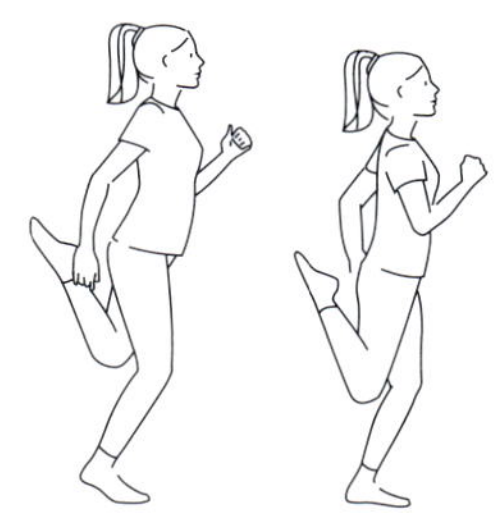

Debout, courez sur place en essayant de toucher vos fesses avec vos talons. Respirez bien pendant toute la séquence. Faites 4 séquences de 30 secondes chacune.

3. Jambes avant-arrière

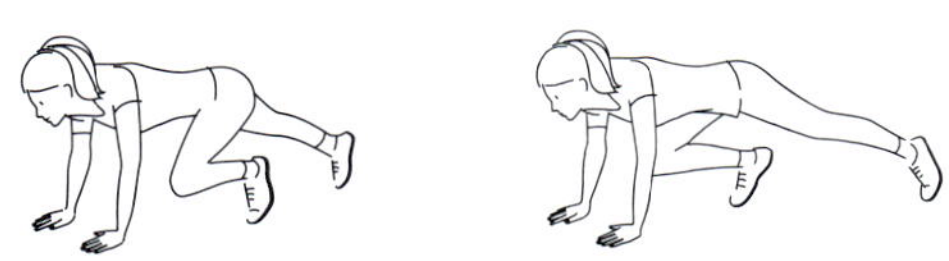

Dans la position du sprinter au départ, une jambe en avant, une jambe en arrière, alternez la position de vos jambes d'avant en arrière le plus rapidement possible. Ne bougez pas les mains et soufflez à chaque impulsion. Faites 3 séries de 10 mouvements.

DANS CE CHAPITRE

Chapitre 3

Le mental

Avoir un mental fort, c'est une source d'inspiration pour toutes les autres clés abordées dans ce livre : un déclencheur pour passer à l'action, changer d'habitudes (y compris alimentaires), autant qu'une ressource pour tenir ses résolutions sur le long terme. Détermination, persévérance, estime de soi sont peut-être autant de mots que vous n'utiliseriez pas pour parler de vous ; ces caractéristiques sont pourtant essentielles à un bon équilibre et un bon moral. En effet, se forger un mental de gagnant induit une satisfaction qui génère à son tour de nombreux sentiments positifs qui rejaillissent sur la santé. De même que pratiquer un sport fait du bien à l'image de soi, affronter des challenges rend heureux. C'est pour cela que cette notion apparaît comme essentiel pour aborder le « vivre mieux », parce qu'avoir l'esprit libéré de ses pensées toxiques et ouvert à des choses positives, c'est autant de légèreté retrouvée et d'envie de changer.

Le cerveau : un allié pour un mental fort

Le saviez-vous

Le cerveau se compose de deux hémisphères reliés entre eux et qui communiquent en permanence. Ils ont chacun leur mission et nous nous servons souvent plutôt davantage de l'un ou de l'autre, ce qui influe sur notre personnalité. L'hémisphère gauche est le siège du langage, de la logique et du raisonnement rationnel, tandis que le cerveau droit est plutôt destiné aux émotions, à l'intuition et aux sentiments. C'est aussi lui qui gère la nouveauté et les apprentissages : toutes les informations nouvelles passent d'abord par le cerveau droit, mais le gauche servira à organiser les savoirs découverts. Les deux parties ne sont donc pas interchangeables mais nous avons besoin de chacune d'elles !

Cerveau gauche : le siège de la raison

Pour cet hémisphère, tout n'est que logique. Il a un fonctionnement binaire et rationnel : à chaque problème sa solution. Il fonctionne de façon séquentielle, traitant les données les unes après les autres, et agit comme s'il n'y avait qu'une façon de faire les choses. Tout notre environnement social nous pousse à utiliser en priorité cet hémisphère, depuis le conditionnement apporté par l'école jusqu'au modèle social et professionnel : nous sommes « conditionnés » pour un traitement analytique et logique du savoir, plutôt que créatif et holistique. Fonctionnant surtout en mode « mono-tâche », le cerveau gauche est dépourvu de vision globale : il lui faut des faits à qui il peut apporter un traitement logique et il ne sait pas considérer tous les aspects d'une situation pour la comprendre ou la gérer. Plus encore, il ne sait pas appréhender les affects de nos relations.

En revanche, son mode opératoire, analytique et portant sur le détail, permet une très bonne gestion de l'instant présent et procure aussi une grande capacité d'organisation et de planification. C'est un « câblage » qui favorise toutes les activités faisant appel à la logique, comme la lecture, les mathématiques, l'informatique ou encore les mots croisés ! Les « neurogauchers » possèdent une excellente maîtrise de la déduction, qui apporte des réponses logiques précises, très bien vues dans notre monde moderne féru de rationalité.

Cerveau droit : imagination et intuition

Cet hémisphère est celui de l'imagination, de la créativité, de l'empathie, de la sensibilité, du ressenti et de l'intuition. Il fonctionne de manière très différente de l'hémisphère gauche, car il est, d'une certaine manière, beaucoup plus puissant et moins canalisable. C'est sa spécificité : il est l'artiste passionné qui sommeille en chacun de nous.

D'ailleurs, l'utilisation et le recours aux cinq sens lui sont indispensables pour prendre en compte une situation. Multitâches et usant de toutes ses capacités d'observation, il fonctionne en arborescence et peut ainsi examiner simultanément plusieurs aspects d'un problème : il perçoit donc le monde d'une manière plus complexe, globale, voire transcendantale.

Ses facultés facilitent la rapidité de réaction et la prise de décision, car la pensée en arborescence conduit à envisager plusieurs solutions pour un même problème. Elles aident aussi à percevoir une ou plusieurs situations en même temps, de façon globale et aussi dans leur détail.

Mais ces grandes qualités n'en font pas toujours un compagnon idéal : quand l'hémisphère droit est dominant, il peut échouer à s'adapter aux structures qui réclament uniquement les qualités du cerveau gauche. Trop sensible, trop actif, trop complet, trop rapide : ces facultés peuvent même provoquer incompréhension et rejet dans un monde dominé par la logique. En revanche, il est un véritable sésame pour les communicants et les artistes, et un atout fabuleux pour développer une perception plus empathique du monde.

Enfin, c'est lui qui vous aidera à réaliser les exercices de visualisation de ce chapitre (p. 48) – qui vous le rendront au centuple en vous permettant de renforcer cet hémisphère si précieux pour vivre mieux. Le cerveau est donc un organe merveilleux pour la richesse qu'il nous permet de déployer grâce à nos deux hémisphères.

Mais il y a mieux encore : il est possible de « muscler » la partie que l'on souhaite développer ! La plastique cérébrale est telle qu'il suffit de solliciter l'un ou l'autre des hémisphères pour le faire travailler et obtenir ainsi des qualités personnelles plus diversifiées, avec une personnalité plus complexe, ce qui permet au final de se sentir bien partout.

Les personnes « brillantes » qui nous inspirent sont souvent soit des « neurodroitiers » dont l'intelligence a su compenser leur fonctionnement par l'émotion, soit des « neurogauchers » qui ont dû développer leur habileté à communiquer. Armés de ressources multiples, ils sont comme des poissons dans l'eau partout et forcent le respect !

La puissance de la visualisation

Savoir développer les atouts respectifs de vos deux hémisphères peut donc vous aider à vous sentir plus à l'aise dans vos rapports avec les autres et vos activités. Mais le cerveau vous réserve encore bien des surprises !

On sait désormais que certains neurotransmetteurs appelés monoamines, dont les plus connus sont la sérotonine, la noradrénaline et la dopamine, sont largement impliqués dans la régulation de l'humeur. Le moral et l'humeur sont en effet influencés par plusieurs structures cérébrales et leurs connexions mutuelles, ainsi que par l'activité de ces neurotransmetteurs. Des études ont prouvé que la dépression était liée à des niveaux bas de monoamines, et donc qu'on pouvait booster le moral en remontant ces niveaux.

Or, plusieurs études ont montré que l'activité physique agissait dans ce sens – c'est d'ailleurs des niveaux élevés de monoamines, en plus des endorphines secrétées, qui explique la douce euphorie que peuvent ressentir les sportifs pendant l'effort.

Aussi complexe qu'il soit, le cerveau a ceci de fascinant qu'on peut l'influencer par des leurres : le corps peut ainsi sécréter des monoamines en exerçant une activité propice à cette production… ou en s'imaginant la faire ! C'est sur ce principe que reposent des outils très utiles comme la visualisation, l'autosuggestion ou l'auto-affirmation. Au XIXe siècle déjà, donc bien avant l'invention du concept de « prophéties auto-réalisatrices », la fameuse méthode Coué tablait sur le pouvoir des pensées positives pour améliorer notre confort de vie : comme en auto-hypnose, il suffit de penser fortement qu'un événement va se produire (de le « visualiser ») pour qu'il se produise, ou plutôt qu'on le fasse se produire de manière inconsciente. L'imagination et la technique de visualisation semblent avoir dans certains cas un pouvoir plus important que la seule volonté. Ainsi, une projection (se voir mince, se voir courir, se voir entouré d'amis) permet de conditionner son cerveau. Tout comme un médicament placebo envoie un message de guérison au corps qui croit avoir reçu un médicament actif, la visualisation d'éléments positifs déclenche la production de substances dynamisantes et bénéfiques pour le moral. C'est sur ce levier que s'appuie en grande partie le programme proposé dans ce chapitre (p. 45) pour vous aider à vous sentir bien, en ajoutant aux solutions physiologiques cette approche mentale, aussi utile qu'efficace pour être en bonne forme… mentale.

Lutter contre les croyances limitantes

En quelque sorte, nous sommes ce que nous pensons que nous sommes ! Mais ce qui marche dans un sens positif fonctionne aussi à l'envers. De même qu'une prophétie auto-réalisatrice peut conditionner notre mental et nous aider à franchir certains obstacles, les croyances limitantes savent trop bien nous convaincre que nous ne sommes pas capables ou autorisés à accomplir telle ou telle chose. Loin d'être fondées sur une réalité, ces croyances entravent nos envies, brident nos impulsions créatives et limitent notre potentiel. Consciemment ou non, nous avons tous des croyances de ce type à notre encontre, qui sabotent notre énergie. Souvent acquises pendant l'enfance, en lien avec l'éducation que nous avons reçue, mais aussi des expériences marquantes ou des traumatismes, elles sont profondément ancrées dans notre inconscient. On cherche d'ailleurs régulièrement, dans nos vies, le souvenir de tous nos échecs ou ratés qui illustrent à quel point nos croyances limitantes sont fondées. À terme, notre cerveau finit par les prendre pour des vérités.

Or, ces croyances biaisent notre regard sur le monde et sur ce qui nous arrive : à notre place, quelqu'un d'autre venu d'un univers différent, par exemple d'un autre pays ou d'une autre culture, verra forcément les choses autrement, et sa manière d'agir, différente de la nôtre, provoquera d'autres réactions aboutissant à des résultats éloignés de ceux que nous obtenons. D'une façon générale, les croyances induisent des habitudes : on fait souvent la même chose face à un problème récurrent, ce qui induit des résultats similaires, renforce nos croyances négatives et nous enferme dans un cercle vicieux. Par exemple, une personne qui pense que ses collègues de travail ne l'aiment pas va se mettre en retrait et s'isoler. Du coup, les autres vont la négliger encore plus. Ce qui constitue pour la personne en question une preuve supplémentaire que ses collègues ne l'apprécient pas. Au contraire, une nouvelle recrue va aller facilement vers ses collègues, qui vont donc lui parler, et elle va naturellement s'intégrer...

Focus

COUP DE GUEULE : STOP AUX MÉDOCS !

Il est très irritable de constater que de nombreuses pathologies sont toujours traitées par voie médicamenteuse sans qu'aucune autre solution soit envisagée avant ou en complément. De même qu'une modification du régime alimentaire agit sur le cholestérol pourtant souvent traité en première intention par des médicaments, la dépression ou la fatigue mentale peuvent se passer des fameux antidépresseurs que l'on prescrit à tour de bras. Si certains généralistes conseillent parfois de faire du sport ou de sortir à une personne déprimée, cela reste de l'ordre du conseil. Et si le patient engage un travail sur lui avec un psychiatre, les deux médecins communiquent rarement entre eux. On prescrit beaucoup (trop) d'anxiolytiques, qui ont tendance à endormir les sensations et rendent le retour à la normale difficile, de neuroleptiques et d'antidépresseurs qui assomment le patient plus qu'ils ne le traitent. Donc, en cas de petite forme morale et mis à part une maladie mentale grave diagnostiquée, il est préférable d'essayer en premier lieu tout ce qui marche naturellement avant d'entamer un de ces traitements.

Quand on prend conscience de ce phénomène et que l'on arrive à identifier ses croyances, on peut alors se comporter comme cet « autre » et changer ainsi les choses dans notre vie : à réactions identiques, résultats identiques ; à nouvelles réactions, résultat différent.

Le saviez-vous

Le mécanisme d'acceptation des croyances marche aussi à l'envers, et on peut les supprimer par une sorte de « reprogrammation » du cerveau. On peut en effet casser croyances et projections auto-réalisatrices négatives, transformer ses échecs en auto-coaching positif. En apprenant à changer d'état d'esprit, on peut faire évoluer chaque expérience, y compris les plus négatives, en une occasion d'apprendre quelque chose ; il suffit de se demander après chaque déception : « Qu'est-ce que cela m'apprend ? Sur moi ? Sur les autres ? » Le fait de se poser la question transforme, au niveau du cerveau, la perception de ce qui s'est passé et la mémorisation de l'événement. Si en plus on trouve des réponses satisfaisantes, on change carrément la signification de l'événement négatif dans notre mémoire, qui devient alors un événement non seulement positif mais utile.

Changer de regard sur ce qui nous entrave

Connaître vos fragilités et vos faiblesses est une étape essentielle pour trouver la force mentale qui est en vous. Avant de vous guider pour que vous puissiez changer ce qui vous entrave, il est important de commencer par changer votre regard sur ce qui vous affaiblit au quotidien, ce qui vous limite, ce qui vous déprime.

Manque de confiance en soi

La confiance en soi est le sentiment que l'on peut compter sur soi-même, car on connaît ses capacités, on sait que l'on va ou peut réussir. Quand on en manque, cela devient un frein dans l'entreprise de projets, car on ne sait pas si on va y arriver, et du coup on manque d'assurance. Pour avoir confiance en soi, il est question de sécurité intérieure et de connaissance de soi par l'acquisition des compétences (je sais le faire) et une reconnaissance par les autres (ils savent que je sais le faire).

L'idéal est de tenter de voir les choses – vos capacités, vos compétences – de manière neutre et objective. Ici aussi, un regard extérieur, si possible celui d'un professionnel, peut créer le déclic : si vous doutez de vous dans le travail, faites un bilan de compétences. Si vous manquez d'assurance dans votre rapport aux autres, essayez le coaching (livres, articles, sites Internet, ou coach). Quand on manque d'assurance, c'est souvent que l'on a peur de se tromper : avec un regard extérieur, on apprend en général qu'il en est de même pour tout le monde, et surtout… que l'on a le droit de se tromper ! Rappelez-vous, se tromper peut être déclencheur d'un apprentissage précieux.

Manque d'estime de soi

Même si on la confond souvent avec la confiance en soi, l'estime de soi ne concerne pas nos compétences ou capacités, mais la valeur que l'on se donne. On pense que l'on n'a pas de valeur et cela entraîne une cascade de conséquences négatives. Le manque d'estime fait des ravages dans le couple, dans les familles, et surtout est une des pires prisons intérieures. Il faut travailler le « parce que je le vaux bien » et trouver ce qui a bien pu, dans votre histoire, vous conduire à penser ainsi. Et sachez que les autres, ceux que vous placez au-dessus de vous… n'ont peut-être pas non plus une bonne estime d'eux-mêmes, sans que vous vous en rendiez compte !

Si on a du mal à se reconnaître des qualités, c'est souvent parce que la société encourage plutôt la critique et la comparaison, montrant du doigt tout ce qui peut ressembler à de la fierté, comme si cela était de la vantardise. Or il est très sain d'être fier de soi ! À force de stigmatiser les sentiments positifs envers soi-même comme étant plus proches de la prétention, on finit par avoir honte *a priori*, ou même par peur que les autres nous prennent pour quelqu'un d'arrogant. Encore une fois, il ne faut pas tout mélanger, et surtout, en étant centré et en adoptant une démarche saine, on se rend compte qu'il est possible d'être fier et satisfait de soi sans forcément le crier sur les toits.

Sans se mettre en avant, donc, et sans craindre d'être pris pour un vantard. De plus, si vous devenez plus serein, sans le verbaliser, l'entourage ressent le changement sans forcément pouvoir mettre des mots – et donc de critiques – dessus. À vous la plénitude et la sérénité !

Difficulté à s'aimer

Problème étroitement lié au manque d'estime et de confiance en soi, nous sommes nombreux à avoir du mal à nous aimer ; or si vous étiez quelqu'un d'autre que vous, vous ne verriez sans doute rien à redire à cette personne. C'est une piste pour apprendre à s'aimer. Il faut d'abord se l'autoriser (voir pourquoi cela bloque au préalable), puis éventuellement procéder de manière objective en listant vos qualités et vos défauts, ce que vous aimez et détestez chez vous, puis comme le font parfois les cabinets de recrutement, demander à votre entourage de réaliser le même exercice : c'est toujours très riche d'enseignements et vous verrez que les défauts que vous voyez, vous, ne sont pas ceux qu'ils perçoivent, eux. Regardez-vous comme un inconnu vous regarderait sans vous connaître, vous serez plus tolérant envers vous-même.

Peur de la critique

Ah, le regard de l'autre ! Avec le désir de plaire et d'être aimé, inscrit en nous depuis l'enfance, nous avons tendance à surdimensionner l'importance du jugement d'autrui, et la critique peut nous heurter, sonner comme un désamour profond. Certains diront qu'il s'agit de sensibilité (exacerbée), qu'il suffit de ne pas y accorder d'importance, mais d'autres, concernés, pourront comprendre à quel point cela peut être problématique dans la vie. Pourtant, d'une certaine manière la réponse est bien dans ce « Mais tu t'en fiches, tu n'as qu'à pas écouter » que l'on entend peut-être depuis que l'on est petit. Mais comment y arriver ? Cela passe – encore et toujours – par une revalorisation intérieure : les critiques peuvent être constructives ou destructrices, mais pour cela il faut être deux : celui qui fait la critique et celui qui la reçoit. Outre la volonté de celui qui la profère, il y a votre décision à vous d'y accorder de l'importance ou pas. C'est un choix. Renforcer votre mental vous y aidera.

Timidité

La timidité vient souvent d'une peur du jugement ; vous n'osez pas parler aux autres, vous restez dans votre coin et vous vous en voulez ensuite, ce qui peut devenir un cercle vicieux : « Je suis nul(le), je n'ai pas osé », etc. En travaillant sur vous-même, sur votre mental, vous parviendrez à faire face.

Traumatismes

Il est possible que certains freins viennent de traumatismes, plus ou moins importants, que vous avez vécus. Essayez de les identifier et de voir quelles attitudes de défense ils ont pu vous conduire à mettre en place.

Pensées négatives

Il s'agit de ces mots, souvent durs, que l'on s'inflige dans sa tête… et qui finissent par nous convaincre ! Tous les « Je ne vais pas y arriver », « Je n'aurais pas dû », « Je le savais », « Je n'ai vraiment aucune volonté » et autres autocritiques finissent par tracer le chemin vers une dévalorisation profonde. Il faut impérativement y remédier, soit en arrêtant de les penser, soit en les remplaçant par des mots positifs qui, comme nous l'avons vu avec le concept d'autosuggestion, finiront, de la même manière, par vous convaincre.

Il ne faut pas hésiter à vous faire aider par un professionnel : quelques séances de thérapie suffisent parfois pour mettre le doigt sur une cause inconnue et régler le problème à la source. Rappelez-vous bien que les pensées négatives agissent comme des leurres sur le cerveau et le polluent intensément. Vous finissez par ne plus voir ce qui relève d'un problème réel et ce qui tient de la répétition de pensées néfastes qui biaisent votre vision des choses.

Ressassement

Il peut s'agir de regrets ou de remords, ou encore de scènes où vous n'avez pas réagi comme vous l'auriez voulu ou encore de choses que l'on vous a faites et que vous trouvez injustes, bref, vous ressassez des moments sur lesquels, pourtant, vous n'avez aucune prise puisqu'ils sont passés…

Une belle perte d'énergie et de temps qui plombe le moral et entraîne, en bonus, une dévalorisation (quand on culpabilise) ou de la colère (quand on en veut aux autres). Il faut donc y remédier concrètement en agissant, à défaut d'arriver à oublier et à passer à autre chose.

Manque de volonté

Vous savez ce que vous devriez faire pour gagner en tonus et en légèreté, par exemple, mais vous n'arrivez pas à agir et vous ne cessez de vous le reprocher. Vous savez (même avant de lire ce livre) que l'activité sportive est bonne pour se libérer l'esprit, mais impossible de vous y mettre ; vous savez bien que manger du chocolat devant la télévision n'est pas bénéfique pour votre moral, et pourtant, passer à l'action vous semble insurmontable. Allez-y petit à petit : on se fait souvent une montagne de pas grand-chose, et c'est exactement l'objet de cet ouvrage. Penser « activité physique » et non « sport » paraît tout de suite moins difficile, penser « nouveauté alimentaire » plutôt que « régime » donne bien plus envie, etc. C'est souvent plus une question de forme que de fond.

Complexes physiques

L'argument massue, dans ce cas, est la relativisation. De deux choses l'une, soit vous avez vraiment une particularité physique qui vous handicape (oreilles décollées...), soit en réalité il s'agit plutôt d'une distorsion de votre perception : vous vous voyez globalement gros alors que vous avez juste du ventre, vous trouvez votre nez affreux alors qu'il n'est pas droit, mais c'est tout. Il faut savoir faire la part des choses. Par exemple, si vos dents sont vraiment grises ou très mal alignées, c'est facile d'aller consulter un dentiste et d'envisager des solutions. Il y a en général de nombreuses solutions que l'on ne connaît pas, trop complexé pour avoir seulement regardé ce qu'on pouvait faire. Et cela change la vie, redonne le moral et le sourire !

Difficultés à dire non

Un problème très fréquent qui n'affecte pas que les « timides ». On pense, à tort, que dire « non », ou dire ce que l'on pense est facile pour les profils qualifiés de « grandes gueules ». Il faut savoir que celles-ci sont rarement vraiment satisfaites de ce qu'elles ont dit. Les seules personnes qui arrivent vraiment à fixer des limites aux autres, qu'il s'agisse d'un ami, du couple ou d'un patron, sont les personnes qui sont « centrées » : qui savent ce qu'elles valent et qui n'ont pas peur des conséquences, car elles savent choisir la forme. Mettre des limites est vital face à de trop nombreuses relations dites « toxiques » (voir p. 52) qui vous plombent et engendrent, malgré tous vos efforts, les problèmes listés précédemment. Même si vous n'y arrivez pas tout de suite, faites le point au calme sur ce qui s'est passé et tentez de voir la situation objectivement en vous mettant dans la peau d'un ami ou d'une une amie. En général on est plus prompt à monter au créneau pour les autres que pour soi : traitez-vous comme vous traiteriez un ami. Appliquez les conseils que vous lui donneriez.

Focus

LE DANGER DES RÉSEAUX SOCIAUX

Les réseaux sociaux présentent un grave danger pour l'équilibre mental et la perception de soi. Ils forment un miroir déformant qui piège les plus sensibles en leur renvoyant une image peu flatteuse d'eux-mêmes. Par le jeu de la mise en scène de nos vies, ils ont tendance à ne montrer que les expériences les plus glamour, positives, excitantes. Certes, il est plus logique de « poster » une photo d'un bon repas en famille ou d'une fête entre amis que de faire un selfie en pyjama devant la télé un samedi soir. Le problème est le mensonge que cela induit : par cet effet de loupe, on en vient forcément à se comparer et souvent à penser que sa vie est moins bien, alors que les clichés ne représentent même pas la réalité de la vie des autres ! Toutes les études à ce sujet prouvent que les utilisateurs intensifs sont plus susceptibles de souffrir de dépression que les non-utilisateurs ou les utilisateurs occasionnels, car les réseaux sociaux diminuent leur satisfaction à l'égard de la vie.

Le caractère addictif de la consultation de son compte y est aussi pour quelque chose, puisque cela fait perdre un temps précieux au détriment d'activités porteuses de bien-être. Et enfin, le système généralisé des *like* soumet notre vie et ce que nous partageons à l'approbation ou non de nos contacts. Conclusion, un partage boudé par la communauté, une photo qui déclenche peu de *like*, et nous voilà dans un schéma passif d'attente de validation de notre vie par les autres. On comprend aisément comment cela peut vite mener à la jalousie et la rancœur et réduire en quelques mois l'estime de soi d'une manière catastrophique.

De ce point de vue, les réseaux sociaux sont en réalité antisociaux ! Même si la plupart des internautes se rendent bien compte du biais généré par la transformation de moments tout à fait ennuyeux et ordinaires en moments enviables grâce à une mise en scène flatteuse, l'effet pervers n'est jamais vraiment loin. Pour vous en prémunir, gardez bien en tête que tout cela n'est qu'un point de vue, que vous-même pouvez tricher de la même manière et que seules les interactions réelles valent la peine d'être prises en compte.

Toutefois, on peut relever un point positif : il faut reconnaître aux réseaux sociaux leur capacité à mettre en lien des gens autour de thématiques et de centres d'intérêt communs. Les groupes Facebook ou les forums de discussion permettent d'obtenir des conseils et de la bienveillance de la part de ceux qui « sont passés par là », qu'il s'agisse de bien-être, de dépression, de perte de mémoire ou encore de perte de poids. Il est ainsi possible de trouver sur les réseaux sociaux une motivation que parfois on peine à trouver seul. Certes, il est toujours possible de subir aussi des critiques, voire des insultes, de la part de parfaits inconnus cachés derrière leurs écrans, mais parfois, notamment sur des groupes privés de Facebook dont les modalités d'acceptation sont contrôlées, le créateur ou la créatrice du groupe modère ce qui s'y passe et exclut rapidement le perturbateur afin que les membres puissent discuter librement.

Le programme pour un mental fort

Motivation, détermination… vous avez l'impression d'en manquer ou, pire, que tout le monde réussit à entreprendre des choses et pas vous ? Avec l'ensemble des conseils de ce chapitre, vous devriez arriver à ressentir plus d'entrain, plus d'envie et plus d'énergie. Le programme proposé peut vous aider dans votre démarche pour mieux vivre. Car quand le mental est délesté des pensées parasites et renforcé, les choses semblent plus faciles ! Suivre les conseils de ce chapitre, c'est déjà passer à l'action !

Phase 1 : cibler

À présent que vous avez pu faire le tour des pistes vues précédemment, il est temps de commencer par quelques exercices simples pour transformer quelques structures mentales et déclencher un changement dès maintenant.

Exercice 1 : identifier ses croyances

Exercice

Cet exercice simple consiste à écrire vos croyances sur une feuille pour les identifier précisément. C'est le moment d'être honnête avec vous-même… Soit vous avez déjà quelques idées de ce qui vous bloque, soit vous allez avoir un peu de mal, mais cela vous forcera à chercher dans vos souvenirs et à les analyser. Pour vous aider, voici quelques phrases faciles à compléter. Si des choses positives vous viennent, tant mieux, mais continuez de creuser jusqu'à ce que vous mettiez le doigt sur ce qui gêne. Prévoyez un bon moment au calme, seul.

- Je pense que si je n'arrive pas à… c'est parce que…
- Si… m'arrive toujours, c'est que je suis…
- Depuis l'enfance…, je n'y peux rien…
- J'ai toujours été…, c'est à cause de…
- J'ai essayé mais…
- Je n'arrive pas à… parce que…
- Avec les autres, c'est toujours… parce que…
- Ce qui m'énerve, c'est que…
- Je pourrais… mais…
- Je ne mérite pas de… parce que je pense que…
- Je n'ai pas le droit de…
- Si je ne peux pas faire…, c'est à cause de…

Essayez d'aller jusqu'à 50 phrases, puis pour chacune d'elles demandez-vous :

- Depuis quand est inscrite cette pensée dans ma tête ? (Enfance, école, premier travail...)
- Qui/Quoi l'a déclenchée ? (Parents, collègues, camarades, fratrie, moi-même, un événement...)
- Pourquoi l'ai-je acceptée comme une vérité ? (Preuves, situation...)
- Quelles conséquences cette croyance a-t-elle sur moi ?
- Que m'empêche-t-elle de faire ?
- Qu'est-ce que je pourrais faire sans elle ?
- Est-ce que je veux continuer à vivre avec ou m'en libérer ?
- Puis-je l'éliminer seul ? (Dans le cas d'un trauma ou d'un gros blocage, on ressent vite si on a besoin de l'aide d'un professionnel.)
- Par quoi vais-je la remplacer ?

Exercice 2 : casser les croyances par la logique

Exercice

Après cette approche mentale, place au concret : les croyances ont ceci de formidable qu'elles ne tiennent pas la route face à une démonstration logique sans faille. Avant de les remplacer, vous allez les affaiblir ! L'idée de cet exercice est d'appuyer un raisonnement avec des arguments factuels, rationnels, afin de casser le raisonnement « faux » de la croyance. Concrètement, c'est comme un jeu de questions-réponses autour d'un objectif rationnel pour lequel on crée un scénario.

Exemple 1

- **Objectif** : **changer de travail.**

Croyance : « *Je n'arriverai pas à décrocher un poste, je ne suis pas meilleur qu'un autre, je ne vois pas comment je pourrais être choisi.* »

- **Examen logique** :
  - Exprimer une vérité inverse de la croyance : « Des gens peu qualifiés et incompétents décrochent des postes, et ils ne sont pas meilleurs que moi. »
  - Exprimer un argument de motivation : « Je vais mettre toute ma détermination dans ce projet, ce qui me donnera plus de poids. »
  - Exprimer 3 faits indiscutables allant à l'encontre de la croyance : « Telle personne a obtenu un poste avec moins de diplômes que moi. » ; « Je connais des gens moins bons que moi : X, Y et Z. Je suis meilleur qu'eux. » ; « J'ai déjà été embauché, des gens m'ont déjà choisi par le passé. »

- Reformuler la croyance de départ de manière positive : « Avec mon niveau et mon expérience, je peux arriver à changer de travail comme n'importe qui, même si cela prend un peu de temps. »

Exemple 2

- **Objectif : perdre du poids.**

Croyance : « *J'ai trop grossi, je n'arriverais jamais à perdre le poids que je veux et en plus, c'est dans ma famille, c'est génétique, on est tous ronds.* »

- **Examen logique** :
  - Exprimer l'inverse de la croyance : « *Je peux y arriver parce qu'il n'est jamais trop tard et que toute ma famille n'est pas obèse.* »
  - Exprimer un argument de motivation : « *Comme je le veux vraiment, je vais tout mettre en œuvre pour y arriver.* »
  - Exprimer 3 faits indiscutables allant à l'encontre de la croyance : « *De nombreuses personnes ont réussi à mincir même si elles avaient grossi depuis longtemps.* » ; « *Si le régime simple ne marche pas, il existe d'autres solutions pour y arriver.* » ; « *Des gens ont perdu plus de poids que moi je n'en ai à perdre.* »
  - Reformuler la croyance de départ de manière positive : « *C'est le moment de commencer à perdre le poids que j'ai en trop, je peux le faire, il n'y a aucune fatalité à ce sujet.* »

Phase 2 : reprogrammer

Après cette initiation, voici des exercices pour entériner la reprogrammation du cerveau avec de nouvelles pensées, positives, afin de définitivement remplacer les anciennes et déclencher un processus mental de motivation.

Exercice 1 : les affirmations positives

Exercice

Le principe est que, en se répétant des idées positives, on finit par s'en persuader en les gravant dans notre subconscient afin d'en faire de nouvelles vérités.

Il faudrait une vingtaine de jours pour inscrire ainsi une nouvelle pensée et faire perdre à la croyance opposée sa crédibilité.

Concrètement : choisissez 5 affirmations que vous aimeriez être vraies et répétez-les chaque matin pendant 20 jours de suite, pendant un moment de méditation ou une activité physique, pour qu'elles imprègnent votre cerveau.

Il faut impérativement y croire, ne pas se contenter de réciter sans intention. C'est la force de votre intention mentale qui donnera un résultat concluant.

Exemples :

- « *Je suis décidé à perdre du poids, rien ne m'en empêchera.* »
- « *J'ai plein de qualités.* »
- « *J'ai les capacités pour avoir une promotion / trouver un meilleur travail.* »
- « *J'ai confiance en moi, je vais y arriver.* »
- « *J'ai le droit de décider pour moi-même.* »
- « *Je suis fort, je peux tout faire si je le décide.* »

Il peut aussi s'agir d'affirmations thématiques pour contrer une croyance en particulier :

- « *Je peux perdre du poids si je le veux.* »
- « *Je vais mincir et ça va être super.* »
- « *Je vais m'aimer plus avec ces kilos en moins.* »
- « *Perdre du poids va me libérer.* »
- « *Je suis beau/belle et je le serai encore plus.* »

Exercice 2 : la visualisation créative

Exercice

Pour reprogrammer le cerveau, la visualisation est une autre méthode qui agit de la même manière que les affirmations, mais utilise les émotions pour graver ce que l'on veut dans le corps et ainsi envoyer des signaux au cerveau, comme si on vivait vraiment la chose que l'on imagine.

Concrètement : prenez un moment au calme, pour vous, et commencez par quelques respirations lentes pour vous mettre en condition. Ensuite, imaginez le résultat aussi précisément que possible.

Exemples : si vous cherchez à mincir, imaginez-vous comme vous vous rêvez, imaginez le regard des gens sur votre silhouette mince, imaginez des tenues qui vous vont, ressentez dans votre corps ce que vous ressentiriez avec vos kilos en moins, puis éventuellement visualisez le parcours à entreprendre pour en arriver là. Comme si vous remontiez dans le temps, voyez-vous faire du sport et aimer cela, sourire aux lèvres, imaginez-vous manger avec plaisir une assiette équilibrée, imaginez-vous en train de vous doucher, tentez de sentir dans votre tête vos courbes, ressentez la fierté que cela vous procurerait, etc. Faites cela chaque jour pendant 20 jours. Il s'agit d'inventer une représentation de la réalité comme elle existerait dans votre idéal.

Exercice 3 : « faire comme si »

Exercice

En attendant que le processus avance, pour vous encourager, une méthode imparable permet de se motiver et d'accélérer le changement. Il s'agit de la mise en œuvre physique des affirmations positives pour ancrer les nouvelles « données » par l'action. Cela repose sur un concept naturel selon lequel, par exemple, une posture symbolique de puissance... rend plus puissant ! Cette posture d'une force feinte envoie des signaux de force au cerveau, qui va petit à petit s'y adapter, quelle que soit la réalité.

Par exemple, si on sourit de manière consciente, forcée, le cerveau reçoit presque les mêmes messages de satisfaction et de bien-être que quand on sourit parce que l'on est content pour de vrai ! Cela a même donné lieu à des études sur les conséquences de la médecine esthétique sur l'humeur : les injections de toxine botulique, empêchant de froncer les sourcils et gardant le front détendu, agiraient directement sur l'humeur parce que les signaux d'agacement déclenchés par le froncement ne pourraient pas être émis. C'est aussi une technique utilisée en self-défense pour ressentir dans son corps les gestes de lutte et de victoire face à un agresseur et inculquer à son cerveau qu'il est possible de s'en sortir lors d'une agression. En anglais on dit : *Fake it until you make it*, c'est-à-dire « Faites semblant jusqu'à ce que ce soit vrai ». Cet exercice marche particulièrement bien avant un entretien, par exemple.

Concrètement : si vous manquez de confiance en vous, imitez les codes de ceux qui ont une bonne confiance en eux ou qui sont perçus comme tels, ou que vous admirez. Redressez le buste, marchez la tête haute, entraînez-vous à parler fort... Copiez-collez leurs codes ! Faites cet exercice plusieurs fois, devant le miroir, et même, allez jusqu'à mimer l'issue positive du rendez-vous, ou dites la phrase que vous aimeriez vous entendre répondre : « Oh ! je suis ravi que vous m'ayez choisi, j'ai hâte de commencer à travailler avec vous ! » Progressivement, l'esprit intègre les nouvelles positions et reçoit le message de confiance comme s'il était naturel, faisant petit à petit oublier les anciennes habitudes.

Phase 3 : le lâcher-prise

Au bout de cette vingtaine de jours d'entraînement à la reprogrammation et à la pensée positive, vous devriez vous sentir mieux armé pour affronter vos challenges et dénouer vos blocages afin d'entreprendre et réaliser ce qui vous fait envie, l'optimisme en prime et la vitalité retrouvée. Mais il reste encore à se libérer de ce qui vous entrave : parfois les autres, et parfois les injonctions sociales. Dans les deux cas, il peut s'avérer difficile de lâcher prise. C'est comme si vous aviez à accomplir une sorte de deuil : afin de vraiment retrouver votre optimisme et d'en sentir les effets positifs sur votre forme physique et mentale, il vous faut abandonner certaines choses et sans doute certaines personnes. Voici deux exercices pour se sentir plus léger et plus fort.

Exercice 1 : faire le choix du « Je m'en fiche »

Exercice

Largement explicitée dans le livre *F**k it Therapy* de John C. Parkin (2012), cette « philosophie » va à l'encontre de toutes les autres et de tous les principes de développement personnel habituellement prônés. Elle repose néanmoins sur un principe classique de coaching, selon lequel nous sommes les seuls à décider ou pas d'être heureux, nous sommes les seules personnes responsables de notre bonheur, de nos choix et de notre vie. On peut en effet blâmer le monde entier, chacun est seul responsable de l'importance accordée aux choses qui nous arrivent. C'est la clé de cette approche : choisir de s'en f... face à des choses qui habituellement nous auraient dérangé, stressé, culpabilisé, et passer à autre chose.

C'est aussi une piste pour certaines thérapies : par exemple, un inconnu vous bouscule dans le métro, puis vous insulte. Vous pouvez choisir de vous considérer comme « agressé », penser que vraiment, vous n'avez pas de chance, ou de vous dire que ce type est très mal élevé, que c'est tombé sur vous comme cela aurait pu tomber sur n'importe qui d'autre, à quelques secondes près... et passer à autre chose.

De la même manière, on se fixe beaucoup d'obligations, souvent dites « sociales », que l'on s'impose, alors même que les autres ne s'en formaliseraient pas si on ne les remplissait pas.

Par exemple :

- « Il faut que je passe voir ma voisine que je n'aime pas trop, elle va encore être désagréable. Si je n'y vais pas, elle va penser que je ne suis pas gentille. »
- « Je dois acheter un cadeau pour mon neveu alors que cela va me mettre en retard et que je n'ai pas d'argent en ce moment. Mais arriver les mains vides, ça ne se fait pas. »
- « Je ne peux pas annuler, on va penser que je suis mal poli. »

Notez combien ce genre d'obligations reposent sur... des croyances ! La réponse à chacune de ces obligations et croyances finalement infondées doit alors être la même : « Tant pis ! », « Oh ! et puis zut ! », « Et alors ? ! » ou « Rien à faire ! »

Nous prenons chaque jour un nombre considérable de décisions, dont nous n'avons même pas conscience la plupart du temps. Pourtant, certaines de ces « obligations » que l'on s'impose vont nous causer du stress et de la culpabilité, nous préoccuper, générer de l'inquiétude, bref, occuper notre mental alors que l'on pourrait faire autre chose. Le tri entre ce qui nécessite vraiment votre présence, votre concentration ou votre mobilisation est alors très, très vite fait avec cette formule magique !

Attention, c'est extrêmement libérateur et jubilatoire. La liberté que l'on s'offre en pratiquant cette technique est à peu près aussi forte que la surprise de constater ceci : l'acte qui nous semblait hier inenvisageable n'a finalement rien changé du tout, sauf qu'il a considérablement libéré notre cerveau de ce stress !

Par exemple :

- « On est déjà le 10 janvier et je n'ai pas fait mes cartes de vœux. » *Et alors* ? !
- « J'ai une nouvelle collègue, je dois faire un effort pour m'habiller, sinon que va-t-elle penser ? » *Rien à f...* !
- « Zut, j'ai oublié d'acheter du pain, il faut que j'y retourne. » *Et puis zut* !
- « Aïe, une réunion cet après-midi et je suis en jean. » *Tant pis* !
- « Rho lala, je dois me dépêcher, sinon je vais être en retard sur mon planning. » *Et alors* ? !
- « Je suis en retard, je vais arriver après tout le monde au dîner et ils vont penser que j'ai pris mon temps. » *Rien à f...* !

Exercice 2 : l'optimisme miracle

Cet exercice est un mobilisateur d'enthousiasme : puisqu'il suffit d'y croire pour que les choses bougent, envoyez à votre cerveau des décharges de satisfaction, de plaisir et d'excitation au quotidien. C'est un condensé de toutes les techniques présentées plus haut. Pour cela, il faut vous mettre en mode « optimiste ». L'exercice consiste à choisir chaque matin que la journée va être super, qu'on l'a décidé, puis à adopter une vision positive de tout, en minimisant les contrariétés et en décidant, là encore, de ne pas leur accorder d'importance. Les seules limites que nous avons sont celles que nous nous imposons. Ce faisant, on adopte une attitude active, dynamique, sourire aux lèvres, et on va alors porter un regard nouveau sur le monde qui nous entoure. Une sorte d'expérience personnelle d'un bien-être créé par soi-même.

Car c'est la clé de ce chapitre : le bonheur et l'optimisme ne dépendent pas des éléments extérieurs, mais uniquement de nous.

Concrètement : on se réveille peut-être fatigué, mais on sourit et on se dit : « Ça va être une bonne journée. » On va à la cuisine. *Zut, plus de café. Pas grave, j'en prendrai un sur le chemin.* On regarde ses enfants, son chien, son conjoint et on prend quelques minutes pour se dire qu'on a de la chance. On est en retard, au lieu de s'énerver contre notre famille, on sourit en même temps qu'on accélère la cadence : tout le monde est surpris qu'il n'y ait pas d'énervement, on lance le jeu du premier à être prêt. Au bureau, une réunion importante va avoir lieu : on prend 5 minutes dans les toilettes pour se dire que ça va être intéressant de voir comment ça se passe, et on se met dans son personnage de gagnant, on entre confiant dans la salle. On observe les autres, comment ils parlent, ceux qui stressent... et on se dit qu'au fond on est tous un peu pareils. À la cantine, on sourit à la personne qui sert le repas et on lui demande « Comment ça va ? ». Son sourire surpris nous récompense au centuple, on se dit que « C'est chouette... et simple ! », etc.

Pendant toute la journée, le cerveau a sécrété des substances bénéfiques, on s'est senti bien… et on réalise que la force mentale, c'est tout cela à la fois. Une façon de voir et vivre les choses, un comportement, un état d'âme, une façon d'être présent dans la vie. Le plus surprenant ? Vous verrez que si vous adoptez cette attitude, elle vous reviendra de l'extérieur par des sourires, des remerciements, des félicitations… qui entraîneront votre optimisme dans un cercle vertueux ! C'est finalement bien moins une question de chance que d'état d'esprit.

Pour compléter l'exercice : cherchez chaque jour ce qui peut être une occasion de sourire au quotidien, ce qui sort de l'ordinaire, remarquez les jolies choses qui se passent autour de vous, sachez remercier pour ce que vous avez, etc. Si vous êtes bloqué, imaginez de quelle solution, même folle, même miraculeuse, vous auriez besoin pour continuer à avancer. Et sachez dire « non », pour éviter de vous mettre vous-même dans des situations difficiles, qui vous renvoient une mauvaise image ou vont générer des regrets.

Exercice 3 : gérer les personnes toxiques

Exercice

S'éloigner des personnes toxiques qui nous minent le moral, nous culpabilisent, nous font nous sentir mal à l'aise implique en effet de faire une croix sur des relations qui, bien qu'elles nous soient nocives, font partie de nos habitudes et de notre vie courante. Ce n'est pas quelque chose de facile à faire, mais c'est essentiel pour conserver son équilibre.

Qu'est-ce qu'une personne toxique ?

Une personne toxique est quelqu'un qui projette sur vous son propre mal-être, qui peut être de différentes natures. Cette personne vous asphyxie, vous fragilise, vous enfonce au lieu de vous élever, vous donne une mauvaise image de vous-même, vous contredit ou vous critique toujours, vous prend plus qu'elle ne vous apporte, vous heurte psychologiquement ou affectivement, vous fait douter de vous-même, de votre valeur ou de vos capacités et ne voit que le négatif, bref, plombe votre moral et déclenche un malaise aussi bien physiquement que mentalement. Vous pouvez finir par la redouter, surtout si elle a une position supérieure à la vôtre (au travail). En réalité, la personne toxique projette ses propres faiblesses et vous déprécie pour tenter de se valoriser. Dans les cas les plus graves, elle peut aller jusqu'aux mensonges, aux ruses, à de l'agressivité. Il faut vous en éloigner pour vous protéger.

Reconnaître une personne toxique

La manière la plus facile de savoir qui est source de négativité auprès de vous est de faire confiance à vos sensations et à vos émotions quand vous la fréquentez. Pour vous aider, voici des questions simples, comme un bilan émotionnel qui confirmera votre sentiment :

- En sa présence, vous sentez-vous libre de dire ce que vous pensez ?
- Ressentez-vous de la frustration, avez-vous l'impression de toujours prendre sur vous avec elle ?
- Est-ce qu'elle ne parle que d'elle ? Vous pose-t-elle des questions sur vous ?
- Elle vous contacte uniquement quand elle a besoin de quelque chose, quand elle va mal. Vous avez l'impression qu'elle n'a que vous.
- Avez-vous peur de ses réactions ?
- Après l'entrevue, vous sentez-vous déprimé, nul, coupable, triste ?
- Ressassez-vous des paroles qu'elle a dit et qui vous tourmentent pendant un moment ? Est-elle toujours critique sur ce que vous faites, vos projets, vos décisions ?
- Est-ce que la relation, qui était bénéfique avant, a changé et ne va plus désormais que dans un sens ?

Mettre fin à une relation toxique

On peut bien sûr arrêter net, du jour au lendemain, effacer la personne de sa vie, ne plus répondre à ses appels, c'est finalement assez facile. Mais parfois on est obligé de fréquenter ces êtres qui nous gâchent la vie, au travail, en famille, alors il faut apprendre à arriver à les fréquenter… sans qu'il s'agisse désormais d'une « relation ». Grâce à vos exercices et à votre nouvelle confiance en vous, vous savez que c'est la personne en question et non vous le problème :

- D'abord, posez de nouvelles limites : marquez une distance, ne répondez pas à ses provocations, et défaites tout lien de dépendance ou de subordination vis-à-vis d'elle.
- Ne vous laissez plus embarquer dans ses histoires, ses problèmes, ses plaintes. Prétextez un empêchement avec le sourire et l'air embarrassé.
- Ne tombez pas dans le piège d'une fausse détresse qu'elle aura mise en scène pour vous attirer, en vous culpabilisant au passage.
- Ne discutez que du strict minimum, soyez peu loquace, ne relancez pas la discussion, n'ayez pas peur de rester silencieux, même si c'est étrange.
- Jouez à son jeu : abreuvez-la de paroles égocentriques, critiquez-la, puis partez d'un coup le sourire aux lèvres.
- Si elle vous demande des comptes de ce changement d'attitude, copiez son comportement : plaignez-vous, ne parlez que de vous, dites que ça ne va pas du tout en ce moment.
- Si vous vous en sentez le courage et la force, vous pouvez aussi rompre d'un seul coup, avec des mots nets et francs, mais sans haine, avec le sourire, tranquillement armé de votre nouvelle sérénité à toute épreuve (elle n'est pas meilleure que vous, vous méritez mieux, etc.), tout en ne la pointant pas du doigt, en disant « je » et « nous » : « Honnêtement, tu me déprimes » ; « Écoute, je n'aime plus la manière dont on se

parle, je préfère y réfléchir de loin » ; « Je dois me concentrer sur moi uniquement en ce moment, désolé, je te ferai signe quand ça ira mieux », etc.

- Et si mettre un terme à la relation est difficile, usez de distance grâce à l'humour, avec quelques remarques grinçantes du genre : « Décidément, tu fais toujours mieux que moi, bravo » ; « Et du coup, puisque tu trouves mon mari si nul, je pense que je vais le quitter sur tes bons conseils » ; « Toi qui veux toujours mon bien, redis-moi encore que tu trouves ma décision idiote » ; voire « Je sais combien tu es plus intéressant que moi, mais là je n'ai pas le temps d'entendre cette histoire pour la 5e fois… »

Toutes ces actions renforceront votre estime de vous-même, en plus de lui clouer le bec !

Chapitre 4
Le sommeil

DANS CE CHAPITRE

Un bon sommeil est primordial

•

Le programme sommeil

Énormément de choses se passent pendant le sommeil, qui est fondamental sur les plans psychologiques comme physiologiques ! Outre les rêves, essentiels à la bonne marche du subconscient, croissance, développement ou encore régénération ne pourraient se faire sans sommeil.

Dormir est la condition *sine qua non* pour un organisme en bonne santé : le sommeil est en quelque sorte la clé de voûte – parfois même avant l'alimentation – de nombreux systèmes vitaux, comme les systèmes nerveux, hormonal ou cardiaque. Il est primordial pour le bon fonctionnement du corps et de l'esprit.

Un bon sommeil est primordial

De plus en plus de magazines évoquent la fatigue quasi chronique qui touche une majorité de personnes aujourd'hui et proposent différentes astuces pour mieux dormir, mais tous ne désignent pas les vrais coupables de nos nuits malmenées : nos rythmes de vie bousculés par un quotidien parfois intenable, une pression constante et l'impression que les jours ne suffisent plus à tout faire. Dans notre monde moderne obsédé par le profit, tout temps qui n'est pas occupé à travailler ou à consommer est un temps qui ne rapporte rien. Et quand on dort, on ne « rapporte » rien !

Ce qui n'est pas le cas lorsqu'on veille tard, que l'on traîne sur Internet ou devant la télévision, que l'on se rend au restaurant ou à un concert. Avec les ordinateurs, il est encore plus difficile de résister aux tentations, car ils font désormais partie intégrante de notre quotidien. On peut travailler ou lire ses mails le soir chez soi : les limites entre vie personnelle et vie professionnelle se floutent... Et les écrans ne veulent aucun bien à notre sommeil.

Combien de médecins, au moment d'examiner un patient, s'attardent sur la qualité de son sommeil ? Ce point est souvent le grand absent des examens médicaux, alors même que la dégradation de notre sommeil est un facteur important de mauvaise santé. On pourrait penser que les bébés seraient davantage suivis de ce côté, mais le sommeil ne figure même pas dans leur carnet de santé ! Une erreur fondamentale : connaître l'importance du sommeil tout en le reléguant au second plan comme critère de santé ! C'est donc à chacun d'entre nous de résister pour profiter de ces moments de quiétude et s'accorder sagement le droit de nous coucher plus tôt quand la fatigue se fait sentir, au lieu de nous attarder devant un film entrecoupé de pubs ou un écran d'ordinateur, à suivre de clic en clic des liens qui nous promettent monts et merveilles à consommer.

Le (manque de) sommeil et la santé

« Le sommeil, c'est la santé », affirme un adage bien connu. Si le sommeil est l'une des clés du vivre mieux, c'est justement parce que son influence est bien plus importante que nous le pensons en général. La qualité et la quantité de sommeil, par des fonctionnements que nous allons décortiquer, agissent sur les hormones, qui jouent sur le moral et l'humeur, sur l'envie d'activité physique, sur le désir tout court, sur notre rapport à la nourriture et bien d'autres choses encore.

Nous dormirions actuellement 1 h 30 de moins qu'il y a 50 ans et 45 % des Français âgés de 25 à 45 ans considèrent qu'ils dorment moins qu'ils n'en auraient besoin, car il leur faudrait 7 h 30 de sommeil pour être en forme le lendemain[1]. Et malheureusement, une « dette de sommeil » contractée par un coucher tardif ne sera pas récupérée par une « grasse matinée ». Il faut donc vraiment réinventer ses nuits.

Cette fonction vitale est en effet plus qu'essentielle pour avoir de l'énergie et une bonne vigilance. Mais encore une fois, ce sont ses répercussions sur la santé qui nous intéressent le plus. On sait maintenant que le manque répété de sommeil peut engendrer baisse de motivation, difficultés d'apprentissage, décrochage scolaire, défaut de concentration, ce qui paraît logique, mais ce qu'on sait moins, c'est qu'il peut aussi favoriser prise de poids, diabète, hypertension artérielle, infections virales et dépression.

Le sommeil est à proprement parler une de nos clés santé : sans lui, le corps s'écroule, car le manque de sommeil déstabilise toute l'activité métabolique[2].

1. Enquête INPES/BVA 2007.
2. Knutson K. L. et *al.*, « The metabolic consequences of sleep deprivation », *Sleep Medicine Reviews*, 2007, vol. 11, n° 3, p. 159-162.

Le saviez-vous

LES ÉCRANS, ENNEMIS DU SOMMEIL

Nous l'avons mentionné, les écrans sont devenus, avec le stress, l'ennemi n° 1 du sommeil. La lumière bleue qu'ils diffusent stimule le cerveau, et les images visionnées le maintiennent dans un fonctionnement d'ondes « actives » rendant le coucher trop agité pour être efficace. La lumière bleue des diodes des écrans active jusqu'à 100 fois plus les récepteurs photosensibles de la rétine que la lumière blanche d'une lampe... Ainsi, jouer à des jeux en ligne, regarder des vidéos, envoyer des messages ou encore aller sur les réseaux sociaux avant de dormir pourrait décaler d'une bonne heure l'endormissement. Et c'est sans compter les ondes wifi que l'on continue de recevoir en s'endormant à côté de nos téléphones en veille mais qui émettent toujours. Pire, la tentation est parfois forte quand on se fait réveiller par un message... de rallumer la lumière et d'y répondre ! Une seule solution pour régler ce problème : arrêter les écrans 1 heure avant de dormir, et surtout, éteindre les appareils et mettre le portable en mode avion (ce qui n'empêche pas l'alarme de fonctionner).

En augmentant par exemple le taux de cortisol (que nous verrons en détail p. 59), un éveil forcé affecte la réponse immunitaire, diminue l'aptitude de l'organisme à métaboliser le glucose et se répercute négativement sur la régulation de l'appétit, au point de pouvoir jouer un rôle dans l'augmentation du diabète et de l'obésité. Le rapport entre temps de sommeil et prise de poids est de mieux en mieux démontré à travers les dysfonctionnements des hormones qui régulent l'appétit : la diminution du nombre d'heures de sommeil entraîne une baisse du taux de leptine, hormone de la satiété, et une augmentation du taux de ghréline, hormone qui stimule l'appétit, et il en résulte une plus forte envie de manger, et plus particulièrement (comme par hasard) une envie de nourriture riche, sucrée et salée.

La fatigue causée par le manque de sommeil induit une autre conséquence physiologique à additionner aux facteurs de prise de poids : le manque de tonus et une plus faible dépense énergétique. C'est un cercle vicieux !

Par ailleurs, l'apnée du sommeil, qui se caractérise par des arrêts de respiration courts pendant le sommeil, déclenche une fatigue quasi chronique le jour, sans que l'on puisse clairement en identifier la cause la plupart du temps, et serait un facteur de l'obésité due au manque de sommeil. Si vous prenez du poids et ressentez une grande fatigue sans pour autant avoir de difficultés d'endormissement, c'est peut-être votre cas.

À terme, une perturbation importante du sommeil, donc des mécanismes physiologiques, favorise les cancers et les attaques vasculaires[1]. Une étude conduite au Japon[2] a suivi près de 100 000 personnes, hommes et femmes d'âge moyen, sur 14 ans. Les sujets qui dormaient 4 heures ou moins par nuit, comme ceux qui dormaient 10 heures ou plus, ont révélé un risque de près de 50 % de plus de mourir d'une attaque cardiaque que ceux qui dormaient une moyenne de 7 heures : il faut donc trouver le juste équilibre.

Le saviez-vous

RONFLEMENTS : ATTENTION, DANGER !

Loin d'être un mal bénin, le ronflement peut entraîner un nombre incalculable de soucis liés au sommeil. Bien sûr, dormir avec un ronfleur (majorité d'hommes) est un véritable problème pour le partenaire, qui de fait voit son sommeil dérangé, mais c'est aussi un problème pour le ronfleur lui-même qui peut être empêché de trouver le sommeil à cause de ses ronflements et voir son sommeil perturbé la nuit.

On peut distinguer les ronflements ponctuels, dus à la consommation d'alcool le soir, à un rhume qui obstrue les voies respiratoires ou à un surpoids (que l'on peut donc corriger), et les ronflements structurels. Dans ce dernier cas, le son vient la plupart du temps de la vibration du voile du palais sous l'effet du passage de l'air. Un palais trop long, trop lourd ou trop mou peut se mettre à vibrer de façon trop importante… et bruyante ! Par exemple, sous l'effet des hormones, les femmes enceintes se mettent à ronfler parce que les tissus mous sont relâchés.

Que faire ?

- Allez voir un spécialiste (ORL) pour évaluer la forme de votre palais.
- Dormez sur le côté : pour vous y habituer, il suffit de coudre une balle de tennis dans le dos d'un vieux T-shirt pour rendre la position sur le dos inconfortable.
- Faites-vous examiner pour l'apnée du sommeil, qui peut aussi être responsable des ronflements.

1. Patyar S., Patyar R. R., « Correlation between sleep duration and risk of stroke », *Journal of Stroke Cerebrovascular Diseases*, 2015, vol. 24, n° 5, p. 905-911.
2. Ikehara S., Iso H., Date C., et *al.*, « Association of sleep duration with mortality from cardiovascular disease and other causes for Japanese men and women : the JACC study », *Sleep*, 2009, vol. 32, n° 3, p. 295-301.

Le cycle du sommeil : cortisol et mélatonine

Focus

Le sommeil et l'éveil répondent à la production de deux hormones clés, dont le fonctionnement très simple permet de comprendre les mécanismes du sommeil. La première, la mélatonine, est produite au centre du cerveau par la glande pinéale à la tombée de la nuit pour faciliter l'endormissement. Ses quantités augmentent jusqu'à environ 4 h du matin avant de chuter. La deuxième, le cortisol, est son opposée : cette « hormone de l'éveil » est produite le matin dès 5-6 h et augmente jusqu'à 10 h avant de décroître dans l'après-midi et la soirée. Voilà les deux régulateurs du cycle veille-sommeil. Or le taux de mélatonine, l'hormone essentielle pour une bonne qualité du sommeil, a tendance à diminuer aussi avec l'âge, faisant apparaître les insomnies.

Si on manque de mélatonine, ce qui arrive souvent en hiver (c'est la lumière extérieure qui stimule sa production), le sommeil est moins bon. La lumière est en effet le plus puissant des synchronisateurs du rythme biologique : elle est comme un signal, transmis par nos yeux au cerveau, qui déclenche alors la production d'hormone. C'est ainsi que tout l'organisme ou presque est calé sur un cycle d'une journée et se décale en permanence en fonction de la luminosité, qui influence le rythme veille-sommeil mais aussi la température corporelle ou encore la mémoire. C'est pourquoi, pour se resynchroniser lors d'un gros décalage horaire, il est indiqué de prendre de la mélatonine en comprimés avant de se coucher, à l'aller comme au retour.

On peut aussi se la faire prescrire à faible dose pour régler les troubles du sommeil et aider le corps à s'ajuster. Mais attention, la mélatonine en complément n'est pas miraculeuse et, surtout, elle n'allonge pas la durée de sommeil, mais facilite l'endormissement et permet un sommeil de meilleure qualité.

On lui a aussi prêté des propriétés antivieillissement ou anticancéreuses, ce qui a suscité un fort engouement à son égard, au point qu'elle est vendue comme un simple complément nutritionnel aux États-Unis...

L'idéal reste de parvenir à augmenter naturellement la mélatonine avec la lumière : il faut une stimulation suffisante des cellules de la rétine pendant la journée pour que la mélatonine soit secrétée pendant la nuit. Les aliments riches en sérotonine ou en tryptophane peuvent également y contribuer : le lait, les noix et la banane consommés entre 16 h et 18 h facilitent ainsi l'endormissement : tout comme les féculents au repas du soir, en particulier les pommes de terre bouillies.

En ce qui concerne le cortisol, sa production est stimulée par l'activité, les émotions, le stress. Étant donné qu'il optimise l'état d'éveil, toute activité stimulante ou stressante en fin de journée peut rendre le sommeil difficile.

En cas de répétitions fréquentes, cela peut entraîner un réel dysfonctionnement pour le corps, qui se désynchronise totalement, et à long terme un dérèglement du rythme veille-sommeil affectant d'autres productions hormonales.

Ce phénomène est d'ailleurs de plus en plus mis en cause dans nombre de processus dégénératifs liés à l'âge, tels les cancers, impliquant une baisse de résistance, une plus grande fragilité, des infections plus fréquentes, une fatigue chronique et une récupération de plus en plus difficile… ce qui entraîne trop souvent pour les seniors un recours massif aux médicaments pour soigner ces symptômes, sans résultats.

Le programme sommeil

Les troubles du sommeil n'ont rien de fatal et la prise de médicaments n'est pas obligatoire en cas d'insomnie. Voici un programme pour vous aider à relancer un cycle de sommeil régulier et à profiter à fond de nuits vraiment réparatrices, qui vous garderont en forme.

Phase 1 : observer son sommeil

Il est important, pour ne pas dire primordial, quand on cherche à dormir mieux, d'analyser les causes de ce qui perturbe notre sommeil. Sachant que nous n'avons pas non plus tous les mêmes besoins. En revanche, les solutions pour arriver à trouver son rythme ne sont pas tellement difficiles à mettre en place. Encore faut-il s'y tenir, car il est majoritairement question d'habitudes.

Calculer ses besoins en sommeil

Exercice

Un test simple peut vous permettre de savoir quel type de dormeur vous êtes et d'évaluer le nombre d'heures de sommeil dont vous avez besoin. Pour cela, il faut pouvoir vous lever tard plusieurs jours de suite, sans contraintes matinales. Il suffit de se coucher à une heure normale mais de ne pas mettre son réveil le lendemain. Et ceci jusqu'à ce que se dégage une tendance. Le 1er jour ne compte pas. Regardez au bout du 2e, 3e, 4e jour quelle est l'heure à laquelle vous vous réveillez naturellement. Cela vous donne le nombre d'heures de sommeil dont vous avez besoin. Il suffit par la suite de caler votre heure de coucher en fonction de votre heure de réveil pour offrir à votre corps environ ce nombre d'heures. Vous pouvez aussi moduler votre « nouveau » temps de sommeil en le pondérant avec votre âge. Lorsqu'on vieillit, le besoin de sommeil diminue, tandis qu'il augmente chez les actifs ou à certaines périodes.

Le saviez-vous

LES HEURES AVANT MINUIT COMPTENT DOUBLE

Souvent appelées les *golden hours*, les heures de sommeil avant minuit sont réputées présenter de nombreux bénéfices sur la qualité de récupération et le renouvellement cellulaire.

En réalité, il faut surtout diviser la nuit en 2 parties et en cycles qui font se succéder sommeil léger, sommeil profond et sommeil paradoxal (moment où nous rêvons), dans une proportion qui change au fil de la nuit. Ainsi, en début de nuit et jusqu'à 3-4 h du matin, le sommeil est en effet plus profond, tandis que la 2e partie de la nuit jusqu'au réveil est plus riche en sommeil léger et en sommeil paradoxal. On pourrait donc penser que la 1re partie du sommeil « avant minuit » compte plus, mais si vous avez l'habitude de vous coucher à minuit, pas d'inquiétude, cette phase ne sera pas zappée : elle arrivera seulement entre minuit et 2 h. En revanche, si vous vous levez tôt en vous couchant à minuit, la fin de la nuit sera amputée si vous n'avez pas eu vos 7-8 heures de sommeil. Alors gare à la fatigue !

Évaluer les causes du manque de sommeil

Qu'est-ce qui vous empêche de dormir ? Est-ce que vous vous endormez facilement mais dormez mal, l'inverse, ou peut-être les deux ? Cela n'a pas la même signification.

Si vous avez du mal à vous endormir, est-ce parce que vous ressassez des pensées ? Est-ce que vous ressentez de l'angoisse ? Ou peut-être vous retournez-vous pendant des heures ? Ou alors vous vous endormez presque, puis vous vous réveillez à nouveau ? Tous ces éléments doivent vous permettre de savoir si la gêne est plutôt d'ordre physique ou mental afin ensuite d'appliquer certaines astuces (pages suivantes).

Si au contraire vous vous endormez sans problème mais que vous avez un sommeil agité, si vous vous réveillez pendant la nuit mais vous rendormez ensuite, votre sommeil est haché et non réparateur et c'est peut-être dû aux conditions de sommeil (bruit, lumière…). Mais si, quand vous vous réveillez, vous avez les yeux grands ouverts et ne vous rendormez pas, c'est peut-être autre chose : les fameuses hormones ou des pensées parasites.

Enfin, peut-être vous endormez-vous paisiblement, mais vous réveillez-vous, sans comprendre pourquoi, beaucoup trop tôt à votre goût : c'est peut-être que votre cycle n'est pas adapté à vos besoins. Enfin, prenez en compte les médicaments que vous prenez, car certains peuvent avoir une influence sur le sommeil. Si vous savez quand vos troubles du sommeil ont commencé, cela peut être un autre indice : qu'est-ce qui a changé dans votre vie à ce moment-là ?

Exercice

Consignez pendant 15 jours ce qui vous arrive la nuit afin de recueillir un maximum d'informations qui vous aideront à y voir plus clair. Le fait de noter ce qui se produit va faire travailler votre cerveau et peut-être vous pousser instinctivement à vous coucher quand vous en sentirez le besoin ou vous faire prendre conscience de certains éléments de votre quotidien qui interfèrent sur votre sommeil.

Phase 2 : vers un meilleur sommeil

À présent, vous savez peut-être un peu mieux pourquoi vous « dormez mal », et pour commencer à y remédier, voici les recommandations d'usage, classiques, que vous pouvez mettre en œuvre, en allant piocher dans les astuces ci-dessous.

À partir des observations que vous avez pu faire sur vos nuits perturbées, déterminez les améliorations que vous recherchez : dormir plus, mieux, moins (en cas de dépression par exemple), vaincre l'insomnie, vous coucher moins tard, ne pas vous énerver si vous vous réveillez...

Pour se préparer au sommeil

Conseil

Évitez les excitants au dîner (café, tabac, alcool) et les plats très épicés, trop lourds ou au contraire trop légers (la faim peut vous réveiller).

Consommez des aliments riches en tryptophane en fin de journée : pommes de terre bouillies, orge, riz complet, noix et autres arachides (cacahuètes, noix de cajou...), lait et produits laitiers (parmesan, gruyère), graines de courge, de citrouille, protéines de soja, œufs, chocolat (eh oui !), et banane, levure de bière.

Focus

OUI AU LAIT SUCRÉ !

En tant que médecin nutritionniste, je suis vraiment lassé de voir diabolisés un grand nombre d'aliments dont le sucre... le soir ! Bien sûr qu'il faut éviter une orgie de bonbons avant de dormir, mais de là à s'interdire un verre de lait chaud sucré, non. Faisons preuve de bon sens : mieux vaut un petit coup de pouce au sommeil qu'une privation inutile. Car cette « recette » possède un effet relaxant démontré, lié au tryptophane du lait, cet acide aminé aidant à synthétiser la sérotonine qui favorise l'endormissement. Quant au sucre ou au miel, la légère sécrétion d'insuline qu'il déclenche... renforce l'action du tryptophane. Il serait dommage de s'en passer !

Pensez à la luminothérapie. En exposant la rétine à la lumière à des moments précis de la journée, la durée et la qualité du sommeil sont améliorées. C'est une aide reconnue. En s'exposant à la lumière le matin, on donne au cerveau le top départ d'une journée de 16 heures. Cela resynchronise l'horloge interne, donc améliore le sommeil.

Certains compléments alimentaires contiennent des plantes qui favorisent l'endormissement (mélisse, verveine, tilleul, camomille, valériane...) et/ou différentes substances (mélatonine, vitamine B6, magnésium...). La mélatonine favorise le sommeil. Bien qu'elle soit en vente libre, mieux vaut avoir l'avis d'un somnologue. Antistress, le magnésium peut aussi aider à améliorer le sommeil.

Pour faire le calme dans son esprit

Conseil

Chassez les idées fixes et les soucis. Pour éviter d'avoir la tête envahie de pensées au moment du coucher, offrez à votre cerveau un temps de débriefing sur la journée avant de vous mettre au lit. Dans les transports en rentrant, ou avant le dîner, faites le point sur la journée passée... et celle à venir : s'il le faut, dressez une liste des choses à faire le lendemain pour éviter d'y penser au coucher. Vous pouvez aussi consigner sur un papier les pensées négatives ou qui vous préoccupent pour les chasser de votre esprit. On recommande souvent d'avoir des pensées positives et, au moment de s'endormir, de se mettre à imaginer soit une forme de vie idéale, soit un élément utopique mais contribuant à apporter une dose de bonheur. Que feriez-vous par exemple si vous étiez sur une plage avec une mer calme et chaude ? Imaginez que vous venez de gagner au Loto... Remettez-vous en mémoire un souvenir d'enfance particulièrement heureux... Bref, paupières fermées, essayez d'imaginer que se produit devant vous un spectacle qui vous donne du bonheur. Le principe n'est pas idiot, car il stimule en réalité des hormones du plaisir et par là même la mélatonine.

Relaxez-vous. Inspirée par la sophrologie, l'idée est de détendre chaque partie du corps en conscience, en détendant chaque muscle que l'on passe en revue mentalement, 1 fois au lit : la main droite, le bras droit, l'épaule, le cou... Plus efficace que de compter les moutons ! (On trouve de plus en plus d'exercices de ce type sur le web et sur YouTube !)

Pensez aux playlists de relaxation. Sons naturels (vagues, chants d'oiseaux...) ou instrumentaux, séances de sophrologie, ces playlists visent à créer une atmosphère de détente propice à l'endormissement en détournant l'attention des soucis. Ils permettent aussi d'éviter de se focaliser sur son endormissement et masquent d'éventuels bruits inquiétants ou gênants. Certains rythmes lents semblent aussi favoriser l'endormissement.

Pour des nuits paisibles

Conseil

Coupez les écrans 1 heure au moins avant le coucher.

Couchez-vous dans le calme, si possible dès que vous commencez à ressentir les premiers signes de fatigue.

Dormez au frais. La température ambiante devrait se situer autour de 20 °C, et ne jamais dépasser 24-25 °C. Il vaut mieux bien se couvrir et respirer un air frais que surchauffer la chambre et dormir légèrement vêtu. Pensez aussi à aérer tous les matins et longtemps (1 heure est recommandée même si ce n'est pas facile en hiver) pour renouveler quotidiennement l'air de votre chambre.

Utilisez 2 couvertures, 1 pour chacun. Si vous dormez à deux, vous partagez sans doute la même couette et les mouvements de votre partenaire peuvent vous gêner ou vous réveiller. C'est encore pire, s'il s'enroule dedans ou tire dessus... Bref, mieux vaut avoir chacun la sienne quand on veut améliorer sa qualité de sommeil.

Réservez votre lit au sommeil. Pour créer une association lit-sommeil, évitez d'y faire autre chose, comme téléphoner, regarder la télévision ou l'ordinateur, vous faire les ongles... Réservez l'usage du lit au sommeil et au sexe (que l'on peut aussi faire ailleurs...) : dans les deux cas, votre cerveau saura ce qu'il vient y faire au moment de s'y glisser et sera mis en condition.

Attention

Faites le silence. Vous ne pouvez peut-être rien aux bruits de la rue (à part investir dans des doubles vitrages), mais vous pouvez tout à fait agir sur une horloge qui fait tic-tac, une machine qui émet un petit sifflement. Et si votre environnement est vraiment très bruyant, optez pour des bouchons d'oreilles. À l'inverse, une chambre très (trop) silencieuse peut rendre intolérant au moindre bruit par la suite : il existe pour cela des générateurs de bruit dit « blanc » pour habituer l'oreille à un ronronnement qui n'existe pas et qui peut manquer !

Pour faciliter l'endormissement

Conseil

Réchauffez vos pieds et vos mains. Si vous avez froid aux extrémités, couvrez-vous en conséquence, mettez des chaussettes pour éviter d'avoir les pieds glacés par exemple, frottez-vous les mains, mais évitez de monter le chauffage dans la chambre.

Prenez un bain avant le coucher, avec une eau moins chaude que d'habitude (maximum 30 °C), pour abaisser naturellement la température du corps et le préparer au sommeil.

Conseil

SI VOUS N'ARRIVEZ PAS À VOUS ENDORMIR

Inutile de rester à bouillonner dans son lit si on sent que l'on n'est pas sur le chemin du sommeil. Levez-vous, allez lire (un livre, mais pas sur écran) dans une pièce sombre, ou écrire pour distraire votre esprit (pas de télévision, bien sûr), jusqu'à ce qu'un nouveau cycle de sommeil se manifeste. À ce moment-là seulement, recouchez-vous.

Respirez. Comme nous l'avons vu précédemment, la respiration fait des merveilles sur l'organisme. Une respiration ventrale calme et profonde, par exemple, envoie au corps les mêmes signaux que celle que vous avez naturellement quand vous êtes complètement détendu, relâché, prêt à dormir. Et cela stimule le système parasympathique du corps, naturellement calmant.

Évitez la lumière et les écrans. Même paupières closes, l'œil reçoit la lumière, qui agit comme un stimulus sur le cerveau : c'est d'ailleurs le principe des réveille-matin qui diffusent de la lumière avant de sonner pour opérer un pré-réveil physiologique imitant le lever du soleil. Il est donc important de se préparer au sommeil dans une ambiance tamisée. Évitez, SURTOUT, les écrans (comme vu précédemment). Le conseil est valable pour les smartphones comme pour les tablettes et ordinateurs. Méfiez-vous aussi du petit réveil en apparence très innocent, mais qui clignote toute la nuit.

Adoptez les masques de sommeil, qui permettent d'obtenir l'obscurité totale. Ils sont intéressants pour ceux que le moindre filet de lumière empêche de dormir. En revanche, évitez ceux qui sont pourvus de points bleus, car cette couleur favorise l'éveil.

Les huiles essentielles peuvent vous aider, si vous en appréciez la senteur. Elles peuvent générer des souvenirs olfactifs agréables qui détournent votre attention de vos préoccupations du moment en vous rappelant de bons moments ou des sensations confortables. Mais le parfum doit être léger, sinon gare à l'écœurement.

Conseil

POUR MIEUX SE RÉVEILLER

Exposez-vous au maximum à la lumière naturelle dès le réveil : nous l'avons vu, cela envoie au cerveau un signal qui engendre un réveil physiologique et apporte la sensation d'être alerte bien plus vite. Ouvrez les rideaux/volets, regardez le ciel et laissez entrer la lumière pendant plusieurs minutes.

Ne repoussez pas le réveil. « 5 minutes de plus, seulement », et vous voilà à relancer votre alarme pour la 3e fois pour finir par vous mettre en retard en restant dans un demi-sommeil néfaste à un vrai réveil. Mieux vaut programmer le réveil plus tard et vous lever en une seule fois que de replonger dans quelques minutes d'un sommeil de mauvaise qualité destiné à être coupé de nouveau.

Phase 3 : 15 jours pour se recaler

L'horloge interne est un mécanisme très influençable mais aussi, pour les mêmes raisons, très adaptable : elle se synchronise naturellement sur les cycles jour-nuit grâce à la lumière du jour pour induire le cycle veille-sommeil. Il faut environ 10 à 15 jours pour resynchroniser l'horloge interne et adopter un nouveau rythme. On le voit très bien avec les enfants lors du changement d'heure : ceux-ci peuvent être décalés immédiatement et mettre 15 jours à retrouver leurs marques. (D'où la remise en cause des « petites vacances » du calendrier scolaire, adaptées au marché du tourisme hivernal, mais qui fatiguent plus qu'elles ne remettent en forme. Mais c'est une autre histoire !) Pour ancrer vos nouvelles habitudes et instaurer un sommeil réparateur, donnez-vous 15 jours. Comme une cure, ces 2 semaines doivent être destinées à l'amélioration de votre sommeil, sans entorse (sorties tardives, etc.). Au programme :

- se coucher 1 heure plus tôt ;
- appliquer toutes les astuces du programme ;
- ne pas déroger à votre routine ni aux exercices ;
- 1 heure avant le coucher, éteindre tous les écrans.

Se coucher et se lever à la même heure

Exercice

C'est le nouveau point à mettre en place pendant ces 15 jours pour reprogrammer votre horloge interne. Le corps anticipe alors et met petit à petit en place les programmes nécessaires pour un coucher et un lever faciles. L'heure de réveil est presque plus importante que le coucher, car c'est la lumière du matin qui va ancrer physiologiquement le changement avec ce signal qui va le « remettre à l'heure » : respectez le même horaire de réveil le week-end.

Ne flanchez pas, c'est l'aboutissement de votre programme, et rien n'y résiste : rester éveillé tard ou faire la grasse matinée 1 fois pendant ces 15 jours peut bouleverser à nouveau votre horloge naturelle.

Pour vous aider à vous réveiller

Au début de ce programme de 15 jours, pour vous aider à vous réveiller, faites cet exercice de projection. Ici, ce que l'on veut, c'est se réveiller en forme, au moment où le réveil sonnera, pour que le lever soit moins difficile.

Exercice

Il va s'agir en quelque sorte de « parler » à son horloge interne pour la programmer. Pour cela, regardez toujours l'heure à laquelle vous vous couchez, comptez les heures que vous allez dormir, et pensez à l'heure qu'il sera au moment de vous réveiller. Il faut que ce soit toujours la même heure.

Imaginez-vous sortir du sommeil à cette heure-là, ouvrir les yeux, projetez-vous physiquement dans ce moment futur, en vous étirant par exemple. En 15 jours, il est possible de se « programmer » pour se réveiller ainsi et de se réveiller quelques minutes avant que le réveil ne sonne, spontanément, entièrement et d'un seul coup.

Focus

UN RÉVEIL AUX AURORES ?

La dernière tendance en termes de développement personnel consisterait à se lever 1 à 2 heures plus tôt que d'habitude pour pouvoir faire toutes les activités qui nous font du bien sans empiéter sur notre journée. On serait plus épanoui et même... moins fatigué ! L'idée est en effet charmante puisqu'elle défend le principe de nous consacrer du temps, en nous livrant aux activités qui nous détendent et nous font plaisir. Mais concrètement, avant de se lancer dans ce genre de pratique, mieux vaut être débarrassé de tout problème de sommeil. Autrement dit, il est bien plus urgent pour tous ceux qui ont un sommeil difficile de le régler et d'apprendre à bien dormir que d'empiéter sur un temps de repos déjà bien malmené.

Phase 4 : soigner son sommeil

Dans cette phase, il faut vraiment que la qualité de sommeil soit une préoccupation constante ou presque. Après avoir testé les astuces qui facilitent le sommeil pour voir celles qui vous conviennent (phase 2, p. 62), essayez de les mettre en œuvre toutes ensemble quotidiennement : surveillez votre nourriture le soir, détendez-vous, réaménagez votre chambre au besoin, mettez en place votre routine…

La routine du soir

Conseil

L'idée est de programmer une amorce du sommeil en douceur, avec des gestes identiques répétés chaque soir, tout comme on lit une histoire à un enfant qui sait alors que c'est « l'heure du dodo ». Choisissez 4-5 choses à faire avant de dormir et faites-les chaque soir : boire une tisane, prendre un bain, se masser les pieds, brosser ses cheveux, méditer, préparer ses vêtements ou son petit déjeuner pour le lendemain… Pour compléter, vous pouvez aussi vous fixer des horaires limites pour certains gestes, comme éteindre tous les écrans à 21 h, se laver le visage à 22 h, et même programmer une alarme à respecter pour… aller vous coucher séance tenante, en arrêtant ce que vous faisiez pour vous forcer à ne pas traîner inutilement.

Des exercices à inscrire au quotidien

Exercice

Exercice 1 : la méditation pour trouver le sommeil

Pas besoin d'être expert pour méditer : méditer revient simplement à prendre un moment de calme, pour soi, pour faire le vide en s'aidant de la respiration et passer en ondes alpha. Par exemple, asseyez-vous en tailleur par terre, sur un coussin, et effectuez des respirations lentes, profondes et tranquilles, en gonflant le ventre à l'inspiration. Expirez lentement, plus lentement que vous n'inspirez.

Refaites-le 10 fois en comptant de 10 à 1, sans penser à rien d'autre qu'à votre souffle. Vous pouvez imaginer, si des pensées parasites arrivent, qu'un train passe dans le lointain et les emporte.

Exercice 2 : la visualisation pour une nuit paisible

Pour faire simple, visualiser consiste à projeter en images dans sa tête ce que l'on désire obtenir. La visualisation est un concept fascinant, car elle peut agir comme un leurre pour le cerveau : à force d'imaginer en images et en détail ce qui va arriver, on va déclencher les mêmes mécanismes que si ce que l'on imagine arrivait en vrai. Il s'agit là d'une sorte de projection auto-réalisatrice.

Concrètement : mettez-vous au lit et tentez de passer dans un mode cérébral alpha, autrement dit, dans un état de calme et de relaxation légère. Pour cela, faites un double décompte : inspirez et expirez 3 fois en visualisant le chiffre 3, puis 3 fois en visualisant le chiffre 2, et encore 3 fois en visualisant le chiffre 1.

Ensuite, comptez à rebours de 10 à 1. Répétez une phrase qui vous plaît, comme un mantra (« Je suis bien, je suis serein, je vais bien dormir » ou « Je suis prête à passer une bonne nuit » ou « Mon corps est calme, mon esprit aussi, je vais dormir maintenant »). Puis visualisez l'endormissement : les yeux qui se ferment, la conscience qui s'allège, avant de vous voir dormir, toute une nuit, un léger sourire aux lèvres.

Chapitre 5
Le corps

DANS CE CHAPITRE

L'intestin, un organe clé

•

Quelques conseils pratique pour une bonne digestion

•

Le corps/accord pour vivre mieux

•

Le programme corps/accord

Ce chapitre va peut-être vous étonner, mais il semble nécessaire d'aborder la notion de corps dans sa globalité. Tout d'abord d'un point de vue physiologique en examinant l'intestin, un organe indispensable à notre bien-être. Mais aussi, en évoquant le corps comme une enveloppe corporelle et le rapport que l'on peut avoir avec lui. Cela fait partie intégrante de l'apprentissage d'une bonne hygiène de vie.

L'intestin, un organe clé

La digestion

De la bouche à l'anus, en passant par le conduit du tube digestif, l'appareil digestif comprend plusieurs organes essentiels. Chacun a une fonction bien précise afin de permettre à l'aliment avalé d'être transformé, puis assimilé en nutriments pour apporter tous les bienfaits nécessaires à l'organisme.

La première étape intervient au niveau de la bouche. Avec l'aide des dents (dégradation mécanique) et des glandes salivaires (dégradation chimique), la nourriture est mastiquée, broyée et déglutie sous l'action de la langue, du palais et du pharynx. Elle est ensuite propulsée vers l'œsophage, où elle descend *via* les contractions du sphincter, en quelques secondes à peine, pour prendre la direction de l'estomac.

Cette poche à la paroi musculaire épaisse est capable d'accueillir environ 1,5 litre et sert de réservoir aux aliments en transit. Grâce à la sécrétion d'acide chlorhydrique et d'enzymes (le suc gastrique) très utiles pour détruire la plupart des bactéries, l'estomac passe environ 2 heures à malaxer, puis à dégrader chimiquement les aliments ingérés, qui se transforment en un liquide appelé *chyme*. Alors que l'eau sort très rapidement de l'estomac, il faut beaucoup plus de temps aux protéines et aux sucres, et plus encore pour les graisses !

Le rôle de l'intestin

Le mélange obtenu est alors évacué dans le duodénum, la partie supérieure de l'intestin grêle. Ce tube, long de près de 6 mètres est également doté d'une superficie de plus de 200 mètres carrés de villosités, ou petits replis, sur sa surface interne. Celles-ci lui permettent l'absorption de nombreux nutriments (fer, vitamines, acide folique). Tous passent de la paroi intestinale au sang ou à la lymphe, où ils sont distribués aux organes vitaux. Il faut au duodénum en moyenne 2 heures pour accomplir sa tâche !

Les vaisseaux sanguins transitent également par le foie, vaste « usine de recyclage » du corps. Son rôle est notamment de stocker les nutriments apportés, puis de les transformer en très petites molécules. Cet organe dégrade aussi les substances toxiques (alcool, drogues) et sécrète la bile, transportée et conservée entre chaque repas au sein de la vésicule biliaire. Les enzymes du pancréas, qui se déversent dans l'intestin grêle, participent eux aussi à la digestion en modifiant l'acidité du contenu des aliments et en permettant leur passage dans la voie sanguine.

Ultime étape : le côlon, ou gros intestin. Tout ce qui n'a pas été transformé ou assimilé, principalement les fibres, y finit sa route. Cet organe mesurant près d'1,5 mètre finalise le processus (qui dure en moyenne 15 à 16 heures) en laissant l'organisme réabsorber l'eau de ces matières stockées. Il rejette ensuite le reste sous forme de matières fécales *via* le rectum qui l'expulse par l'anus.

Le saviez-vous

D'OÙ VIENT LA SATIÉTÉ ?

L'entrée des aliments dans l'estomac va provoquer la libération de différentes hormones, ou messages, en direction du système nerveux central. Il existe en particulier un nerf qui s'appelle le nerf vague, qui, stimulé au moment du remplissage de l'estomac, déclenche un signal vers le cerveau pour entraîner le processus qui va déclarer la satiété. Ces signaux détectés par le cerveau lui indiquent que l'estomac est rempli, que la digestion a commencé et qu'il est temps d'arrêter. Mais la sensation de satiété n'intervient que 15 à 20 minutes après le début du repas. D'où l'intérêt de ne pas manger trop vite et de ne pas oublier de mastiquer. Respectez aussi ces signaux. Ne vous resservez pas par exemple si vous sentez que votre estomac est lourd.

Quelques conseils pratique pour une bonne digestion

Focus

En prenant déjà le temps de mastiquer, non seulement nous permettons aux papilles de ressentir les goûts et d'envoyer un signal au cerveau, mais aussi nous ralentissons l'arrivée dans l'estomac pendant que le circuit hormonal se met en route et préparons la digestion par le broyage des aliments qui simplifient le travail des organes à suivre.

Avaler de gros morceaux tout rond ou presque risque de provoquer la fermeture du pylore, un muscle reliant l'estomac au duodénum et qui est chargé de faciliter le passage des aliments entre chaque organe, par un effet de contraction réflexe. L'estomac prendra alors plus de temps à faire son travail et produira plus de suc gastrique. Pour vous, c'est le risque de brûlures d'estomac.

Conseil

Pour prendre votre temps à table, calez-vous sur le membre de la famille qui mange le plus lentement, comptez le nombre de mastications (minimum cinq) et arrêtez-vous une quinzaine de secondes au milieu de chaque plat. Dans la mesure du possible, prenez vos repas assis et évitez la compagnie des écrans : ce sont des consignes fréquemment dénoncées mais tout autant mal suivies.

À chaque étape, des risques de désagréments digestifs

Conseil

La digestion est un processus naturel et répétitif bien rodé, mais il arrive que la machine se grippe, provoquant quelques maux de ventre, généralement sans gravité. Voici quelques conseils à mettre en place, adaptés aux divers désagréments que vous pouvez rencontrer.

Attention

Brûlures, renvois acides ou remontées gastriques sont autant de symptômes qui concerneraient près de 1 Français sur 3 de façon hebdomadaire. Le reflux gastro-œsophagien est le plus souvent lié à un dysfonctionnement du sphincter inférieur de l'œsophage, une sorte de clapet qui empêche que le contenu de l'estomac ne remonte dans l'œsophage. Or, s'il joue mal son rôle, en cas d'excès de poids ou de surproduction de suc gastrique de l'estomac, une partie de ce contenu remonte. Pour les prévenir, il est conseillé de laisser passer au moins 3 heures entre le dîner et le coucher et de ne pas faire de repas trop riches en graisses, ni trop alcoolisés le soir. Attention aux aliments épicés et acides, aux vinaigrettes, tomates, agrumes et oignons réputés mal tolérés par les muqueuses fragiles ! Vous pouvez également remonter la tête de votre lit ou votre oreiller de 10 à 15 centimètres. Si rien de tout cela ne suffit et que le problème est fréquent, n'hésitez pas à consulter votre médecin, qui pourra vous prescrire des médicaments (pansements digestifs ou antiacides à action locale).

Digestion difficile, estomac lourd : sensation de pesanteur dans le ventre, tiraillements et douleurs pendant ou après les repas peuvent être le signe d'une digestion lente, difficile, ou « dyspepsie fonctionnelle ». De mauvaises habitudes alimentaires (repas trop riches, consommation de boissons gazeuses) sont souvent en cause, gênant la vidange gastrique de l'estomac. En l'absence de toute maladie organique diagnostiquée par votre médecin, il reste toujours préférable de limiter la prise d'aliments gras et sucrés, le café, l'alcool et les sodas ou boissons gazeuses. Le charbon végétal peut également être une aide efficace, ainsi que les produits qu'on appelle spasmolytiques qui agissent sur une extrême motricité de l'intestin, provoquant des spasmes.

Ballonnements et flatulences : quand les gaz s'accumulent dans l'intestin, l'abdomen est gonflé et l'inconfort digestif vire parfois à la douleur. Ce symptôme fréquent peut être la conséquence de repas pris trop rapidement (grande quantité d'air dégluti lors de l'ingestion) ou d'aliments susceptibles de fermenter dans l'estomac (chou, féculents, lait...). La femme enceinte peut également y être sujette alors que les muscles lisses du système digestif se relâchent et que la croissance du fœtus comprime l'estomac. Pour les éviter, mangez lentement, fractionnez les repas en ajoutant 1 ou 2 collations et évitez de mâcher du chewing-gum. Si vous y êtes sujet, n'abusez ni des crudités ni des fruits, dont le fructose mal absorbé peut être responsable d'excès de flatulences.

Nausées et vomissements sont généralement soit digestifs, soit le symptôme d'une maladie (neurologique, endocrinienne...). Ils peuvent aussi se produire lors d'une intoxication alimentaire, d'un virus (gastro-entérite) ou d'un trop-plein (alimentaire, alcool). L'estomac, par les contractions des muscles abdominaux du système digestif et du diaphragme, expulse alors son contenu *via* l'œsophage, puis la bouche. Cette action réflexe de défense de l'organisme est commandée par le cerveau, au sein du centre du vomissement, qui envoie d'abord de premiers signaux : salivation excessive, sueur, malaise... Ils sont généralement bénins et temporaires. Mais n'hésitez pas à consulter s'ils se prolongent ou s'accompagnent d'autres signes : états confusionnels, douleurs dans la poitrine ou encore s'ils sont consécutifs à un traumatisme crânien.

La diarrhée est l'émission impérieuse et fréquente de selles (plus de trois par jour) modifiées (de consistance liquide ou molle). Elle est provoquée par le passage trop rapide du contenu de l'appareil digestif dans l'intestin, empêchant la bonne absorption de l'eau dans les selles. Le transit peut être accéléré à cause d'un virus, d'une bactérie. Il y a également diarrhée lors d'un passage anormal d'eau et de sels minéraux par la paroi intestinale. En cas de diarrhée, il est essentiel de bien vous hydrater (eau, bouillons, éventuellement solutions de réhydratation) pour compenser les pertes en eau et d'adapter votre régime alimentaire (riz, bananes, potages à base de carottes, légumes pelés bouillis, viandes maigres...).

Le corps/accord pour vivre mieux

Le rapport au corps n'a jamais été aussi fondamental qu'aujourd'hui. Notre époque balance entre une valorisation parfois excessive du corps, qu'on expose souvent sans retenue, et un discours culpabilisant, qui encourage certes une prise en main de son corps pour des raisons de santé mais juge souvent superficielle l'attention portée à son enveloppe corporelle – comme si l'approche esthétique était dénuée d'intérêt. Comme toujours, la vérité est entre les deux, et il revient à chacun de trouver le juste équilibre dans le rapport avec son corps.

Au-delà des courants de pensée, des philosophies et des croyances, il y a des éléments concrets qui confirment l'importance d'accorder attention et bienveillance à notre enveloppe corporelle. Jusqu'ici, nous avons surtout découvert le « vivre mieux » sous l'angle de la santé : apporter au corps des aliments carburants de qualité pour lui fournir de l'énergie et l'aider à lutter contre les maladies qui le guettent, le mettre en mouvement pour entretenir sa résistance physique et sa mobilité, soigner son sommeil pour permettre à l'organisme de récupérer de journées souvent très remplies. Ces trois clés exigent un mental fort, qui donne l'énergie intérieure de changer et apporte sérénité et plénitude.

Mais cette évolution ne serait pas complète si elle ne prenait pas aussi en compte le corps, non pas comme organisme physique, mais comme l'enveloppe vivante de notre présence au monde. Le message est simple : prendre soin de son corps est un acte responsable. Il faut apprendre à l'écouter. Et il nous parle grâce à un messager hors normes : la peau.

La peau est essentielle à la vie

Le saviez-vous

La peau est... un organe ! C'est d'ailleurs le plus grand que nous possédions : entre 1,5 et 2 m^2 de surface. Même si elle est très fine et fragile, la peau nous protège des agressions extérieures, comme les microbes, les chocs ou encore les rayons solaires. Mais ses autres fonctions sont nombreuses : rôle immunitaire, régulation thermique, synthèse hormonale et des vitamines...

Mais au-delà de ce rôle physiologique, la peau a une forte dimension psychosociale et relationnelle. Limite entre soi et le monde, lien sensoriel avec l'autre, premier lien entre la mère et l'enfant, cet organe absorbe, refuse, réagit et exprime de très nombreuses choses. La peau est à la fois un contenant (sans elle, le corps se disloquerait) et une porte entre le monde et nous. Elle exprime aussi sous forme de maux des messages que l'on ne parvient pas à verbaliser.

Les maladies de peau ont souvent un caractère psychologique qu'il faut savoir déchiffrer, souvent en rapport avec soi et l'autre, ou avec le stress.

La peau possède une batterie de récepteurs sensoriels : des terminaisons nerveuses permettant de répondre aux différents stimuli comme le toucher, le contact, la température ou la douleur. Ces minuscules récepteurs sensitifs (2 500 par cm^2 rien qu'au niveau de la pulpe des doigts) transmettent les « informations » reçues par le toucher au cerveau, qui déclenche différentes réactions dans tout l'organisme, comme la libération d'endorphine, d'ocytocine et de dopamine, des hormones aux effets apaisants qui réduisent le stress et inhibent la peur, mémoire du sentiment de sécurité absolue ressenti dans le monde utérin avant la naissance.

En effet, déjà dans le ventre de la mère, baignant alors dans le liquide amniotique, le fœtus perçoit des sensations tactiles par les mouvements et pressions du corps contre la paroi de l'utérus. Un ressenti rassurant qu'il cherchera ensuite à reproduire autant que possible par le contact avec sa mère. Le sentiment de sécurité induit par le contact et le peau à peau perdure pendant toute la vie et est d'ailleurs nécessaire à un développement psychique et émotionnel épanoui des enfants. Plusieurs études ont montré qu'un enfant privé de contact, que l'on ne câline pas ou ne cajole pas, qui est repoussé physiquement, bien qu'il reçoive des gestes basiques (nourriture, soins), ne développera pas de sécurité affective et manifestera souvent dans sa vie adulte des comportements pathologiques dans la relation à l'autre (agressivité, repli sur soi). Le contact est en effet un besoin élémentaire à combler, aussi indispensable que de se nourrir ou dormir. On comprend mieux l'importance capitale que prennent les soins du corps dans notre bien-être intérieur.

Soins du corps et estime de soi

Les soins cosmétiques procurent à l'esprit comme à l'épiderme un bonheur réel par un contact agréable pour soi comme pour les autres. La peau et le cerveau se voient liés par cette sensation. Cette relation, qui touche au plus profond de l'individu, exerce une influence sur le regard de l'autre, une forme de pouvoir, mais conditionne aussi la relation avec soi-même. N'oublions pas que le principal objectif de la cosmétologie est d'embellir la peau. Les produits cosmétiques doivent également aider l'utilisateur à se réconcilier non seulement avec sa peau et avec son corps, mais aussi, bien souvent, avec son image. Ainsi, nous nous sentons mieux et plus beau.

Le souci esthétique engendre le désir de présenter une image de soi aussi proche que possible de l'idéal culturel du moment ; la cosmétique a pour but de satisfaire ce désir ; les produits cosmétiques ont toute leur utilité pour l'hygiène et l'entretien du corps, et bien évidemment pour le plaisir qu'ils procurent. Car un cosmétique ne serait plus un cosmétique si on n'ajoutait pas la notion de plaisir, donné en grande partie par la qualité des textures. La crème doit apporter un plaisir et un confort évidents et immédiats par des textures veloutées.

Idée reçue

LES SOINS DU CORPS SONT SUPERFICIELS

Appliquer une crème hydratante, se faire un gommage, se masser ne sont peut-être pas des soins au même titre que ceux que l'on reçoit dans un hôpital, mais parfois ils soignent tout autant ! Retrouver le plaisir de se maquiller et de se trouver belle, retrouver de la virilité grâce à des implants capillaires, retrouver le sourire grâce à un soin anti-acné qui marche ou encore retrouver l'envie de séduire en prenant soin de sa peau, ou avec un nouveau parfum… Tout cela aide à se sentir en forme, jeune et heureux.

À l'hôpital, d'ailleurs, les infirmières savent bien l'importance que peuvent avoir les soins du corps, le besoin de se sentir propre, coiffé, de sentir bon : tout cela joue sur le moral, qui agit à son tour sur la guérison. Il est alors idiot de penser que consacrer du temps chaque jour à sa peau et de son corps est superflu et même futile : c'est au contraire inestimable, car cela touche aux profondeurs et à la complexité de la psyché d'une manière très subtile. Et si se faire les ongles ou appliquer un après-rasage hydratant a un effet positif sur le moral, il serait dommage de s'en priver !

Les échanges tactiles envoient d'ailleurs des signaux très positifs au cerveau : ces hormones du bien-être à l'effet euphorisant, dont nous avons déjà parlé, ont aussi un effet analgésique et apportent un apaisement réel à des patients qui souffrent. Il en résulte un « relâchement » psychologique et physique : baisse du rythme cardiaque, ralentissement de la respiration et même relance du transit intestinal pour le rééquilibrer.

Un massage musculaire permet également de stimuler le processus de nettoyage du corps par le drainage des liquides (sang et lymphe).

En résumé, le corps est bel et bien une clé du « vivre mieux » : le toucher et le massage, comme l'application d'un soin hydratant pour le corps par exemple, génèrent endorphine, ocytocine et dopamine, faisant diminuer le taux de cortisol (l'hormone du stress). Par ce contact agréable, on favorise le relâchement des tensions et le corps abaisse naturellement son niveau de défense, ce qui provoque un accroissement de sa sensibilité et de sa réceptivité. L'utilisation des cosmétiques va donc bien au-delà de leurs actions hydratantes, tensioactives et autres vertus vantées par les publicités… Car elle pourra permettre une réelle appropriation du corps, entraîner des secrétions hormonales positives, et même, pour aller plus loin, favoriser les échanges avec nos congénères.

Contact physique et conscience du corps

Focus

En déclenchant une activité cérébrale, un massage peut aider un malade à mieux communiquer, à moins sentir les douleurs. Une sorte de « dysmorphophobie » ou déformation imaginaire de l'image du corps (on se trouve énorme alors qu'on est mince par exemple) est un mal assez courant...

Le toucher s'inscrit alors comme un sens primordial offrant un lien précieux entre le mental et le corporel pour les aider à se reconnecter : le toucher permet tout simplement de *se sentir* exister ! Il aide à prendre conscience de son unité corporelle, de la façon dont le corps occupe l'espace – une prise de conscience fondamentale dans la perte de poids, par exemple. L'école de psychanalyse brésilienne a été longtemps précurseur avec l'approche tactile dans le traitement des troubles de l'humeur, des dépressions et des chocs traumatiques.

Le contact physique, le massage, la caresse nous atteignent dans la totalité de notre être, bien au-delà de la peau ou des muscles. Pour être bien, une personne doit se ressentir comme une unité, et non se voir en « morceaux » qui ne se parlent pas. De la même manière que des victimes de viol ou violences expliquent très bien qu'elles ne « ressentent plus leur corps », certains traumatismes (violences obstétricales, dénigrement, harcèlement) poussent le cerveau à bloquer les sensations par syndrome défensif pour éviter de souffrir. Ce phénomène de « dissociation », s'il est une défense spontanée au départ, devient ensuite un frein à la guérison, ou devient même la cause de troubles dépressifs ou de blocages physiques : plus on s'éloigne de son corps, moins on est à l'aise avec lui, et moins on est à l'aise, plus on laisse les blocages s'installer, pour en arriver à une entrave à faire du sport, à des problèmes d'intimité qui se répercutent sur la sexualité, etc. Je le vois particulièrement chez les personnes qui rejettent leur corps dès qu'apparaît un surpoids, ou encore chez les femmes qui après un avortement se mettent à grossir pour reproduire la prise de poids consécutive à une grossesse !

En facilitant le ressenti des limites de son corps, le toucher permet aussi de rétablir un schéma corporel déformé, car perturbé par la maladie, les complexes, les chirurgies ou les traumatismes, donc de retrouver son identité physique.

C'est pourquoi une bonne perception du corps est indispensable à l'équilibre psychique. Car oui, le corps change, et parfois on se voit toujours « comme avant » ou on ne se voit plus du tout. En cas de blessures, les physiothérapeutes le savent bien, toucher une cicatrice permet d'appréhender son (nouveau) corps différemment, d'accélérer le processus d'acceptation.

La conscience du corps dans l'espace

La prise ou la perte de poids peut se lire comme la transformation d'un corps qui occupe plus ou moins d'espace. Cela a une incidence sur l'engament de la volonté dans une démarche autour du poids : une personne de pouvoir (par exemple) voudra plutôt « exister plus » et pourra avoir du mal à s'affiner, tandis qu'une personne complexée et qui souffre d'une mauvaise estime de soi aura peut-être plutôt envie de « disparaître » et maigrira à outrance. À l'inverse, dans certains cas comme l'anorexie, la perte de poids symbolise le contrôle ultime que l'on a sur le corps, et elle est vécue non pas comme un affaiblissement (pourtant réel), mais comme une démonstration de force (je fais ce que je veux de mon corps), en particulier dans une société qui prend systématiquement le surpoids comme un signe de laisser-aller, de paresse ou de manque de volonté. Prendre conscience de ce phénomène psychique peut être très utile pour les personnes qui veulent perdre du poids. Identifier la raison pour laquelle on n'arrive pas à maigrir, par exemple (« Je ne le mérite pas », « Si je maigris, j'aurais moins "de poids" dans ce que je dis », etc.) peut provoquer un déclic et débloquer la situation.

Au moment de la maternité, le symbolisme du corps est très présent : dans l'inconscient collectif, être mère, c'est être une femme, et être une femme, c'est avoir des fesses, de la poitrine. Le poids peut alors grimper et être difficile à perdre par la suite, par peur de voir disparaître ce statut de femme-mère éprouvé à l'aune de la largeur de son bassin. C'est bien sûr une croyance, mais elle est très bien ancrée.

À l'inverse, on peut aussi grossir pour chercher à camoufler sa féminité : en noyant ses formes dans un corps gras et mou, on essaye de dissimuler sa poitrine, sa taille et tous les éléments sexués de son corps. Une telle distorsion apparaît aussi chez les hommes pour qui, trop souvent, la bedaine est un symbole de puissance. Cette croyance est héritée de ces temps anciens où les « gros » étaient les puissants, ceux qui mangeaient bien, leur ventre étant un synonyme de richesse en quelque sorte. Aujourd'hui, les choses changent et les nouveaux modèles, en la matière, sont plutôt les personnalités qui ont le pouvoir ET un corps maîtrisé, mince, tonique, devenu synonyme de jeunesse et de vie aisée (pouvoir faire du sport et avoir du temps libre est un luxe !).

Idée reçue

S'OCCUPER DE SOI EST NARCISSIQUE

On entend souvent que les gens préoccupés par leur apparence sont prétentieux ou narcissiques. Le culte du corps que l'on peut observer parfois, et qui devient absurde quand il est extrême. Bien sûr que prendre des poses et ne vivre qu'à travers le regard des autres, ne penser qu'à son look son limitants et même tristes, car cela dénote souvent un terrible manque d'estime de soi. MAIS aimer son corps, savoir se mettre en valeur et se sentir satisfait de son apparence sont au contraire très sains. Plus que de nous faire croire qu'il faut être très mince, très grand et très bronzé pour avoir le droit d'exister ou de séduire !

La pression est telle aujourd'hui qu'il est difficile de ne pas, face à de tels diktats, éprouver une honte de soi généralisée. Mais, pour faire bonne mesure, dans ce monde qui met la compétition au premier plan, il arrive aussi que la réussite génère de la culpabilité : par exemple, gagner de l'argent n'est pas toujours bien vu.

Alors, puisque tout est critiquable et critiqué, libérons-nous de ces diktats pour ne plus nous fier qu'à un seul jugement : le nôtre ! Si vous voulez vraiment aller bien, ne cherchez pas à entrer dans le moule, inatteignable la plupart du temps : vous n'aurez jamais la silhouette de quelqu'un qui mesure 1,80 m si vous faites 1,65 m ! Alors aimez ce que vous êtes, chérissez-le et souriez.

Priorités et objectifs

Prendre soin de soi doit être une priorité comme les autres. Quelques gestes peuvent suffire à se reconnecter à soi, mais il est nécessaire de prendre le temps d'y réfléchir. Où en suis-je ? Quel est le corps que je veux ?

Lors d'une émission de télévision, au cours d'une interview politique, un chroniqueur de télé, Yann Moix, a fait une réflexion surprenante en déclarant que lors d'une élection, on élisait aussi un corps. Personne n'a relevé cette remarque pourtant si pertinente : car en termes de « marketing » et d'image, la posture, l'attitude et l'allure générale d'un candidat comptent quasiment pour la moitié du vote (constat un peu déprimant certes, mais réel). Il en est de même dans la vie. Ce qui explique que la lutte, légitime, contre la discrimination physique soit si difficile à gagner : l'importance du corps, dans son allure générale (et pas seulement dans son volume), est perçue très tôt, même chez les jeunes enfants. Cela conduit soit à la stigmatisation, soit à l'empathie.

Il est important de prendre soin de votre corps, sans excès et avec des méthodes simples. De même qu'on peut manquer de confiance en soi (p. 40), on peut ne pas avoir confiance en son corps, avoir l'impression qu'il nous trahit, et le ressentir alors comme un ennemi, ce qui peut nuire à notre bonheur. C'est sur cette limite incluant une dimension psychologique que les soins du corps interviennent. Car notre corps trahit notre âge (taches sur la peau, rides), il trahit notre malaise (poids), il trahit notre passé (cicatrices), nos heurts intimes (posture), les accidents de la vie (blessures). L'éclosion des spas, des espaces bien-être, des techniques de relaxation, l'essor de la consommation des cosmétiques, autant par les femmes que par les hommes, témoignent d'un réel besoin de se reconnecter avec son corps, non pas pour paraître, mais pour mieux vivre, dans la plénitude et l'acceptation de soi.

Le programme corps/accord

Phase 1 : amorcer la reconnexion

Voici en préambule deux exercices très simples pour amorcer la reconnexion avec votre corps. Et n'hésitez pas à tester ce que vous pouvez faire parmi les exemples donnés.

Apprendre à se regarder

Exercice

L'exercice du miroir n'est pas facile, et toutes les personnes qui doivent essayer des maillots de bain en hiver vous le diront... Nous sommes peu nombreux à être satisfaits de notre physique, alors courage : plantez-vous, nu ou en sous-vêtements, devant le miroir. Et regardez-vous.

1. Regardez-vous pendant 5 minutes au moins. Détaillez- vous. Scrutez-vous, retournez-vous. Regardez ce que vous ne voulez pas voir. Ce moment particulier peut faire venir les larmes, ou au contraire agir comme un déclencheur : « *Je ne veux plus de ce ventre. Je veux et je vais changer.* »
2. Maintenant, passez en revue ce qui ne vous plaît pas, ce que vous voulez changer. En détail. Non pas « *Je déteste* mes fesses », mais plutôt : « *Je déteste que mes fesses soient trop grosses, tombantes, trop plates.* »
3. Enfin, listez ce que vous aimez beaucoup, bien ou un peu, ce que vous tolérez, ce qui n'est pas si mal. Vos yeux, vos cheveux, vos mains, votre cou, votre port de tête, votre taille...
4. Comme dans certaines émissions de télévision (*Belle toute nue*, par exemple), essayez enfin de vous situer : si vous vous croisiez dans la rue, comment vous verriez-vous ? Auriez-vous un regard aussi négatif que celui que vous portez sur votre corps ? En général, nous sommes plus bienveillants avec le corps des personnes qui présentent des caractéristiques très proches des nôtres ! Cela donne à réfléchir.

Se reconnecter à son corps

Exercice

Ce second exercice a pour objectif de reconnecter votre tête à votre corps, de recréer un lien mental entre les deux. Faites-le régulièrement ou chaque matin pendant plusieurs jours pour imprimer mentalement vos sensations et leur évolution.

1. Depuis quand n'avez-vous pas pensé à vos pieds ? Commencez ici, yeux fermés, assis par terre ou debout, à passer mentalement en revue chaque partie de votre corps, orteils, cheveux, oreilles, dents, langue, épaules... tout ! Soyez exhaustif !
2. Après ce tour de reconnaissance mentale, passez vos paumes sur 100 % de votre surface corporelle, les yeux fermés. Un peu comme si vous faisiez l'exercice précédent « en aveugle ».
3. Répétez l'exercice les yeux ouverts, lentement, en prenant soin de ne rien oublier : chaque orteil, chaque bourrelet, chaque articulation... Le lien est créé entre ce que vous avez vu et ce que vous avez ressenti sous vos mains.

Phase 2 : être bienveillant

L'heure est venue de faire preuve de bienveillance. Pour associer soins du corps et plaisir, commencez par déterminer un budget, puis choisissez des soins corporels qui vous séduisent et que vous trouverez très agréables à appliquer en raison de leur parfum, de leur texture, de la sensation qu'ils procurent sur la peau.

Choisir des soins sensoriels

Prenez le temps d'aller dans plusieurs magasins : la plupart proposent des « testeurs » qui permettent déjà de s'offrir un moment de plaisir à moindre coût. Sentez les parfums, regardez les couleurs des rouges à lèvres... Essayez les crèmes, respirez les odeurs des produits. Il peut s'agir de s'offrir un soin de luxe, mais de simples gels douche et laits hydratants de supermarché peuvent convenir. Ce qui compte, c'est le plaisir et la sensorialité. C'est en quelque sorte la reprise en main de l'ensemble des sens, pour faire vivre chaque partie de votre corps.

Vous pouvez également en profiter pour faire un tri dans les produits de votre salle de bains : jetez ou donnez ceux dont vous ne vous êtes pas beaucoup servi (ils ne vous apportent sans doute pas assez de plaisir), remettez en valeur ceux que vous aimez et ajoutez-y les petits nouveaux que vous avez choisis.

Instaurer une routine beauté

Décidez des gestes que vous allez vous octroyer chaque jour, chaque semaine, chaque mois et chaque année. À vous de trouver ce qui vous réconcilie avec la vie et avec votre corps et vous apporte le plus de satisfaction.

Conseil

Tous les jours

- Douche plaisir en respirant à fond et en prenant soin de se savonner en conscience, avec gentillesse.
- Application de soins visage et/ou corps après la douche, after-shave ou crème hydratante, parfum (ne prétextez pas que vous n'avez pas le temps, il existe même des soins hydratants qui s'appliquent directement sous la douche, se rincent mais laissent un film protecteur même une fois la peau séchée).
- Application d'une crème pour les mains que vous avez dans votre sac ou votre tiroir, en cours de journée.
- Petit massage des tempes pendant votre pause-café.
- Se refaire une beauté après le déjeuner, se brosser les dents et se reparfumer.

Une fois par semaine

- S'offrir un massage crânien pendant le shampoing si vous aimez cela.
- Se faire une manucure (même les hommes) avec massage des mains, crèmes hydratants et soin des ongles, avec ou sans vernis.
- Se faire un masque visage (madame ou monsieur) ou l'application d'une lotion capillaire (monsieur).
- Se faire un massage à l'huile de tout le corps.
- Prendre un bain moussant ou avec des huiles essentielles, au calme.

À intervalles réguliers

- S'offrir un massage ou un soin visage en institut.
- Aller chez le coiffeur, même pour un simple brushing.
- S'offrir une pédicure ou manucure en institut.
- S'offrir une journée au hammam, ou un week-end en centre aquatique, thermal ou thalasso.

Conseil

OFFREZ-VOUS UNE CURE

Thalasso ou cure thermale, s'accorder une parenthèse en profitant des bienfaits de l'eau peut être une option intéressante pour se faire du bien et se reconnecter avec son corps à intervalle régulier. Ces lieux permettent de passer quelques jours dans un environnement apaisant, qui nous isole du fracas permanent de la vie de tous les jours.

Phase 3 : stabiliser le corps/accord

Pour définitivement vous convaincre qu'il est utile, pour la forme physique, de prendre soin de soi de manière tactile et cosmétique, voici enfin deux exercices/thérapies qui procurent une satisfaction assez grande pour finir de stabiliser le processus de réappropriation de son corps, décharge de bénéfices à la clé !

Le *do-in* (automassage)

Focus

Le *do-in* est une technique d'automassage issue de la médecine traditionnelle chinoise. Basé sur le principe de *digito* ou *acu*, « pression », il travaille sur la circulation du *chi*, l'énergie vitale qui traverse tout le corps, par la stimulation des points précis liés à des méridiens eux-mêmes associés à un organe du corps, comme en acupuncture. Cette technique procure une détente en régénérant les systèmes musculaires, nerveux et énergétiques.

Elle peut être pratiquée par tous, à tout âge et sans connaissance particulière, habillé, sans accessoire et partout : à la maison, dans les embouteillages, au bureau.

Comment procéder ?

Exercice

Une séance complète sur tout le corps exige 30 minutes au minimum, mais 15 minutes suffisent pour soulager un problème précis : ventre noué par le stress, muscles contractés ou baisse de tonus. On conseille de pratiquer tous les jours, le matin de préférence, car le *do-in* a un effet stimulant.

On commence par tapoter l'ensemble du visage du bout des doigts (front, arcades sourcilières, oreilles, paupières, nez, bouche), puis on passe au cou, aux épaules avec des petits pincements. On peut ensuite frotter ses bras comme pour les réveiller et s'offrir un massage des mains fait de pressions et mouvements comme quand on se les lave. On peut ensuite réchauffer le ventre par mouvements circulaires du plat de la main avant de passer aux jambes et aux pieds que l'on peut frotter ou pincer, à l'instinct. Le *do-in* est en effet très spontané et on se laisse guider par son intuition pour savoir quels gestes prodiguer.

Conseil

N'hésitez pas à vous procurer des livres[1] ou à regarder des vidéos sur Internet pour piocher des idées et informations afin de vous créer une séance sur mesure.

Le relooking

Exercice

Dernier exercice, avec un mot à la mode mais qui pèse son poids en termes d'estime de soi, de revalorisation et de rapport au corps. Vous pouvez vous offrir (ou vous faire offrir) des séances avec un coach styliste dont c'est le métier, afin d'apprécier votre potentiel : en effet, un professionnel de la mode ou de la mise en beauté verra en vous ce que vous ne voyez pas ou plus, regardera votre corps d'une manière différente et pourra ainsi en faire ressortir le meilleur.

Mais cette méthode est coûteuse et des alternatives meilleur marché existent. Vous pouvez par exemple vous inspirer d'émissions télévisés (nombreuses sur le sujet ces dernières années) et mettre en place des changements par vous-même ou avec des proches.

Le plus facile est sans doute de commencer par la case coiffeur : en prenant plusieurs avis, changez de coupe, de couleur, de longueur, ce qui peut révéler votre visage d'une nouvelle manière.

Ensuite, n'hésitez pas à aller vous faire maquiller (gratuitement la plupart du temps quand il s'agit de quelques gestes) dans une parfumerie ou sur les stands des marques de cosmétiques des grands magasins, en expliquant que vous voudriez mettre votre visage en valeur. Les maquilleurs sur place devraient se faire une joie de vous conseiller et de vous vendre quelques produits après vous avoir montré comment vous en servir. Sourcils, teint, regard... n'hésitez pas non plus à investir dans un maquillage total, payant, lequel pourrait bien vous surprendre ! Demandez alors qu'on vous fasse l'effet relooking en ne vous laissant voir votre visage qu'à la fin.

Les modifications d'aspect, quelles qu'elles soient, ont souvent un résultat positif. N'ayez pas peur de vous exposer au regard des autres, car leurs critiques sont en fait le reflet des vôtres, même les plus secrètes.

1. *Do-in automassage* de Dominique Launay, Éditions Chariot d'or, 2007 ; *Guérir par l'automassage do-in de Jocelyne* Aubry et Ho-Han Chang, Presses du Châtelet, 2005.

IDENTIFIER LES MOMENTS DE FRAGILITÉ DU CORPS

Focus

Parfois, la distance avec le corps arrive sans que l'on s'en aperçoive, à des moments charnières qui nous fragilisent. Il peut s'agir d'une fragilisation émotionnelle (deuil, divorce, *burn-out*), qui va entraîner une préoccupation morale importante répercutée sur le corps. Ou, à l'inverse, d'un chamboulement physique (prise de poids importante, grossesse...) qui va se répercuter sur le moral. Dans les deux cas, cela active la dissociation corps/esprit. Ne laissez pas ces situations perdurer : si vous ne ressentez pas le besoin de vous reconnecter à votre corps aujourd'hui, gardez en tête que ces exercices sont extrêmement utiles quand vous traversez une crise : prendre soin de soi, c'est s'offrir le câlin réconfortant dont on a besoin dans ces moments... Il est encore plus important de faire attention à soi-même et à l'image que l'on projette de soi dans les moments de forte tension, de douleurs extrêmes, ou de chocs. Il faut combattre cette image classique du désarroi affectif qui se traduit par un désintérêt de tout ce qui concerne le corps et même son habillage.

PARTIE 2
LES BASES D'UNE BONNE ALIMENTATION

Dans cette deuxième partie, grâce à une approche simple et concrète, vous (re)découvrirez toutes les bases d'une bonne alimentation : les proportions nutritionnelles idéales, les nutriments et leur importance, les bienfaits, ou encore la dépense énergétique. Aussi, nous passerons en revue les alliés diététiques et les aliments à consommer avec modération.

Chapitre 6

Petit manuel d'éducation nutritionnelle

DANS CE CHAPITRE

Les proportions nutritionnelles

•

La dépense énergétique

Manger est un acte spontané, que nous accomplissons en fonction de critères acquis depuis l'enfance. Toutefois, il est important de prendre en considération quelques valeurs nutritionnelles indispensables. Tout d'abord, les proportions qui composent une assiette idéale et garantissent une alimentation équilibrée, un poids stabilisé et un certain bien-être. Mais aussi, le fonctionnement de notre métabolisme et le système de dépense énergétique qui contribuent à cette stabilisation du poids.

Les proportions nutritionnelles

Depuis plusieurs années déjà, nutritionnistes et épidémiologues tentent d'évaluer quels sont les rapports nutritionnels les plus adaptés à notre mode de vie. Il ressort de cela que, pour avoir une alimentation dite équilibrée et qui réponde aux besoins de notre organisme, il faudrait consommer :

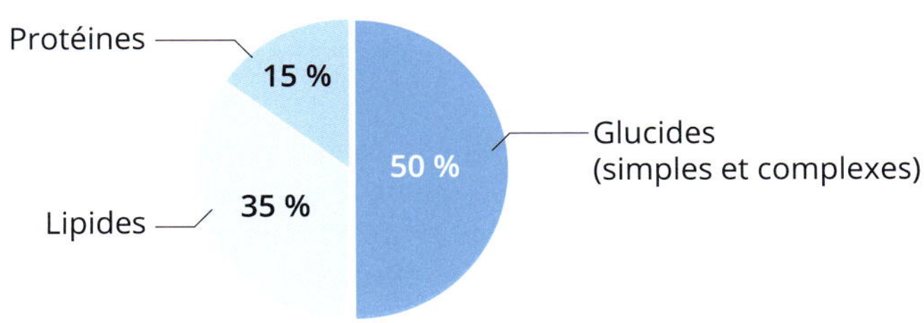

Attention

Il faudrait toutefois ajouter un petit bémol pour les sucres : on considère que les sucres simples ne devraient pas dépasser 10 % de la ration calorique globale.

Le saviez-vous

De surcroît, on estime les besoins caloriques journaliers d'un homme à 2 400 kcal, contre 2 000 kcal pour une femme. Il est important de préciser que ces chiffres sont des moyennes, pour un homme ou une femme ayant une activité physique normale ou modérée, d'un âge compris entre 35 et 50 ans.

Ces valeurs augmentent avant 35 ans, en particulier chez les adolescents en pleine croissance, dont les besoins sont donc plus élevés (en moyenne 2 200 kcal pour les filles et 2 700 kcal pour les garçons). Puis elles diminuent à partir d'un certain âge en raison d'une perte de la masse musculaire et parce que le taux d'hormones dans l'organisme a aussi tendance à décroître.

Ce modèle alimentaire « idéal » est un peu complexe à suivre au quotidien, car il implique de compter en permanence le nombre de calories, de glucides, de protéines et de lipides dans notre assiette. De plus, depuis quelques temps, on voit apparaître une remise en cause de ces proportions dans les publications médicales, notamment pour les glucides (voir p. 94).

L'intérêt n° 1 des glucides complexes est de fournir de l'énergie au corps. Quant à leurs apports en vitamines du groupe B, ils restent assurés même avec des consommations modérées de sucres complexes (produits céréaliers ou légumineuses) et une diminution de leur consommation ne saurait occasionner de carences.

Dans le contexte alimentaire actuel, voici un modèle qui paraît être le mieux adapté :

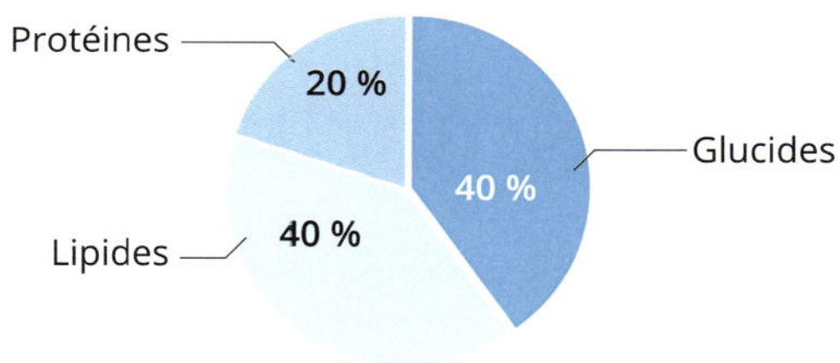

La dépense énergétique

Le saviez-vous

Nous passons la majeure partie du temps à brûler de l'énergie, et la valeur calorique d'un aliment correspond à la quantité de chaleur dégagée par sa combustion. C'est sur cette base qu'on évalue le pouvoir énergétique des aliments. Pourquoi ? Parce que notre corps nécessite, entre autres, le maintien d'une température à 37 °C pour pouvoir vivre.

Lorsque vous dépassez cette température, vous « brûlez » trop et vous risquez donc une chaleur interne excessive entraînant des convulsions qui manifestent l'atteinte du cerveau. En bref, une hyperthermie qui conduira à la mort. Inversement, lorsque la température de votre corps est en deçà de 37 °C, celui-ci se refroidit jusqu'à ne plus pouvoir fonctionner et « s'engourdir ». C'est le cas des personnes qui se trouvent en situation de très grand froid et finissent par en mourir.

Contrairement à une idée très répandue, notre dépense énergétique n'est pas seulement liée à notre activité physique. Il faut prendre en compte les quatre éléments que nous développons ci-dessous.

Le métabolisme de base

Le saviez-vous

Aussi appelé métabolisme au repos, il correspond à la dépense indispensable pour faire fonctionner nos cellules et renouveler les tissus de l'organisme. Le métabolisme de base ne varie pas, même quand nous nous dépensons physiquement. Car nos cellules, notre cœur, nos poumons, notre cerveau fonctionne 24 heures sur 24. À elle seule, cette dépense représente 70 % de notre dépense d'énergie au repos, dont 25 % pour le cerveau alors que son poids est 40 fois moins élevé que celui du corps.

Avec la notion de métabolisme de base, nous touchons un problème qui concerne les personnes en surpoids : contrairement à tous les autres muscles et autres organes, le tissu gras, qui stocke de l'énergie, n'en brûle quasiment pas. Il y a donc un cercle vicieux : plus on est gros, moins on dépense d'énergie. Et inversement, cercle vertueux, moins on est gros, plus on en dépense.

Le dégagement de chaleur des aliments

Le saviez-vous

Scientifiquement, on lui donne un nom très compliqué : « extra-chaleur postprandiale » (ECPP). En quoi cela consiste-t-il ? C'est très simple. Pour assimiler les aliments, il faut dépenser de l'énergie. Cette dépense est variable selon la nature du nutriment. Pour les sucres, elle consomme 20 % des calories qu'ils nous apportent, contre 30 % pour les protéines et seulement 5 % pour les lipides. Ce qui permet d'expliquer la prescription massive de régimes hyperprotéinés.

Pourtant, il serait faux de croire que l'on puisse jouer sur ce seul facteur, car l'organisme a de grandes facultés d'adaptation. Ainsi, en cas d'apport excessif en sucre, il augmente sa dépense. Ce qu'il ne peut pas faire en cas d'un excès de graisses, car celles-ci sont aussitôt stockées dans le tissu gras. On peut considérer que 10 % de la valeur calorique d'un repas sert à son assimilation. On a pensé un moment que la dépense d'énergie pour la digestion des aliments serait plus importante si l'on mangeait tôt dans la journée. Cette hypothèse est difficile à vérifier, d'autant que d'autres arguments plaident en faveur d'une répartition au cas par cas de la ration journalière alimentaire. Ceci étant, manger coûte de l'énergie et peut contribuer à l'amaigrissement selon les nutriments sélectionnés et les quantités ingérées.

L'activité physique

Il est presque culpabilisant aujourd'hui d'imaginer une vie sans activité physique. Son incroyable promotion est la résultante de ses bénéfices sur la santé : amélioration de l'immunité, meilleure acuité intellectuelle, prévention d'un certain nombre de maladies.

Dans le contexte qui nous intéresse, à savoir celui d'une perte de poids, on peut considérer qu'une personne sédentaire consomme un quart de l'énergie qu'elle absorbe pour ses actes du quotidien. Si cette activité augmente, elle peut allègrement dépenser 50 % de sa consommation d'énergie. Ces données permettent d'expliquer la tendance au surpoids qui se manifeste aujourd'hui un peu partout dans le monde : la sédentarité a gagné nos modes de vie avec le développement des moyens de transport et des activités nettement moins physiques qu'autrefois dans bon nombre de situations professionnelles. Aujourd'hui, un homme dépense en moyenne 2 400 kcal par jour et une femme 2 000, contre à peu près le double il y a cent ans !

C'est pourquoi toutes les activités physiques que nous pouvons intégrer dans nos journées sont les bienvenues pour limiter la prise de poids. Sans oublier la pratique régulière d'activités intensives, comme la marche rapide, la course ou la musculation. Bref, tout ce qui va permettre à nos muscles de se mettre en action représente un coût énergétique qui peut compenser une part de notre consommation alimentaire.

Reportez-vous

Reportez-vous à la première partie, *Une bonne hygiène de vie*, et notamment au chapitre 2 (p. 11), pour découvrir de nombreux conseils qui vont vous permettre d'adopter une activité physique au quotidien.

Le stress

Eh oui, c'est une grande découverte ! Positives ou négatives, toutes nos émotions engagent l'action d'une hormone, l'adrénaline, qui provoque une élévation de la dépense d'énergie. Ainsi tomber amoureux ou subir une mauvaise nouvelle est un facteur de dépenses d'énergie.

On peut dépenser jusqu'à 50 % de son métabolisme de base sous cette forme. Ce qui ne veut pas dire qu'il faut se faire peur en permanence pour en subir les effets, car les mêmes émotions peuvent conduire à une augmentation de la prise alimentaire qui compense largement la dépense.

Reportez-vous

Reportez-vous à la première partie, *Une bonne hygiène de vie* (« Lutter contre le stress et l'anxiété », p. 15), pour en savoir plus sur le stress, son impact sur notre santé, mais aussi des astuces pour lutter contre ce mal du siècle.

Chapitre 7
Les nutriments

DANS CE CHAPITRE

Les macronutriments

•

Les micronutriments

Le fonctionnement de l'organisme et son développement, l'entretien des cellules, exigent un apport constant de matière et d'énergie, qui lui sont fournis par ce que l'on appelle les nutriments. Ils se retrouvent essentiellement dans l'eau (60 % de notre apport global) et dans la nourriture. Nous pouvons distinguer deux catégories : les macronutriments et les micronutriments.

Les macronutriments

La catégorie des macronutriments regroupe les lipides, les glucides et les protéines. Ils soutiennent les fonctions fondamentales de l'organisme, en particulier la fourniture d'énergie et la structure du corps.

Les protéines

Focus

Leur rôle est double : ce sont les briques de l'organisme, sa structure (peau et organes), mais elles assurent aussi son fonctionnement, car elles sont indispensables à la fabrication des hormones, des anticorps et des enzymes, ainsi que dans de très nombreux processus, comme la coagulation ou encore la fabrication des anticorps pour nous protéger des infections. Donc, pas de vie sans protéines.

Une protéine est une grosse molécule constituée de protéines plus petites que l'on appelle les **acides aminés**. Il existe deux types d'acides aminés : ceux qui sont **essentiels**, car notre corps ne sait pas les fabriquer, et ceux qui sont dits **non essentiels**, que le corps fabrique à partir des acides aminés essentiels. Le corps humain compte

20 acides aminés incorporés dans les protéines. En comparaison, l'insuline en contient 51 et l'hémoglobine du sang 574 !

Les **protéines complètes** contiennent les huit acides aminés indispensables. On les trouve essentiellement dans les aliments d'origine animale : viande (rouge ou blanche), charcuterie, poissons, œufs, produits laitiers et fromage. La quantité de protéines y est en générale importante : entre 10 et 25 %.

À l'inverse, on parle de **protéines incomplètes** quand elles n'apportent pas tous les acides aminés essentiels. Ce qui est le cas des protéines végétales. C'est pourquoi l'on oppose souvent l'alimentation végétalienne (sans aucun produit issu d'animaux, donc ni œufs, ni laitages, ni miel !) et l'omnivorisme. Cependant, il n'est pas justifié de les considérer comme des protéines de seconde qualité, car en associant céréales et légumineuses dans un même repas, on peut obtenir tous les acides aminés essentiels.

Les céréales (blé, seigle, avoine, riz, maïs, etc.) et les légumineuses (lentilles, pois chiches, fèves, haricots secs, soja, etc.), principales sources de protéines végétales, contiennent en moyenne entre 4 et 20 % de protéines. Le soja est l'aliment qui en contient le plus, c'est pourquoi il constitue un ingrédient de base pour les végétariens.

Le saviez-vous

Nous devons consommer en moyenne, tous les jours, 1 g de protéines par kilo de poids corporel. Mais ce chiffre peut varier selon les circonstances : plus élevé chez un sportif pour faire face aux besoins générés par un effort intensif, moins élevé en cas de surpoids, car l'organisme a des réserves de graisses qui diminuent ses besoins en protéines.

Pour perdre du poids, on est obligé de prendre en compte ces paramètres, afin d'assurer à l'organisme un apport suffisant en protéines et un équilibre satisfaisant entre les différents acides aminés. Sans oublier les besoins en énergie, c'est-à-dire la quantité d'énergie nécessaire pour compenser ses dépenses énergétiques. En moyenne, 1 g de protéines apporte 4 kcal, mais le rendement est en réalité inférieur, car il faut tenir compte de la dépense énergétique nécessaire à leur assimilation.

Les glucides

Focus

On distingue deux grandes catégories : ceux que l'on appelle **glucides complexes** (ou glucides lents), et ceux que l'on appelle **glucides rapides** (ou glucides simples). Sur les étiquettes des aliments, le terme « glucides » regroupe ces deux familles ; il est accompagné d'une autre mention, « sucres ajoutés », qui recouvre en général les glucides (ou sucres) dits rapides.

Le **glucose**, un sucre rapide, est le principal glucide que le corps utilise. Il est soit apporté par les aliments, soit fabriqué par le corps lui-même. L'organisme consomme la quantité de glucose dont il a besoin pour ses besoins immédiats, fonctionner au quotidien ou, par exemple, couvrir la dépense énergétique liée à une activité physique. Mais il a aussi la possibilité de le stocker dans les muscles et dans le foie pour assurer une réserve. Mais lorsque ses capacités de stockage (limitées) sont dépassées, il transforme en graisses le glucose en excès.

Le saviez-vous

C'est leur vitesse de passage dans le sang qui distingue les deux catégories de glucides. **Les sucres rapides**, comme leur nom l'indique, sont vite absorbés, contrairement aux sucres lents. Or, quand il y a trop de sucre dans le sang, l'organisme doit rapidement le faire passer dans les cellules, ce qui entraîne un stockage en excès.

À l'inverse, **les sucres complexes ou glucides lents** doivent être préalablement digérés, donc coupés progressivement lors de leur passage dans l'intestin, permettant ainsi aux molécules de glucose d'arriver progressivement dans la circulation sanguine.

Ce système a conduit à la méthode dite des indices glycémiques, qui consiste à privilégier les aliments à faible indice glycémique, c'est-à-dire ceux qui font monter plus lentement le taux de glucose dans le sang. Mais elle est aujourd'hui remise en cause, car cet indice peut varier considérablement en fonction des associations alimentaires et des modes de préparation et de cuisson[1] .

Dans les sucres simples, on distingue les sucres les plus simples que sont le **fructose**, le **glucose** et le **galactose** (ils ne peuvent pas être décomposés), et des sucres un peu moins simples, constitués de deux molécules et dont les plus courants sont le **lactose**, que l'on trouve dans les produits laitiers, et le **saccharose** (le sucre de table, même si on trouve aussi du fructose désormais).

Focus

SUCRE BLANC ET SUCRE ROUX

Blanc ou roux, le sucre que l'on trouve dans le commerce est essentiellement du saccharose. Le sucre blanc en contient au moins 99,8 %, purifié et cristallisé, tandis que la teneur en saccharose du sucre roux oscille entre 85 % et 95 %. Ce sont des impuretés qui sont responsables de sa couleur et de son léger goût de rhum. Le sucre roux se nomme « vergeoise » quand il est extrait de la betterave et « cassonade » quand il provient de la canne à sucre. Mais les valeurs nutritionnelles sont strictement les mêmes.

1. On continue cependant à privilégier la consommation de sucres lents chez les personnes en surpoids ou chez les diabétiques.

Les sucres simples se trouvent dans le sucre et les aliments sucrés (confiseries, miel, confitures), mais aussi dans les fruits et, bien sûr, dans tous les produits issus de l'industrie agroalimentaire.

Contrairement aux sucres simples, les sucres complexes sont formés de plusieurs centaines de molécules de glucose. Ils doivent donc être décomposés, ce qui se produit lors du processus de digestion (et qui prend du temps), pour que le corps puisse les assimiler.

Les sucres complexes ou lents se trouvent dans les céréales (pain, pâtes, riz, semoule, maïs, céréales du petit déjeuner), les légumineuses (lentilles, fèves, haricots) et les tubercules (pomme de terre, manioc, tapioca). Le rendement énergétique des sucres est de 4 kcal par gramme.

Focus

LES SUCRES CACHÉS

On en parle beaucoup désormais. Ce sont tous les sucres utilisés par l'industrie agroalimentaire, comme conservateurs ou comme exhausteurs de goût. Comme ils sont utilisés dans des produits où nous ne les soupçonnons pas toujours (charcuterie, plats préparés, sauces, etc.), ils augmentent de fait notre consommation de sucre sans que nous puissions la maîtriser.

Une consommation excessive de sucres rapides semble favoriser de très nombreuses maladies, y compris le cancer du sein. On recommande de ne pas dépasser 5 à 10 % de sa ration calorique quotidienne sous forme de sucres simples. Soit au maximum 40 g par jour chez les femmes et 50 g chez les hommes.

Une consommation excessive de sucres rapides provoque à terme un effet d'addiction, une augmentation de la sécrétion d'insuline qui favorise la prise de poids et une perte de la sensation de satiété, notamment lorsqu'ils ne sont pas consommés avec des fibres (par exemple dans les jus de fruits, auxquels il vaut mieux préférer les fruits entiers du fait de leur teneur en fibres). C'est pourquoi les apports en sucres rapides doivent être contrôlés de près durant un régime.

Conseil

ET LES ENFANTS ?

Faut-il vraiment éviter à tout prix de donner du sucre aux enfants ? Non. D'abord parce que c'est quasiment impossible (ils trouveront toujours le moyen d'en consommer en dehors de chez vous). De surcroît, les effets du sucre, si sa consommation reste mesurée, sont beaucoup moins problématiques durant la croissance que chez l'adulte. Limiter leur consommation de sucre est à envisager simplement comme un facteur éducatif, pour éviter une appétence pour la saveur sucrée trop prononcée et qui ne peut que se renforcer au fil du temps. Donc, inutile de jouer les parents trop sévères sur ce point. Un contrôle de la consommation de sucre sera sans doute plus profitable qu'un interdit.

Les lipides

Focus

Les matières grasses de notre corps ont deux origines : certaines sont apportées par les aliments, les autres fabriquées par notre organisme. Les graisses fournies par notre alimentation sont des **triglycérides** (plus de 95 %), les autres sont constituées de **cholestérol** et de **lipides complexes** ou **phospholipides**. Les lipides, ou acides gras, constituent notre source majeure d'énergie, avec 9 kcal pour 1 g.

Les lipides participent aussi, avec les protéines, à la structure de notre corps. Ce sont eux qui rendent par exemple notre peau imperméable et ils sont un composant important de nos cellules, dont nos cellules cérébrales. Ils forment également une enveloppe protectrice qui sert à la cicatrisation, tout en étant une réserve d'énergie pour aider l'organisme à faire face aux situations de dénutrition.

Par ailleurs, les acides gras participent au transport de certaines vitamines et sont impliqués dans de nombreuses réactions chimiques dans l'organisme. Enfin, pour les gourmands, les graisses rehaussent les saveurs et améliorent les qualités gustatives des aliments.

Comme pour les protéines, on distingue les **acides gras essentiels** et **les acides gras non essentiels.** Pour utiliser le jargon médical, nous dirons que les **acides gras essentiels**, qui sont des **acides gras polyinsaturés**, sont en quelque sorte les « bons » acides gras. Ce sont les fameux oméga 3 et oméga 6. Comme nous ne sommes pas capables de les fabriquer, nous devons les consommer par notre alimentation.

Les **oméga 3** et **oméga 6** sont nécessaires pour favoriser la coagulation et le bon fonctionnement des systèmes immunitaire et anti-inflammatoire. Par ailleurs, ils pénètrent dans toutes les membranes cellulaires pour assurer la régulation du passage des nutriments à l'intérieur de celles-ci. Ils participent aussi aux phénomènes de

Le saviez-vous

croissance et de renouvellement de la peau. Chez les enfants, une carence en acides gras essentiels peut ralentir leur croissance et limiter le développement cognitif. On a même découvert récemment que les oméga 3 pouvaient diminuer le risque de troubles cardiovasculaires après un infarctus du myocarde.

Les oméga 3 se trouvent en particulier dans les poissons, issus de la transformation du plancton que ces derniers absorbent. Les poissons les plus riches en oméga 3 sont les espèces les plus grasses, comme le saumon, la sardine, l'anchois, le maquereau, le hareng (les compléments alimentaires riches en oméga 3 sont d'ailleurs élaborés à partir d'huile de chair de poisson). Les œufs des poules ayant reçu une alimentation enrichie en oméga 3 en contiennent aussi, tout comme la margarine (dans laquelle on peut ajouter une petite quantité d'huile de chair de poisson pour compléter ses apports).

Les oméga 6, pour leur part, se trouvent dans la plupart des huiles (tournesol, maïs, raisin), mais aussi dans les graines et les céréales.

Les oméga 3 doivent être combinés avec des oméga 6 dans un rapport de 1 sur 5. Les huiles de colza et de noix offrent un ratio intéressant et sont donc à privilégier.

Les **acides gras saturés**, des **acides gras non essentiels**, sont indispensables à la structure des cellules. Notre corps peut les fabriquer à partir des graisses que nous ingérons. C'est la raison pour laquelle il n'est pas nécessaire d'en consommer de grandes quantités. Comme les corps gras sont toujours composés d'un mélange d'acides gras, on privilégiera les graisses dont la composition en graisses saturées n'est pas trop importante. Elles sont d'ailleurs faciles à reconnaître : plus un corps gras contient d'acides gras saturés, plus il est solide (beurre) ; moins il en contient, plus il est fluide (huile).

Attention

Consommés en excès, les acides gras saturés augmentent le taux de cholestérol sanguin et favorisent les troubles cardiovasculaires, tel l'infarctus du myocarde. Ils se retrouvent aussi bien dans les produits issus d'animaux que dans certaines sources végétales (huile de coco et beurre de cacao), même s'ils sont en quantité beaucoup plus importante dans les premiers.

Les acides gras mono-insaturés, ou oméga 9, sont composés principalement d'acide oléique que l'on trouve en quantité importante dans l'huile d'olive, mais aussi, dans des proportions moindres, dans les viandes, les poissons et les œufs. Dans nos membranes cellulaires, l'acide oléique protège de l'oxydation les acides gras les plus fragiles, ceux qui ont plusieurs doubles liaisons. Il abaisse (plus modérément que les acides gras polyinsaturés) le cholestérol sanguin en diminuant le cholestérol LDL (« mauvais cholestérol ») et en élevant le taux du cholestérol HDL (« bon cholestérol »).

Le cholestérol animal (que nous mangeons et que nous fabriquons) est un constituant essentiel des membranes des cellules. Il est précurseur des hormones sexuelles (testostérone et œstrogène), des corticoïdes (hormones sécrétées par les glandes surrénales) et de la vitamine D, qui a un pouvoir antirachitique. On ne peut pas vivre sans cholestérol. L'organisme en fabrique environ 1 200 mg par jour tandis que nous en consommons près de 800 mg.

Dans notre corps, il existe des « camions » qui transportent le cholestérol depuis le foie, où il est fabriqué et où se trouve également celui que nous ingérons, jusqu'aux cellules de l'organisme qui en ont besoin. Ce transporteur s'appelle le LDL, que l'on a injustement appelé « mauvais cholestérol ».

D'autres « camions » vont venir rechercher le cholestérol en excès dans les cellules pour l'éliminer *via* le foie par la bile et par les fèces. Ils jouent en quelque sorte le rôle des « éboueurs ». On les appelle les HDL, ou « bon cholestérol ». Mais quand il y a des « erreurs de livraison » ou des embouteillages, donc trop de cholestérol dans le corps, ce dernier va se déposer sur les artères. C'est pourquoi nos apports en graisses doivent rester raisonnables afin que notre organisme ne soit pas submergé par le cholestérol (vous découvrirez de nombreux conseils sur l'alimentation à adopter dans le chapitre 14, « Le cholestérol », p. 357).

Reportez-vous

Reportez-vous page 137 pour en savoir plus sur les différents acides gras.

Les micronutriments

Les micronutriments regroupent les vitamines, les oligoéléments et les minéraux. Ces molécules interviennent dans la plupart des réactions chimiques ou biologiques, et sont indispensables à la bonne santé du corps.

Les vitamines

Focus

Les vitamines n'ont aucune valeur énergétique, mais l'organisme en a absolument besoin pour fonctionner. Il ne peut les trouver que dans l'alimentation, d'où l'importance de varier ce que nous mangeons pour couvrir tous nos besoins.

Si le monde occidental connaît peu les carences (ce qui n'est pas le cas de certaines régions du monde où la nourriture manque parfois cruellement), on peut avoir parfois des cas de surdosage en vitamines, que l'on observe la plupart du temps chez les adeptes d'une consommation excessive de compléments alimentaires.

On compte en tout 13 vitamines et chacune a des fonctions spécifiques. Certaines sont solubles dans l'eau (hydrosolubles), d'autres dans les graisses (liposolubles), ce qui souligne l'importance des lipides dans notre alimentation.

Reportez-vous

Vous retrouverez le détail des 13 vitamines, leurs rôles et leurs sources dans la partie Annexes (p. 511). Découvrez la teneur en vitamines des principaux aliments aux pages suivantes : 526-527, 532-534, 549-558.

Les besoins diffèrent selon notre âge et notre état, voire notre activité physique. Ainsi, un sportif ou un fumeur ont besoin de plus de vitamine C. Et nos besoins en vitamine D augmentent à mesure que nous prenons de l'âge. Enfin, les supplémentations en vitamine E sont préconisées par certains spécialistes pour retarder le vieillissement, mais sans preuve d'une efficacité réelle.

On attribue aux vitamines dans leur ensemble un rôle antioxydant, terme adoré par la presse féminine et l'industrie pharmaceutique ou cosmétologique. Il signifie que la substance empêche l'oxydation de certains éléments chimiques, qui pourrait conduire à des réactions en chaîne potentiellement destructrices, qui accélèrent le vieillissement et l'apparition de maladies. Cependant, toutes les vitamines ne sont pas antioxydantes. Celles qui assurent cette fonction sont principalement les vitamines A, C et E.

Les minéraux et les oligoéléments

Ce sont de tout petits éléments chimiques qui participent à l'ensemble des fonctions de l'organisme. L'eau, les végétaux, et la plupart des aliments contiennent toujours un ou plusieurs de ces composants. Les médecins dosent principalement le calcium, le phosphore, le sodium et le potassium, car ils sont probablement les plus indispensables à l'équilibre global du corps. Leur carence comme leur excès peuvent conduire à des problèmes ! Concernant les oligoéléments, nous avons encore du mal à en apprécier les besoins indispensables.

Reportez-vous

Vous retrouverez les minéraux et les oligoéléments, leurs rôles et leurs principales sources, dans la partie Annexes aux pages 512 et 513.

L'eau

C'est le constituant principal de l'organisme (60 % de notre poids). On en trouve très peu dans la graisse et elle est principalement présente dans nos muscles et organes, des cellules, dans le sang, la salive et toutes les sécrétions corporelles.

L'eau transporte l'oxygène et les nutriments jusqu'aux cellules des organes, permet d'éliminer les déchets, lubrifie les articulations. Comme l'eau de nos radiateurs, elle maintient notre température à 37 °C et joue un rôle dans les réactions chimiques de l'organisme.

Nous l'éliminons par les urines, la transpiration et dans les selles, mais aussi par la respiration (il suffit de mettre un miroir devant sa bouche pour s'en rendre compte, à la vue de la vapeur qui se forme).

Focus

Au total, **le corps a besoin de 2 à 2,5 litres par jour** pour bien fonctionner. Une partie nous est apportée par ce que nous mangeons, mais nous devons aussi **en boire entre 1 litre et 1,5 litre par jour** (en dehors de tout problème médical). Une quantité plus importante ne sert pas à grand-chose, à part diluer les urines. Heureusement, la soif est un mécanisme automatique qui nous permet de savoir à quel moment notre corps a besoin d'eau.

Attention

Les nourrissons ne savent pas exprimer leur soif et les personnes âgés ont tendance à perdre cette sensation. Il faut donc veiller à ce que leur hydratation soit suffisante.

Idée reçue

Contrairement à une idée reçue, on peut boire à n'importe quel moment, même en mangeant. Toutes les boissons peuvent contribuer à couvrir nos besoins en eau : café, thé, infusions, eaux aromatisées... Leur sélection pourra cependant être déterminée par d'autres critères, comme leurs apports en minéraux et oligoéléments.

Les fibres

Focus

Les fibres sont l'ensemble des composants alimentaires non digestibles. Elles n'ont aucune vertu nutritionnelle, dans le sens où elles n'apportent aucun nutriment, mais elles jouent un rôle fondamental dans les processus de digestion. Dans les pays industrialisés, la consommation accrue de produits raffinés a entraîné une réduction de l'ingestion des fibres et une modification qualitative : l'apport en fibres issues de céréales et de légumineuses a diminué tandis que celui des fibres issues de fruits et de féculents a augmenté.

La teneur en fibres des végétaux varie selon leur famille botanique, mais également en fonction du degré de maturité du végétal, des conditions de culture et des traitements qu'il a pu subir.

Selon leur structure, les fibres ne réagissent pas toutes de la même façon en présence d'eau. On distingue deux catégories : les **fibres solubles**, qui sont dissoutes dans l'eau, et les **fibres insolubles**, qui restent entières quand elles sont associées avec l'eau. Les fibres solubles ont la propriété d'augmenter la viscosité du milieu où elles se trouvent en formant des solutions épaissies, voire des gels dans certains cas. Les fibres alimentaires ne sont pas digérées dans l'intestin grêle, mais sont partiellement ou totalement digérées dans le côlon par les bactéries de la flore. C'est ainsi que se forment les fameux **probiotiques**, ces bons microbes, au nombre de 1 000 milliards, qui font de notre microbiote un véritable organe, tant les fonctions physiologiques du microbiote sont importantes pour la santé : 80 % de notre immunité a pour origine notre tube digestif, dont l'équilibre dépend directement de ce que nous mangeons.

On comprend mieux l'intérêt d'avoir à la fois des fibres insolubles et des fibres solubles. Les premières augmentent le transit intestinal et assurent le renouvellement de la surface de l'intestin, avec un effet protecteur contre certaines maladies. Les secondes forment, sous l'action de l'eau, une substance visqueuse qui facilite le glissement des résidus, donc le transit intestinal.

Au niveau du tube digestif, elles ralentissent le passage du sucre dans le sang et limitent le passage dans le corps du cholestérol et des substances toxiques issues de notre environnement. Cela explique leur effet sur les cancers digestifs, les maladies cardiovasculaires, le diabète, l'hypercholestérolémie ainsi que sur le surpoids. En limitant le cholestérol et le taux de sucre dans le sang, elles réduisent l'obstruction des artères et des vaisseaux en général, dont ceux du cerveau. De nombreuses études montrent que la consommation régulière de fibres alimentaires réduirait la mortalité en diminuant les risques de syndromes métaboliques (cholestérol, hypertension, diabète) et en protégeant des maladies cardiaques. Leur apport limite également le risque de survenue d'un cancer colorectal, de maladies respiratoires et d'infections. Grâce à leur effet rassasiant et acalorique, les fibres contribuent enfin à limiter la prise de poids. Les progrès de la recherche semblent ainsi associer une consommation insuffisante de fibres à certaines perturbations des fonctions cérébrales (maladie d'Alzheimer, par exemple) ou à des maladies auto-immunes comme la sclérose en plaques.

Le saviez-vous

L'Organisation mondiale de la santé ou l'ANSES (Agence nationale de sécurité sanitaire de l'alimentation, de l'environnement et du travail) préconisent d'absorber entre 25 et 30 g de fibres par jour, en mélangeant fibres solubles et insolubles.

- **Les fibres solubles** : pectines, gommes (caroube ou guar) ou mucilages (agar) et certaines fibres d'algues. Elles se présentent sous forme de gels et peuvent être comparées à un aspirateur puisqu'elles favorisent l'élimination des résidus non absorbés dans la digestion ainsi que les déchets, en stimulant les bactéries de fermentation de la flore intestinale. On les trouve dans le son d'avoine, le seigle, les légumineuses comme les pois cassés, les fèves ou les lentilles, la plupart des fruits rouges ou encore dans les légumes tels que carottes et pommes de terre.
- **Les fibres insolubles** : cellulose, hémicelluloses et lignine, qui font généralement partie de l'enveloppe des végétaux. Leur action est moins rapide et moins douce que les fibres solubles mais elles ont un plus faible pouvoir d'absorption d'eau, améliorent la circulation dans le système digestif et accélèrent le transit. Mieux vaut les consommer en petites quantités et augmenter progressivement les proportions, car elles peuvent favoriser l'apparition de gaz. On les trouve dans la plupart des céréales comme le blé entier, le maïs entier, le riz brun, mais aussi dans les fruits secs et des légumes tels que le brocoli et le chou de Bruxelles.

Les aliments transformés contiennent très peu de fibres, tandis que les protéines animales n'en comportent pas. C'est pourquoi il est important, dans le cadre d'un régime santé, de privilégier les aliments d'origine végétale non transformés et de veiller à consommer fibres solubles et insolubles. Les légumes cuits à l'eau contiennent davantage de fibres solubles, les légumes crus davantage de fibres insolubles.

Fibres, probiotiques et prébiotiques

Les prébiotiques sont le produit des fibres végétales présentes surtout dans les végétaux, qui ont la particularité d'être à la source de la formation des « probiotiques », ces bactéries de la flore intestinale indispensables à la vie. Non dégradées lors de la digestion, elles arrivent intactes dans le côlon où elles stimulent la croissance des « bonnes bactéries », ou probiotiques, comme un engrais.

Les fibres prébiotiques se trouvent principalement sous forme de fructanes (dans l'orge, l'asperge, les artichauts, par exemple) ou d'amidons résistants (dans la banane, les légumineuses, le riz ou les pommes de terre).

Reportez-vous

Retrouvez la liste des légumes et fruits les plus riches en prébiotiques (p. 513), ainsi que la teneur en fibres des principaux aliments (p. 514).

Les probiotiques sont principalement des ferments lactiques et des micro-organismes dont on compte plus de 1 000 espèces différentes dans notre flore intestinale, également appelée « microbiote ». Les plus connues sont les fameux *Lactobacillus*, *Bifidobacterium* et *Saccharomyces*. Naturellement présents dans les yaourts ou le lait fermenté, mais également dans la choucroute ou les olives par exemple, ils peuvent être ajoutés à d'autres aliments ou vendus sous forme de compléments alimentaires comme la levure de bière.

Le rôle des probiotiques

Le saviez-vous

Ils préviennent la porosité intestinale, qui laisserait passer des molécules néfastes ou toxiques pour des organes vitaux, et protègent contre les bactéries pathogènes parfois présentes dans l'intestin, grâce à la production d'anticorps.

Ils activent le système immunitaire en entraînant les globules blancs immatures à exercer leur fonction au contact des bactéries de la flore endogène.

Ils régulent la réponse immunitaire pour réduire les terrains allergiques : une bonne flore intestinale induit un très faible potentiel allergique tandis qu'une flore déséquilibrée rend l'organisme propice aux allergies.

Ils absorbent les nutriments : c'est grâce au bon passage de la barrière intestinale que l'on peut disposer des nutriments contenus dans les aliments, sans quoi ils ne seraient pas assimilables, tout comme certaines vitamines importantes ne seraient pas synthétisées (la vitamine K, nécessaire à la coagulation du sang ; la vitamine B9 ou acide folique, et la vitamine B12, essentielle au fonctionnement du système nerveux central, en particulier à la protection de la gaine de myéline autour des fibres nerveuses, qui permet le passage de l'influx nerveux).

Ils aident à évacuer les cellules intestinales des côlons une fois mortes, une action vitale, car celles-ci (colonocytes ou colocytes) ne vivent que 4 jours, et se renouvellent sans cesse.

Ces bons microbes, au nombre de 1 000 milliards, font de notre microbiote un véritable organe, tant les fonctions physiologiques du microbiote sont importantes pour la santé : 80 % de notre immunité a pour origine notre tube digestif, dont l'équilibre dépend directement de ce que nous mangeons. Une bonne raison de ne pas le détraquer : les espèces bactériennes qui le composent exercent des fonctions cruciales pour notre santé (meilleure absorption intestinale, élimination des substances étrangères à l'organisme...) et la présence ou l'absence de telle ou telle bactérie semble ainsi influencer la survenue ou non de certaines maladies ou nous en protéger. Des études montrent une action anticancéreuse sur des cellules malignes à la suite d'un régime riche en pré- et probiotiques. Ceux-ci jouant un rôle clé dans l'efficacité des défenses immunitaires, leur prise même sous forme de complément alimentaire réduit la fréquence des rhumes et des infections. D'autres études montrent qu'un déséquilibre de la flore intestinale peut participer à l'apparition de certaines maladies (cancer, Parkinson, diabète de type 2), voire jouer un rôle dans l'anorexie et l'obésité. Enfin, une équipe française dirigée par la professeure Laurence Zitvogel, directrice de l'unité Inserm 1015 « Immunologie des tumeurs et immunothérapie », en collaboration étroite avec l'Institut Pasteur et des chercheurs de l'INRA, vient d'apporter la preuve que la flore intestinale stimule les réponses immunitaires d'un individu pour combattre un cancer lors d'une chimiothérapie.

Chapitre 8
Vos alliés à privilégier

DANS CE CHAPITRE

Les différents aliments à privilégier au quotidien

•

Les aliments riches en micronutriments

•

Les super-aliments

Dans ce chapitre, nous nous intéresserons aux aliments à privilégier au quotidien. Exclusivement d'origine végétale, ils sont riches en fibres, en antioxydants, en nutriments, en vitamines et micronutriments ; certains constituent même des « super-aliments » grâce à leurs vertus exceptionnelles.

Les fibres

Le saviez-vous

Ce groupe d'aliments, que vous avez découvert dans le chapitre 7 (p. 101), devrait constituer la base de tous nos repas. Il apporte l'essentiel des fibres nécessaires à une bonne santé ainsi que des vitamines (dont beaucoup d'antioxydants) et nutriments en quantité importante.

Que l'on vous incite à manger davantage de fruits et de légumes vous semble peut-être banal : cela fait tellement longtemps qu'on nous assène ce slogan assommant de « 5 fruits et légumes par jour ». Malheureusement, on n'a pas beaucoup expliqué pourquoi cela était important, lesquels pouvaient être les plus bénéfiques, comment les consommer de façon intelligente, voire comment leur substituer d'autres végétaux comme les céréales, également très riches en fibres.

Aussi, comme nous avons pu le voir dans le chapitre 7, les fibres apportent à notre corps des prébiotiques et probiotiques. Véritables atouts pour notre flore intestinale, il est conseillé de consommer des aliments qui en contiennent naturellement ou qui sont favorables à leur développement, comme les fruits et les légumes.

Conseil

LES FIBRES INSOLUBLES

Les fibres insolubles peuvent être difficiles à digérer pour les intestins fragiles. Sauf lorsqu'on les consomme sous forme de velouté, qui contient une majorité de fibres solubles mais conserve suffisamment de fibres insolubles pour la bonne santé de l'intestin. Par ailleurs, ce mode de préparation augmente la quantité des fibres ingérées et en facilite l'assimilation. Voilà comment une recette extrêmement simple devient un outil de santé !

Faites cuire les légumes comme pour une soupe, dans un grand volume d'eau, puis retirer presque toute l'eau pour les réduire en une purée assez fluide. Les fibres sont ainsi plus faciles à digérer. On peut utiliser l'eau qui reste comme un diurétique riche en minéraux et en fibres solubles. Il suffit d'y ajouter des herbes, voire quelques graines pour un peu de croquant, et nous obtenons une recette hautement bénéfique.

Focus

LE BEST OF DES ALIMENTS RICHES EN FIBRES

Sarrasin, grenade, champignons, patate douce, brocoli, betterave, lentilles, chou rouge, pois chiches, avocat.

Reportez-vous

Retrouvez la liste des légumes et fruits les plus riches en prébiotiques (p. 513), ainsi que la teneur en fibres des aliments les plus courants (p. 514) dans la partie Annexes.

Les fruits

Les fruits sont une source de sucre (un mélange de glucose, fructose, saccharose et galactose) d'autant plus intéressante que leurs fibres en permettent une distribution progressive dans l'organisme, de loin préférable à celle des sucres rapides (dans les sodas, par exemple), qui provoquent des pics de glycémie. Sous forme liquide, on les absorbera de préférence en smoothies plutôt qu'en jus (dépourvus de fibres), mais il vaut mieux encore les croquer, car la mastication augmente la sensation de satiété. Dernier point : on évitera les jus du commerce, car la pasteurisation détruit une grande partie des vitamines et ils peuvent comporter aussi des sucres ajoutés.

Pour profiter des vertus antioxydantes des fruits, il n'est pas nécessaire d'aller chercher des variétés rares ou exotiques. Il est par contre inutile de se limiter à quelques variétés sous prétexte qu'elles contiendraient une quantité importante de tel ou tel composant « bon pour la santé » : le plus souvent, il faudrait en consommer des quantités astronomiques pour en tirer profit. Ce qui compte, c'est d'en consommer tous les jours en les variant le plus possible (une exception : 1 pomme par jour reste un très bon réflexe santé).

Conseil

POUR DIVERSIFIER LES PLAISIRS

- Pensez « boissons » : en mixant plusieurs fruits afin de faire un smoothie, vous avez votre dose !
- Pensez « fruits secs » : faciles à transporter, ils font un excellent encas (dattes, abricots ou bananes séchées, mangues déshydratées, raisins, pruneaux…).

Reportez-vous

Par ailleurs, les fruits comportent généralement plus de pectines que les légumes (reportez-vous au tableau p. 513, « Légumes et fruits les plus riches en prébiotiques »). Or, la pectine, lors de son passage dans le tube digestif, a la capacité d'emprisonner les substances toxiques, en particulier les métaux lourds contenus dans certains aliments, pour les éliminer dans les selles. Elle semble aussi pouvoir limiter une irritation de l'intestin provoquée par certains toxiques absorbés avec l'alimentation, effet particulièrement intéressant dans le contexte actuel des maladies liées à l'environnement.

Selon des scientifiques biélorusses, elle pourrait également aider l'organisme à ne pas absorber certaines substances radioactives, voire à les éliminer en cas d'ingestion. Le professeur Vassili Nesterenko cite ainsi une expérience ayant porté sur 64 enfants contaminés par les retombées de Tchernobyl. Ces enfants ont passé 1 mois dans un sanatorium où ils n'ont consommé que des aliments non contaminés. Le groupe témoin s'est vu administrer de la pectine matin et soir ; l'autre, un placebo. Après 1 mois, le taux de césium 137 avait chuté de 62,6 % dans le groupe témoin, contre 13,9 % dans l'autre groupe.

Les légumes

Conseil

Ils sont, comme les fruits, une excellente source d'antioxydants et de nutriments ! Pour varier les plaisirs, n'hésitez pas à jouer avec les modes de cuisson : crus en salade, cuits à la vapeur, à l'étouffée ou en gratin ! Ils contiennent beaucoup moins de sucre que les fruits, mais ils en contiennent quand même un peu. Eh oui ! En moyenne 2 à 4 g pour 100 g, contre 8 à 12 g, voire 18 g, pour les fruits. Ils sont donc particulièrement adaptés pour les personnes qui cherchent à contrôler ou à réduire leur poids.

Conseil

Si vous n'avez pas l'habitude de consommer des légumes à tous les repas (ce qui est conseillé), commencez par en ajouter une petite quantité à vos préparations, par exemple quelques morceaux de courgettes vapeur ou de champignons frais dans une sauce tomate pour accompagner vos pâtes. Ni vu ni connu !

Tomate, courgette, aubergine, champignon, artichaut, avocat, courge, asperge, carotte, maïs, poivron, patate douce, les légumes composent un véritable arc-en-ciel. Misez sur cette grande variété pour faire le plein de nutriments, la couleur étant un bon indicateur. Ainsi, les légumes (et les fruits) aux couleurs les plus intenses sont plus riches en antioxydants…

Et la teneur en nutriments varie beaucoup d'une espèce à l'autre : la tomate contient par exemple du lycopène, l'aubergine de la nicotine (pas forcément inintéressant à dose faible), le poivron est très riche en vitamine C, la patate douce comporte beaucoup de fibres et de la vitamine A, l'avocat est une excellente source de vitamine E, les champignons contiennent des substances anticholestérol…

La famille des choux, légumes-feuilles et légumes-racines est beaucoup plus large qu'on ne l'imagine : brocoli, betterave, radis, chou rouge, chou blanc, chou kale, chou de Bruxelles, chou chinois, chou-fleur, radis noir, feuille d'épinard, navet, cresson… Et elle bat des records en matière de bénéfices santé.

Tous ces légumes sont bourrés d'antioxydants, comme l'ont montré pour chacun d'eux des dizaines d'études qui ont également mis en valeur leurs bienfaits ! Mais ce n'est pas tout. Dès 2000, une étude parue dans le *Journal of the National Cancer Institute* indiquait qu'une consommation hebdomadaire d'au moins 3 portions de crucifères (chou, chou-fleur, chou de Bruxelles ou brocoli) pouvait diminuer de presque 50 % le risque de cancer de la prostate. Ces légumes contiennent en effet deux phyto-nutriments, l'indole-3-carbinol et le di-indolylméthane, qui semblent capables de modifier le métabolisme des œstrogènes et de réduire le risque de cancer. Depuis, on a découvert que ces substances ont une action probable sur tous les cancers hormono-dépendants, avec cependant une réserve pour le cancer du sein. Sans aller jusqu'à croire qu'il suffirait d'en manger régulièrement pour éviter la maladie, pensez à les introduire dans vos menus.

Conseil

COMMENT LES CONSOMMER ?

Ces légumes font d'excellentes entrées. Si vous êtes, comme beaucoup de Français, adepte du plat unique, efforcez-vous de réhabiliter l'entrée avec une petite salade. Une manière toute simple d'introduire plus de verdure dans votre portion journalière. Ces légumes peuvent aussi se consommer crus à l'apéritif, en trempant par exemple des fleurettes de chou-fleur dans une sauce à base de fromage blanc.

Pas glamour, le brocoli ? Transformez-le en purée ou en soupe, à agrémenter d'aliments que vous aimez, comme du fromage râpé, un peu de crème ou encore de l'huile de sésame ou de noisette.

Les céréales complètes

Si elles sont parfois concassées (c'est le cas du boulgour, par exemple), les céréales complètes n'ont pas subi les transformations qui appauvrissent leurs cousines dites « raffinées » en leur faisant perdre germe et enveloppe naturelle, lesquels abritent pourtant l'essentiel des nutriments du grain : des vitamines, des minéraux et encore des fibres !

Le saviez-vous

On trouve depuis quelques années des céréales complètes en grande surface, mais le choix reste plus étendu dans les magasins bio. Leur consommation abaisse l'indice glycémique des aliments, ce qui permet de ralentir le passage du sucre dans le sang et aide à se sentir plus longtemps rassasié, tout en maintenant un niveau énergétique utile au fonctionnement de l'organisme.

Pour cette catégorie d'aliments, le choix du bio s'avère particulièrement intéressant, car l'enveloppe des céréales traitées peut contenir des substances phytosanitaires ; celles d'origine bio ne présentent pas cet inconvénient.

Conseil

COMMENT LES CONSOMMER ?

Associées à des légumes et des épices ou condiments, les céréales complètes comme le quinoa, le riz brun ou sauvage ou encore le millet peuvent constituer des plats à part entière. N'hésitez pas à les utiliser pour remplacer les pâtes blanches et pommes de terre. Outre leur intérêt pour la santé, vous ferez une agréable découverte gastronomique. Des préparations en sachet prêtes à l'emploi sont désormais disponibles aux rayons bio des grandes surfaces.

Pour consommer des céréales complètes, pensez aussi aux pâtes ou aux aliments à base de farine. Seigle, sarrasin, quinoa, maïs, etc., le choix est très étendu pour changer du blé. Un pain à la farine d'épeautre ou des pâtes à la farine de sarrasin constitueront une bonne alternative gustative, et nettement plus intéressante pour votre santé que vos classiques pâtes « raffinées ».

Les légumineuses

Focus

Elles méritent la première place sur le podium pour leur intérêt nutritionnel. Les légumineuses renferment en effet une quantité impressionnante de nutriments essentiels : vitamines, oligoéléments, minéraux. Dans cette famille, les lentilles sont même de vraies championnes, ce qui leur vaut d'occuper une place de choix dans la catégorie des super-aliments (p. 121).

Mais leur intérêt ne s'arrête pas là : alors que tout le monde s'accorde sur la nécessité de réduire la part des protéines animales dans l'alimentation, les légumineuses sont une solution intéressante pour garantir un apport important en protéines végétales (ce sont les aliments qui en contiennent le plus). C'est d'ailleurs un de leurs principaux intérêts, puisque les antioxydants qu'elles contiennent peuvent nous être apportés par d'autres aliments.

Elles sont également très riches en fer, indispensable à la production de l'hémoglobine qui apporte de l'oxygène au corps. Il est d'ailleurs préférable de consommer les légumineuses avec des légumes, car la vitamine C contenue dans ces derniers potentialise l'absorption du fer.

Enfin, la consommation de légumineuses aide à contrôler la glycémie (donc à éviter le diabète de type 2), mais aussi le taux de cholestérol dans le sang. Par ailleurs, il a été démontré que certaines légumineuses contiennent des protéines qui ont un effet antihypertenseur : c'est le cas en particulier des lupins, des pois, des lentilles et du soja. Un argument qui plaira sans doute aux végétariens.

Plus encore, grâce à leur apport en protéines, les légumineuses peuvent aider à lutter contre la fonte musculaire, en particulier en prenant de l'âge. On pense même qu'un de leurs acides aminés, la leucine, pourrait ralentir la perte osseuse. De surcroît, ces aliments sont pauvres en lipides, un atout non négligeable pour la santé.

Conseil

COMMENT LES CONSOMMER ?

Les légumineuses remplacent très bien les féculents et sont donc faciles à intégrer à un régime alimentaire basique. Très riches en protéines végétales, elles sont l'allié idéal de vos repas sans viande et offrent dans une assiette avec des légumes un équilibre parfait en termes d'apport : elles ne vous laisseront pas sur votre faim.

Elles se consomment très bien sous forme de soupe ou de « crème », comme le houmous pour les pois chiches ou la soupe de petits pois ou de pois cassés, et on peut même introduire les haricots dans un plat chaud ou une salade sans pour autant en changer le goût...

Les aliments riches en micronutriments

Les aliments cités dans cette partie sont à privilégier pour leurs apports en micronutriments. Très riches en antioxydants, certains sont même élevés au rang de super-aliments pour leurs multiples bienfaits.

Épices et aromates

Cannelle, piment, girofle, cumin, gingembre, curcuma, ail, oignon, safran, citronnelle, moutarde, sauge, on les apprécie pour leurs arômes mais aussi pour leurs vertus santé. Faciles à ajouter dans un plat, les épices enrichissent tous les aliments de leurs saveurs variées.

Conseil

Pour les absorber sans forcément les inclure dans un plat cuisiné, pensez à les mixer (par exemple, du gingembre frais dans un jus), ou à les consommer crus en salade ou sauce froide.

L'ail

Il figure dans la liste des aliments présentant un effet cardioprotecteur établie par l'American Heart Association (AHA) : il s'inscrirait dans la prévention contre les cancers de l'estomac et de l'intestin grâce à ses composés sulfurés, dont l'allicine, qui pourraient empêcher la multiplication de certaines cellules cancéreuses. L'ail renferme 7 à 20 µg pour 100 g de sélénium[1], aux propriétés antioxydantes bénéfiques contre le vieillissement cellulaire, et un rapport potassium/sodium assez élevé, qui lui confère de fortes propriétés diurétiques. Il possède aussi un effet bénéfique sur le taux de cholestérol, aide à fluidifier le sang et contient une substance hypotensive : ces trois facteurs en font un aliment intéressant pour la bonne santé cardiovasculaire. Enfin, ses propriétés antimicrobiennes en font un allié de choix dans le traitement de certaines infections comme le rhume.

L'oignon

Riche en manganèse et en iode, l'oignon est aussi une très bonne source de sélénium. Il contient aussi beaucoup de vitamine B6 et de vitamine C (25 mg pour 100 g dans les petits oignons blancs, à consommer crus). L'oignon, le rouge en particulier, apporte de la quercétine, un antioxydant puissant. Il aurait également une action bénéfique pour le système cardiovasculaire en diminuant l'agrégation plaquettaire et en prévenant l'obstruction des vaisseaux. Il pourrait inhiber les processus de mutation cellulaire et diminuer la prolifération des cellules cancéreuses. Une consommation régulière en quantité importante diminuerait les risques de cancer du côlon, du larynx et des ovaires, du cerveau, de l'estomac, de l'œsophage et de la prostate.

Le curcuma

L'ingrédient actif de cette racine, la curcumine, possède d'excellentes propriétés antioxydantes (qui aident à lutter contre le vieillissement prématuré des cellules) et anti-inflammatoires. Surtout, la curcumine pourrait prévenir la prolifération des cellules cancéreuses en empêchant la mutation de leur ADN et en relançant leur processus d'autodestruction, tout en améliorant la réponse immunitaire de l'organisme. Le curcuma apporte aussi une bonne quantité de sels minéraux, notamment de potassium (2 525 mg/100 g), de magnésium (193 mg/100 g), de fer (41 mg/100 g), de zinc (4 mg/100 g) et de cuivre (0,6 mg/100 g). Consommé seul, le curcuma ne passe pas la barrière intestinale. Il est donc conseillé de le solubiliser dans une bonne huile végétale et de l'associer au poivre pour faciliter son absorption.

---

1. Le sélénium pourrait jouer un rôle important dans la prévention des cancers du côlon et de la prostate et soutiendrait les fonctions immunitaires. Attention toutefois à ne pas en consommer trop, surtout sous forme de compléments alimentaires, car il peut devenir toxique à trop forte dose.

Le safran

Cette épice (la plus chère au monde) provient de la partie jaune et plumeuse du *Crocus sativus*. Le safran est l'un des végétaux les plus riches en vitamine B2. Il renferme des caroténoïdes précurseurs de la vitamine A. Ses propriétés médicinales sont connues depuis des millénaires : anti-inflammatoire, hémostatique et antiallergique, elle stimule en outre le système immunitaire. Les chercheurs se penchent aujourd'hui sur ses effets potentiels pour prévenir la maladie d'Alzheimer, la dépression et le stress. Cependant, le pouvoir colorant et aromatique du safran étant très puissant, il suffit d'environ deux filaments par personne pour parfumer un plat. De ce fait, il apportera une couleur et un parfum à tous vos plats sans apporter de calories.

Le gingembre

Cette racine d'origine exotique possède des propriétés anti-inflammatoires et antioxydantes notables. Elle est aussi un anti-vomitif très efficace et booste la digestion, mais elle est aussi réputée comme stimulant mental et physique. Le gingembre est riche en minéraux, avec des teneurs intéressantes en potassium (1 343 mg/100 g de gingembre en poudre), fer (14 mg/100 g), calcium (50 mg/100 g) et sélénium (38,5 µg/100 g). Il est aussi réputé pour ses vertus aphrodisiaques.

Les graines

Courge, tournesol, sésame, chia, lin, anis, nigelle, pavot, chanvre, moutarde, etc., elles regorgent d'actifs bénéfiques sur le cœur, sont riches en nutriments et se consomment plus facilement qu'il n'y paraît. Elles sont des concentrés de bonnes choses et ont des bénéfices santé probants.

Conseil

En magasin bio, on les trouve facilement et sous forme de poudre prête à consommer, qu'il suffit de saupoudrer sur un plat de pâtes ou de céréales, une viande, une salade ou encore des fruits ou un yaourt.

Les graines de lin

Riches en acides gras polyinsaturés (oméga 3 et 6) et contenant plus de 40 % de lipides, 20 % de protéines et 28 % de glucides, les graines de lin participent à la conservation de la membrane cellulaire, au bon fonctionnement du système cardio-vasculaire, cérébral, inflammatoire et hormonal. Elles semblent aussi avoir un effet inhibiteur sur le métabolisme des œstrogènes, permettant de réguler les symptômes hormonaux (type ménopause) et de jouer un rôle dans la prévention du cancer du sein. Par leur teneur élevée en fibres solubles, ces graines représentent aussi un atout de poids pour le transit. D'une forte densité nutritionnelle, elles aident à couvrir les besoins de l'organisme en vitamines du groupe B (B1, B3, B6 et B9) et offrent près de 86 % des apports nutritionnels conseillés en phosphore, 48 % en calcium, 81 % en magnésium, 45 % en fer. Enfin, elles sont très riches en zinc, cuivre, manganèse et sélénium. Prenez soin de les consommer moulues ou en poudre pour éviter que les grains ne soient rejetés entiers dans les selles.

Les graines de chia

Très en vogue, ces graines riches en fibres et en oméga 3 protègent le système cardiovasculaire en diminuant les triglycérides. Elles réduisent aussi le mauvais cholestérol et améliorent le diabète en aidant à stabiliser la glycémie, favorisent le transit tout en empêchant l'irritation de la muqueuse intestinale. Surtout, elles offrent un cocktail nutritif très complet avec de grandes quantités de fer, de folate, de magnésium et de calcium, qui en font un allié de la santé osseuse. Enfin, elles sont riches en tryptophane, un acide aminé qui augmente les niveaux de mélatonine et de sérotonine, deux hormones contribuant à un sommeil réparateur. Avec environ 23 % de protéines, beaucoup de vitamine B9, de calcium et d'antioxydants, ces petites graines sont à adopter d'urgence !

Les graines de sésame

Ces graines sont riches en acides gras essentiels (ceux que le corps ne sait pas fabriquer et qui servent à la production d'hormones en particulier), en fer, en protéines, en magnésium, cuivre, manganèse, calcium biodisponible (donc le plus utile) et phosphore, mais aussi en vitamine E, aux vertus antioxydantes. Elles contiennent aussi une quantité importante d'acide linoléique, un précurseur de la famille des oméga 6. Cet acide protège les membranes cellulaires, qui jouent un rôle important dans la régulation de l'absorption des nutriments. Leur teneur élevée en phytostérols (près de 400 mg pour 100 g) limite l'absorption du cholestérol dans le tube digestif. Elles sont également riches en tocophérols (381 µg/g) et en lignanes, entre autres en sésamine, aux propriétés antioxydantes. Certaines études évoquent la possibilité d'une action sur le cancer du sein, mais cette hypothèse n'est pas encore démontrée scientifiquement. Mais leur richesse en micronutriments leur permet de faciliter plusieurs processus métaboliques, notamment les échanges entre les cellules, et de protéger le système cardiovasculaire. Très riches en fibres, elles agissent aussi sur le transit intestinal.

Les graines de courge

Diurétiques, ce sont les graines du confort urinaire : des préparations à base de graines de citrouille sont employées pour traiter les troubles du système urinaire, l'irritation de la vessie et les infections urinaires. Elles constituent donc un véritable atout pour les femmes touchées par le problème. Riches en fer, elles aident à lutter contre l'anémie et la fatigue, tout en renforçant le système immunitaire. Grâce à son bon goût, proche de la noisette, on peut la grignoter pour une petite collation ou en parsemer salades ou tartes salées. Grillées, elles remplacent avantageusement les produits apéritifs achetés en supermarché.

Les herbes

On y pense plus pour leurs arômes que pour leurs atouts santé. Pourtant, elles peuvent aider à traiter de très nombreuses pathologies. Leur goût étant souvent très prononcé, on les utilise plutôt en petites touches. C'est donc leur emploi régulier qui permet de bénéficier au mieux de leur richesse.

Elles offrent un concentré d'oligoéléments, dont certains peuvent faire défaut dans une alimentation classique : iode, fer, cuivre, zinc, sélénium, chrome (une insuffisance peut entraîner un trouble du fonctionnement de l'insuline), molybdène (dont la carence pourrait entraîner des troubles neurologiques), bore (anti-ostéoporotique, anti-inflammatoire, hypolipémiant, anticoagulant et antinéoplasique).

Conseil

Ajoutez des herbes dans vos plats, salades, fromages et même sandwichs pour relever leur saveur tout en faisant du bien à votre corps. Vous pouvez aussi les laisser infuser dans de l'eau pour en faire une boisson bienfaisante.

Le laurier

Ses feuilles ont de grandes vertus digestives : elles stimulent les estomacs paresseux et réduisent l'aérophagie. Antiseptique, antifongique et antibactérien, le laurier est également conseillé pour lutter contre les infections urinaires et les problèmes dentaires. En cas de grippe ou de rhume, il est utile pour ses propriétés expectorantes et antivirales et soulage les affections respiratoires (bronchite ou sinusite). Il lutte aussi efficacement contre les signes de fatigue, comme l'herpès ou les aphtes.

Le romarin

Grâce à sa choline, il favorise la digestion, régule les lipides dans le foie et améliore la circulation. Réputé diurétique, il facilite l'activité rénale et participe à la prévention des rhumatismes. Ses propriétés antioxydantes en font un bon antifatigue qui améliore la mémoire, aide à prévenir les insomnies et à lutter contre le surmenage intellectuel. Il est avant tout intéressant pour son parfum et permet de relever les plats sans apports caloriques, faisant de lui un allié des régimes hypocaloriques.

La coriandre

Extrêmement riche en antioxydants et en vitamine K, importante pour la fabrication des protéines permettant la coagulation du sang, la coriandre facilite la digestion et aurait aussi une action anticancéreuse en protégeant la dégradation de l'ADN des cellules. Ses feuilles fraîches contiennent des caroténoïdes, dont le bêta-carotène aux effets antioxydants. Cette herbe semble aussi diminuer la glycémie après une prise alimentaire, avoir un rôle positif sur la maladie d'Alzheimer et aider à la diminution du cholestérol. Sa richesse en potassium, associée à son faible apport en sodium, lui confère un effet diurétique.

Le thym

Particulièrement efficace pour lutter contre la bronchite, il s'est parfois montré plus intéressant que les médicaments pour fluidifier les sécrétions bronchiques…, avec moins d'effets secondaires. À retenir en hiver ! On peut noter ses propriétés antioxydantes grâce à sa forte teneur en bêta-carotène (2 264 µg/100 g). Il aidera aussi à la couverture des besoins en vitamine B9 (274 µg/100 g), mais aussi en calcium avec un taux record de 1 890 mg/100 g et en fer (124 mg/100 g). Le thym s'utilise aussi bien frais que sec, on préfèrera cependant ce dernier pour les préparations à cuisson longue telles que les pot-au-feu, potages, ragoûts. Il est l'un des ingrédients essentiels du bouquet garni.

La ciboulette

La ciboulette contient des vitamines C, B2 et K, du calcium, du sodium, du phosphore et du fer. Bénéfique pour la circulation du sang, elle favorise l'élasticité des vaisseaux et les préserve d'un vieillissement prématuré. Les feuilles fraîches sont utilisées crues et ciselées pour aromatiser les crudités, les salades et diverses préparations culinaires. Cuites, elles entrent aussi dans certaines sauces, omelettes…

Le saviez-vous

Plusieurs études épidémiologiques ont démontré que la consommation de ciboulette (ainsi que d'ail et d'oignon) pourrait prévenir certains cancers, notamment celui de l'estomac et de l'œsophage.

L'aneth

Riche en potassium, en sodium et en soufre, l'aneth est diurétique et excellent pour la digestion. Il participe activement à couvrir nos besoins en vitamine B9 ou folates (150 µg/100 g), mais aussi en vitamine E (1,7 mg/100 g) et en vitamine C (85 mg/100 g). La vitamine C étant détruite à la cuisson, il est préférable d'ajouter l'aneth frais sur vos plats juste avant de servir. Enfin, ses propriétés chimiques stimulent la sécrétion biliaire et en font un remarquable antispasmodique.

Le persil

Très riche en vitamine C (entre 150 et 200 mg pour 100 g, il en contient donc plus que les oranges à poids égal, mais il vaut mieux le consommer cru car cette vitamine ne résiste pas à la cuisson), il a aussi des teneurs intéressantes en bêta-carotène (provitamine A) et en vitamines du groupe B (B2, B3 et B9) ; enfin, c'est le végétal qui affiche la plus haute teneur en vitamine E. Également riche en potassium, en calcium et en fer, il contient aussi beaucoup de flavonoïdes qui lui confèrent un effet diurétique et une action protectrice sur le système cardiovasculaire.

Les oléagineux

Bonne nouvelle : toutes les noix classées dans la catégorie des oléagineux sont bonnes pour la santé… à condition de les manger non salées, non sucrées et non grillées. Pourtant, c'est souvent ainsi qu'on les consomme à l'apéritif ! Elles comptent parmi les meilleurs aliments santé pour leur bon gras et possèdent de grandes et nombreuses propriétés santé. Donc, oublions-les en version apéritif et choisissons-les nature pour les incorporer à notre alimentation : en les ajoutant à une salade ou en les grignotant telles quelles (pour un encas rassasiant). Toutefois, malgré toutes leurs merveilleuses propriétés, il vaut mieux en limiter la consommation car elles sont très caloriques.

Conseil

En magasin bio, on trouve des pâtes à base de noix broyées, sans sucre ajouté, qu'il suffit d'étaler sur une tartine, un biscuit ou d'incorporer à un yaourt !

Les amandes

Elles sont riches en protéines (20 %), en glucides (17 %) et en fibres (15 %), et leur contenu élevé en phytostérols, en acides gras mono-insaturés, en protéines végétales, en fibres solubles, en vitamines et en minéraux en fait des mets de choix pour leurs bénéfices santé. Grâce à leur teneur élevée en vitamines E et B8, antioxydantes, les amandes contribuent à protéger nos cellules contre les radicaux libres qui provoquent un vieillissement prématuré, et leur richesse en acides gras mono-insaturés aurait des effets protecteurs contre les maladies cardiovasculaires, mais aussi contre le diabète, l'hypertension et le déclin cognitif. Très riches en fibres, elles aident à réguler le transit intestinal. Elles ont d'autre part des teneurs intéressantes en calcium, potassium, magnésium et phosphore.

Focus

SURCONSOMMATION

Régulièrement, nous voyons apparaître des informations alimentaires sous forme de révélations qui deviennent le *must* du moment. Tel est le cas des amandes. Le nutritionniste les considère comme un produit riche en oméga 6, mais aussi et surtout très riche en calories. Pourtant, on les a tellement vantées que l'on assiste parfois à une surconsommation par des femmes « au régime », qui peuvent en manger des quantités sans culpabilité, mais vont se ruer sur un yaourt à 0 % de matière grasse pour « économiser » 20 calories... soit l'équivalent d'une ½ amande !

Attention, cela ne signifie pas que les amandes ne sont pas intéressantes ! Car elles ont un grand pouvoir antioxydant, sont une bonne source de protéines (20 %) et de fibres (15 %), restent modérément sucrées avec 17 % de glucides et bénéficient d'un index glycémique bas.

Mais elles ne bénéficient pas de plus de vertus que les noix de cajou ou les noisettes... Leurs bienfaits sont donc à relativiser en tenant compte de leur apport calorique élevé : 1 dizaine d'amandes (20 g environ) apportent 127 kcal, soit l'équivalent de 1 cuillerée à soupe d'huile.

Pas de surconsommation donc, mais on peut remplacer le beurre par 1 cuillerée de purée d'amandes, leurs graisses étant d'une meilleure qualité que celles du beurre. On veille également à choisir des amandes non salées, caramélisées ou chocolatées.

Les noix de cajou

Riches en fibres qui facilitent le transit intestinal, les noix de cajou sont également de bonnes sources de minéraux et d'oligoéléments, en particulier de potassium, magnésium, phosphore, fer et manganèse, qui agissent sur l'humeur et réduisent la fatigue. Elles fournissent aussi des vitamines des groupes B, E et K. Enfin, leur teneur en protéines végétales et leurs glucides à index glycémique bas en font une collation rassasiante parfaite, sans pic de glycémie.

Les noisettes

Leurs acides gras mono-insaturés – constituées presque exclusivement d'acide oléique, les noisettes contiennent peu d'acides gras polyinsaturés et saturés – leur confèrent une action sur la diminution du cholestérol total et du mauvais cholestérol, sans réduction du bon cholestérol.

Leurs antioxydants, qui se trouvent dans le fruit mais aussi dans la mince pellicule brune qui l'entoure, sont très variés : tanins, acides phénoliques, flavonoïdes ou encore vitamine E. Ses phytostérols en font un aliment intéressant pour la santé cardiovasculaire. Excellente source de cuivre, de magnésium, de fer, de phosphore et de manganèse, sa consommation régulière agit sur de nombreux processus métaboliques : développement osseux, construction des protéines, santé dentaire, système immunitaire, fabrication de nouvelles cellules, transmission de l'influx nerveux... Enfin, c'est une bonne source de vitamine B5, qui nous permet d'utiliser au mieux l'énergie des aliments, et de folate (vitamine B9), qui participe à la fabrication des cellules, dont les globules rouges, et joue un rôle essentiel dans la production de nouvelles cellules.

Les noix

Des chercheurs de la Harvard School of Public Health ont montré que le risque de diabète de type 2 avait diminué de 30 % chez des femmes ayant consommé au moins 5 fois par semaine 30 g de fruits à coque, par rapport à celles qui n'en consommaient jamais. Riches en arginine, les noix sont une alliée de notre circulation sanguine. Par ailleurs, leur teneur élevée en acides gras polyinsaturés (oméga 3), en antioxydants et en phytostérols en font un aliment intéressant pour réduire les risques de cancer du sein, mais elle contribue aussi à baisser le cholestérol et à préserver l'élasticité des vaisseaux sanguins. Pour satisfaire les apports nutritionnels recommandés en acides gras oméga 3, il suffit de 5 noix par jour environ.

Focus

LE BEURRE DE CACAHUÈTES

Le beurre de cacahuètes présente l'avantage de contenir beaucoup d'acides gras polyinsaturés. Ce beurre végétal est un aliment très intéressant sur le plan nutritionnel.

Les baies

Açaï, cassis, myrtilles, cranberries, mûres, goji, raisins, acérola, argousier, sureau, etc., leur richesse en antioxydants et nutriments santé en a fait depuis peu les stars de notre assiette et elles se trouvent donc plus facilement qu'avant. L'été, on en abuse en dessert et dans les salades de fruits.

Conseil

Vendues séchées dans les magasins bio, elles sont très faciles à incorporer à un plat, un yaourt ou un dessert. On peut aussi les grignoter en collation, comme les noix, ou les ajouter à son bol de muesli le matin.

Les baies de goji

Originaires de Chine et du Tibet, ces petites baies, réputées être les fruits les plus riches en antioxydants, vitamines et minéraux, sont consommées depuis des millénaires en Asie pour leurs vertus médicinales. Elles contiennent du bêta-carotène, des vitamines C et E, des phytostérols anticholestérol, une très large palette d'oligo-éléments (zinc, cuivre, sélénium, phosphore...), du calcium, du fer, du magnésium, des acides aminés et du bêta-sitostérol, aux propriétés anti-inflammatoires. Une consommation régulière protégerait les cellules, mais aurait également une action bénéfique sur le foie, les reins et les yeux, un effet antifatigue et antivieillissement, et stimulerait le système immunitaire.

Les myrtilles

Réputée pour ses bienfaits sur la vision, la fatigue oculaire et les affections dégénératives de l'œil grâce à sa richesse en vitamine A, la myrtille est aussi une source naturelle de vitamine P, un flavonoïde neuroprotecteur contribuant à la prévention de maladies dégénératives liées à l'âge. Ses antioxydants préservent les petits vaisseaux sanguins et favorisent la fluidité du sang. Ses tanins agissent aussi sur les douleurs et spasmes liés aux colites et en font un bon antibactérien intestinal. Enfin, grâce à sa teneur en vitamine C, la myrtille une bonne source d'énergie tout en étant peu calorique. Sa richesse en fibres (3 à 5 %) a une action stimulante sur le transit.

Les canneberges

Aussi appelée *cranberry* ou airelle d'Amérique, cette petite baie abrite plusieurs types de flavonoïdes antioxydants ; une consommation régulière protège nos cellules des radicaux libres, permettant de ralentir le vieillissement cellulaire et de prévenir certaines pathologies (problèmes cardiovasculaires, rhumatismes et même certains cancers). Les flavonoïdes ont la particularité de protéger les muqueuses en empêchant l'adhésion des bactéries pathogènes. Par exemple, en limitant la formation de la plaque dentaire, elle réduit les risques de parodontose. Par ailleurs, elle renforce aussi la muqueuse gastrique, assainit et désinfecte le système urinaire (par le dépôt d'un film protecteur sur les parois de ses organes), prévenant ainsi les cystites, même celles qui résistent aux antibiotiques. Selon des chercheurs finlandais, boire 2 verres de jus de cranberry chaque jour réduit de 50 % les risques de récidive de cystite chez la femme.

Focus

LE BEST OF DES MICRONUTRIMENTS

Ail, oignon, curcuma, safran, gingembre, graines de lin, de sésame, de chia, de courge, laurier, coriandre, romarin, amandes, noix, noix de cajou, noisettes, baies de goji, myrtilles, cranberries.

Les super-aliments

Vous trouverez dans cette section des aliments inattendus, rarement présents dans nos assiettes et que parfois seuls les initiés à la « nourriture santé » connaissent, ainsi que des aliments qui auraient pu se trouver dans les deux précédents groupes mais qui méritent une place spéciale.

Le lait fermenté

Cette boisson (en Bretagne, on l'appelle « lait ribot ») n'est rien d'autre que du lait additionné de ferments lactiques, qui permettent de le conserver plus longtemps et lui donnent ses vertus médicinales sous la forme de probiotiques. Ces micro-organismes vivants améliorent l'équilibre du système digestif en combattant les mauvaises bactéries présentes dans les intestins au profit de la multiplication des « bonnes bactéries ». Les intestins laissent ainsi mieux passer les nutriments. Par ailleurs, sous l'effet des ferments, le lactose du lait, source de troubles intestinaux, notamment les ballonnements, gaz intestinaux et diarrhées, est transformé en acide lactique, plus facile à digérer. Ce qui fait du lait fermenté une excellente source de calcium pour les personnes qui ne digèrent pas le lait classique, tout en renforçant l'immunité.

Les graines germées

Ces graines ont une caractéristique unique : elles sont vivantes. Des concentrés de vie pourvus des vitamines et minéraux naturels impliqués dans la formation de la plante. Elles se mangent entières, racines comprises. Les quantités de micronutriments contenus dans les graines augmentent de manière exponentielle (jusqu'à 600 %) durant la germination afin d'assurer la croissance très rapide du germe.

Leurs substances biologiques actives sont parfaitement assimilables par l'organisme, ce qui en fait un excellent choix pour lutter contre les carences alimentaires. Riches en fibres qui favorisent la digestion, en antioxydants qui ralentissent le vieillissement prématuré des tissus et en chlorophylle aux vertus purifiantes, elles ont tout bon. Vous en trouverez en grande surface ou dans les boutiques bio, mais le processus de germination est très facile à obtenir par soi-même et vous pouvez vous y essayer pour varier les sources : soja vert, lentilles, petits pois, trèfle, alfalfa (ou luzerne), cresson, mais aussi roquette, sésame, tournesol ou noisette, chacun a ses vertus.

Le jus d'herbe

Ce jus surpuissant est préparé avec les jeunes pousses vertes du blé ou de l'orge, particulièrement riches en substances nutritives. Une fois pressées, elles donnent un concentré de phyto-nutriments (caroténoïdes, polyphénols, antioxydants) riche en enzymes, qui permettent une absorption maximale des nutriments (glucides, protides, lipides).

Le jus d'herbe de blé est un peu sucré et contient de la vitamine B17 ; celui d'orge est plus amer et contient de la vitamine K. Tous deux sont de très bonnes sources de vitamines A, B, C et E, de minéraux et d'oligoéléments (fer, magnésium, phosphore, potassium, sélénium et zinc). Ils apportent aussi 8 acides aminés essentiels, et leur teneur en chlorophylle leur confère un fort pouvoir détoxifiant.

Ils existent sous forme de poudre déshydratée : l'idéal est d'en consommer 1 à 2 cuillerées à café par jour, dans un jus de fruits ou de légumes, mais elle peut aussi se saupoudrer sur des céréales, des crudités ou des yaourts.

La grenade

Championne des fruits riches en antioxydants (en particulier les anthocyanes qui donnent à sa pulpe sa couleur rouge), peu calorique, la grenade contient beaucoup de vitamines C, A, E, B5 et B6 (pour la régulation de l'influx nerveux), de potassium et d'acide folique, ainsi que des polyphénols, qui aident entre autres à réduire les risques de crise cardiaque en évitant les dépôts de graisse sur les artères et en améliorant le flux sanguin. Pour profiter de tous ses bienfaits, on peut la consommer sous forme de jus. Le jus fermenté, encore plus riche en polyphénols, permettrait de lutter contre le cancer de la prostate.

Le cacao

Ses polyphénols lui confèrent une action antioxydante élevée, tandis que sa richesse en vitamines A1, B1 et C, en magnésium et en fer aident à combattre la fatigue et à réguler les troubles de l'humeur (certaines de ces substances y contribuent également en déclenchant la libération des endorphines dans le cerveau). Le chocolat noir contient également de la phényléthylamine, aux vertus euphorisantes.

La fève de cacao offre une concentration élevée de flavonoïdes associés à du zinc, du manganèse et du cuivre, qui agissent en synergie pour diminuer l'oxydation du mauvais cholestérol (LDL). Sa teneur en vitamine B3 aide aussi à limiter l'encrassement des artères. Le cacao fait l'objet de nombreuses recherches pour ses polyphénols aux vertus antioxydantes et anti-inflammatoires et ses molécules complexes, qui agiraient contre la dépression. Sa consommation augmenterait le débit sanguin dans le cerveau, ce qui pourrait améliorer la concentration et la mémoire. Plus le pourcentage de cacao est élevé dans le chocolat, plus son pouvoir antioxydant est grand : donc, misez sur le chocolat noir riche en cacao, et oubliez le chocolat au lait, gras et sucré, mais pauvre en cacao. Enfin, le cacao contient aussi de la caféine (100 g de chocolat en comporte presque autant que 100 ml de café), de la théobromine et de la théophylline, des stimulants bien connus !

L'acérola

Cette petite cerise originaire d'Amérique latine est une véritable bombe énergétique : elle contient jusqu'à 30 fois plus de vitamine C que l'orange et 2 fois plus de magnésium, de vitamine B5 et de potassium. Elle comporte aussi des vitamines A et B3, de la thiamine, de la riboflavine, du fer, du phosphore et des protéines, ainsi que du bêta-carotène et des polyphénols, qui sont de puissants antioxydants. Elle mérite donc bien son surnom de super-fruit pour sa capacité à combattre les infections bactériennes et à stimuler le système immunitaire. Tonifiant général hors pair, elle aurait aussi une action anticancéreuse. On l'adopte, en jus ou en poudre, surtout l'hiver !

Les champignons

Élevés au rang d'aliment sacré en Asie pour les espèces comme le reishi (surnommé « champignon d'immortalité » tant ses bienfaits sont nombreux), les champignons méritent qu'on leur fasse une belle place dans nos assiettes.

Ils sont riches en vitamines du groupe B, qui participent à la gestion de l'énergie, à la croissance des cellules et au bon fonctionnement du cerveau et du système immunitaire. Par ailleurs, la vitamine B2 améliore la qualité de la peau tandis que la vitamine B3 la protège des rayons néfastes du soleil. Quant à la vitamine B8, elle veille à la beauté et à la santé des cheveux. Les champignons sont aussi les seuls végétaux riches en vitamine D, essentielle pour fixer le calcium des os et mais aussi pour activer le système immunitaire. Ils se consomment crus ou cuits, en salade, en soupe ou en accompagnement. Leurs fibres insolubles régulent le transit et leur amidon veille sur la bonne santé de nos intestins.

Les noix du Brésil

Moins répandues que les amandes ou les noisettes, elles gagnent pourtant à être connues pour leur incroyable action sur le cholestérol : leur exceptionnelle teneur en acides gras mono-insaturés et polyinsaturés aide à réduire les niveaux de mauvais cholestérol dans le sang et à augmenter le bon cholestérol. Mais elles sont aussi précieuses pour leur très forte concentration en sélénium. Cet antioxydant puissant, dont les propriétés anticancéreuses viennent d'être découvertes, préserve aussi les cellules nerveuses et joue donc un rôle dans la protection de l'activité cognitive. Il réduirait en outre le risque de maladies neurodégénératives.

En prime, le sélénium favorise l'élimination des métaux lourds et régule l'activité de la thyroïde. Également source de cuivre, de phosphore et de magnésium, avec 15 à 20 % de protéines de haute valeur biologique, les noix du Brésil sont une vraie pépite pour la santé. Une consommation régulière permet de tirer profit de ses nombreuses vertus.

Les lentilles

Très riches en fibres et en glucides complexes (amidon), les lentilles sont une source intéressante d'énergie qui se diffuse lentement et un aliment idéal pour les intestins paresseux.

Riche en vitamines (A, B1, B2, C, PP) et minéraux (calcium, potassium et fer), elles comptent parmi les légumineuses les plus intéressantes pour leur action antioxydante grâce aux flavonoïdes qu'elles contiennent. Les chercheurs s'intéressent de plus en plus à leur rôle potentiel dans la prévention de plusieurs cancers et de certaines maladies cardiovasculaires. Enfin, les lentilles sont les légumineuses les plus riches en protéines (24 %). Associées aux céréales, leurs protéines sont particulièrement bien assimilées par l'organisme. En outre, cette association permet de couvrir tous les besoins en acides aminés essentiels, ce qui en fait une alternative intéressante aux protéines animales. Un aliment santé dont on peut abuser !

La chicorée

Souvent utilisée pour remplacer le café, la chicorée est aussi employée pour ses propriétés dépuratives et légèrement laxatives, mais ses vertus thérapeutiques restent encore mal connues. Elle contient du phosphore, du magnésium, du potassium et beaucoup de fer, abaisse le taux de lipides sanguins et possède des propriétés hépato-protectrices.

Fortifiant naturel, elle permet d'améliorer la santé générale de l'organisme. Mais sa principale qualité est de favoriser le transit et de contribuer à l'équilibre de la flore intestinale grâce à ses effets prébiotiques. En effet, on extrait de sa racine un glucide appelé « inuline », qui stimule la croissance des bonnes bactéries intestinales bénéfiques. Elle arrive intacte dans le côlon et permet ainsi aux bonnes bactéries de s'en nourrir, ce qui la rend potentiellement utile pour traiter les maladies inflammatoires de l'intestin. La chicorée en poudre contient ainsi plus de 33 % de fibres dont plus de la moitié sous forme d'inuline.

Le foie de veau

Bien qu'il s'agisse d'un abat, ce qui peut rebuter certaines personnes, il faut reconnaître au foie de veau son exceptionnelle teneur en éléments nutritifs. S'il contient surtout des vitamines du groupe B (B12, B5 et B6), il constitue aussi une très bonne source de vitamines A et C, de cuivre, de sélénium, de zinc et de fer, tout en étant très riche en protéines.

Il a aussi une teneur élevée en riboflavine, qui limite l'oxydation des lipides. Il est très riche en arginine, un acide aminé qui stimulerait l'hormone de croissance, ce qui en fait un aliment de choix pour les enfants. C'est l'un des rares « super-aliments » d'origine animale. Attention, cependant, car il est riche en acide urique et en cholestérol.

L'abricot

L'abricot est une source remarquable de carotène, qui se transforme en vitamine A dans l'organisme : 2 petits abricots fournissent entre 1,5 et 3 mg de provitamine A, soit environ 50 % de l'apport conseillé pour l'adulte. Il est utilisé couramment par la médecine traditionnelle chinoise, notamment pour lutter contre la toux et l'asthme. Utile au bon état de la peau et des muqueuses, ainsi qu'à la bonne santé des yeux, la vitamine A possède des vertus variées : cet antioxydant puissant joue un rôle dans la protection contre le cancer et le vieillissement cellulaire ; il augmente également la résistance aux infections. Les fibres de l'abricot et ses pectines, très bien tolérées, facilitent le bon fonctionnement des intestins. Notez que le bêta-carotène est mieux absorbé par l'organisme quand il est consommé avec une petite quantité de gras : donc n'hésitez pas à associer vos abricots secs avec des noix ou du fromage.

La vanille

Riche en polyphénols, cet antioxydant naturel agit contre le vieillissement cellulaire. La vanille stimule l'appétit et facilite la digestion. Surtout, elle a un effet antidépresseur et antistress : elle apaise, calme, relaxe et détend l'organisme et le cerveau (les infusions de vanille semblent améliorer le sommeil et apaiser les tremblements). En cas d'efforts musculaires intenses, elle faciliterait la réparation des muscles. Par ailleurs, elle aiderait à lutter contre les rhumatismes. La vanille est aussi un bon régulateur de l'appétit. Elle apporte peu de sucre et de calories pour la quantité utilisée et possède pourtant un arôme puissant. De ce fait, elle remplacera avantageusement le sucre dans vos préparations au quotidien.

La spiruline

On considère cette micro-algue comme l'aliment le plus riche de la planète : elle renferme entre 55 et 70 % de protéines d'excellente qualité grâce aux 8 acides aminés qu'elle contient (un tel regroupement est très rare dans le monde végétal). Riche en acides gras insaturés (oméga 6), elle contient aussi beaucoup de chlorophylle, qui purifie le sang et stimule la fabrication des globules rouges. Dans cette action, elle est boostée par la présence de phycocyanine, aux propriétés détoxifiantes et qui stimule le système immunitaire. Elle fournit par ailleurs une quantité astronomique de bêta-carotène (entre 12 000 UI et 25 000 UI pour 5 g de spiruline poudre), mais contrairement aux autres algues, elle ne contient pas d'iode, car elle pousse naturellement dans l'eau douce. Enfin, elle contient du zinc, du sélénium, du manganèse, du fer, du cuivre, du chrome et tous les minéraux (calcium, magnésium, sodium, potassium, phosphore), ce qui en fait un aliment ultra-complet. À prendre en comprimés, comme un complément alimentaire, ou en poudre dans un smoothie.

Focus

LE BEST OF DES SUPER-ALIMENTS

Lait fermenté, graines germées, jus d'herbe, grenade, cacao, acérola, champignons, noix du Brésil, lentilles, chicorée, foie de veau, abricot, vanille, spiruline.

Chapitre 9
À consommer avec modération

DANS CE CHAPITRE

Les aliments à consommer avec précaution

•

Les effets négatifs

•

Les recommandations

Dans ce chapitre, nous aborderons les aliments à consommer en quantité raisonnable : la viande, les produits laitiers, le soja et ses dérivés… Soit parce qu'ils peuvent avoir des effets négatifs sur notre santé et notre corps, soit parce qu'ils regorgent de graisses et de sucres.

La viande

Le saviez-vous

D'un animal à l'autre, les muscles diffèrent par le nombre de fibres et leurs dimensions, par l'importance relative des fibres rouges ou blanches, par la quantité de tissus conjonctifs qui les entourent et la nature de ce tissu, qui peut être soit du collagène, soit de l'élastine. C'est l'ensemble de ces caractéristiques qui fait la qualité de la viande. Moins il y a de tissus conjonctifs, plus les fibres sont courtes et meilleure est la viande.

C'est la richesse en graisse d'une viande qui lui donne son mœlleux, mais aussi sa saveur (c'est pourquoi les viandes persillées sont plus goûteuses). Le goût dépend également de la race de l'animal, de son sexe, de son âge et, facteur que l'on a tendance à oublier, de la nourriture qu'il a reçue.

Certains éleveurs ont tendance à donner une alimentation à base de farine à leurs animaux, tout en les empêchant de se mouvoir. Ce qui donne une viande plus tendre, mais moins goûteuse que celle des animaux élevés en plein air.

La couleur d'une viande est définie par celle du muscle, laquelle dépend de sa teneur en pigments sanguins. En effet, la viande change de couleur selon l'espèce, mais aussi selon que l'animal a été saigné ou non, tué violemment ou non. L'âge de la bête et la maturité de la viande après abattage entrent aussi en jeu (une viande « rassise » est plus sombre). Cependant, la couleur de la viande ne reflète pas sa qualité nutritionnelle.

Ainsi, on trouve des viandes d'une couleur très pâle, comme le blanc de poulet, et d'autres d'un rouge intense, comme la viande de cheval ou de bœuf. Le jeune veau, nourri avec une alimentation pauvre en fer, a une chair très peu pigmentée : d'abord rose pâle, elle va rougir progressivement. De même, les espèces dont l'abattage se fait quand l'animal est jeune produisent des chairs aux fibres blanches plus nombreuses, car contenant moins de sang. Chez les espèces sauvages, très actives, les chairs sont par nature plus rouges. De même, quand un animal n'est pas saigné, le sang reste présent dans le muscle et ajoute sa couleur à celle des pigments. Dans le cas du gibier, la couleur très foncée, parfois noire, de la chair a plusieurs causes : une teneur naturellement élevée en pigments, mais aussi le fait que l'animal a été abattu en plein effort et qu'il n'a pas été saigné. Soulignons au passage qu'une couleur presque noire indique que la viande doit être consommée rapidement.

On a longtemps classé la viande en 3 catégories, correspondant à l'emplacement des morceaux et à la façon de les cuisiner. On distinguait ainsi les viandes de 1re catégorie et les viandes de 2e et de 3e catégories. Peu de gens utilisent encore cette classification, mais le distinguo se fait toujours entre les viandes à griller ou à rôtir et celles à braiser ou à bouillir, les premières étant plutôt les morceaux nobles, les secondes, les morceaux meilleur marché.

La distinction entre ces groupes réside dans la nature et l'importance du tissu conjonctif présent dans le muscle. Ainsi, les morceaux que l'on cuit le plus longtemps (pour les attendrir) sont ceux qui contiennent proportionnellement plus de tissus conjonctifs et moins de muscles. Ce qui justifie qu'ils soient meilleur marché que les pièces à griller ou à rôtir. De plus, les viandes riches en collagène exigent une cuisson longue.

Le prix de la viande dépend essentiellement de sa teneur en protéines. Plus la masse musculaire est importante et plus elle contient de protéines, donc plus elle est chère.

Sur le plan bactériologique, la viande hachée est plus dangereuse que les autres viandes, car les bactéries peuvent très rapidement la coloniser. Dès lors, l'hygiène du commerçant joue un rôle de premier ordre. Celles qui sont congelées ou vendues sous vide garantissent une sécurité bactériologique qu'il est difficile d'obtenir ailleurs. Les viandes hachées sont classées selon leur teneur en lipides : 5 %, 10 %, 15 %, 20 % de matières grasses. Ces teneurs indiquent une moyenne et on autorise de faibles dépassements.

Valeur nutritionnelle

La viande est un produit très riche en protéines, mais la quantité diffère largement en fonction des morceaux et de l'espèce. Ceci étant, certaines espèces semblent avoir évolué depuis quelques années. Ainsi, certaines races vachères, par exemple, sont désormais plus musclées et affichent des teneurs en protéines plus élevées qu'il y a une cinquantaine d'années. La teneur en protéines et en lipides peut varier beaucoup selon les morceaux et l'espèce : la cervelle d'agneau, par exemple, contient 11,8 % de protéines et 12,6 % de lipides, contre 32 à 37 % de protéines et 3 à 4,8 % de lipides pour la biche ou le pigeon. Ces valeurs sont dépendantes du niveau d'activité de l'animal, de sa race et de l'âge auquel il est consommé.

La viande ne contient pratiquement pas de glucides, sauf celle de cheval, en quantité très modéré (2 à 3 %). Cette viande contient de 60 à 70 % d'eau, selon les morceaux, leur mode de cuisson, mais aussi la race et l'âge de l'animal.

La viande a une faible teneur en minéraux (moins de 1 %). Elle est pauvre en calcium, mais riche en phosphore. La quantité de sodium varie selon l'espèce, mais aussi en fonction du morceau : les abats en contiennent beaucoup, même s'ils en apportent nettement moins que les fruits et légumes secs.

Le fer est l'élément minéral le plus présent dans la viande, qui est également riche en cuivre, ce qui potentialise « l'efficacité » du fer. Il faut préciser en outre que la viande rouge contient plus de fer que la viande blanche. La viande est aussi riche en vitamines du groupe B, pauvre en vitamines C, A, D et E.

Le saviez-vous

La cuisson modifie la valeur nutritionnelle de la viande, même si cette variation (modeste) concerne surtout les graisses, les vitamines et les minéraux (ils disparaissent presque complètement sous l'effet de la chaleur : une viande bouillie perd environ 2/3 de ses minéraux). Par ailleurs, la viande perd beaucoup d'eau à la cuisson (de 15 à 35 % selon la durée d'exposition à la chaleur). Les graisses qui enrobent la viande fondent à la cuisson (on les retrouve dans le jus, sans danger pour la santé mais difficile à digérer), tandis que celles de l'intérieur restent importantes.

Une mauvaise réputation

La viande souffre de plus en plus d'une mauvaise réputation, conséquence du militantisme d'une partie de la population qui lutte contre la souffrance animale et les conditions souvent mauvaises d'élevage et d'abattage dans l'industrie agroalimentaire. Cette tendance se propage assez rapidement et touche de plus en plus de personnes. Mais le corps médical s'en est aussi mêlé. Ainsi, l'Organisation mondiale de la santé (OMS) préconise désormais de limiter sa consommation de viande afin de réduire les risques de cancer.

Qu'en est-il exactement pour ce dernier point ? Les choses ne sont pas aussi simples qu'on l'imagine. Plusieurs études ont affirmé que manger de la viande tous les jours multipliait fortement le risque de cancer du côlon, mais elles ont souvent été contestées, ce que l'on ne dit que rarement.

Une étude portant sur des végétariens et des omnivores a même montré que si le risque d'infarctus du myocarde était augmenté chez les seconds, il n'y avait pas de différence significative entre les deux groupes dans la probabilité de déclencher un cancer du côlon.

En définitive, la viande n'est peut-être pas aussi cancérigène qu'on le clame, mais le mode de cuisson pourrait être particulièrement néfaste. Les Américains, véritables champions du monde pour la consommation de viande, la mangent essentiellement grillée ou cuite au barbecue, une méthode qui concentre les hydrocarbures polycycliques, dont on sait par contre qu'ils sont fortement cancérigènes.

En Europe, au contraire, et surtout en France, on consomme plus souvent les viandes braisées (une cuisson douce et prolongée) ou alors crues, ce qui n'occasionne pas les mêmes effets toxiques. La qualité de la viande varie également selon les pays. Ainsi, aux États-Unis, on fait littéralement « pousser » les bêtes à coups d'hormones et d'alimentation « artificielle », produisant une viande beaucoup plus grasse qu'en France, par exemple.

Le saviez-vous

La viande blanche serait moins nocive pour la santé que la viande rouge. Ce qui s'explique par le niveau d'hémoglobine de cette dernière. L'association d'une partie de cette hémoglobine que l'on appelle « hème » avec le fer contenu dans la viande pourrait provoquer l'apparition d'éléments susceptibles d'abîmer l'ADN, donc de favoriser des mutations propices au cancer. De plus, le fer, en activant des composés qui stimulent l'inflammation, favorise la fabrication de vaisseaux qui pourraient nourrir une tumeur en cours de développement.

Par ailleurs, les protéines de la viande ne sont pas les plus intéressantes sur le plan qualitatif, comparées à celles des œufs ou du lait, par exemple. Mais la viande rouge reste l'aliment le plus riche en protéines, dont notre corps a besoin.

Conseil

Il paraît judicieux de manger de la viande rouge 2 à 3 fois par semaine sans dépasser 500 g et de ne pas dépasser 200 g de viande blanche par jour pour une consommation raisonnable de protéines d'origine animale (selon les recommandations de l'OMS). Évitez de ne manger que des viandes contenant plus de 15 % de lipides, et les températures de cuisson trop vives pour ne pas carboniser la surface de vos pièces de viande.

Le saviez-vous

Précisons aussi que les graisses de la viande sont de bien moins bonne qualité que celles apportées par les poissons gras ou les bonnes huiles végétales.

Conseil

LES RECOMMANDATIONS

Viande rouge : pas plus de 500 g par semaine, sans dépasser 250 g par jour.

Viande blanche : pas plus de 200 g par jour.

Charcuterie : pas plus de 200 g par semaine, sans dépasser 100 g par jour.

Jambon : pas plus de 200 g par jour pour le jambon blanc et pas plus de 60 g par jour pour les jambons crus ou secs, car ils sont tous les deux très salés.

Les produits laitiers

On assiste depuis quelques années à une réduction de la consommation de lait. Elle s'explique en partie par les troubles bien réels subis par certaines personnes (voir encadré sur le lactose p. 132) et qui pourraient être liés à la consommation de lactose, mais on assiste aussi à une diabolisation des produits laitiers, parfois par prévention, parfois pour des raisons éthiques liées aux conditions d'élevage souvent désastreuses. Cette tendance globale associant convictions et intolérance au lactose réelle ou supposée tend malheureusement à confondre plusieurs choses en invitant à réduire tous les produits laitiers.

Le saviez-vous

Première précision : intolérance ne veut pas dire allergie. Dans le premier cas, les effets sont certes inconfortables, parfois douloureux, mais sans danger. En cas d'allergie (aux protéines de lait), les symptômes peuvent être graves dans les cas extrêmes (œdème de Quincke ou choc anaphylactique).

Seconde précision : seuls le lait, les fromages frais et autres produits laitiers de ce type (faisselle, fromage blanc...) contiennent du lactose. Les fromages affinés, comme le camembert ou le comté, n'en comportent pas, de même que le beurre. Enfin, si on en trouve dans les yaourts, ce lactose est rendu digeste par la présence de ferments lactiques.

Focus

LE LACTOSE

Le lactose est un glucide (ou sucre) spécifique, présent dans le lait de tous les mammifères. Il doit, pour pouvoir être assimilé par l'organisme, être dégradé par une enzyme, la lactase, qui le sépare en molécules plus petites. Or, après l'âge de 3 ans environ, l'activité de la lactase peut diminuer de 75 à 90 % selon les individus. Certains enfants sont dépourvus de cette enzyme et ne peuvent donc pas digérer le lait. Mais cela peut aussi se produire chez les adultes au fil du temps, cette enzyme ayant tendance à disparaître avec l'âge. Il en découle une intolérance, car le lactose n'est plus suffisamment dégradé dans l'intestin. En cas de malabsorption, cela peut provoquer des diarrhées. Par ailleurs, le lactose qui parvient dans le côlon va fermenter sous l'effet de la flore bactérienne, avec une production très importante de gaz. Ce qui provoque par des ballonnements, des douleurs abdominales, des diarrhées, voire une perturbation du transit.

Si certaines personnes ont su s'adapter pour maintenir une production de lactase suffisante, environ 40 % de la population sont indisposés 30 minutes à 2 heures après avoir bu du lait, sur le plan digestif mais aussi de bien d'autres façons : rhinites, sinusites, eczémas, migraines, troubles de la concentration, douleurs articulaires, mictions fréquentes. Scientifiquement, le lien entre ces troubles et le lactose n'est pas prouvé, mais la fréquence de tels témoignages devrait nous obliger à vérifier si la modification de la flore intestinale induite par cette malabsorption ne serait pas responsable de tels symptômes.

Le souci aujourd'hui, c'est que la diabolisation du lait conduit certaines personnes à éliminer tous les laitages. Le lait n'est pas indispensable pour l'adulte, mais les fromages ou les yaourts sont importants pour l'apport en calcium, mais aussi parce qu'ils sont une bonne source de probiotiques (voir p. 103). Par contre, il est bien de se méfier des « spécialités laitières », c'est-à-dire les crèmes et autres desserts à base de lait, qui ne contiennent pas de ferments lactiques.

L'apport en calcium est largement couvert par les produit laitiers autres que le lait (à l'exception du lait fermenté, classé dans les super-aliments (p. 121)). Si vous digérez mal ce dernier, un yaourt par jour et une petite portion de fromage suffiront à couvrir vos besoins en calcium comme en probiotiques.

Conseil

LES RECOMMANDATIONS

- Préférez les produits contenant des ferments lactiques.
- Limitez votre consommation à 3 produits par jour (yaourts ou fromage).
- Pensez à contrôler le taux de sucres ajoutés (au maximum 8 g par produit).

Reportez-vous

Reportez-vous à la page 224 pour découvrir comment les choisir, les conseils de consommation et les pièges de ces produits.

Une alternative aux protéines animales : le soja et ses dérivés

Très consommés par les végétariens et les végétaliens, le soja et ses dérivés rencontrent aussi un franc succès auprès de ceux qui veulent limiter les protéines animales pour des raisons de santé et/ou des questions éthiques.

Excellente source de protéines végétales qui peut, dans une certaine mesure, se substituer aux protéines animales, le soja offre de nombreux atouts… mais aussi des inconvénients, liés notamment à sa teneur en phyto-œstrogènes, qui peut provoquer des variations hormonales indésirables.

Les atouts du soja

Le saviez-vous

Ses protéines sont très proches de celles d'origine animale, car il contient les 8 acides aminés essentiels (la méthionine s'y trouve cependant en quantités limitées). Intéressant pour varier sa consommation de protéines, il l'est également dans les régimes végétariens et végétaliens.

Ses qualités nutritionnelles en font un bon aliment pour la santé cardiovasculaire, car il permet de réduire sa consommation de graisses animales, qui contiennent des gras saturés et trans néfastes pour le cœur.

Le soja est dépourvu de cholestérol. Par ailleurs, une consommation journalière égale à au moins 33 g aiderait à réduire le cholestérol total ainsi que cholestérol LDL, ou « mauvais cholestérol ».

Ses isoflavones renforceraient la tonicité des vaisseaux sanguins, à condition d'en consommer au moins 45 mg/j. Un bémol toutefois : il convient de ne pas dépasser 50 g/j de protéines de soja et 70 mg/j d'isoflavones totales, en raison d'une réaction inflammatoire possible.

Riches en calcium, la boisson à base de soja (parfois appelée à tort « lait de soja ») et ses dérivés conviennent tout particulièrement aux personnes intolérantes au lactose et peuvent donc remplacer le lait.

Les études cliniques suggèrent aussi un effet favorable des phyto-œstrogènes du soja sur la masse osseuse et concluent à des bénéfices liés à l'apport en fibres.

Les effets négatifs

Diminuant l'absorption d'iode, le soja pourrait nuire au fonctionnement de la glande thyroïde ou interférer avec l'assimilation de la médication pour la thyroïde.

La consommation de phyto-œstrogènes peut augmenter les besoins de substitution en hormones thyroïdiennes chez les patients hypothyroïdiens. L'interaction des phyto-œstrogènes avec la synthèse des hormones thyroïdiennes commande l'exclusion de leur consommation sous quelque forme que ce soit par les sujets hypothyroïdiens, traités ou non traités.

Attention

Les études animales montrent que les isoflavones en excès peuvent favoriser la prolifération et la croissance de tumeurs mammaires hormono-dépendantes, ce qui suggère un risque potentiel pour les personnes ayant des antécédents de cancers du sein hormono-dépendants. Les compléments alimentaires à base de soja sont à déconseiller en priorité. Les consommateurs devraient éviter de cumuler les sources de phyto-œstrogènes : par exemple aliments dérivés du soja et compléments alimentaires, ou compléments alimentaires composés de plusieurs types de phyto-œstrogènes, en particulier si les apports totaux en phyto-œstrogènes ne sont pas précisés.

Ces mêmes études montrent que les phases précoces du développement des organes sexuels (pendant la gestation et la lactation) sont particulièrement sensibles à l'exposition aux phyto-œstrogènes. Des anomalies morphologiques pouvant entraîner une diminution de la fertilité mais aussi une plus grande sensibilité aux carcinogènes sont observées. La femme enceinte et allaitante devra donc éviter une consommation élevée d'isoflavones, notamment sous la forme de compléments alimentaires. De même, la consommation de produits à base de soja chez le nourrisson (préparations à base de protéines de soja, puis lait de suite) et chez l'enfant en bas âge (tonyu, yaourt au soja) est à éviter.

Attention

RISQUE D'ALLERGIE !

On retrouve l'éventualité de réactions allergiques au soja, en raison de certaines protéines. Ce risque justifie d'être particulièrement prudent en cas de terrain allergique.

Les produits à base de soja

Les graines de soja

Elles peuvent être consommées simplement cuites, ou torréfiées ou mises à germer, puis employées dans divers plats asiatiques. Il s'agit d'une source protéique intéressante en quantité et qualité et on les trouve en magasin bio au rayon apéritif. On les mange telles quelles avec un peu de sel.

Attention

Les pousses de haricot mungo, souvent appelées par erreur « pousses de soja » ou « germes de soja », sont en réalité issues de la graine d'un haricot de la même espèce que notre haricot vert.

Le tofu

Cette pâte blanche est issue du caillage du lait de soja. Consommé en Asie depuis des centaines d'années, le tofu connaît désormais un grand succès en France. Riche en protéines végétales (14,6 %) d'excellente qualité, le tofu, comme le steak de soja, est une bonne alternative à la viande, car il permet de maintenir un bon métabolisme de base. Il faut compter environ 120 g de tofu pour remplacer une portion de viande, de poisson ou d'œufs. Consommé nature, il constitue une source intéressante d'acides gras oméga 3, de calcium et de magnésium.

Le tempeh

Fabriqué à partir de graines de soja jaunes immatures, dépelliculées, cuites, écrasées, puis ensemencées avec un champignon qui transforme la préparation en un gâteau compact, le tempeh offre des arômes de champignon, de noix et de levure. Disponible au rayon frais des boutiques bio, il ne se conserve pas longtemps et doit être consommé cuit. Aliment très nutritif et dense, bonne source de protéines (plus que le tofu), il atteint 190 kcal pour 100 g de produit. Riche en graisses, avec plus de 10 % de lipides, il a aussi une teneur élevée en vitamine B12 grâce au champignon utilisé pour sa fermentation.

Les steaks de soja et autres substituts végétaux

Leurs compositions sont très variables. Ils sont riches en bonnes protéines, mais leurs taux de glucides et de lipides sont à surveiller, ainsi que l'apport calorique par portion (en particulier pour les saucisses de soja ou les « rillettes » et autres « pâtés » végétaux).

Boisson au soja ou tonyu

C'est la seule boisson végétale qui comporte tous les acides aminés essentiels, et en quantité suffisante. Riche en acides gras polyinsaturés et dépourvue de lactose et de cholestérol, et fréquemment supplémentée en calcium d'origine minérale ou végétale, elle est un excellent substitut au lait de vache.

Desserts au soja

Souvent appelées « yaourt », ces spécialités à base d'eau, de graines de soja et de ferments sont enrichies en calcium et se caractérisent par leur faible apport calorique (environ 51 kcal pour 100 g de « yaourt » nature, avec moins de 3 % de lipides). Cette préparation est une bonne source de protéines végétales (4,6 %). Elle ne contient ni cholestérol ni lactose. On surveillera toutefois les variantes au chocolat, à la vanille ou aux fruits, qui restent des produits sucrés plus proches d'une crème dessert.

Le miso

Réduit en purée, puis fermenté de longs mois avec ou sans céréales, le soja se transforme en miso, un incontournable de la cuisine japonaise. On s'en sert pour faire des soupes, en le diluant dans un bouillon à base d'algues, ou comme sauce pour donner de la saveur aux plats de légumes ou de tofu. Les Japonais l'utilisent en cas de diarrhées, car il est beaucoup plus efficace que l'eau de riz ou de carotte (sans parler des mythiques vertus du Coca-Cola à cet égard !).

La crème de soja

Relativement peu énergétique pour une matière grasse (187 kcal/100 g), avec 18 % de lipides environ, elle est comparable à la crème allégée à 15 % de MG. Sauf qu'elle contient moins d'acides gras saturés, plus de 15,5 g d'acides gras insaturés de bonne qualité et pas de cholestérol. Elle fournit en outre 3 % de protéines possédant tous les acides aminés essentiels et 4 % de glucides dépourvus de lactose.

Elle a une teneur élevée en vitamines et minéraux, notamment en vitamines du groupe B, phosphore et magnésium. Elle peut contenir huiles végétales, lécithine et épaississants. Elle remplace très bien la crème fraîche dans les sauces, soupes, gratins et desserts. La version liquide est une préparation non fermentée à base de fèves de soja, tandis que la version épaisse est lacto-fermentée, ce qui est, comme pour la crème fraîche, beaucoup plus intéressant en raison de la présence de ferments à l'origine des fameux probiotiques.

La sauce soja

Fermenté avec ou sans céréales, puis mis en saumure, le soja donne cette sauce unique dont aucune préparation asiatique ne saurait se passer. On l'ajoute aux plats cuits ou l'on s'en sert comme condiment après y avoir fait mariner gingembre, ciboulette, raifort ou wasabi, citron, ou des légumes finement râpés.

Conseil

En conclusion, si le soja ne manque pas d'atouts pour la santé, il serait illusoire de le considérer comme une panacée et d'augmenter de façon trop importante les quantités consommées : 200 g par jour sont une quantité raisonnable.

Les huiles végétales

Au même titre que les protéines et les glucides, les matières grasses, ou lipides, sont des nutriments indispensables. Ils fournissent de l'énergie, mais aussi des acides gras essentiels, indispensables à la formation de molécules comme les hormones ou les anticorps. Ils préservent en outre la santé de notre peau (sans graisse, pas de cicatrisation) et celle de notre cerveau.

Viandes, poissons, produits laitiers, etc., les lipides sont partout dans nos assiettes. Nous nous intéresserons ici plus particulièrement aux huiles végétales que nous utilisons pour cuire ou assaisonner nos préparations, car elles sont une excellente source de bons acides gras, de vitamines et de minéraux. À condition de savoir les choisir et de les consommer sans excès, car il n'existe pas d'huile légère.

Le saviez-vous

Toutes, sans exception, contiennent 100 % de lipides. Elles apportent donc toutes 900 kcal aux 100 g et constituent le produit alimentaire le plus calorique qu'il soit.

Les différents acides gras

Focus

On en distingue trois types : saturés, mono-insaturés et polyinsaturés, qui agissent différemment sur le métabolisme en fonction de leur structure chimique. Un acide gras est une chaîne de carbone sur laquelle sont fixés des atomes d'hydrogène et une fonction acide. Quand tous les maillons de la chaîne sont occupés par des hydrogènes, on parle d'acide gras saturé. Lorsqu'il existe une double liaison avec moins d'hydrogènes entre deux atomes de carbone, c'est un acide gras mono-insaturé. Et lorsqu'il y a plusieurs doubles liaisons, on obtient un acide gras polyinsaturé.

Les acides gras essentiels

Ces acides gras sont dits essentiels, car l'organisme est incapable de les fabriquer. Ce sont des acides gras polyinsaturés. Il en existe deux, l'acide linoléique (famille des oméga 6), et l'acide alpha-linolénique (famille des oméga 3).

À partir de ces deux acides gras essentiels, notre organisme est capable de fabriquer une myriade de substances chimiques indispensables aux réactions biochimiques de notre corps pour préserver son système immunitaire, assurer la coagulation du sang et lutter contre l'inflammation. En plus de ces fonctions, les oméga 6 et les oméga 3 vont pénétrer dans toutes les membranes cellulaires et réguler le passage des nutriments. Ils sont également impliqués dans le renouvellement des tissus. On a par ailleurs constaté des problèmes de croissance chez les enfants carencés, ainsi que des atteintes au niveau du développement cognitif. On a aussi découvert récemment que les acides gras oméga 3 pouvaient diminuer le risque de troubles cardiovasculaires après un infarctus du myocarde. Ces deux acides gras essentiels agissent de façon conjointe.

Ainsi, l'apport d'acide linoléique va contribuer à synthétiser les substances qui permettent la coagulation du sang tandis que l'apport en acide alpha-linolénique va éviter qu'il ne coagule trop.

Les oméga 3 doivent être combinés avec des oméga 6 dans un rapport de 1 sur 5, sinon ils présentent un risque pour la santé (diminution de la coagulation pouvant conduire à des hémorragies, affaiblissement du système immunitaire et anti-inflammatoire) ou s'avèrent inutiles, car ils se transforment en oméga 6 ou en calories.

Conseil

LES RECOMMANDATIONS

En France, on recommande 2 cuillerées à soupe d'huile végétale par jour pour combler nos besoins en acides gras essentiels. Les huiles de colza et de noix offrent un rapport oméga 3/oméga 6 intéressant et sont donc à privilégier.

EPA et DHA

Il s'agit de deux acides gras de la série oméga 3 dérivés de la transformation de l'acide alpha-linolénique. Ils se trouvent en particulier dans les poissons, qui le synthétisent à partir de l'acide alpha-linolénique du plancton qu'ils absorbent. Les poissons les plus riches en oméga 3 sont, bien sûr, les espèces les plus grasses, comme le saumon, la sardine, l'anchois, le maquereau, le hareng. Les œufs des poules nourries avec des aliments enrichis en oméga 3 en contiennent, tout comme certaines margarines.

Les acides gras mono-insaturés

Aussi appelés oméga 9, on les trouve dans l'huile d'olive mais aussi dans les viandes, le poisson et les œufs. L'acide oléique protège nos cellules de l'oxydation et il fait (modérément) baisser le cholestérol sanguin en diminuant le cholestérol LDL (ou « mauvais cholestérol ») et en élevant le cholestérol HDL (ou « bon cholestérol »).

Le saviez-vous

DE L'HUILE SANS CHOLESTÉROL ?

Dans certains pays, on peut voir sur l'étiquetage que l'huile ne contient pas de cholestérol. Cette appellation est interdite en France. Par essence, les huiles végétales ne contiennent pas de cholestérol, qui est un stérol animal. Certaines peuvent contenir en revanche des phytostérols, qui sont des stérols végétaux impliqués dans la réduction du taux de cholestérol sanguin.

Les acides gras saturés

Indispensables à la structure des cellules, ces acides gras peuvent être fabriqués par notre organisme. Ils peuvent être d'origine animale ou végétale et sont faciles à reconnaître, car ils se présentent sous la forme solide : beurre, crème, saindoux, huile de palme ou de coco, etc. Consommés en excès, ils augmentent le taux de cholestérol sanguin et favorisent les troubles cardiovasculaires, tel l'infarctus du myocarde.

Focus

LA FABRICATION DES HUILES

Les huiles sont des corps gras, liquides, à température ambiante. Certaines peuvent être figées par le froid, sans altération de leur qualité. Les huiles peuvent être extraites de végétaux, mais aussi de certains animaux marins, comme l'huile de foie de morue et la chair de poisson.

Aujourd'hui, nous ne consommons que des huiles de fruits (olive, palme), de fruits secs (noix, noisettes), de graines d'oléagineux (tournesol, colza, soja) et de germes de céréales (maïs, blé). Les huiles vierges sont obtenues par pression, suivies d'une clarification par centrifugation et d'une filtration.

L'obtention de l'huile de graines d'oléagineux demande une technologie élaborée, les graines sont nettoyées et broyées, puis chauffées à 90 °C, avant d'être passées dans des presses à vis. Cette pression ou trituration permet d'extraire environ 33 % d'huile de la graine tandis que les 12 % restants sont récupérés par extraction, au moyen d'un solvant autorisé pour cet usage, connu sous le nom d'hexane. Par évaporation sous vide, on élimine la totalité de l'hexane de l'huile pour obtenir une huile brute d'extraction.

Vient ensuite le raffinage des huiles brutes de pression et d'extraction, qui permet d'enlever toutes les impuretés qui existent dans les huiles brutes, comme les cires, les phospholipides, les pigments, les métaux, les pesticides et les mycotoxines.

La dernière étape du raffinage s'appelle la désodorisation. Il s'agit d'une élimination des mauvaises odeurs par de la vapeur sous vide comme pour une distillation.

Les acides gras trans

Ces acides gras possèdent au moins une double liaison. Ils provoquent une augmentation du mauvais cholestérol sanguin et une diminution du bon cholestérol. On les trouve en petite quantité dans des aliments comme le beurre ou le lait, mais ils sont surtout présents dans les graisses hydrogénées, très utilisées par l'industrie agroalimentaire.

Quelles huiles végétales choisir ?

L'huile d'arachide

L'huile d'arachide est constituée de 19 % d'acides gras saturés, de 56 % d'acides gras mono-insaturés et de 25 % d'acides gras polyinsaturés. Les acides gras majoritaires sont surtout des acides gras mono-insaturés. Elle contient aussi beaucoup de vitamine E, de 15 à 20 mg pour 100 g d'huile.

De fait de sa composition, comparée aux autres huiles courantes, elle offre une bonne résistance à la chaleur. Elle convient donc particulièrement à la friture. Elle a longtemps été l'huile consommée en majorité par les Français, avant d'être détrônée par l'huile de tournesol. On peut lui reprocher une absence d'acides gras de la série oméga 3.

Attention

RISQUE D'ALLERGIE !

L'huile d'arachide vierge peut être dangereuse pour les personnes allergiques à l'arachide. Même dans les huiles raffinées, il peut rester des quantités infinitésimales de protéines d'arachide.

L'huile de colza

L'huile de colza contient peu d'acides gras saturés, environ 8 %, 60 % d'acides gras mono-insaturés et 32 % d'acides gras polyinsaturés, dont 9 % d'acides gras de la série oméga 3, l'acide alpha-linolénique qui aurait des propriétés bénéfiques sur les troubles du rythme cardiaque. Après un avis positif de l'ANSES, la réglementation française sur les huiles devrait évoluer très prochainement en permettant que le colza devienne multi-usages (assaisonnement et cuisson), comme c'est le cas dans toute l'Europe. On peut donc chauffer l'huile de colza, mais il faut savoir qu'elle risque de dégager une odeur de poisson perceptible pour certains, aux températures dépassant 120 °C. Pour d'autres personnes, moins sensibles, elle ne sent rien, même à une température de friture. L'huile de colza, utilisée aujourd'hui, est une variété dite « double zéro », car on n'y trouve plus d'acide érucique, qui aurait été à l'origine d'affections du muscle cardiaque chez le rat. L'huile de colza contient de la vitamine E (30 mg pour 100 g d'huile), et c'est une huile intéressante pour les personnes qui souffrent de maladies cardiovasculaires. Il s'agit d'une excellente huile qui, de plus, est peu chère.

Focus

HUILE VIERGE OU HUILE RAFFINÉE ?

Les huiles végétales vierges ou brutes sont extraites de la graine ou du fruit par pressage mécanique et ne sont pas raffinées. Pour certains consommateurs, elles possèdent des qualités nutritionnelles que ne présentent plus les huiles raffinées. Or, elles peuvent se montrer dangereuses puisque les pesticides, les mycotoxines (toxines issues de champignons naturels contaminant les graines) et les impuretés n'ont pu être enlevés.

Il faut savoir que les propriétés nutritionnelles des corps gras et des huiles ont été mises en évidence par les nutritionnistes lors d'études faites sur les produits dans l'état où ils sont généralement commercialisés. Comme la plupart des huiles sont raffinées, eu égard à leur défaut de goût et à la présence d'impuretés, cela revient à dire que, à part l'huile d'olive, toutes les autres ont été étudiées au stade d'huile raffinée et que les propriétés nutritionnelles bénéfiques sont celles des huiles raffinées. Alors vierges ou raffinées ? Il s'agit d'un faux débat nutritionnel, un choix où s'expriment la tradition et les goûts culinaires faisant partie de la culture de chacun.

L'huile de tournesol

L'huile de tournesol contient 12 % d'acides gras saturés, 28 % d'acides gras mono-insaturés et 60 % d'acides gras polyinsaturés. Ces acides gras sont de la série oméga 6. Comme l'huile d'arachide, elle n'a pas d'acides gras de la série oméga 3. Elle exerce un effet favorable sur le taux de cholestérol sanguin total en le diminuant. Cependant, une quantité importante d'huile de tournesol diminue aussi le taux de cholestérol HDL, le bon cholestérol. En revanche, elle est beaucoup plus riche en vitamine E, puisqu'elle en contient 50 à 70 mg pour 100 g. Elle peut être employée en assaisonnement, en cuisson et en friture, jusqu'à 180 °C.

Reportez-vous

Il existe une variante de cette huile avec beaucoup plus d'acides gras mono-insaturés oléiques, environ 75 %, et qui résiste mieux aux hautes températures. C'est le tournesol oléique, que l'on rencontre principalement en mélange avec d'autres huiles (voir p. 144, « Les huiles combinées »).

L'huile de maïs

Elle contient 13 % d'acides gras saturés, 30 % d'acides gras mono-insaturés, 57 % d'acides gras polyinsaturés. Sa composition la rapproche de l'huile de tournesol, mais elle s'en distingue par une teneur moindre en riche acides gras polyinsaturés et en vitamine E.

L'huile de soja

Cette huile, extraite des graines de soja, est très riche en acides gras polyinsaturés (65 %) et surtout en un acide gras de la série oméga 3, l'acide alpha-linolénique (8 %). Comme elle contient plus de 2 % d'acide alpha-linolénique, la législation actuelle la cantonne à un usage d'assaisonnement.

Il n'est pourtant pas dangereux de la faire chauffer, mais certaines personnes seront alors sensibles à son odeur particulière. Pauvre en vitamine E, environ 15 mg pour 100 g, elle offre un intérêt nutritionnel moindre que l'huile de colza, car l'acide alpha-linolénique sur la molécule du triglycéride est dans une position telle qu'il est moins bien absorbé par les intestins.

L'huile de noix

C'est une huile de goût très prononcé, de production artisanale et élaborée avec des fruits secs. On y trouve peu d'acides gras saturés, environ 10 %, beaucoup d'acides gras polyinsaturés, environ 71 %, dont 59 % d'acide gras linoléique, 12 % d'acide gras alpha-linolénique, et 18 % d'acides gras mono-insaturés. Bonne pour la santé, l'huile de noix se conserve très mal, justement en raison de sa richesse en acide gras alpha-linolénique. Il est préférable de ne pas l'exposer à l'air ou à la lumière vive. On peut aussi, pour la préserver, la conserver au réfrigérateur. Ainsi, on la trouve fréquemment en bidon de métal afin de la protéger. Malheureusement, elle est chère, mais son goût prononcé permet d'en mettre moins dans les salades.

L'huile de pépins de raisin

Riche à 71 % en acides gras polyinsaturés de la série oméga 6, l'huile de pépins de raisin contient 18 % d'acides gras mono-insaturés et pas plus de 11 % d'acides gras saturés. Elle est concentrée en oméga 6 et contient de la vitamine E (14 mg pour 100 g). Cette huile posséde des composés phénoliques qui ont des propriétés antioxydantes. Elle aide donc à lutter contre les radicaux libres et le vieillissement cellulaire.

Idée reçue

Contrairement à une idée très répandue, l'huile de pépins de raisin n'est pas « super-résistante » à la chaleur, mais elle peut être utilisée à haute température (180 °C), à condition de ne pas dépasser 10 utilisations.

L'huile d'olive

L'huile d'olive est utilisée en cuisine depuis l'Antiquité par les Grecs et les Romains. Elle est extraite des olives préalablement broyées soit par pression, soit par centrifugation. Pour obtenir 1 l d'huile, 4 à 10 kg d'olives sont nécessaires suivant leur variété et leur niveau de maturité. L'un des grands avantages de cette huile est qu'elle peut être utilisée à la fois crue et cuite. À noter cependant qu'elle ne doit pas être portée à trop haute température (température critique : 210 °C), au-delà de laquelle elle se détériore.

L'huile d'olive est très intéressante nutritionnellement, de par sa richesse en acides gras mono-insaturés et notamment en acide oléique, l'un des composants fondamentaux de cette huile. Il a la propriété de diminuer le taux de cholestérol sanguin et d'augmenter le taux de « bon » cholestérol (HDL). L'huile d'olive présente également des antioxydants naturels : les polyphénols permettant de lutter contre la formation de radicaux libres et le vieillissement cellulaire. Enfin, elle peut renfermer jusqu'à 30 mg/100 ml de vitamine E et il est admis qu'une cuillerée à soupe (15 ml) permettrait de couvrir la moitié des apports nutritionnels conseillés en cette vitamine. À noter que celle-ci est un puissant antioxydant.

Attention

L'huile d'olive, comme les autres huiles, est fortement énergétique et apportera 9 kcal/g.

L'huile de sésame

Ses atouts sont nombreux et son goût est prononcé. Très riche en acides gras insaturés, elle possède une teneur élevée en antioxydants ainsi que de la lécithine, bénéfique aux cellules nerveuses et cérébrales, et se consomme en cuisson comme en assaisonnement.

L'huile de germe de blé

Elle est avant tout remarquable pour sa forte teneur en vitamine E (alpha-tocophérol) avec près de 154 mg pour 100 ml, une seule cuillerée à café permettant de couvrir les besoins journaliers en cette vitamine. Celle-ci lui confère un pouvoir antioxydant qui aide à lutter contre les radicaux libres et le vieillissement cellulaire. Elle est aussi une bonne source d'acides gras insaturés dont les fameux oméga 6 et 3. Enfin, l'huile de germe de blé contient des phytostérols, qui ont une structure proche de celle du cholestérol. Ceux-ci se fixent sur les sites d'absorption du cholestérol au niveau de l'intestin et en limitent le passage dans le sang.

Attention

Cette huile est de couleur jaune-brun, a une saveur très parfumée et une texture épaisse et onctueuse. En raison de sa richesse en acides gras insaturés, il est indispensable de la conserver au réfrigérateur et à l'abri de la lumière notamment. De même, elle sera à utiliser exclusivement pour l'assaisonnement à cru et déconseillée en cuisson.

L'huile de lin

Cette huile a fait l'objet de nombreuses controverses. Si cette huile est très riche en acides gras polyinsaturés, donc très intéressante pour couvrir nos besoins en oméga 3, son mode d'extraction à chaud et les composés cyanogéniques des graines de lin ont conduit à l'interdire pendant quelques années. Sa vente est de nouveau autorisée en France, dans des conditionnements opaques pour la préserver de la lumière.

Attention

Elle ne supporte pas la cuisson et doit sera donc toujours consommée crue. De plus, elle est très fragile et rancit rapidement, elle doit donc être conservée dans un lieu frais, à l'abri de la chaleur et de la lumière, et être consommée rapidement après ouverture.

Les huiles combinées

Les huiles combinées associent plusieurs huiles de graines ou de fruits. La première, l'huile Isio 4®, sortie sur le marché il y a une dizaine d'années et largement copiée depuis avec différentes formules, est un mélange d'huile de tournesol, de colza, de pépins de raisins et d'Oléisol®, une huile de tournesol à haute teneur en acide gras mono-insaturé oléique, comme l'huile d'olive. Elle contient 10 % d'acides gras saturés, 60 % d'acides gras mono-insaturés, 30 % d'acides gras polyinsaturés, dont 28,1 % d'acides gras de la série oméga 6 et 1,9 % de la série oméga 3, ainsi qu'une dose importante de vitamine E, de l'ordre de 45 à 55 mg pour 100 g.

Les huiles combinées offrent l'intérêt d'associer plusieurs huiles végétales différentes pour obtenir la composition en acides gras la plus performante pour les besoins de l'organisme. De plus, pour la première fois, certaines huiles sont supplémentées en vitamine D, dont le risque de surdosage est très faible. Isio 4®, par exemple, en contient 5 µg (microgrammes) pour 100 g. Une cuillerée à soupe, c'est-à-dire 10 g, apporte 0,5 µg de vitamine D et couvre 10 % des apports nutritionnels conseillés quotidiennement. Isio 4® est la seule combinaison sur le marché français qui contienne de la vitamine D. Destinée à l'assaisonnement, l'huile Isio Protect® apporte un mélange d'huile de colza, d'olive, de pépins de raisin et de tournesol.

Elle contient de l'acide alpha-linolénique (précurseur de la série des W3) avec un rapport oméga 6/oméga 3 de 5. Ce mélange permet un gain de place : pas besoin de stocker trop de bouteilles d'huile à la maison. Isio Protect® contient aussi de la vitamine D.

Focus

LES FRITURES

Un aliment plongé dans un bain de friture libère une partie de son eau tout en emmagasinant des lipides. Ainsi, une frite va prendre 10 à 15 % de son poids en huile. Certains aliments très riches en eau, comme la courgette, peuvent ainsi s'imprégner de 50 % de graisse. C'est pourquoi il vaut mieux limiter ce mode de cuisson.

Attention aussi aux fréquentes visites au fast-food ! L'huile utilisée dans ces « restaurants » est riche en acides gras saturés, voire en acides gras trans. La plupart affirment utiliser de l'huile de colza, réputée bonne pour la santé, mais ils l'utilisent sous une forme hydrogénée, donc riche en acides gras trans qui augmentent le taux de mauvais cholestérol et diminuent le bon cholestérol.

Est-ce que la friture altère la qualité des lipides ?

La friture n'altère pas la qualité nutritionnelle des lipides, mais elle provoque la formation de substances oxydées, dont certaines restent dans l'huile de friture. Plusieurs études ont montré que les huiles de friture ayant servi à préparer des aliments pour l'homme n'avaient présenté aucune toxicité quand elles avaient été administrées à des animaux.

Toutefois, il vaut mieux, par prudence, éviter de manger des aliments frits plus de 2 fois par semaine, car ils sont très gras. Enfin, la température des bains de friture ne doit pas dépasser 180 °C et il est conseillé de changer l'huile toutes les 10 utilisations.

L'huile de paraffine

L'huile de paraffine est une huile minérale issue d'hydrocarbures. Elle est utilisée comme laxatif, mais aussi comme huile de régime, car elle n'est pas absorbée par le tube digestif. Elle ne doit pas être chauffée. De plus, son usage quotidien peut provoquer des carences en vitamines A, D, E, K (vitamines liposolubles) et entraîner dans les selles les sels minéraux et les oligoéléments de l'alimentation.

Attention

Il ne faut pas consommer de l'huile de paraffine au dîner avant le coucher. En effet, la position allongée peut entraîner, chez certaines personnes, une remontée d'huile dans les bronches, par l'œsophage, et provoquer des paraffinomes, petites tumeurs qui peuvent avoir des conséquences respiratoires.

Les « huiles » de coprah (ou coco), de palme et de palmiste

Ces huiles ne ressemblent pas aux autres et devraient plutôt être appelées graisses, car elles ne sont pas fluides, mais solides à température ambiante, en raison de leur richesse en acides gras saturés. L'huile de coprah ou coco se vend en pains, tandis que l'huile de palmiste est peu répandue en France. Cependant, l'huile de palme est utilisée dans la restauration collective et dans de nombreuses préparations industrielles (plats cuisinés, gâteaux...), mélangée à d'autres huiles. En effet, ce sont des huiles moins chères que les huiles traditionnelles, mais elles ont l'inconvénient d'être riches en acides gras saturés et d'augmenter le taux de cholestérol sanguin. Il serait donc préférable de ne pas y recourir afin de ne pas augmenter les risques de maladies cardiovasculaires.

Conseil

LES RECOMMANDATIONS

- Privilégiez l'huile d'olive, de colza ou de noix pour les assaisonnements.
- Adoptez l'huile de tournesol pour les fritures.
- Optez pour les huiles combinées en cas de risque cardiovasculaire.

Reportez-vous

Reportez-vous à la page 183 pour découvrir comment les choisir, les conseils de consommation et les pièges de ces produits.

Les matières grasses : huile, beurre et margarine

Nous avons pu le voir, les huiles sont bénéfiques pour la santé, néanmoins, les matières grasses relèvent de la catégorie des faux amis, et cela pour deux raisons. La première, c'est que la plupart des matières grasses ont un taux calorique très élevé.

Par exemple, 100 g de beurre comptent environ 750 kcal et 100 g d'huile environ 900 kcal. Un record, car ces deux aliments sont essentiellement constitués de lipides dont la valeur calorique est de 9 kcal par gramme.

Par ailleurs, leur emploi est difficile à maîtriser. Dans les recettes de cuisine, vous trouverez rarement des consignes du type « Ajouter 5 g de beurre dans la sauce ». Vous-même, est-ce que vous prenez vraiment une cuillère à soupe pour mesurer l'huile que vous déposez dans la poêle ? Bien souvent, on verse directement depuis la bouteille, persuadé que « ça doit faire à peu près une cuillerée à soupe ». Donc, on s'oblige bien souvent à contrôler chaque aliment que l'on va mettre dans son assiette pour baisser la garde au moment de préparer l'assaisonnement ou de graisser l'ustensile de cuisson !

Conseil

Il faut apprendre à gérer de façon très rigoureuse la consommation de matières grasses, en mesurant très précisément les quantités employées.

Le saviez-vous

BEURRE ET MARGARINE : AUSSI CALORIQUES

Contrairement à ce que beaucoup de gens pensent, la margarine est quasiment aussi calorique que le beurre (717 kcal pour 100 g). Si la première est une huile émulsionnée à l'eau, le beurre est préparé à partir de lait, qui contient lui aussi une quantité importante d'eau. C'est d'ailleurs sur ce principe que sont préparés la plupart des produits allégés. Pour diminuer leur valeur calorique, les fabricants y ajoutent bien souvent de l'eau. Donc, en vous facilitant la vie avec des plats préparés allégés, ce sont surtout les petites « embrouilles » de l'industrie agroalimentaire que vous facilitez.

Reportez-vous

Reportez-vous à la page 183 pour découvrir comment les choisir, les conseils de consommation et les pièges de ces produits.

L'alcool et ses dérivés

L'alcool est un aliment dans la mesure où il fournit de l'énergie, mais on oublie de dire que l'éthanol qu'il contient est l'une des premières drogues récréatives que l'homme ait inventées. Il agit un peu à la façon d'un psychotrope. Ceci étant, la médecine s'accorde aujourd'hui pour dire que le vin, consommé en quantité limitée (1 verre par jour), permettra d'abaisser le mauvais cholestérol et de protéger le cœur.

Il n'en demeure pas moins que l'alcool présente trois problèmes majeurs. Le premier, c'est que 1 g d'éthanol apporte 7 kcal, ce qui le place juste derrière les lipides. Le deuxième, c'est que l'éthanol augmente la capacité à manger, car il a un effet désinhibant. Enfin, l'éthanol – contrairement aux sucres, qui sont dépensés par le muscle – ne se dépense que sous forme de chaleur, sauf quand il est transformé en lipides et en sucres. Quant aux cocktails alcoolisés, ils présentent l'inconvénient de rajouter encore un peu plus de sucre à ceux déjà apportés à l'organisme par l'éthanol.

Les oléagineux

Les oléagineux (cacahuètes, noisettes, amandes, noix et noix de cajou, mais aussi les graines de courges de tournesol, etc.) jouissent depuis quelques années des faveurs du public. Et ce, pour deux raisons. D'une part, ils sont très riches en fibres et en protéines.

D'autre part, les graisses qu'ils contiennent font partie de ce qu'on appelle les « bons gras », riches en omega 6 et, dans une moindre proportion, en omega 3. Par un effet de mode, tout le monde s'est habitué à consommer amandes, noix ou noisettes en collation. Avec, pour le justifier, l'argument que cela réduit les fringales. Ce qui s'explique très simplement : comme je l'ai dit, une augmentation des graisses circulant dans le sang a un effet de coupe-faim plus important que la consommation de sucre.

Pour autant, les oléagineux restent des aliments très caloriques (entre 540 kcal aux 100 g pour les graines de courge et jusqu'à 750 kcal pour les noix de pécan). Par ailleurs, comme pour les matières grasses, il est rare que nous les mesurions précisément. Savez-vous exactement combien pèse une poignée d'amandes ?

Attention

Entre 50 et 100 g de fruits oléagineux variés consommés en collation l'après-midi, associés à des jus de fruits très sucrés (raisin ou pruneau) peuvent augmenter la ration calorique journalière de presque 1 000 kcal. Ce qui est tout à fait suffisant pour prendre à peu près 2 kg en deux semaines.

Reportez-vous

Reportez-vous page 117 pour en savoir plus sur les oléagineux.

PARTIE 3

ALIMENTS : FAIRE LES BONS CHOIX

Nous savons qu'il est important d'adopter une alimentation équilibrée pour garantir le bon fonctionnement de notre corps, maintenir un poids normal stable et prévenir l'apparition de certaines maladies. Aujourd'hui, l'alimentation est de plus en plus clairement porteuse de santé, et certains aliments sont même reconnus pour leurs vertus thérapeutiques. Dans un même temps, l'industrie agroalimentaire ne cesse de développer de nouveaux produits qui, pour certains, relèvent plus de la forme chimique que de l'alimentation. Cette partie est conçue tel un guide du « bien manger », elle répond aux nombreuses questions que l'on se pose sur nos aliments du quotidien, et a pour but de simplifier les choix alimentaires.

Chapitre 10

Décryptage des produits du quotidien

DANS CE CHAPITRE

Comment les choisir ?

•

Les pièges

•

Les conseils de consommations

Pas facile de faire son choix parmi les nombreux produits proposés aux supermarchés et dans les commerces de proximité. Ce chapitre offre une analyse complète des diverses catégories alimentaires qui accompagnent notre quotidien afin de vous aider à faire des courses plus saines.

Le pain et produits de boulangerie

Le pain est un aliment phare de l'alimentation française. Il est, pour beaucoup, incontournable au petit déjeuner et accompagne quotidiennement vos repas ; d'où l'importance de bien le sélectionner.

Dans sa recette de base, le pain est fabriqué avec à mélange de farine, d'eau, de sel et de levain ou levure. À partir de cette préparation, le temps de pétrissage et de levage mais également le façonnage et la cuisson vont faire varier le résultat obtenu et c'est là tout le savoir-faire de l'artisan boulanger. Mais cette recette de base subit également des modifications et évolutions avec plus ou moins d'impact sur le goût, la texture, mais également sur les caractéristiques nutritionnelles, selon :

- **La variété de farine utilisée** : farine de blé plus ou moins complète (T55 pour une baguette ou pain blanc à T150 pour du pain complet, voire T200 pour du pain intégral), ou farine d'autres céréales (maïs, seigle, avoine, épeautre...). Il est également possible d'utiliser une farine blanche, puis d'ajouter du son.
- **Le type d'agent levant utilisé** : levure de boulanger qu'elle soit fraîche ou déshydratée ou au levain. La levure, qui est un champignon (*Saccharomyces cerevisiae)*, permet une fermentation plus rapide et régulière du pain. Le levain, qui est une pâte composée

de farine de blé et/ou de seigle, d'eau et éventuellement additionnée de sel, est laissé à température ambiante afin que les bactéries s'y développent naturellement. Cette panification ancestrale au levain est plus lente et contraignante mais elle génère des acides organiques qui ont plusieurs intérêts : une meilleure disponibilité des minéraux (zinc, magnésium), un index glycémique moins important qu'un pain à la levure, un goût puissant, une meilleure digestibilité du gluten, et enfin une meilleure conservation naturelle du pain.

- **L'ajout de graines** (sésame, pavot, noix, tournesol...), de fruits ou de fruits secs (raisins secs, pommes, figues...), de fromage, d'oignons, de lardons...
- **L'addition d'autres ingrédients comme le lait, les œufs, le sucre, le beurre, les huiles végétales...** permettent également de décliner pain viennois, pain de mie, pain au lait, brioche... que l'on classe plutôt dans la famille des viennoiseries. La particularité nutritionnelle de ces produits reste une richesse en glucides, source d'énergie importante dans notre alimentation. Cependant, les ajouts, notamment de matières grasses et de sucre, doivent être pris en compte dans la façon de consommer ces produits en adaptant la quantité et la fréquence de consommation.

Au-delà des recettes artisanales, une large gamme de produits industriels s'est développée avec un choix de pains précuits, pains de mie, mais également pains grillés, biscottes et autres produits dont les recettes varient fortement.

Comment les choisir ?

Le pain de boulangerie sans autre ajout que de la farine, de l'eau, de la levure ou du levain et du sel reste le produit à privilégier, par rapport aux autres recettes plus complexes. Vous pouvez varier la nature de la farine utilisée ou optez pour un mélange de farines. Les ajouts de graines de sésame, pavot ou même de noix ne modifient que modérément l'apport calorique.

Le pain complet est intéressant pour sa richesse en fibres (3,9 % de fibres contre 1,2 % pour le pain blanc) et sa teneur en minéraux et vitamines plus importante grâce à l'utilisation de la mouture complète du grain de blé. Les glucides complexes qui le composent seront alors assimilés plus progressivement et l'énergie ainsi apportée permettra à l'organisme de tenir jusqu'au prochain repas. Les fibres insolubles auront un impact positif sur les transits paresseux.

Les pains précuits, en surveillant l'ajout de matières grasses et en privilégiant les listes d'additifs les plus courtes, sont un bon moyen d'avoir à disposition du pain de qualité satisfaisante.

Les biscottes et autres pains grillés, de par leur cuisson plus importante, rendent l'amidon plus digeste, mais ce dessèchement les rend également plus caloriques. On surveillera la quantité et la qualité des matières grasses ajoutées.

Les pains de mie se caractérisent par leur mœlleux, encore renforcé par les versions sans croûte, et par une conservation plus longue que le pain de boulangerie. Ils sont intéressants si vous avez du mal à mastiquer le pain classique et séduisent les enfants, mais l'ajout de sucre et matières grasses dans les recettes impose une vigilance sur la qualité et les quantités.

Les pièges

Attention

Les ajouts excessifs de matières grasses, de sucres et de sel. La qualité des ingrédients (ajout d'huile de palme, de sirop de glucose-fructose).

Les produits qui vantent l'utilisation de blé complet sans être réellement sources de fibres (au moins 3 g de fibres pour 100 g) et dont le reste de la composition laisse à désirer.

La taille des portions proposées, car le poids d'une tranche d'une marque à l'autre peut varier du simple au double.

Les conseils de consommation

Conseil

Dans le cadre d'une alimentation équilibrée, la consommation d'une portion de pain et/ou de féculents est conseillée à chaque repas.

Le pain de boulangerie, c'est-à-dire réalisé par un artisan boulanger, reste à privilégier.

À l'exception de certains produits remarquables, les biscottes et autres produits secs, moins rassasiants, devraient rester du dépannage.

Les viennoiseries sont des produits plaisir, leur fréquence de consommation doit être modérée (2 fois par semaine maximum). Prenez soin de privilégier les produits nature et surtout d'éviter ceux fourrés. L'ajout de matières grasses et de sucre dans la recette de base impose de ne pas les tartiner de matières grasses et/ou sucre supplémentaire (confiture, pâte à tartiner, beurre...).

Les produits industriels contiennent fréquemment un ajout de gluten qui rend la mie plus aérée et le produit plus mœlleux. Ce surplus de gluten peut compliquer la digestion. Cela ne vous rend pas nécessairement intolérant au gluten, mais ces surplus dans de nombreux produits et de façon cumulée peuvent finir par vous gêner !

On peut considérer les cafés solubles comme un dépannage quand on n'a pas de cafetière à disposition. Pour les cafés solubles, privilégiez les produits lyophilisés : la lyophilisation permet de transformer le café en granulés de meilleure qualité que le café atomisé au rendu grossier et irrégulier. Très pratique, le café instantané a tout de même un inconvénient car il contient davantage de composés de Maillard que le café moulu ou en grains. Or ces composés peuvent accélérer le vieillissement.

Pour les mélanges à la chicorée, préférez un bon café filtre auquel vous ajouterez vous-même de la chicorée, pour une boisson de meilleure qualité que les mélanges prêts à l'emploi.

Les pièges

Attention

Vous pouvez être tenté de choisir un café soluble « au lait », mais ces produits s'accompagnent systématiquement de conservateurs et les industriels font le choix de poudre de lait entier. Un bon café auquel vous ajoutez votre propre lait est tout aussi rapide en préparation !

TOUTES les recettes gourmandes instantanées : cappuccino nature, au chocolat, au caramel, café viennois... contiennent soit du sirop de glucose-fructose, soit des graisses végétales hydrogénées (ou non dans les meilleurs cas), soit les deux. Un seul conseil : les réaliser maison. Au bureau, à la machine à café, choisissez donc un café noir ou décaféiné.

Les conseils de consommation

Attention

Même s'il est peu calorique, le café ne doit pas être consommé sans modération. La caféine est un stimulant du système nerveux en agissant sur l'activité intellectuelle et facilitant la vigilance à court terme. Elle agit aussi sur le système circulatoire en augmentant le rythme cardiaque. À trop forte dose, elle peut provoquer anxiété ou irritation.

Conseil

Aussi, 300 mg de caféine sont considérés comme une consommation quotidienne modérée, soit environ 3 tasses de café torréfié ou instantané, à adapter en fonction de votre état de santé.

Pour les femmes enceintes et allaitantes, on préfère limiter à 1 à 2 tasses par jour maximum. On limitera encore plus les cafés « améliorés », qui sont et doivent rester des boissons plaisir, dont l'apport calorique grimpe, dans certaines enseignes américaines, avec l'ajout de *topping* et autres crèmes.

Focus

LES DOSETTES ET CAPSULES

Le café en dosette ou capsule apporte la facilité d'emploi, il est parfaitement dosé, bien conservé et offre la qualité d'un véritable expresso. Cette offre ne cesse de s'agrandir, certains produits ont en plus une image de produit de luxe, véhiculée par des campagnes de publicité de prestige.

Le principal inconvénient est que chaque produit ne contient que 5 g de café moulu : le prix au kilo avoisine donc les 62 euros ! Sans oublier que leur utilisation entraîne une surconsommation d'emballages et de suremballages…

Du point de vue nutritionnel, comme pour les cafés instantanés, on préfère les produits classiques ou allongés vous apportant 2 kcal par tasse environ aux recettes type mocha, cappuccino, latte macchiato nature, caramel, qui dépassent facilement les 80 kcal pour 200 ml, autant que les sodas…

Thés et tisanes

Il existe un grand nombre de thés différents : thé noir, thé vert, blanc, fumé, Oolong… qui proviennent pourtant du même arbuste, le théier, dont les feuilles sont travaillées différemment. Nous consommons principalement du thé noir, qui subit une oxydation complète et se conserve plus longtemps, et du thé vert qui est au contraire un thé non fermenté.

Les thés contiennent :

- **De la théine** (l'équivalent de la caféine), en quantité variable selon les variétés, le thé noir en ayant plus que le thé vert : 50 à 90 mg pour une tasse de 200 ml. Elle est responsable de l'effet stimulant du thé, mais de façon moins excitante que la caféine car les tanins atténuent ses effets ;
- **De la théobromine et de la théophylline**, des substances stimulantes ;
- **Du fluor** : 20 à 25 mg pour un sachet ;
- **Des polyphénols, véritables molécules antioxydantes**, comme les flavonoïdes et les catéchines, en quantités importantes : 175 mg environ pour une tasse de 180 ml. Ces substances antioxydantes luttent contre les effets des radicaux libres sur les cellules du corps ;
- **Des tanins** : ils se trouvent en moindres quantités dans le thé vert que dans le thé noir. Ceux-ci inhibent l'absorption des sels minéraux et plus particulièrement du fer non héminique (d'origine végétale).

Le thé rouge ou rooibos que l'on trouve de plus en plus dans les rayons, est une infusion, ce n'est pas du thé. Il s'agit des feuilles d'un petit arbuste qui pousse uniquement en Afrique du Sud. C'est après fermentation que ses feuilles prennent la teinte brun-rouge à laquelle il doit son nom. C'est une boisson non excitante car sans théine, sans calories, riche en antioxydants et contenant très peu de tanins. Les tisanes sont quant à elles préparées avec toutes sortes de plantes, seules ou en mélanges. On prépare des tisanes à base de feuilles, de fleurs, de fruits, de racines…

Comment les choisir ?

Pour les thés, les feuilles les plus savoureuses sont les plus petites et les plus proches du bourgeon, on préférera le thé en feuilles entières et celui aux feuilles brisées proposées essentiellement en vrac, ceux-ci sont meilleurs que les brisures, utilisées pour les sachets, sachant que des poussières de thé, moins nobles que la feuille elle-même, sont souvent rajoutées dans les sachets… Si vous préférez tout de même le sachet pour plus de praticité et ne souhaitez pas pour autant sacrifier le goût, veillez à ce que son contenu ne soit pas une poudre difficilement identifiable. Une tisane de belle qualité mêle de véritables morceaux de feuilles, de racines, de fleurs et/ou de fruits.

Les pièges

Attention

Faites bien attention à ne pas acheter que des arômes : certains thés et tisanes contiennent plus d'arômes que de constituants physiquement identifiables, c'est le cas de certaines infusions façon cupcake, tarte citron, poire-chocolat, mais aussi fruits rouges, pomme et même menthe !

Ayez un œil critique sur les mentions inscrites : « nuit paisible » propose un thé déthéiné, « digestion légère » pris après un repas peut améliorer le confort digestif, mais les « ventre plat », « détox » ou « brûle-graisse » ne sont pas des thés et tisanes miracles !

Enfin, certains produits ne sont pas simplement l'alliance de plusieurs plantes, mais sont de vraies boissons sucrées, on y retrouve d'ailleurs le sucre en premier ingrédient, on est bien loin de simples infusions sans calories !

Les conseils de consommation

Conseil

Les tisanes et thés peuvent être consommés sans sucre à tout moment de la journée, ils seront à boire dans l'heure qui suit l'infusion, car au-delà les polyphénols disparaissent. Cependant, la théine contenue dans le thé (l'équivalent de la caféine dans le café) peut empêcher les personnes sensibles de dormir. Cependant, vous pouvez choisir un rooibos ou déthéiner votre thé : la théine étant libérée durant les premières minutes d'infusion, avant les tanins, infusez 2 à 3 minutes, jetez cette première infusion puis infusez à nouveau 7 à 8 minutes.

Enfin, les tanins du thé limitent l'absorption du fer : en cas de consommation importante, il sera préférable d'en consommer à distance des repas ou de contrebalancer cet effet en consommant des aliments riches en vitamine C.

Focus

LES ARÔMES

Au-delà des thés noir, vert, blanc ou rouge, qui ont tous des goûts différents, vous appréciez certainement de varier les saveurs grâce à de délicieux thés parfumés !

Mais qu'en est-il de ces fameux arômes ajoutés dans votre thé ? En réalité, s'il est précisé « arôme naturel de X », l'arôme utilisé est réellement un arôme naturel issu du produit d'origine X. Encore mieux, le fabricant peut directement utiliser les feuilles de menthe ou des écorces d'agrumes mélangées aux feuilles de thé.

Dans tous les autres cas, la dénomination « arôme », « arôme de X », « arôme naturel » sans autre précision, indique un arôme de synthèse créé en laboratoire !

Cacao en poudres chocolatées

La fabrication de la poudre de cacao est un long processus. Les fèves de cacao extraites de cabosses, fruits du cacaoyer, sont fermentées, séchées, torréfiées, décortiquées, dégermées et broyées afin d'obtenir la pâte de cacao. Ensuite une partie de la matière grasse (ou beurre de cacao) est extraite, et servira à la fabrication du chocolat en tablette. Le produit résiduel est alors concassé et pulvérisé de façon à obtenir la poudre de cacao.

Le cacao a une forte densité énergétique, il est aussi l'un des aliments les plus riches en flavonoïdes, ce qui lui confère une grande capacité antioxydante. Il est une excellente source de phosphore, de magnésium et d'oligoéléments tels que le zinc, le manganèse et le cuivre. Il est enfin riche en théobromine, entraînant des effets positifs sur notre humeur.

Comment les choisir ?

Privilégiez les produits 100 % cacao auquel vous ajouterez ou non du sucre suivant vos goûts (avec parcimonie), ainsi vous maîtriserez au maximum la composition de vos chocolats chauds.

Si vous préférez les poudres chocolatées déjà sucrées, orientez-vous vers les produits les plus riches en cacao (cacao en premier dans la liste des ingrédients et/ou pourcentage précisé sur la boîte) et laissez en rayon ceux contenant du sirop de glucose et/ou de l'huile végétale.

Les pièges

Attention

Certains sticks, dosettes et capsules vous proposent de faire un chocolat chaud en un tour de main, cependant ils cachent du sirop de glucose et une liste d'additifs toujours plus longue. À ce prix, préférez une poudre 100 % cacao ou une poudre chocolatée classique de qualité !

Les conseils de consommation

Conseil

Outre sa consommation sous forme de boisson, le cacao peut occasionnellement se substituer au sucre pour varier les saveurs, notamment dans les yaourts, mais être aussi utilisé dans les plats salés, puisqu'il s'agit d'une épice à part entière.

La consommation de cacao doit cependant être limitée dans le cadre d'une alimentation équilibrée en raison de sa valeur énergétique élevée (environ 350 kcal pour 100 g) et de sa richesse en lipides et glucides. Il fait partie de l'alimentation plaisir, soit un lait cacaoté avec 1 à 2 cuillerées à café de cacao par tasse maximum.

Focus

LES PRÉPARATIONS CACAOTÉES AUX CÉRÉALES

Benco®, Banania®, Ovomaltine®, Mon Premier Nesquik ®, Tonimalt®... sont des mélanges de sucre (qui est souvent le premier ingrédient), de poudre de cacao, entre 12 et 20 % maxi, ce qui est insuffisant, et d'une poudre de céréales biscuitées.

Si l'on vante, dans ces produits, un réveil vitaminé ou un petit déjeuner plein d'énergie, sachez que cet ajout de céréales n'a aucun intérêt nutritionnel. Il s'agit de préparations très sucrées et les céréales ainsi ajoutées seront rapidement digérées et assimilées sans aucun effet rassasiant, bien au contraire ! Cela ne remplace en rien la consommation d'une portion de pain ou de céréales bien sélectionnés en plus d'une boisson cacaotée.

On préférera un chocolat chaud préparé avec une poudre cacaotée riche en cacao. Quant au Premier Nesquik®, il ne s'agit en rien d'une préparation infantile, fondée sur une réglementation spécifique, comme l'emballage peut le laisser croire. Ne tombez pas dans le panneau !

Épicerie sucrée

Les céréales

Les céréales du petit déjeuner occupent une large place dans les rayons des supermarchés et bénéficient d'une image de produit idéal pour un petit déjeuner équilibré, que ce soit pour les plus jeunes, pour ceux qui surveillent leur ligne ou pour les sportifs.

De nouveaux produits aux saveurs, formes ou simplement packagings différents ne cessent de voir le jour et il devient encore plus difficile de choisir une variété permettant de réaliser un petit déjeuner équilibré, riche en goût et rassasiant pour toute la matinée.

Les céréales petit déjeuner sont fabriquées soit à partir de grains de céréales bruts – souvent du blé, mais également du maïs, du riz, de l'avoine, de l'orge, du quinoa... –, soit à partir de la farine de ces céréales auxquelles sont ajoutés du sel, du malt, du sucre, parfois des fibres, des matières grasses ou encore des fruits secs, graines oléagineuses, du lait ou du chocolat.

Les grains d'origine sont plus ou moins transformés par des procédés mécaniques et de cuisson, ou les deux en même temps, comme dans le cas de la thermo-extrusion permettant la fabrication de céréales de toutes les formes (boules, étoiles, etc.), puis les céréales obtenues sont ensuite refroidies afin de conserver leur croustillant et seront enfin plus ou moins enrobées de sucre, de miel ou de chocolat ou fourrées selon les recettes. C'est ainsi que l'on obtient différentes sortes de céréales :

- **Les graines brutes nature** juste laminées, comme les flocons d'avoine. Elles composent la base des mueslis floconneux associées à des fruits secs, des graines oléagineuses, du chocolat en diverses proportions ;
- **Les mueslis croustillants**, autrement appelés « crüeslis » sont fabriqués à partir de ces flocons, amalgamés par un ajout de graisses et de sucres ;
- **Les soufflées ou éclatées** : les grains entiers sont soumis à un vide partiel. Cette décompression brutale « souffle » les parois du grain comme on gonfle un ballon. Elles peuvent être proposées nature ou enrobées ;
- **Les extrudées** : elles sont obtenues non pas à partir de grains entiers mais de farines pour former une pâte soumise à une cuisson à hautes température et pression. Elles peuvent être enrobées ou fourrées au chocolat ou aux fruits sous forme de pâtes de fruits ou confitures ;
- **Les pétales**, traditionnellement à base de maïs, mais aussi de blé plus ou moins complet ou avec ajout de son. Elles sont proposées nature ou encore enrobées de sucre, de miel ou de chocolat. Ces céréales du petit déjeuner se caractérisent par leur richesse en énergie qui provient majoritairement des glucides (60 à 85 %) apportés par la céréale de base mais également par les sucres et/ou les autres produits sucrés ajoutés à la recette.

Les techniques de fabrication utilisées agissent également sur l'amidon qui devient hautement digestible et de ce fait augmente leur index glycémique (IG), souvent supérieur à 70, ce qui les classe dans la catégorie des IG élevés. On sera rassasié bien plus longtemps avec une bonne tartine de pain de boulangerie riche en fibres avec un peu de beurre et de confiture.

Le taux de lipides est également à prendre en compte. Même si la majorité des céréales sont pauvres en lipides (moins de 5 %) car majoritairement sucrées, certaines céréales fourrées au chocolat ou certains crüeslis, *via* entre autres la présence de graines oléagineuses, peuvent dépasser les 15 à 20 % de matières grasses. La nature des graisses n'aura pas le même impact sur la santé, qu'elles proviennent d'huile de palme dans les fourrages chocolat ou de diverses graines (amandes, noix, noisettes, etc.) au profil lipidique plus intéressant.

Comment les choisir ?

Le meilleur choix est souvent le plus simple : on privilégie les flocons d'avoine, les pétales nature et les mueslis traditionnels floconneux sans sucres ajoutés.

Les mueslis floconneux sont intéressants de par leur richesse en protéines et en fibres, donc plus rassasiants, mais également leur teneur en minéraux et vitamines naturellement présents. Les apports en graisses sont correctes et celles-ci sont majoritairement insaturées.

Limitez les formes « originales » hautement transformées nécessitant des méthodes de fabrication qui témoignent facilement d'un index glycémique élevé.

Évitez les produits clairement identifiés comme riches en sucres ajoutés (caramel, miel) ou aux couleurs fantaisistes qui témoignent d'un « glaçage » au sucre additionné de colorants ; mais aussi les fourrages, riches en sucres et en graisses.

Si vous faites attention à votre ligne, choisissez des céréales faiblement énergétiques, c'est-à-dire inférieures à 380 kcal pour 100 g, avec un taux de lipides inférieur à 6 % et une quantité de sucres simples inférieure à 20 %. Reportez-vous au tableau des valeurs nutritionnelles sur l'emballage. Vous verrez que ces critères sont respectés essentiellement pour les pétales de céréales non sucrées, les flocons d'avoine et les mueslis floconneux.

Pour tous, les céréales ne devraient pas dépasser 400 kcal pour 100 g, 10 à 12 % de lipides et 20 à 25 % de sucres simples en privilégiant celles source de fibres (au moins 3 à 5 g pour 100 g) et si possible pas trop salées (moins de 1 g aux 100 g).

Conseil

Regardez bien l'étiquette et la composition, ce sont les céréales elles-mêmes qui doivent arriver en première position dans la liste des ingrédients, et non le sucre ou ses dérivés.

Les pièges

Attention

Ne laissez pas les enfants choisir : ils seront attirés par les couleurs attrayantes, les formes amusantes et les jeux ou le cadeau offert dans ces boîtes colorées.

Les céréales « minceur » ou « allégées » ne sont pas toujours préférables en comparaison à un produit similaire classique car elles peuvent être de valeur énergétique tout à fait comparable !

La dénomination « au blé complet » utilisée de façon abusive est trompeuse car ce logo garantit seulement la présence d'au moins 20 % de céréales complètes dans le produit, ce qui ne fait pas forcément référence à un produit riche en fibres.

Les petits paquets individuels destinés aux enfants. Ils sont disponibles pour des produits souvent très riches en sucres et la portion proposée est souvent insuffisante pour un petit déjeuner rassasiant pour vos enfants. Le prix au kilo quant à lui… flambe !!!

Les produits du rayon diététique ne sont pas toujours synonymes de qualité. La lecture des étiquettes s'impose !

Les conseils de consommation

Conseil

Pour varier vos petits déjeuners, une portion de 60 g (8 à 10 cuillerées à soupe) de céréales peut remplacer une portion de pain et beurre du matin, même si l'effet rassasiant ne sera pas le même.

En période de régime minceur, une portion de 40 g le matin peut suffire pour une femme.

À consommer avec 150 à 200 ml de lait (de vache demi-écrémé ou écrémé ou une boisson végétale : amande, avoine, soja, noisette) ou un laitage nature au lait demi-écrémé sans nécessairement un ajout de sucre, miel ou cacao, mais l'on pourra rajouter un fruit en morceaux.

Variez votre source de féculent du petit déjeuner en prenant également du pain de boulangerie (complet, aux céréales, de seigle…) afin que les céréales du petit déjeuner ne constituent pas exclusivement vos repas du matin.

N'oubliez pas que de *vraies* tartines de pain beurrées avec plus ou moins de confiture, un laitage et un fruit constituent un excellent petit déjeuner et qu'il vous revient beaucoup moins cher !

Focus

LES BARRES DE CÉRÉALES

Elles sont toujours plus nombreuses dans les rayons et gagnent leur place dans de plus en plus de cartables et sacs à main ! Attention, cependant, « céréales » ne signifie pas « sain ». En effet, la grande majorité est surtout composée d'un mélange de céréales, plus ou moins hautement transformées et amalgamées grâce à des sirops de sucre et de la matière grasse, le tout avec additifs ! À ce titre, elles doivent rester un encas de secours ! Une portion de pain, un laitage et un fruit est le modèle à suivre au quotidien.

Pour une consommation occasionnelle, tournez-vous vers les barres apportant moins de 100 kcal par portion, préférez celles contenant moins de 6 g de sucres et composées de grains de céréales entiers (flocons d'avoine) plutôt que soufflées et éventuellement à base de fruits secs. Enfin, ne vous laissez pas tenter par les produits dits diététiques, certains sont plus gras et sucrés que les classiques, soyez plus vigilants ! Gardez un œil sur la qualité des ingrédients : une barre avec du sucre plutôt qu'un sirop de glucose-fructose et une huile non hydrogénée sera toujours à privilégier.

Pour les quantités : à 90 kcal la barre en moyenne, on préférera l'associer à un laitage et/ou une portion de fruit pour assurer une bonne satiété plutôt que d'en consommer plusieurs !

Les biscuits

Le linéaire des biscuits est le plus important du rayon épicerie sucrée. Entre les paquets colorés ou rappelant les biscuiteries traditionnelles, les saveurs diverses avec inclusions de friandises, mais également les formes variées allant de simples biscuits rectangulaires ou ronds jusqu'à des tubes, des cœurs, des dinosaures… tout est bon pour nous séduire ! Mais ces critères de choix sont-ils vraiment garants du goût et de la qualité ?

La recette de base est un mélange de farine, de sucre, de beurre et d'œufs entiers ou clarifiés en quantités variables, notamment pour obtenir des biscuits secs ou plus mœlleux.

À cette recette de base, il est possible d'ajouter du lait, de la levure ou d'autres ingrédients visant à varier les saveurs, comme des fruits, du chocolat, de la confiture, des épices, des graines oléagineuses…

Chacun des ingrédients de base a une fonction précise :

- **La farine** est la base constituante du biscuit. Il s'agit le plus souvent de farine de froment (blé tendre) de type 45 donc raffinée, parfois enrichie avec du son apportant plus de fibres ou en germe de blé.
- **Les œufs** sont un liant et apportent du « moussant » aux recettes, comme pour les boudoirs, les madeleines, les génoises, tout en permettant d'ajouter une teinte dorée lors de la cuisson.
- **Le sucre** donne le goût sucré que l'on aime tant et permet la caramélisation à la cuisson.
- **Le beurre** joue un rôle important sur le goût et augmente le mœlleux.
- **Le lait** améliore la texture de la pâte tout en augmentant sa saveur et permet également une liaison plus rapide qui peut jouer sur la friabilité ou le fondant des gâteaux et biscuits.

Mais de nombreux ingrédients sont également ajoutés par les industriels afin d'élargir la palette des goûts et ainsi nous inciter à accroître notre consommation. De plus, la qualité des ingrédients est souvent tirée vers le bas afin de tirer les marges, elles, vers le haut. On trouve alors du sirop de glucose-fructose, ou sucre inverti, qui vient remplacer le sucre, de l'huile de palme qui se substitue au beurre, mais également des ajouts d'additifs en quantité.

Toutes ces modifications ne sont pas sans conséquences sur notre comportement alimentaire et notre santé et imposent d'apprendre à sélectionner habilement ces aliments plaisir.

Comment les choisir ?

Du point de vue nutritionnel, la valeur énergétique des biscuits se situe entre 350 et 500 kcal pour 100 g. Il est bon de ne pas dépasser cette valeur. C'est donc un aliment à densité énergétique élevée qui a surtout une valeur par le plaisir gustatif qu'il apporte, associé à un côté régressif. Préférez les biscuits qui contiennent moins de 25 % de matières grasses et dont les sucres (glucides simples) ne dépassent pas 30 g pour 100 g. On peut se baser sur cet ordre de qualité nutritionnelle : biscuit sec => biscuit sec nappé au chocolat ou aux fruits => biscuit mœlleux => biscuit fourré => biscuit mœlleux fourré.

Pour la qualité : regardez la liste des ingrédients et essayez de trouver des composants nobles que vous connaissez avec la liste la plus courte possible : farine, beurre ou huile de colza ou tournesol non hydrogénée, sucre et œufs. Fuyez les longues listes d'additifs qui relèvent plus de la chimie que de la pâtisserie. Évitez les produits qui contiennent des sirops de sucre (sirop de glucose-fructose, sucre inverti…). Privilégiez les biscuits fabriqués avec du vrai beurre qui est un des principaux ingrédients de nos recettes maison ou bien avec de l'huile de colza ou tournesol non hydrogénée. Préférez les biscuits présentant la farine en premier ingrédient plutôt que les sucres.

Les pièges

Attention

Les biscuits allégés ou dits « minceur », qui ne sont pas si différents des biscuits classiques car bien souvent on enlève des matières grasses pour rajouter du sucre, ou inversement. Au final, ils ne sont pas forcément moins caloriques que les autres et imposent toujours une limite de consommation. Par exemple, certains biscuits vendus comme produits minceur apportent près de 90 kcal par unité, alors qu'un petit-beurre classique correspond à 35 kcal, soit l'équivalent de 15 g de pain !

Les biscuits du rayon diététique : leur recette est basée sur l'utilisation d'ingrédients dits « diététiques », comme un enrichissement en fibres avec du son pour le transit par exemple ou en glucides et magnésium pour les sportifs, mais ces critères n'en font en rien des produits moins caloriques ou garants d'ingrédients de meilleure qualité.

Les biscuits bio contiennent des ingrédients issus de l'agriculture biologique, mais l'huile de palme bio n'en reste pas moins à éviter. Lisez bien les étiquettes.

La taille des biscuits. Un biscuit pèse entre 8 et 20 g, plus la portion est grosse, plus vous serez tenté d'en consommer une quantité importante. Les petits biscuits sont de plus mieux adaptés aux enfants. De même, les petits sachets ou formats pocket proposent parfois 3 à 4 gâteaux, laissant à penser qu'il s'agit de la portion conseillée, mais c'est en réalité excessif.

Les biscuits « spécial petit déjeuner », qui mettent en avant l'argument marketing d'une diffusion plus lente de l'énergie. C'est peut-être le cas en comparaison à d'autres biscuits classiques, mais ils ne remplaceront jamais une authentique tartine de pain beurrée.

Les conseils de consommation

Conseil

Les biscuits sont un aliment plaisir non indispensables à notre équilibre alimentaire et à notre bonne santé. Ils sont destinés soit au goûter, soit au petit déjeuner, mais surtout pas aux deux repas et pas quotidiennement, même pour les enfants. Nous recommandons une portion de 2 biscuits environ (20 à 30 g) de temps en temps. Mais n'oubliez pas qu'un morceau de pain de boulangerie avec 4 carrés de chocolat feront un bien meilleur goûter côté saveur, qualité nutritionnelle et budget !

Focus

LES BISCUITS AUX FRUITS SONT-ILS INTÉRESSANTS ?

Lorsqu'il s'agit de proposer des biscuits aux fruits conseillés, nous sommes bien embarrassés... En effet, les fruits sont, de par leur composition naturelle, des produits riches en eau, ce qui rend leur utilisation compliquée en pâtisserie/biscuiterie.

Vous en avez certainement déjà fait les frais à la maison : à la cuisson, les fruits vont relâcher de l'eau qui va imbiber la pâte et la rendre moins agréable ou même l'empêcher de lever.

Pour obtenir un produit sec et stable à la vente, les industriels insèrent un faible pourcentage de fruits, soit des fruits secs, soit des purées de fruits, soit des cubes de fruits sucrés. Mais les purées de fruits et cubes à la purée de fruits contiennent souvent des sirops de sucre, voire des matières grasses et des additifs ! Il ne faut pas espérer y retrouver les vitamines, fibres ou autres nutriments intéressants des fruits, mais surtout du sucre.

En clair, préférez un biscuit nature et un bon fruit frais à côté !

Confitures et tartinables

La confiture est le mélange de pulpe et/ou de purée d'une ou de plusieurs espèces de fruits, d'eau et de sucre, porté à la consistance gélifiée. La confiture d'agrumes peut toutefois être obtenue à partir du fruit entier, coupé en lamelles et/ou en tranches.

La quantité de pulpe et/ou de purée utilisée pour la fabrication de 100 g de produit fini n'est pas inférieure à 35 g en général. On parlera de confiture « extra » pour les produits à base de 45 g de pulpe ou purée non concentrée pour 100 g au minimum.

La gelée est le mélange, suffisamment gélifié, de sucre et du jus et/ou d'extrait aqueux d'une ou de plusieurs espèces de fruits. On parlera de gelée « extra » quand la quantité de jus de fruits et/ou d'extrait aqueux utilisé pour la fabrication de 100 g de produit fini n'est pas inférieure à celle fixée pour la fabrication de la « confiture extra ».

La marmelade est le mélange, porté à la consistance gélifiée appropriée, d'eau, de sucre et d'un ou de plusieurs des produits suivants obtenus à partir d'agrumes : pulpe, purée, jus ou écorces. La quantité d'agrumes utilisés pour la fabrication de 100 g de produit fini n'est pas inférieure à 20 g[1].

1. Définitions extraites de la DGCCRF.

Plusieurs additifs sont autorisés dans l'élaboration de ces produits, tels les gélifiants (pectines), acidifiants (acides lactique, citrique, malique, tartrique) ou antioxygènes (acide ascorbique).

D'un point de vue nutritionnel, tous ces produits sont riches en sucres entre 60 % et 70 %, de par l'ajout de sucre et la teneur naturelle en sucre des fruits utilisés. Leur apport énergétique est de 265 kcal en moyenne, soit 3 à 4 fois plus que les fruits frais. Leur teneur en fibres est plus faible, avec seulement 1 %, et les vitamines et minéraux des fruits sont réduits par la cuisson, la vitamine C notamment est détruite.

Il subsiste un peu de potassium. Les pigments des fruits ne sont toutefois pas altérés par la cuisson, et les produits élaborés à base de fruits rouges notamment sont des sources intéressantes de flavonoïdes, antioxydants aux effets protecteurs.

Comment les choisir ?

On préfère les produits sous la dénomination « confiture » car ils sont plus riches en fruits, et on choisit ceux ayant un pourcentage de fruits d'au moins 50 % (extra).

On fuit les confitures contenant du sirop de glucose-fructose ou sirop de glucose : on privilégie celles qui se rapprochent d'une recette maison : fruits, sucre, gélifiant et eau.

On peut limiter le sucre en s'orientant vers les produits autour de 40 % de sucre et 60 % de fruit pour un produit que l'on consommera quotidiennement.

Les pièges

Attention

Entre deux recettes de même marque, on remarque assez régulièrement que la version classique contient du sirop de glucose-fructose, alors que la version allégée n'en contient pas : on paye plus cher pour qu'un ingrédient inutile soit retiré...

Les confitures sans sucres ou sans sucres ajoutées ne sont pas exemptes de sucre, les fruits contenant déjà des sucres naturellement présents. De plus, les industriels remplacent le plus souvent dans ces produits le sucre par un autre édulcorant, comme le maltitol ou le fructose, ce qui a peu d'intérêt au vu des quantités consommées.

Les conseils de consommation

Conseil

Il s'agit d'un produit sucré, il est donc à ce titre préférable de se limiter à une portion de 20 à 40 g, soit 1 à 2 cuillerées à soupe bombées par jour : le matin sur vos tartines ou pour sucrer vos laitages, en alternance avec le miel et autres tartinables.

Ces produits sont à conserver à température ambiante dans un endroit sec, à l'abri de la lumière. Après ouverture, ils se conservent 21 jours au réfrigérateur.

Focus

LES AUTRES TARTINABLES

Au rayon des confitures, on trouve une autre gamme moins étendue, rassemblant les crèmes de marrons, crèmes de fruits confits, lemon curd, confitures de lait et caramel beurre salé notamment. Ces produits sont aussi sucrés que les confitures classiques mais contiennent aussi des graisses, soit par l'ajout de matières grasses, soit de par la teneur en lipides du produit de base. Pour bien les choisir, faites attention aux produits mettant en avant une identité régionale : ce ne sont pas forcément les meilleurs produits ! Soyez plus critique !

On recommande toujours l'utilisation de vrai sucre et non des sirops de sucre, et on fuit les produits avec des graisses de mauvaise qualité (palme, coprah, coco).

Comptez 1 cuillerée à soupe, occasionnellement, sur vos tartines, en alternance avec les autres tartinables.

Le miel

Le miel est la substance sucrée naturelle produite par les abeilles de l'espèce *Apis mellifera* à partir du nectar des fleurs ou de certaines sécrétions provenant de parties vivantes de plantes ou se trouvant sur elles, qu'elles butinent, transforment, combinent avec des matières spécifiques propres, emmagasinent et laissent mûrir dans les rayons de la ruche. Par définition, le miel est donc un produit entièrement naturel qui ne peut contenir ni additif, ni colorant, ni conservateur, ni arôme artificiel.

La variété des miels est très grande, on les distingue cependant selon leur origine florale : miel d'acacia, de lavande, de Bruyère, de sapin, ou miel polyfloral, dit miel de fleurs ou toutes fleurs ; mais aussi selon leur origine géographique : miel de montagne, de Provence ou autres régions. L'origine du miel a une influence sur sa couleur, son arôme : plus un miel est foncé, plus sa saveur est prononcée. Le miel est un aliment à forte densité énergétique, apportant près de 320 calories pour 100 g, sous forme de glucides essentiellement : 78 % à 80 %, représentés par du fructose (38 % en moyenne), du glucose (31 % en moyenne), ainsi que du maltose, du saccharose et divers autres polysaccharides. Ces glucides sont très facilement assimilables par l'organisme.

Le pourcentage des deux principaux sucres varie selon l'origine du miel et influe sur sa fluidité : un miel contenant plus de fructose, comme le miel d'acacia, sera plus fluide et mettra plus de temps à cristalliser qu'un miel plus riche en glucose, comme le miel de Bruyère.

Enfin, le miel contient très peu de vitamines et minéraux, même si l'on peut noter que les miels foncés sont globalement plus riches en matières minérales que les miels clairs.

Comment les choisir ?

On peut lire sur de nombreux miels à bas prix : « Mélange de miels originaires et non originaires de la CE. » Cette indication, qui renseigne peu le consommateur, est possible à cause d'un décret de 2003, qui précise que l'on peut mentionner une provenance de la Communauté européenne ou hors CE, sans avoir l'obligation d'y inscrire un pays en particulier. Ainsi, plus de 30 % des miels à bas prix, dont la provenance reste très douteuse, sont en réalité de faux miels entièrement produits industriellement, ou bien une base de miel à laquelle on ajoute de l'eau et/ou du sucre. Ces faux miels proviennent essentiellement de Chine, sans aucune mention sur l'étiquette. Même s'ils ne sont pas dangereux pour la santé, le consommateur est trompé.

Conseil

Préférez un miel pour lequel il est mentionné sur l'étiquette : « Récolté en France », « Mis en pot par l'apiculteur ». Les petits producteurs locaux restent la meilleure option !

Les pièges

Attention

Certains produits mettent en avant un mélange de miel et de gelée royale. Celle-ci est sécrétée dans la ruche par les abeilles afin de nourrir les reines exclusivement. La gelée royale étant très utilisée en cure, les industriels surfent sur cet engouement pour proposer des produits qui n'en contiennent malheureusement que 4 % à 5 % en moyenne, d'où un produit plus cher. Ce critère ne doit donc pas être décisif dans votre choix d'achat.

Les conseils de consommation

Conseil

Il s'agit d'un produit sucré, il est donc à ce titre préférable de se limiter à une portion de 20 à 40 g, soit 1 à 2 cuillerées à soupe par jour : le matin sur vos tartines ou pour sucrer vos boissons et/ou laitages, en alternance avec les confitures et autres tartinables.

Focus

LA CONSERVATION

Placés dans un endroit sec, à l'abri de la lumière, les miels solides, hermétiquement fermés, peuvent se conserver pendant 2 ans environ. Les miels liquides cristallisent avec le temps, aussi est-il préférable de les consommer dans les 6 mois pour profiter de leurs qualités organoleptiques.

Les pâtes à tartiner

Les pâtes à tartiner sucrées regroupent les beurres de cacahuètes, les pâtes de cacao avec plus ou moins de noisettes et les pâtes de spéculoos.

Elles sont classiquement composées d'huile (palme, tournesol, colza, cacahuètes ou coco), de sucre, de pâte de cacao ou beurre de cacahuètes ou spéculoos, avec plus ou moins de lait ou poudre de lait écrémé et additifs, comme la lécithine de soja ou tournesol, et des arômes (vanille notamment). Ce sont des produits à forte densité calorique, avec une moyenne de 570 kcal aux 100 g, essentiellement des glucides (35 à 56 %) et des lipides (30 à près de 50 %).

Le rayon pâte à tartiner s'étoffe toujours un peu plus : même s'il semble difficile de détrôner le leader Ferrero®, le Nutella®, les concurrents ne cessent d'innover en proposant des produits sans huile de palme, avec plus de noisettes ou au rayon frais.

Focus

LES PURÉES D'OLÉAGINEUX

Tahin (purée de sésame), purée d'amandes, de noisettes ou le célèbre beurre de cacahuètes sont vendus au rayon des pâtes à tartiner et existent en version bio ou non.

Pour la recette basique, il s'agit de graines oléagineuses entières ou mondées que l'on a broyées, avec éventuellement un ajout de sucre. Il en résulte une pâte tartinable riche en lipides essentiellement mono- et polyinsaturés et sans cholestérol.

Ces purées sont riches en calories mais restent donc intéressantes d'un point de vue nutritionnel, et même recommandables en substitut du beurre en cas d'hypercholestérolémie.

Mais dès que l'on dérive de cette recette idéale de base, la qualité des ingrédients décline : ajout de graisse de palme en l'état ou partiellement hydrogénée, de sirop de glucose-fructose...

Encore une fois, on reste vigilant et on surveille la liste des ingrédients, surtout pour les beurres de cacahuètes !

Comment les choisir ?

Pour les versions noisettes/chocolat, on préfère les compositions au plus haut pourcentage de noisettes (plus de 10 %) et/ou de pâte de cacao.

Pour toutes, on privilégie les matières grasses de meilleure qualité : huile de tournesol ou de colza, plutôt que les huiles de palme, coprah ou coco ; et le vrai sucre, toujours préférable aux sirops de sucre.

Les pièges

Attention

Ne vous laissez pas attirer par la belle photo du verre de lait et des noisettes sur l'emballage, TOUTES les pâtes à tartiner ne sont finalement qu'un mélange de sucre et de graisses.

De même, le label bio n'est pas gage de qualité quant à la matière grasse utilisée : bio ne veut pas dire sans huile de palme, même si cela garantit une huile de palme durable.

Certains produits mettent en avant une composition sans huile de palme mais utilisent de l'huile de coco : celle-ci n'est pas vraiment préférable.

Les conseils de consommation

Conseil

Les pâtes à tartiner, comme les autres tartinables, sont des produits plaisir et ne sont pas à consommer en excès. À raison d'une à 2 fois par semaine, elles sont à mettre en parallèle de la consommation de sucre mais aussi de graisses : 1 cuillerée à soupe rase de pâte à tartiner (15 g) sera équivalente à 10 g de matière grasse ou 20 g de sucre.

Focus

LES PÂTES À TARTINER AU RAYON FRAIS

Elles se développent au rayon frais en mettant en avant la mention « sans huile de palme ». On retrouve d'un côté les spécialités laitières : Nesquik® tartine et Elle & Vire Tartine au chocolat® qui sont en effet 2 fois moins caloriques que les pâtes à tartiner noisettes classiques (300/341 kcal aux 100 g).

De l'autre côté, Président® nous propose son beurre « éclats de chocolat » et St Hubert® ses versions « Pépites » et « Pépites très chocolat », apportant respectivement 601 kcal et 412 kcal aux 100 g. Le produit Président® est donc plus calorique que les pâtes à tartiner que l'on retrouve au rayon épicerie !

Comme elles doivent rester des produits plaisir et que nous notons qu'elles sont riches en acides gras saturés, elles ne sont finalement pas préférables aux pâtes à tartiner faites avec des huiles végétales de bonne qualité (colza, tournesol).

Les tablettes, barres chocolatées, rochers et bouchées

Le chocolat est le mélange plus ou moins gras et sucré de pâte de cacao, de beurre de cacao et de sucre. Selon le type de chocolat que l'on veut obtenir, on peut ajouter à cette préparation des ingrédients supplémentaires, comme de la poudre de lait, des arômes, des fruits secs ou des graines, des céréales soufflées...

On distingue :

- **Le chocolat noir** (amer et mi-sucré) qui contient de 35 à 99 % de pâte de cacao, du beurre de cacao, du sucre en proportion variable et éventuellement un arôme.
- **Le chocolat au lait** auquel on ajoute de la poudre de lait, des arômes, notamment de la vanille. Il contient 25 % de cacao au minimum.
- **Le chocolat blanc** exclusivement fabriqué à partir de beurre de cacao, auquel sont généralement ajoutés de la poudre de lait, du sucre et de la vanille. Il ne contient donc pas de pâte de cacao.

D'un point de vue nutritionnel, le chocolat a une haute valeur énergétique, de 525 kcal pour 100 g en moyenne. Il se distingue des autres produits sucrés de par sa teneur en protéines plus élevée, mais il est également très riche en lipides : cette proportion est plus importante dans le chocolat noir, les chocolats au lait et blanc étant plus sucrés.

Cependant, des matières grasses d'origine végétale, beaucoup moins chères pour les industriels que le beurre de cacao, sont autorisées, comme l'huile de palme ou le beurre de karité, même si elles ne doivent pas dépasser 5 % du produit fini.

Par ailleurs, le chocolat noir est celui qui renferme le plus de polyphénols (antioxydants), suivi par le chocolat au lait, puis loin derrière le chocolat blanc, qui n'en contient aucun. Celui-ci étant dépourvu de cacao, il ne bénéficie pas de ses qualités nutritionnelles. Le chocolat noir demeure une source intéressante de phosphore, de magnésium et d'oligoéléments (cuivre, manganèse et zinc).

Les autres formes commercialisées que sont les barres chocolatées, les rochers, les bouchées et autres confiseries sont des produits qui prennent toujours plus de place dans nos rayons. On en trouve une très grande variété : biscuits ou nougats, mélanges de céréales enrobés de chocolat, elles ont une forte densité calorique mais une faible densité nutritionnelle. On y perd souvent en qualité des matières premières (peu ou pas de produits pur beurre de cacao)...

Comment les choisir ?

Pour les tablettes de chocolat, on s'attarde sur la qualité des ingrédients. Le premier élément de la liste (pour le chocolat noir) doit être tout simplement : la pâte de cacao. Pour toutes les variétés, on opte pour un chocolat « pur beurre de cacao » sans autre matière grasse.

On privilégie l'utilisation de vrai sucre (saccharose) et non de fructose, et encore moins de sirop de glucose-fructose.

On choisit les recettes les plus simples : les appellations « gourmand », « fourré », « création » ou « praliné » impliquent presque systématiquement des ingrédients de mauvaise qualité et des listes d'additifs interminables.

Pour les barres, rochers et bouchées chocolatés, on se fie plus aux portions proposées, la qualité de ces produits étant moindre par rapport aux tablettes ; au-delà de 20 à 25 g par portion, on passe son chemin.

Les pièges

Attention

Certains produits mettent en évidence une quantité de sucre inférieure aux autres de la gamme, cependant, pour compenser ces faibles teneurs en sucre, ils sont enrichis en matières grasses laitières ou végétales et donc plus gras : l'apport calorique reste donc le même.

Les barres au chocolat de marques diététiques ne sont pas forcément un meilleur choix : avec 128 kcal par barre en moyenne, elles sont tout autant à limiter que les barres de marque nationales et de distributeurs classiques.

Les conseils de consommation

Conseil

Les chocolats et friandises chocolatées ne sont pas à interdire, une alimentation équilibrée pouvant inclure jusqu'à 10 % de l'apport énergétique total sous forme de sucres simples chaque jour. Aussi, pour le plaisir, 1 fois par semaine, vous pouvez consommer une barre, quelques bonbons ou un rocher bien choisi.

Pour les barres chocolatées, qui sont de véritables bombes caloriques, il est conseillé d'opter pour les versions minis, à consommer comme on consommerait deux carrés de chocolat. Il ne s'agit en rien d'une collation conseillée, pour les adultes comme pour les enfants.

Le chocolat noir est une exception qui s'avère plus bénéfique pour la santé que ces confiseries, aussi peut-on se le permettre chaque jour, en comptant deux carrés de chocolat noir (à 70 % minimum de cacao), soit environ 20 g.

Focus

LES MINI-CUBES

Après les barres, les mini, les tops (tablettes biscuitées), les glacés… les mini-cubes envahissent les rayons ! Que ce soit Snickers®, Mars®, Twix®… le bilan est le même : recette inchangée et donc une qualité qui laisse à désirer !

Le format plus petit pourrait nous attirer puisque la valeur calorique est élevée, mais en réalité ce petit format en sachet et sans emballage individuel incite à la surconsommation.

1 paquet = 200 g, donc pensez à vous limiter !

Bonbons et friandises

On regroupe sous le terme bonbon un large éventail de produits mous ou durs qui peuvent être également fourrés, feuilletés, à la liqueur, au caramel, mais aussi des réglisses, des guimauves, des gélifiés, des nougats, des dragées…

Il s'agit de produits élaborés à base de sucre comme ingrédient majoritaire, auquel s'ajoutent des arômes et des colorants synthétiques ou naturels, des acidifiants comme l'acide citrique… destinés à les rendre attrayants pour exciter notre gourmandise.

Selon les cas, on peut également y ajouter du miel, du lait, du chocolat, des matières grasses, quelques fruits, quelques céréales… mais également des agents de texture qui peuvent être des pectines de fruits, des amidons de céréales, de l'albumine de blanc d'œuf, de la gélatine animale ou encore de la gomme arabique ou de la gomme xanthane.

Sous le terme bonbon, qui est vaste, les valeurs nutritionnelles peuvent varier largement. Les bonbons gélifiés sont souvent les moins caloriques (environ 330 kcal pour 100 g) puisque l'on a incorporé au sucre de la gélatine contenant des protéines non utilisables par l'organisme. L'apport énergétique se fait exclusivement sous forme de glucides, même si certaines friandises apporteront des graisses, telles les spécialités au chocolat vu précédemment.

Comment les choisir ?

On préfère ceux qui présentent le « vrai » sucre comme ingrédient majoritaire et non pas du sirop de glucose-fructose, également appelé « isoglucose ». Ce dernier, obtenu à partir d'amidon de blé ou de maïs, a un plus faible coût par rapport au sucre de table (issu de la betterave sucrière ou de la canne à sucre) et possède qui plus est des avantages technologiques. Ainsi, il évite la cristallisation en confiserie et empêche les bonbons de coller aux papiers d'emballage.

Il bénéficie d'un pouvoir sucrant plus fort que le saccharose, aussi, pour un goût sucré équivalant, l'industriel met en œuvre une quantité inférieure... soit un gain sur le coût de la matière première ! Mais, en excès, il entraîne une élévation des triglycérides dans le sang, favorise la prise de poids et la résistance à l'insuline.

Les pièges

Attention

Une liste d'ingrédients longue, où vous n'identifiez pas tous les composants et/ou avec un ajout d'additifs important et/ou avec des graisses hydrogénées, doit vous faire choisir un autre produit de meilleure qualité.

Les bonbons et chewing-gums sans sucre (soit sans saccharose) contiennent des polyols. Ces sucres-alcool ont l'avantage d'être moins cariogènes et sont un petit peu moins caloriques que le saccharose, mais ils ont un pouvoir sucrant inférieur. On a ainsi tendance à en consommer plus pour compenser, et en toute bonne conscience puisque le terme « sans sucre » est souvent traduit dans l'esprit des gens par « sans calories », alors que ce n'est pas le cas. De plus, en excès ils sont responsables de troubles intestinaux.

Les conseils de consommation

Conseil

Les bonbons sont des aliments « plaisir » dont la consommation doit être limitée en fréquence et en quantités. Les produits sucrés ne devraient pas constituer plus de 10 % de l'apport énergétique total quotidien. Il en sera de même pour les bonbons et chewing-gums sans sucre : une consommation quotidienne et excessive des édulcorants et des nombreux additifs que contiennent les friandises édulcorées peut avoir des impacts sur l'organisme... ils ne sont donc pas non plus à consommer sans limite !

Focus

LES ADDITIFS

Le rayon bonbons ne cesse de se développer avec les produits toujours plus ludiques et amusants pour séduire les enfants ! Et, pour les attirer, outre la saveur sucrée et parfois acidulée, la forme et la texture, la couleur jouent un rôle important !

Or, un bonbon rouge vif ne s'obtient pas sans colorants, qui s'avèrent très souvent de synthèse, et donc d'origine chimique. Ils sont présents en quantités encore plus importantes dans les produits qui colorent la langue ! Plus le produit est piquant et coloré et plus sa composition est chimique.

Ensuite, un additif est particulièrement montré du doigt : le dioxyde de titane (E171), qui agit comme pigment blanc. Composé en partie de nanoparticules, capables de passer la barrière intestinale, cet additif aurait des effets délétères sur le système immunitaire, mais serait également potentiellement cancérogène.

Certains colorants et additifs sont également accusés de favoriser l'hyperactivité chez les enfants. Les substances incriminées (dont certaines sont interdites dans d'autres pays, mais pas en France) sont les E102, E104, E110, E122, E124, E129, E210, E211, E212, E213. Par principe de précaution, évitez-les !

Les sucres

Les sucres sont obtenus à partir de la canne à sucre et des betteraves sucrières dont on extrait un jus sucré, qui sera ensuite éventuellement filtré et enfin concentré avant sa cristallisation. Le sucre de betterave après cette étape est naturellement blanc, le sucre de canne, lui, aura une coloration naturellement brune. Le sucre blanc de betterave n'est donc pas raffiné, seul le sucre blanc de canne le sera.

On distingue toujours plus de choix dans nos rayons :

- **Le sucre semoule ou sucre en poudre** : il est présent dans toutes les cuisines, il s'agit simplement du sucre blanc cristallisé tamisé, extrait souvent de la betterave sucrière.
- **Le sucre en cubes ou morceaux, blanc ou roux** : concassé brut ou moulé en morceaux n° 3 (7 g) ou n° 4 (5 g), on l'utilise essentiellement dans les boissons chaudes.
- **La cassonade** : comme son nom l'indique, elle est issue de la canne à sucre. C'est un sucre cristallisé roux, à la couleur ambrée naturelle et aux notes aromatiques de rhum, de vanille et de cannelle.
- **La vergeoise, blonde ou brune** : à ne pas confondre avec la cassonade, elle doit sa coloration et son parfum caramélisé à des cuissons successives de jus de betterave qui s'est caramélisé et coloré.

- **Le sucre glace** : sucre cristallisé finement broyé, auquel est ajouté 2 à 3 % d'amidon, souvent de blé, jouant un rôle d'antiagglomérant. On l'utilise pour les meringues et la décoration des pâtisseries.
- **Le sucre pour les confitures** : il s'agit simplement de sucre semoule auquel sont ajoutés de la pectine et de l'acide citrique, afin de faciliter la prise des gelées et confitures.
- **Le sucre vanillé ou vanilliné** : ce sont des sucres en poudre additionnés d'au moins 10 % d'extrait de vanille naturelle pour le premier et de vanille de synthèse pour le second.

Il existe également d'autres sucres, moins répandus et plus exotiques :

- **Le sucre complet ou intégral** : c'est du jus de canne, filtré et concassé, non cristallisé.
- **Le demerara** : jus de canne concentré puis déshydraté. Solide, il est ensuite râpé (d'où son nom) ou broyé en petits granulés couleur mastic.
- **Le muscovado ou mascobado** : ils proviennent de l'île Maurice ou des Philippines. Denses, humides, odorants, ses cristaux brun sombre révèlent des notes épicées et torréfiées, des arômes de réglisse, de café, de caramel, de vieux rhum, parfois une pointe de fumé. Le muscovado doit sa couleur ambrée à la présence de mélasse, le résidu non cristallisable du sirop de canne.
- **Le rapadura** (nom d'origine guyanaise) : plus parfumé que la cassonade.

Ce sont tous des sucres, issus de la canne à sucre, bruts ou roux plus ou moins raffinés, et avec une teneur en mélasse plus ou moins importante. D'un point de vue nutritionnel, tous ces sucres contiennent de 390 à 400 kcal aux 100 g, apportées exclusivement par le saccharose. Il s'agit donc de produits à forte densité énergétique qui, même s'ils ne cessent d'être pointés du doigt dans les campagnes nutritionnelles, ne sont pas néfastes, consommés en juste quantité.

Comment les choisir ?

On préfère un produit contenant 100 % de saccharose, on évite toujours l'ajout de sirop de sucre inverti, glucose ou glucose-fructose. À noter aussi que, à l'exception du sucre glace, un ajout d'amidon n'est pas nécessaire dans ces produits.

On fuit ceux qui font apparaître des matières grasses végétales : on est d'ailleurs en droit de se demander que font des matières grasses dans du sucre ?

Les sucres complets comme le rapadura, muscovado ou mascobado ont l'intérêt d'être plus parfumés, ce qui peut aider à réduire la quantité ajoutée. Mais ils ne sont pas vraiment moins caloriques.

Les pièges

Attention

Sucre roux et sucre blanc ont les mêmes qualités nutritives : ils sont tous les deux composés de saccharose, de minéraux, de matières organiques et de traces d'eau. Même si, effectivement, le roux contient plus de minéraux que le blanc, les quantités sont tellement infimes que cela n'est pas significatif au regard de vos besoins journaliers en ces micronutriments.

La gamme des sucres dit « complets », tout du moins non raffinés, que l'on trouve dans le commerce, magasin bio, etc., présente, contrairement à ce qu'ils laissent penser, peu de différence nutritionnelle avec le saccharose, votre choix se fera en fonction de vos goûts !

Les sucres aromatisés vanille… et qui contiennent des arômes de synthèse et autres amidons modifiés. L'assurance d'ajouter des additifs dans un produit pourtant si simple à la base !

Les conseils de consommation

Conseil

Le sucre est un fournisseur d'énergie essentielle au fonctionnement de notre organisme, notamment pour nos muscles et notre cerveau. Aussi, ce n'est pas le produit lui-même qu'il faut mettre en cause dans la constante augmentation des maladies métaboliques, mais l'excès de sa consommation.

Le sucre ne devrait pas dépasser 10 % de l'apport énergétique total d'une journée, soit 50 g de sucre environ. Dans cette portion, il ne faut pas oublier de soustraire les sucres cachés de notre alimentation : les laitages sucrés, les confitures et autres tartinables, les sodas, etc.

Les substituts du sucre

À côté du « sucre » sans « s » qui désigne le saccharose, extrait de la canne à sucre ou de la betterave vu précédemment, une gamme ne cesse de s'agrandir, nous les appellerons les sucres alternatifs.

En effet, le sucre est au centre de nouvelles recommandations, indiquant de baisser la consommation du sucre à 10 %, voire 5 % de l'apport énergétique total journalier, afin de réduire l'obésité, mais aussi les maladies métaboliques comme le diabète. Ce sucre ainsi désigné concerne tous les sucres ajoutés : le saccharose, bien entendu, mais aussi le miel, les confitures, le chocolat, les confiseries, etc. Ainsi, dans ce rayon, on trouve des sucres alternatifs qui surfent sur la vague des régimes « zéro sucres » en vous proposant de baisser votre consommation de « sucre » tout en gardant le plaisir du goût sucré. On y distingue des édulcorants naturels et d'autres de synthèse.

Les édulcorants naturels

Le sucre de coco : il s'agit d'un sucre produit à partir de la sève des bourgeons de fleurs du cocotier. Après une très fine incision, les fleurs de noix de coco laissent s'écouler leur nectar qui, après cuisson, permet d'obtenir le sucre de coco. Celui-ci est composé jusqu'à 80 % de fructose. Il a un index glycémique plus bas que le saccharose (25 contre 65), cette mesure évaluant la capacité d'un glucide donné à élever la glycémie, sa consommation par rapport à un standard de référence qui est le glucose pur (index glycémique de 100).

Le fructose : c'est un sucre simple que l'on retrouve essentiellement dans les fruits, le miel notamment. Il apporte autant de calories que le saccharose (sucre), soit 400 kcal aux 100 g, cependant il possède un pouvoir sucrant supérieur (1,5 fois plus élevé) : pour le même goût sucré, on utilisera moins de fructose. Le fructose possède un index glycémique de 20, plus faible que le sucre (saccharose). Cependant, consommé en excès, le fructose favorise l'augmentation de certains lipides sanguins, notamment les triglycérides, et leur accumulation dans le foie (stéatose hépatique).

Le sucre de bouleau ou xylitol : c'est un édulcorant naturel de la famille des polyols (sucre-alcool). Il est extrait de l'écorce de bouleau, il possède le même pouvoir sucrant et la même saveur que le saccharose, en revanche, il est légèrement moins énergétique que ce dernier avec 2,4 kcal par gramme contre 4 kcal.

Le sirop d'érable : il est l'un des ingrédients phares de la cuisine québécoise. On l'obtient par évaporation, à partir de l'eau d'érable à sucre recueillie par coulée au printemps. Il est moins riche en sucre du fait de sa nature de sirop (61,5 % de saccharose, 1,5 % de glucose, 1,5 % de fructose) et contient près de 34 % d'eau, il est donc moins riche en calories que le sucre pur, soit 270 kcal contre 400 kcal avec un index glycémique de 54.

Le sirop d'agave : c'est le nouveau sirop tendance pour remplacer le sucre blanc. Il est issu de l'extraction de la sève du cœur de cactus, le plus utilisé étant l'agave bleue. Celle-ci est ensuite concentrée afin d'obtenir un sirop riche en fructose (76 %). Il est 22 à 25 % moins calorique que le sucre et son index glycémique est de 19.

La stévia : il s'agit d'une plante originaire d'Amérique du Sud dont on extrait une molécule responsable de son goût sucré : le rébaudioside A. Son pouvoir sucrant est supérieur de plus de 200 fois celui du saccharose tout en n'apportant aucune calorie. À noter que la stévia supporte les cuissons jusqu'à 200° C.

Les édulcorants de synthèse

L'aspartame, le sucralose, la saccharine, le cyclamate, l'acésulfame de potassium (ou acésulfame-K) sont des édulcorants dits intenses, de synthèse. Les industriels les utilisent pour remplacer le sucre, notamment lors de la fabrication de produits

« allégés », « light » ou « zéro ». Ayant tous un fort pouvoir sucrant, une petite quantité suffit pour donner un goût assez sucré sans apport de calories (ou infime, notamment pour l'aspartame).

Comme l'on dispose toujours peu d'informations sur l'impact positif ou négatif de leur usage, il a été défini une dose journalière acceptable (DJA) afin d'éviter toute toxicité à long terme. Ces DJA sont telles qu'il faudrait consommer plusieurs litres de soda light par exemple pour les atteindre.

À noter qu'il semble qu'au rayon édulcorants, souffrant de sa mauvaise presse, l'aspartame soit peu à peu remplacé par la saccharine et l'acésulfame-K ou le sucralose seul.

Comment les choisir ?

Si le but est de réduire votre consommation de sucre, il apparaît que ce n'est pas LA solution de vous tourner vers les édulcorants naturels : ils font eux aussi partie des sucres ajoutés à limiter au quotidien. Aussi, il faut vous demander si vous préférez consommer du « vrai » sucre en juste quantité ou le remplacer par ceux-ci, toujours en juste quantité, selon vos goûts essentiellement ! Vous pouvez ainsi varier votre consommation parmi tous ces sucres naturels en favorisant la qualité et en ajustant les quantités, car tout excès sera nuisible.

- **Le fructose** : il est vendu sous forme de poudre blanche 100 % fructose.
- **Les sucres de coco et de bouleau** : choisir des produits 100 % naturels, respectivement : sucre de sève de coco et 100 % xylitol extrait d'écorces de bouleau.
- **Le sirop d'érable** : faites bien attention à choisir, comme pour les précédents, un produit 100 % sirop d'érable, les mentions « saveur d'érable » ou « arôme d'érable » ne constituent pas une garantie que le produit contient effectivement du sirop d'érable.
- **Le sirop d'agave** : bio ou non, brun ou blond, c'est selon votre goût ! Lisez bien la liste des ingrédients afin de vous assurer d'acheter réellement un produit contenant 100 % de sirop d'agave et non un sirop d'agave coupé à un sirop de blé ou de maïs bien moins cher et dont les propriétés nutritionnelles ne sont pas les mêmes.
- **La stévia** : il est important d'attirer votre attention sur le développement de la production mondiale de stévia, notamment dans les industries chinoises qui la cultivent et étudient sa production génétique, à ce titre une stévia bio a un intérêt certain. On préférera aussi un produit naturel (poudre verte ou blanche, concentré de rébaudioside A) : les nouveaux produits sur le marché vous proposent des argents de charge, additifs et un très faible pourcentage de rébaudioside A (à peine 1,35 % d'extrait de stévia), la feuille verte sur l'emballage n'a plus rien de naturel.
- **Les édulcorants de synthèse** : nous les retrouvons en rayon sous forme de poudre, liquide ou pastilles, choisissez leur présentation suivant votre utilisation.

Les pièges

Attention

Édulcorant ne veut pas dire sans aucune calorie : les produits mi-sucre mi-stévia ou édulcorants de synthèse apportent en moyenne 6 kcal par morceau.

Le fructose est aussi calorique que le sucre et il n'est pas si naturel puisqu'il est obtenu par un processus de raffinement artificiel. À noter que, naturellement, on le retrouve dans les fruits accompagnés d'eau, de fibres, vitamines et minéraux et qu'ici, il est proposé concentré à 100 %. Aussi, en excès, il est stocké sous forme de graisses, augmentant le taux de triglycérides, facteur de risque des maladies cardio-vasculaires. Il n'est pas à conseiller aux diabétiques. Même remarque pour le sirop d'agave, qui est un concentré à 76 % de fructose, et le sucre de coco.

Le sucre de bouleau, ou xylitol, est un polyol ; en excès, il peut provoquer des désordres intestinaux.

Enfin, les édulcorants comme la stévia et ceux de synthèse, même s'ils permettent réellement de diminuer la quantité de sucre consommé, entretiennent notre goût pour le sucre, il serait plus pertinent de se déshabituer du goût sucré.

Les conseils de consommation

Conseil

Nous l'avons vu, ce qui pose problème dans notre alimentation aujourd'hui, ce n'est pas le « sucre » en soi, mais la quantité que nous consommons et tous les sucres cachés dans les produits industriels. Fructose, sucre de coco, sucre de bouleau et les sirops sont à limiter ; la totalité des sucres ne doit pas dépasser 10 % de l'apport énergétique total journalier (50 g environ).

Pour les édulcorants qui n'apportent aucune calorie, il faut aussi modérer sa consommation : on les soupçonne de provoquer une envie accrue de sucre, notre organisme cherchant à obtenir les glucides promis par leur goût sucré.

Par ailleurs, les conséquences potentielles sur la santé d'une consommation d'édulcorants, restent à ce jour encore imprécises.

Les matières grasses

Les matières grasses sont indispensables à votre santé, les supprimer totalement serait une erreur. Le plus important est de bien savoir les sélectionner, surtout pour un usage quotidien, car un choix avisé permet d'apporter à votre corps les acides gras dont il a besoin en bonnes proportions. Beurre, huile, margarine ou crème n'ont pas les mêmes apports caloriques, mais surtout pas la même composition nutritionnelle.

Reportez-vous

Reportez-vous au chapitre 9 pour tout savoir sur les huiles (p. 137) et sur les matières grasses (p. 146).

Les huiles

Une huile se définit comme un corps gras ayant la propriété d'être liquide à température ambiante. Mise à part l'huile de foie de morue d'origine animale, il s'agit principalement de produits végétaux extraits de fruits (olive, palme), de graines oléagineuses (tournesol, noix, noisette, colza, lin) ou de germes de céréales (germe de blé, de maïs).

Les huiles végétales contiennent 100 % de lipides, apportent ainsi 90 kcal pour 10 g et elles sont dépourvues de cholestérol.

Les proportions en acides gras saturés, mono-insaturés et polyinsaturés varient selon les huiles, et c'est en fonction de cette proportion que l'on sélectionne une huile plutôt qu'une autre et que l'on en définit l'usage. Plus une huile est riche en acides gras saturés et mono-insaturés, plus son point de fumée (température à laquelle l'huile commence à fumer) sera élevé et plus celle-ci sera résistante à la chaleur. Toutefois, ces mêmes acides gras saturés consommés en excès ont des effets délétères sur le système cardiovasculaire. On privilégie les huiles aux points de fumée les plus élevés pour la cuisson (voir tableau page suivante), mais dans tous les cas on évite de surchauffer et donc de faire fumer l'huile dans la poêle. Les huiles utilisées en friture impliquent une surveillance particulière, car les triglycérides se dégradent au cours des cycles d'utilisation.

En assaisonnement, on privilégiera les huiles les plus riches en acide gras polyinsaturés afin de préserver leurs bienfaits.

Point de fumée des huiles

	Raffinée	Vierge
Huile d'olive	242 °C	207 °C
Huiles d'arachide, de tournesol oléique, de sésame, de soja	232 °C	160 °C/177 °C (sésame vierge)
Huile de pépins de raisin	216 °C	
Huile de colza	204 °C	107 °C
Huile de noix	204 °C	160 °C

Focus

LES VINAIGRETTES PRÊTES À L'EMPLOI

Ce produit prêt à l'emploi ne présente aucun intérêt nutritionnel. Son seul avantage est de vous faire gagner du temps de préparation…

Même pour les versions allégées affichant des apports caloriques intéressants, la qualité des huiles utilisées et/ou la liste d'additifs sans fin les rendent peu recommandables.

Certains produits non émulsionnés à base simplement d'huile et de vinaigre sont apparus sur le marché. Leur qualité est intéressante, mais le rapport qualité-prix reste en faveur d'une recette maison.

Préférez les vinaigrettes à la liste des ingrédients la plus simple et à base d'une huile riche en oméga 3 puisque ce produit est destiné à l'assaisonnement.

Comment les choisir ?

Il est intéressant de privilégier les huiles riches en acides gras oméga (acide alpha-linolénique) et oméga 6 (acide linoléique), qui sont deux acides gras polyinsaturés que le corps ne sait pas synthétiser. Ils sont dits essentiels, puisqu'à partir de ces deux acides gras, l'organisme est capable de synthétiser les autres acides gras oméga 3 et 6 dont il a besoin. L'équilibre entre ces deux familles d'acides gras est également important.

La richesse en vitamine E antioxydante d'une huile est un autre point important. Les huiles de germe de blé, huiles combinées et huile de tournesol sont les meilleures sources.

Certaines huiles combinées sont également supplémentées en vitamine D, ce qui est intéressant quand on sait que cette vitamine est essentiellement synthétisée par une exposition suffisante au soleil.

Les acides gras mono-insaturés agissent en faisant diminuer le taux de cholestérol LDL et modérément augmenter le taux de cholestérol HDL. C'est sur ce point, couplé à sa teneur en polyphénols qui renforcent cette action, que l'huile d'olive a forgé sa réputation, mais il lui manque pourtant des acides gras essentiels de la série oméga 3 et de la vitamine E. Le tout huile d'olive n'est donc pas l'option idéale !

Les pièges

Attention

Les huiles et graisses spéciales fritures qui peuvent contenir de l'oléine de palme et des graisses hydrogénées ou partiellement hydrogénées, donc une quantité excessive d'acides gras saturés et/ou trans.

Les conseils de consommation

Conseil

Pour les huiles, l'idéal reste de varier sa consommation en ayant plusieurs bouteilles à la maison selon l'utilisation que l'on va en faire ou en choisissant bien son huile combinée.

En assaisonnement, on privilégiera les huiles vierges extra les plus riches en acides gras polyinsaturés de la famille des oméga 3 comme l'huile de lin, de colza, de soja, de noix, de noisette, de sésame ou une huile combinée avec un ratio oméga 6/oméga 3 inférieur ou égal à 5. Les huiles extra-vierges riches en oméga 3 sont à réserver pour un usage exclusif d'assaisonnement. Certaines de ces huiles, comme l'huile de lin ou de noix, sont à conserver au réfrigérateur car leur forte teneur en oméga 3 les rend sensibles à l'air, à la chaleur et à la lumière. Choisissez ces huiles dans des bouteilles opaques en verre.

En cuisson, les huiles de tournesol, d'olive et les huiles combinées sont parfaites, à condition d'éviter qu'elles fument. L'huile d'olive, typique du régime méditerranéen, est plus riche en acides gras mono-insaturés et en antioxydants. L'huile de tournesol est plus riche en oméga 6 déjà fortement présents dans notre alimentation, mais c'est une source intéressante de vitamine E qui manque à l'huile d'olive.

La friture demeure, même à base d'une huile adaptée un mode de cuisson à limiter à 2 fois par semaine.

Deux cuillerées à soupe par jour reste une bonne quantité à alterner selon votre choix avec une margarine qui convient à la cuisson.

Le beurre et la crème

Le beurre et la crème sont des matières grasses animales, d'origine laitière, qui apportent respectivement 82 % et 30 % de matières grasses (pour la crème entière).

Les acides gras saturés et mono-insaturés prédominent dans ces produits et il faut également relever un apport en cholestérol important. Le beurre est l'une des principales sources de vitamine A.

Les versions allégées présentent un gain calorique si l'on prend soin de ne pas augmenter les quantités… mais les saveurs restent incomparables. Et n'oublions pas que pour garder une texture proche du beurre, ces produits allégés compensent la diminution des matières grasses par des additifs nombreux, et notamment des ajouts d'amidons modifiés et autres formes de sucres.

Pour les crèmes, seules les versions entières épaisses conservent une recette basique : crème et ferments lactiques. Dans les versions fluides fraîches ou UHT, qu'elles soient liquides ou semi-liquides, allégées ou non, les ajouts d'amidons et autres épaississants sont quasi systématiques.

Comment les choisir ?

Le beurre ou la crème en version classique sont parfaits, nul besoin d'opter pour un produit allégé, un dosage quantitatif suffit !

Les pièges

Attention

Les beurres et les crèmes allégés si l'on en utilise plus en quantité.

Les versions de beurre aux graines de céréales et au chocolat ont tendance à faire perdre ses repères au consommateur et ne présentent aucun intérêt nutritionnel particulier.

Les conseils d'utilisation

Conseil

Pour le beurre, optez pour une version classique sans dépasser 10 à 20 g par jour, en le consommant de préférence cru. Hors régime hyposodé, il n'est pas nécessaire de diaboliser le beurre demi-sel si l'on respecte bien les 10 à 20 g de beurre par jour. On ne dépasse alors pas 0,4 g de sel apporté par le beurre. Le beurre salé est à consommer plus occasionnellement.

La cuisson au beurre peut être indigeste mais n'est pas réellement nocive si on veille à le faire chauffer sans le laisser brûler. Cela doit toutefois rester occasionnel.

La crème est à mettre en parallèle avec la consommation de beurre. Pensez à varier, selon votre taux de cholestérol, avec des substituts végétaux.

Focus

LA DÉNOMINATION DES BEURRES

Tous les beurres sont issus du barattage et c'est le seul procédé autorisé pour fabriquer le beurre.

Traditionnellement, le barattage se faisait en cuves en bois, pouvait durer plusieurs heures et on laissait mûrir la crème pendant un jour ou deux pour développer ses arômes. Aujourd'hui, seules les petites exploitations fermières et certains producteurs de beurre AOP utilisent des procédés qui s'en approchent, dans des barattes mécanisées en inox. Les 90 % restants de beurre industriel que nous consommons sont fabriqués en continu dans des canons à beurre à partir de crèmes pasteurisées et non maturées.

Le terme « beurre de baratte » n'est pas réglementé, mais fait l'objet d'un arrêté qui précise que tout le processus de fabrication doit se faire à la baratte, ce qui exclut l'utilisation de canons à beurre. Le bio ne garantit pas un beurre de baratte.

Autres dénominations :

- beurre cru : fabriqué à partir de crème uniquement réfrigérée, non pasteurisée ;
- beurre extra-fin : fabriqué exclusivement à partir de crème pasteurisée, mais non congelée. Pour le beurre fin, jusqu'à 30 % de la crème peut avoir été congelée ;
- beurre moulé, motte de beurre : la seule différence est la forme !

Dénominations selon la teneur en matière grasse :

- beurre classique : 82 % de matières grasses ;
- beurre allégé : 60 à 65 % de matières grasses ;
- beurre léger : 39 à 41 % de matières grasses.

Les spécialités laitières à tartiner, à faible teneur en matière grasse, n'ont pas droit à l'appellation beurre.

La margarine

La margarine classique contient 80 % de matières grasses, elle est donc aussi grasse et calorique que le beurre. Son principe de fabrication repose sur l'émulsion d'eau dans de l'huile végétale. La phase lipidique est constituée de matières grasses végétales, en l'état ou le plus souvent hydrogénées, afin d'assurer une stabilité. La phase aqueuse est constituée d'eau et/ou de lait.

Des additifs et auxiliaires technologiques vont également être ajoutés. Il s'agit d'émulsifiants, de colorants, de vitamines, d'arômes, de conservateurs, de régulateurs de pH et éventuellement de sel.

Dans beaucoup de margarines, des huiles végétales hydrogénées sont utilisées pour assurer la stabilité, c'est-à-dire rendre solide une huile à la base liquide *via* un ajout d'hydrogène. On sait désormais que ce processus d'hydrogénation partielle contribue à la formation d'acides gras trans, qui ont des effets néfastes sur la santé cardiovasculaire.

En réaction, de plus en plus de produits sont désormais conçus sans hydrogénation, et il est alors spécifié « non hydrogénée » dans la liste des ingrédients. Les margarines sont alors souvent constituées de matières grasses issues d'huile de palme ou de coprah (ou coco) permettant leur solidification sans hydrogénation.

Les margarines enrichies en stérols végétaux ont prouvé des effets bénéfiques sur le taux de cholestérol sanguin. Pensez à rester objectif sur la qualité et l'état des huiles utilisées dans leur fabrication et n'oubliez pas qu'elles ne sont pas destinées à l'usage des enfants, adolescents, femmes enceintes ou encore toute personne ne présentant pas d'excès de cholestérol.

Idée reçue

LA MARGARINE EST PRÉFÉRABLE AU BEURRE

NON, pas toujours selon la margarine choisie. Si certaines margarines ont une composition très équilibrée en acides gras et sont même sources d'acides gras essentiels, de vitamines A (tout comme le beurre) mais également D et E… d'autres, à la composition laissant à désirer, atteignent des niveaux d'acides gras saturés comparables au beurre, contiennent des acides gras trans dont on connaît la nocivité au niveau cardiovasculaire et peuvent même contenir des graisses animales, donc du cholestérol. Surveillez votre choix.

Comment les choisir ?

Les margarines sont un substitut du beurre intéressant, notamment pour un meilleur équilibre des acides gras saturés/insaturés et une absence de cholestérol. La liste des ingrédients reste à surveiller de près en évitant en priorité les graisses partiellement hydrogénées sources d'acides gras trans et l'huile de palme. Privilégiez un rapport oméga 6/oméga 3 inférieur ou égal à 5. Certaines margarines excluent l'utilisation de produits d'origine laitière, ceci représente une belle évolution pour les personnes allergiques aux protéines de lait de vache ou intolérantes au lactose.

Les pièges

Attention

Les margarines à base de graisses hydrogénées ou partiellement hydrogénées et/ou d'huile de palme.

Les conseils d'utilisation

Conseil

Pour la margarine, à utiliser en substitut du beurre, comptez comme pour le beurre 10 à 20 g par jour.

La crème Chantilly

La crème Chantilly est une crème laitière fouettée sucrée et parfumée, le plus souvent, à la vanille. Elle contient dans sa version classique autour de 30 % de matières grasses et 300 kcal pour 100 g.

La crème Chantilly allégée à 20 % de MG permet un petit gain calorique puisque l'on passe à 230 kcal pour 100 g.

Ce produit à air incorporé étant léger, une portion pèse environ 20 g, donc le gain calorique rapporté à la quantité consommée est d'environ 15 kcal. Ce qui se révèle vraiment négligeable.

Les additifs et stabilisants étant nombreux dans ce type de produits, une Chantilly maison reste à privilégier au vu du caractère occasionnel de sa consommation.

Les nouveaux substituts de matières grasses d'origine végétale

Crème de soja, d'avoine, de riz, d'amandes... sont des substituts à la crème qui tentent de se rapprocher de la texture de la crème fraîche laitière.

Les recettes se fondent le plus souvent sur un ajout d'huile qui s'avère généralement de bonne qualité (colza, tournesol), ce qui permet un apport en acides gras intéressant et zéro cholestérol.

Les apports caloriques ne se valent pas du tout d'un produit à l'autre, allant de 71 kcal pour 100 ml et 6 % de lipides pour la crème d'avoine à 190 kcal pour 100 ml et 18 % de lipides pour la crème de soja. Il est important de surveiller les additifs, et surtout les ajouts de sucres !

La crème de coco est à mettre à part car préparée à partir d'extrait de pulpe de noix de coco, un fruit oléagineux naturellement riche en graisses saturées. La teneur en matière grasse de la crème de coco est de l'ordre de 20 à 25 %, et de 15 à 18 % pour le lait de coco. Les purées d'amandes ou de noisettes à tartiner sont intéressantes à la place du beurre, de par leur composition en acides gras majoritairement insaturés et l'absence de cholestérol.

Comment les choisir ?

Les substituts végétaux sont intéressants dans le cadre d'un régime hypocholestérolémiant ou pour les personnes allergiques aux protéines de lait de vache ou intolérantes au lactose. Elles peuvent aussi vous permettre simplement de varier votre alimentation et découvrir de nouvelles saveurs !

L'épicerie salée

Les pâtes

Les pâtes classiques, quelle que soit leur forme, sont fabriquées à partir de blé dur raffiné, d'eau, de sel et parfois d'œufs.

Les nouilles asiatiques sont couramment fabriquées à partir de blé tendre (froment), le même utilisé pour la fabrication du pain et des pâtisseries. Cette caractéristique les rend légèrement plus riches en amidon, et donc plus collantes à la cuisson.

Les pâtes fraîches sont également susceptibles d'être fabriquée à partir de blé tendre. **Les pâtes sèches** sont fabriquées par extrusion. La pâte, réalisée à partir de semoule de blé dur, passe à travers différentes buses lui donnant la forme caractéristique de sa dénomination (coquillette, spaghetti, farfalle, penne…). Les pâtes sont ensuite séchées.

La forme des pâtes n'a pas d'impact direct sur les valeurs nutritionnelles. Toutefois, plus le calibre est petit et moins le produit nécessite de mastication, pourtant importante en termes de satiété.

D'un point de vue nutritionnel, il s'agit d'un aliment glucidique de la famille des féculents qui apporte près de 30 g de glucides pour 100 g de pâtes cuites, environ 5 g de protéines, et un peu plus pour les pâtes aux œufs. 100 g de pâtes cuites apportent environ 150 kcal. Il est intéressant de consommer des pâtes enrichies en fibres (complètes ou intégrales).

En plus de l'impact positif sur le transit, la présence des fibres rend l'assimilation des glucides plus lente, ce qui favorise la satiété. Elles apportent également une quantité non négligeable de protéines végétales (13 %) et sont légèrement plus riches en lipides (2,5 %) issus du germe de blé, donc essentiellement des acides gras polyinsaturés de bonne qualité.

Les pâtes ont de nombreux atouts : ce sont des aliments économiques, qui se conservent facilement car déshydratés et qui sont faciles et rapides à cuire.

Focus

PÂTES FRAÎCHES *VS* PÂTES SÈCHES

50 g de pâtes crues = 150 g de pâtes cuites car elles gonflent lors de la cuisson à l'eau et prennent environ 3 fois leur volume.

Les pâtes fraîches sont réalisées à partir d'un mélange de semoule de blé dur et/ou tendre et d'eau avec plus ou moins d'œufs. Contrairement aux pâtes sèches, cette pâte est simplement passée au laminoir pour leur donner ensuite leur forme (lasagnes, tagliatelles...) et ne subit pas de séchage. Le produit fini contient ainsi davantage d'eau, ce qui en fait une denrée périssable. Leur conservation est de ce fait limitée et elles sont vendues au rayon frais.

En moyenne, 100 g de pâtes fraîches aux œufs apportent 275 kcal, avec près de 50 g de glucides, 10 g de protéines, 4 g de lipides et 3 g de fibres.

Contrairement aux pâtes sèches qui voient leur poids tripler à la cuisson, les pâtes fraîches, elles, doublent leur poids.

Au rayon des pâtes fraîches, on trouve de plus en plus de pâtes farcies, ce qui augmente réellement l'apport calorique (voir le chapitre des plats préparés).

Comment les choisir ?

Les pâtes complètes ou semi-complètes sont intéressantes pour leur apport en fibres. Elles favorisent ainsi la satiété. Idéalement, choisissez les pâtes complètes biologiques afin de limiter les pesticides, puisque l'enveloppe externe du grain entier de blé est conservée. Pensez à alterner entre pâtes classiques et complètes selon vos goûts et votre tolérance. Les pâtes complètes auront également de meilleures teneurs en vitamines et minéraux, qui sont peu présents dans les versions classiques.

Évitez **les pâtes à cuisson rapide** type 3 minutes qui sont davantage précuites et desséchées industriellement. Pour conséquence, elles ont un index glycémique plus élevé, et elles rassasieront moins durablement. D'autant que, étant donné le temps de cuisson habituel déjà rapide des pâtes, ce type de produit n'est pas intéressant.

Pour les pâtes fraîches, préférez les nature accompagnées d'une sauce maison.

Pour les pâtes fraîches farcies, la qualité de la farce est un point à surveiller : on préférera des termes désignant des morceaux de viande de qualité, du vrai fromage et non des « préparations à base de viande », des mélanges de fromage, des graisses de mauvaise qualité ou encore des flocons de pommes de terre en premier ingrédient de la farce. Fuyez également les longues listes d'ingrédients.

Les pièges

Attention

Évitez les Doypack® pour les pâtes, le prix de vente est multiplié par 10 à 15 par les industriels en comparaison aux produits secs.

Les pâtes dites « aux légumes » ne remplacent en aucun cas une portion de légumes. La présence des légumes y est en effet anecdotique, souvent aux alentours de 5 % de légumes qui jouent davantage un rôle de colorant naturel. Mieux vaut ajouter aux pâtes nature un coulis de tomates 100 % ou une vraie portion de légumes !

Les conseils de consommation

Conseil

Les féculents sont un apport en glucides complexes (amidon), donc une source d'énergie importante de notre alimentation. Dans le cadre d'une alimentation équilibrée, il est conseillé de consommer une portion de féculents par repas en veillant à varier les sources. L'important est de raisonner les quantités et la fréquence de consommation qui doit laisser une belle place aux légumes dans les repas. Les assaisonnements sont également à surveiller. On préconise :

- Une portion de 150 à 200 g de pâtes cuites (50 à 70 g sec) 1 fois par jour en alternance avec d'autres féculents. À moduler selon l'âge, l'activité physique et l'appétit.
- L'ajout de matières grasses dans l'eau de cuisson est inutile. Il est également conseillé de saler modérément l'eau de cuisson.
- Préférez une cuisson *al dente* qui permettra une élévation moins brutale de la glycémie.
- Si vous ajoutez une sauce, préférez les sauces tomate nature sans sucre ni graisses ajoutés ou une petite quantité de ketchup aux sauces industrielles du commerce parfois riches en graisses. Soyez vigilant sur la composition (voir « Les assaisonnements », p. 213).
- Si vous ajoutez une portion de fromage râpé, limitez-vous à 20 g en ne prenant plus d'autre fromage dans la journée.
- Pour le plaisir, il est possible de mettre dans vos pâtes une petite quantité de beurre ou margarine (1 noisette) ou de crème fraîche (1 cuillerée à soupe) ou d'huile d'olive extra-vierge (1 cuillerée à café à 1 cuillerée à soupe).

Les pâtes sont des produits bruts secs. Il n'y a pas ou peu d'ingrédients supplémentaires ou additifs dans leur composition. Il n'est donc pas nécessaire de présenter une sélection qui relève plus du goût de chacun.

Focus

LES PÂTES SANS GLUTEN

Les pâtes classiques, à base de farine de blé, font partie des aliments supprimés dans le cadre d'une alimentation sans gluten. Avec le pain, c'est l'aliment qui manque le plus aux personnes intolérantes au gluten. Il est possible de les remplacer par d'autres féculents naturellement sans gluten (riz, maïs, sarrasin, pommes de terre, quinoa, millet, tapioca...).

Toutefois, la gamme des pâtes sans gluten s'est de plus en plus développée.

Ces pâtes sans gluten sont le plus souvent fabriquées à partir de farine de maïs, avec ou sans autre farine sans gluten et nécessitent souvent l'ajout d'un émulsifiant. Mais certaines recettes sont plus complexes et laissent à désirer. C'est pour cette raison qu'il nous a semblé nécessaire, dans cette édition, de vous proposer en nouveauté une sélection de pâtes sans gluten.

Le blé et le riz

Le blé et ses dérivés

Le blé à cuisiner vendu dans le commerce est un produit précuit. Il est comparable aux pâtes en termes d'apports nutritionnels, avec un petit peu plus de fibres.

La semoule de blé provient de grains humidifiés de blé moulus plus ou moins finement, puis séchés et tamisés. La cuisson par absorption d'eau est particulièrement rapide. Les apports nutritionnels sont comparables aux pâtes sèches sans œufs. La semoule fine se prête également parfaitement à la réalisation de desserts : semoule au lait, gâteau de semoule... On utilisera alors environ 15 à 20 g de semoule pour 150 ml de lait demi-écrémé de préférence et en surveillant les ajouts de sucre.

Le boulgour est un sous-produit du blé dur débarrassé du son qui l'enveloppe, précuit à la vapeur, séché et enfin concassé. Il est comparable aux pâtes en termes d'apports nutritionnels, avec un petit peu plus de fibres.

Le riz

Cultivé depuis l'Antiquité, le riz est aujourd'hui la céréale la plus répandue dans le monde. En France, la consommation est de 4,5 kg par an et par habitant. Il en existe une très grande variété, entre 7 000 et 10 000. On peut les regrouper en trois catégories suivant leur forme : le riz long grain, le riz à grain moyen et le riz à grain court ou riz rond.

Le riz blanc apporte une grande quantité de glucides complexes, essentiellement sous forme d'amidon (78 g pour 100 g de riz sec). Les grains d'amidon sont de très petite taille et seront donc très facilement digérés. Il contient par ailleurs peu de protéines (6,5 %) et ces protéines sont dépourvues de gluten. Il est donc tout indiqué en cas d'intolérance au gluten ou maladie cœliaque. Le riz blanc subit un blanchiment qui supprime la couche externe du grain de riz, éliminant 80 % des fibres, il est donc préconisé pour certaines infections intestinales. Ce traitement élimine également l'acide phytique et améliore l'absorption de ses minéraux : potassium (98 mg pour 100 g), magnésium (35 mg pour 100 g) et phosphore (100 mg pour 100 g).

Le riz complet ou riz brun est intéressant sur le plan nutritionnel pour sa richesse en fibres et en micronutriments. Il est toutefois plus long à cuire (40 minutes en moyenne). Le riz semi-complet aura subi un ponçage léger et qui réduit son temps de cuisson comparé au riz complet.

Le riz rouge de Camargue est un riz complet teinté de façon naturelle.

Le riz étuvé subit un traitement thermique qui permet de faire migrer les vitamines et minéraux du germe et des enveloppes vers l'intérieur du grain de riz, et ainsi d'améliorer ses valeurs nutritionnelles.

Les riz parfumés sont aujourd'hui la plus grande part de marché de ce rayon : il s'agit de riz long blanc ou étuvé : basmati, thaï, riz du Vietnam ou Surinam ; ils se caractérisent par leurs grains plus fins et plus longs et sont surtout plus aromatiques.

Enfin, on trouve en rayon du **riz sauvage** seul ou en mélange avec du riz blanc. Il se présente sous forme de grains noirs et allongés qui ressemblent à des grains de riz, mais issus en réalité d'une plante graminée aquatique ou terrestre. Il ne s'agit pas réellement de riz. Sa valeur nutritive est intéressante car il est riche en protéines, et particulièrement en lysine, un acide aminé limité dans les autres céréales.

Comment les choisir ?

Le riz est un produit brut sec. Il n'y a pas ou peu d'ingrédients supplémentaires ou additifs dans sa composition.

Le riz complet est intéressant pour un complément en fibres. Pour les intestins fragiles, préférez le riz blanc ou encore mieux basmati.

Au-delà de ce critère, le choix du riz se fera surtout en fonction de vos goûts. Basmati, du Surinam, thaï... présentent chacun des parfums différents.

Les pièges

Attention

Évitez les Doypack® pour le riz, où le prix de vente est multiplié par 10 à 15 par les industriels en comparaison aux produits secs. Les sachets cuisson, non indispensables, font également flamber le prix au kilo.

Les riz à poêler ne sont pas un bon choix : même si leur préparation est ultra-rapide et qu'ils sont de ce fait tentants, le prix, encore une fois, grimpe et vous ne maîtrisez plus ce que vous consommez : ajout systématique d'huile, d'arôme et plus ou moins de… sucre !

De même que pour les pâtes, le riz à cuisson rapide type 3 minutes, qui n'est pas à confondre avec le riz étuvé : c'est un riz précuit puis déshydraté afin d'abréger le temps de cuisson. Il a une apparence sèche et légère. Il a peu de goût, moins de valeur nutritive et est plus coûteux que le riz blanc, avec un impact sur la glycémie plus important.

Les conseils de consommation

Conseil

Tout comme les pâtes, le riz se classe parmi les féculents et représente une source d'énergie importante dans le cadre d'une alimentation équilibrée.

Il est conseillé de consommer une portion de 150 à 200 g de riz cuit (50 à 70 g sec) 1 fois par jour en alternance avec d'autres féculents. À moduler selon l'âge, l'activité physique et l'appétit.

Favorisez les cuissons par absorption totale (1 volume de riz pour 2 volumes d'eau) qui évitent les pertes en nutriments (fuite dans l'eau de cuisson) tout en limitant les ajouts de graisses (riz pilaf).

En cas de cuisson à la créole, modérez l'ajout de sel.

Reportez-vous

Surveillez les ajouts de sauce du commerce (voir « Les assaisonnements », p. 213).

Pour le plaisir, il est possible d'ajouter dans votre riz une petite quantité de beurre ou margarine (1 noisette) ou de crème fraîche (1 cuillerée à soupe) ou d'huile vierge extra (1 cuillerée à café à 1 cuillerée à soupe).

Le risotto est une préparation particulière réalisée avec un riz rond et par totale absorption d'un bouillon aromatique et/ou de crème et/ou de vin blanc. C'est surtout la nature du produit utilisé pour hydrater le riz (crème, vin) et les ajouts après cuisson (parmesan, lardons…) qui feront varier les apports nutritionnels du plat.

Le riz rond se prête également parfaitement à la réalisation de desserts : riz au lait, gâteau de riz... On utilisera alors environ 15 à 20 g de riz pour 150 ml de lait demi-écrémé de préférence et en surveillant les ajouts de sucre.

Purées en flocons

La purée en flocons est réalisée à partir de pommes de terre qui sont cuites, écrasées et déshydratées, permettant ainsi une longue conservation. Avant séchage, du lait, du sel, des stabilisants, des épices et/ou des antioxydants peuvent être ajoutés.

Les purées en flocons industrielles contiennent essentiellement les glucides naturellement présents dans la pomme de terre et ne présentent pratiquement pas de lipides.

Les valeurs nutritionnelles, une fois les purées reconstituées avec de l'eau et/ou du lait, sont assez proches d'une purée classique, mise à part la vitamine C qui a subi une perte importante.

La cuisson et la déshydratation augmentent également l'hydrolyse de l'amidon, rendant sa digestion et donc l'assimilation des glucides plus rapide. La purée sera moins rassasiante.

Comment les choisir ?

Optez pour une purée de pommes de terre en flocons nature, c'est-à-dire qui ne soit pas déjà à base de lait entier, de crème ou de fromage. La composition ne doit présenter qu'un unique ingrédient : la pomme de terre.

Le sel est également un critère important à surveiller. Il est ajouté quasi systématiquement, mais les proportions peuvent varier. Un dosage inférieur à 1 g pour 100 g reste un maximum à retenir.

Les pièges

Attention

Les dénominations comme « Saveurs à l'ancienne », « Saveurs d'autrefois » ou « gourmande » traduisent l'ajout de matières grasses et souvent d'additifs...

Les purées de légumes déshydratées, qui restent essentiellement à base de pommes de terre et ne remplacent pas une portion de légumes.

Conseil

Les conseils de consommation

Comptez une portion de 200 g de purée reconstituée pour votre féculent du repas.

Le sachet de flocons de pommes de terre est à reconstituer avec une quantité d'eau et/ou de lait demi-écrémé en se rapportant aux indications portées sur l'emballage.

Il est possible, pour une touche de gourmandise, d'ajouter une noisette de beurre ou une petite cuillerée de crème dans votre purée. N'hésitez pas à mettre des herbes et épices, comme la noix muscade qui se marie parfaitement avec la purée. Évitez toutefois de resaler un produit qui l'a déjà été industriellement.

N'oubliez pas que la réalisation d'une purée maison restera toujours garante d'un meilleur goût, d'une texture plus ferme et rassasiante. Les produits en flocons demeurent un dépannage intéressant.

Quinoa et légumineuses

Le quinoa

Le quinoa est une petite graine complète que l'on assimile à une céréale. Il est issu en réalité d'une plante de la famille des Chénopodiacées, tout comme la blette, la betterave et l'épinard. En rayon, on trouve du quinoa blond (le plus courant), rouge ou sauvage, cette différence de couleur n'ayant aucun impact sur la qualité nutritionnelle du produit.

Le quinoa présente une teneur en glucides proche de celle des autres céréales, mais son apport en protéines est particulièrement intéressant, 15 % à 18 %, et surtout une composition en acides aminés supérieure à la majorité des autres céréales. En effet, les protéines de quinoa apportent tous les acides aminés essentiels (AAE) qui font en partie défaut aux autres céréales.

Ces caractéristiques nutritionnelles le rendent intéressant pour les végétariens. Une portion de 70 g de quinoa cru (200 g cuit) pourra alors remplacer la portion de viande d'un repas en termes de protéines, mais occasionnellement, car la viande contient du fer en quantité et sous forme héminique, qui est mieux absorbé que celui contenu dans le quinoa.

Le quinoa est également riche en fibres (plus de 10 % en moyenne), garantissant un confort digestif et une grande sensation de satiété.

L'autre intérêt du quinoa est qu'il ne contient pas de gluten. Les personnes intolérantes pourront donc tout à fait en consommer en remplacement du blé, des pâtes et de la semoule notamment.

Les légumineuses

Les légumes secs, également appelés légumineuses, comprennent les haricots rouges, les haricots blancs, les flageolets, les pois cassés, les fèves sèches, les pois chiches, les lentilles grises, vertes ou corail… De par leur richesse en glucides complexes, ils sont à classer parmi les féculents.

Ces produits, pourtant riches en protéines végétales, en fibres, en magnésium, en fer et en vitamines du groupe B, sont trop peu consommés. Ils sont cependant réellement intéressants d'un point de vue nutritionnel.

La mauvaise réputation des légumes secs est due aux difficultés digestives qu'ils peuvent entraîner. Ils contiennent en effet des substances indigestes qui vont fermenter dans le colon, entraînant gaz et ballonnements. Mais ces substances sont en réalité en partie détruites par un trempage avant préparation ; veillez à bien éliminer l'eau de trempage et à bien rincer les légumineuses à l'eau froide.

De plus, en éliminant la peau – en préparant une purée au moulin à légumes par exemple, un potage filtré, ou en ayant recours à une cuisson prolongée –, leurs fibres sont éliminées en partie ou bien attendries, et donc plus digestes.

L'ajout d'une pincée de bicarbonate de sodium lors de la cuisson favorise également leur digestion.

Autre astuce : la plupart des épices ont une action favorable sur les sécrétions digestives, particulièrement sur la sécrétion de salive, et stimulent les fonctions intestinales.

Toutefois, n'oubliez pas qu'en fonction de la tolérance de chacun, il est possible que certains intestins fragiles supportent assez mal les plats très épicés ! Testez d'abord cette association sur de petites quantités et n'oubliez pas que le mieux, pour améliorer la digestion des légumes secs, reste le trempage et de commencer par introduire des petites quantités afin de s'habituer progressivement.

Les conseils de consommation

Conseil

Il s'agit de féculent dont la consommation est à alterner avec les autres féculents céréaliers à raison d'une portion de 150 à 200 g cuit (50 à 70 g sec) 1 fois par jour, et à moduler selon l'âge, l'activité physique et l'appétit. Il est recommandé de consommer des légumes secs 2 fois par semaine.

Dans le cadre d'une alimentation végétarienne, l'association d'un féculent céréalier (blé, pâte, riz, semoule, boulgour, polenta etc.) avec un légume sec est très importante.

En effet, ces protéines végétales étant incomplètes, donc de qualité insuffisante, il s'agit de faire une complémentation protéinée en les associant entre elles. Cette association, à raison de deux tiers de féculents céréaliers et d'un tiers de légumes secs, permet d'assurer un apport en protéines de bonne qualité comme substituts aux protéines animales. Quelques exemples d'association : riz et lentilles ; semoule de blé et pois chiches ; riz et haricots rouges… Cette association n'est pas obligatoirement à mettre en place sur un même repas, mais à intégrer dans la journée.

Il existe à ce titre des mélanges de céréales et légumes secs dans le commerce. Veillez à bien lire les étiquettes afin de privilégier des mélanges sans ajout d'additif.

Féculents express ou Doypack®

Un féculent express ou Doypack® est une céréale ou légumineuse déjà cuite et souvent assaisonnée, se présentant sous forme de sachet plastique souple. Ils offrent une excellente conservation grâce au traitement thermique subi.

On peut distinguer 3 types de féculents express : ceux à base de céréales (pâtes, riz ou blé), ceux à base de légumineuses et les mélanges céréales et légumineuses.

Comment les choisir ?

Les Doypack® peuvent s'avérer intéressants en dépannage et offrent un réel gain de temps pour les légumineuses qui sont plus longues à cuire, mais en ce qui concerne le blé, les pâtes et le riz, rien de mieux que de les cuire soi-même pour 5 minutes de plus !

Pour un plat végétarien, privilégiez les mélanges de céréales et légumineuses, se rapprochant de la complémentation idéale de 2/3 de féculents céréaliers et 1/3 de légumes secs.

Encore une fois, optez pour les listes d'ingrédients les plus courtes. On évitera également les ajouts excessifs de lipides (> 5 %) et les ajouts de sucres.

Les pièges

Attention

Les préparations à base de pâtes ou riz, dont le prix a été multiplié par 15 en comparaison au produit brut non cuit. Les recettes plus complexes cachent souvent des ajouts de lipides parfois excessifs.

Les conseils de consommation

Conseil

Il s'agit de produits de dépannage. Une portion normale de féculents se situe entre 150 et de 200 g. Adaptez bien la portion car le poids proposé est souvent supérieur.

Les Doypack® de féculents céréaliers et légumes secs (300 g) peuvent remplacer un plat de féculents et viande de temps en temps. Associez-leur idéalement une portion de légumes. On évitera les ajouts de graisses et autres sauces. À réchauffer 2 minutes au micro-ondes ou au bain-marie.

Attention

Il est préférable d'éviter le réchauffage directement dans un emballage plastifié. En effet, cette pratique est susceptible de déposer des substances toxiques sur les aliments.

Soupes et potages

La soupe est un élément incontournable de nos repas d'hiver qui gagne peu à peu nos tables toute l'année avec la gamme grandissante de soupes froides ou gaspachos.

Si elle est préparée maison, vous pouvez facilement en contrôler la composition, mais il devient plus difficile de consommer un produit de qualité quand on se tourne vers les produits proposés au supermarché !

Une soupe est initialement un potage ou un bouillon, le plus souvent à base d'eau, mais qui peut être préparé à partir de bière, de lait, de vin et servi sur des tranches de pain.

Aujourd'hui, elle est constituée d'aliments non mixés, en morceaux généralement assez gros, avec des ajouts de pâtes, pain, légumes secs, viande… Elle peut être servie en entrée ou en guise de plat unique, du fait de son côté plus consistant.

Un potage est une préparation avec une base de légumes mixés plus ou moins finement ou avec de petits morceaux, consommée chaude ou froide en début de repas.

Les potages dits « clairs » sont appelés « consommés ». Ils sont liquides, contrairement aux potages dits « liés » (veloutés). Toutefois, actuellement, les termes « soupe » et « potage » sont utilisés indifféremment. Seul le terme « velouté » fait encore référence à un produit lié par un épaississant (crème ou autre), moins liquide et plus onctueux.

Du point de vue nutritionnel, la recette de base consiste à cuire des légumes avec ou sans des féculents (pommes de terre, pâtes, légumes secs, pain…) à petits bouillons dans de l'eau, agrémentée, au choix, d'herbes, d'épices et d'aromates. Des ajouts de matières grasses, de fromage ou de petits morceaux de viande ou poisson sont également possibles. Pendant cette cuisson, les éléments hydrosolubles (c'est-à-dire solubles dans l'eau) vont se diffuser dans le bouillon de cuisson qui sera consommé.

On y retrouvera une grande quantité de composés aromatiques, mais également de minéraux, comme le calcium, le magnésium, le potassium, le fer, et de vitamines, comme la vitamine C (en partie détruite par la cuisson) et les vitamines du groupe B. Autre avantage : les fibres des légumes ainsi cuites sont rendues plus digestes et mieux tolérées par les intestins fragiles, et encore plus si la soupe est mixée.

La soupe présente donc de nombreux atouts : elle participe à la couverture des apports en eau, en fibres, en vitamines et en minéraux. Peu calorique dans sa recette de base lorsqu'elle est essentiellement composée de légumes, elle est également un bon moyen de se rassasier dès le début du repas et de favoriser la consommation d'une portion de légumes.

Dans les différents rayons du supermarché, on trouve des soupes :

- **En briques ou en bouteilles**, ce sont celles qui sont les plus consommées. Soit de longue conservation stérilisées UHT, soit au rayon frais et juste pasteurisées. Ces méthodes entraînent une perte vitaminique mais qui est souvent compensée par un enrichissement.
- **Déshydratées instantanées** : tous les aliments sont alors déshydratés par des procédés industriels et le contenu vitaminique est fortement abaissé. Pour permettre leur stabilité, les matières grasses utilisées sont souvent de l'huile de palme ou des graisses animales. Ces produits peuvent pourtant être peu gras et s'avèrent très pratiques à emporter.
- **Surgelées** : vous trouverez des soupes de légumes sans matières grasses ni féculents, voire, pour ceux qui le souhaitent, sans sel ajouté et qui sont portionnables. Ces produits sont très pratiques et se rapprochent le plus du fait maison.
- **Froides ou gaspachos** : ce sont des soupes glacées à base de légumes crus mixés, consommées aux beaux jours. Ces produits sont intéressants car leurs teneurs en vitamines sont plus importantes que les soupes chaudes de par l'absence de cuisson.

Focus

LES BOUILLONS

Les bouillons aux vermicelles, thaïe ou à la chinoise, ainsi que la fameuse soupe miso, ont une place importante dans l'épicerie des supermarchés. Ils sont à classer à part, puisqu'ils ne sont finalement qu'un bouillon aromatique très salé, auquel sont ajoutés des petites pâtes ou des vermicelles de blé ou de riz et contiennent un très faible pourcentage de légumes. Il est difficile de trouver en rayon un produit qui ne présenterait ni sirop de glucose, ni huile de palme, ni exhausteur de goût (glutamate monosodique notamment)… Ces bouillons ne sont pas à intégrer chaque jour à votre alimentation et il reste préférable de les réaliser maison !

Comment les choisir ?

Privilégiez d'abord les soupes les plus riches en légumes (légumes en première position dans la liste des ingrédients).

Surveillez en parallèle la qualité des ingrédients. Plus la liste est courte, plus on limite les additifs et plus on se rapproche du fait maison. Évitez également les ajouts d'huile de palme ou de sirop de glucose-fructose et de glutamate monosodique.

Les industriels utilisent différents épaississants : les gommes (xanthane) seront à privilégier par rapport aux amidons modifiés, amidons transformés de maïs, etc. Rien étant encore préférable !

Pour un produit raisonnable, vérifiez enfin les valeurs nutritionnelles et préférez celles qui apportent, pour 100 ml de soupe : moins de 1,5 g de lipides, 7 g de glucides maximum et moins de 45 kcal.

On privilégie un potage qui contient moins de 700 mg de sel (0,7 g) pour 100 ml.

Les pièges

Attention

Faites bien attention à l'appellation « riche en légumes » ou au pourcentage de légumes qui intègre souvent les pommes de terre considérées nutritionnellement comme un féculent.

La soupe a généralement une faible valeur calorique. Payer plus cher pour des versions allégées ne présente que peu d'intérêt.

Les ajouts de dés de viande… qui sont souvent de piètre qualité et anecdotiques en quantité.

Enfin, dans le même rayon, vous sont présentés des accompagnements tels que les croûtons : ceux-ci ne vous apportent que graisses et sucres en supplément ; ceux aux fromages n'en contiennent même pas, ou alors en poudre... Préférez ajouter quelques morceaux de pain de boulangerie que vous pouvez frotter à l'ail si cela vous plaît et du vrai fromage si la recette de votre soupe n'en contient pas !

Les conseils de consommation

Conseil

Pour préserver les fibres et vitamines des soupes, on prendra soin de les faire réchauffer à feu doux, sans jamais les faire bouillir.

Pour les soupes déshydratées, préparez tout le sachet d'un coup : le remplissage des sachets se faisant ingrédient par ingrédient, par couches successives, n'en utiliser qu'une partie ne sera pas adapté. Ou secouez-le avant emploi et ajustez la quantité d'eau.

Ne resalez pas une soupe industrielle, à l'exception de certains produits surgelés non salés qui vous laissent le soin d'assaisonner à votre goût.

Un bol ou une grande assiette de soupe (250 à 300 ml) peut remplacer une portion de légumes chaque jour.

Même si certaines soupes contiennent un peu de viande ou de poisson, elles ne sont jamais suffisamment riches en protéines pour vous abstenir d'un complément. Pour un repas équilibré, il est recommandé de compléter avec une portion de protéines (viande, poisson, œufs, protéines végétales), puis un laitage et un fruit (de préférence cru) et une portion de pain ou de féculents à ajuster en fonction de la présence d'autres, féculents (vermicelles, pommes de terre...) dans la recette de la soupe choisie.

Attention

Un repas constitué d'un potage (industriel), de fromage et de pain n'est pas idéal au quotidien car il ne combine que des aliments riches en sel !

Enfin, il vous faudra rester vigilant quant à la fréquence de consommation des recettes gourmandes et identifiées comme grasses : « crèmes de... », avec ajout de fromage, de lardons... Une consommation limitée de 2 à 3 fois par semaine semble raisonnable dans le cadre d'une alimentation équilibrée et variée.

Focus

LES SOUPES DE POISSON

Il s'agit à la base d'un mélange de poissons, de crustacés et de légumes. Aussi, comme pour les soupes de légumes, choisissez les recettes qui se rapprochent le plus du fait maison.

Les produits qui ne font apparaître que des fumets de poissons reconstitués et/ou des extraits de crustacés sont à laisser en rayon. On regarde ensuite le pourcentage de poisson, en privilégiant ceux en contenant au moins 35 %. Les recettes régionales ou de conserveries locales sont ici pour une fois un gage de qualité ! Enfin, même s'il est possible de s'en passer, faites attention au choix de la rouille que vous ajouterez pour parfaire le goût : l'huile de colza ou de tournesol est préférable à l'huile de palme et 1 cuillerée à café suffit.

Pour un repas équilibré, comptez 250 à 300 ml de soupe de poisson avec une pincée d'emmental râpé, quelques croûtons maison, une belle portion de crudités, un fruit et une à deux tranches de pain. Ce repas sera tout de même plus salé, alors pensez à ajuster sur vos autres repas de la journée.

Les conserves

La mise en conserve, ou appertisation (du nom de son inventeur Nicolas Appert), est une méthode de préservation des aliments qui consiste à les mettre dans des récipients rendus étanches à l'air puis chauffés pour détruire les micro-organismes pathogènes. En raison des risques d'intoxication alimentaire, une des meilleures façons de mettre en conserve la plupart des aliments reste de les soumettre à une température élevée (généralement de 110 °C à 120 °C) pendant le temps nécessaire à la destruction ou l'inactivation des micro-organismes. Les aliments mis en conserve ainsi soumis à de hautes températures sont les légumes, les viandes et volailles, les poissons et fruits de mer, et les produits laitiers. Les seuls aliments qui peuvent être mis en conserve sans subir de traitement thermique élevé sont ceux qui sont naturellement acides, comme les fruits, ou d'autres auxquels de l'acide est alors ajouté. Les qualités organoleptiques des aliments sont altérées lors de l'appertisation. C'est la conséquence du traitement thermique qui dénature certaines molécules, sans risque pour autant sur la santé.

Focus

VERRE, PLASTIQUE OU MÉTAL ?

Les conserves appertisées se font dans n'importe quel contenant pourvu que celui-ci soit parfaitement étanche et qu'il soit capable de résister sans s'altérer au traitement thermique adéquat à la destruction ou l'inhibition totale des micro-organismes, toxines ou enzymes dont la multiplication rendrait impropre la consommation de l'aliment conservé.

Toutefois, on considère que les bocaux en verre sont moins susceptibles de déposer des substances potentiellement toxiques sur les aliments, que les conserves métalliques basiques ou recouvertes d'un film plastique intérieur, ou encore les barquettes en plastique. Mis à part les pots en verre, on évitera systématiquement de faire chauffer la préparation directement dans le contenant d'origine, même lorsque le plastique est dit « micro-ondable ».

Le chauffage à une température élevée détruit une grande partie des vitamines les plus fragiles, comme la vitamine C, mais permet une stabilité bactériologique, gage de la longue conservation de ces produits. Par la suite, le stockage à l'abri de la lumière et à température ambiante limite les pertes vitaminiques.

La stabilité bactériologique est garantie tant que la boîte reste intacte, c'est-à-dire ni gonflée, ni cabossée et surtout pas altérée au niveau des jointures.

Une fois la conserve ouverte, les restes doivent être conservés au frais dans un récipient hermétique adapté et consommés dans les 3-4 jours.

Fruits au sirop

Il s'agit de fruits souvent pelés, dénoyautés et éventuellement coupés, recouverts d'un jus sucré (sirop sucré ou jus de fruits). Ces conserves de fruits pourront être conservées sur une longue durée, grâce aux procédés d'appertisation.

Les variétés les plus connues sont les demi-poires, les oreillons de pêches ou d'abricots, l'ananas en tranches ou en dés et les « salades de fruits », mais il n'est plus rare aujourd'hui de découvrir dans ce rayon un bien plus large choix de fruits allant de la griotte à la mangue en passant par la fraise.

Comment les choisir ?

On essaie de les choisir les plus proches possible d'une conserve maison, c'est-à-dire sans colorant ni correcteur d'acidité, etc.

On préfère des conserves au jus de fruits plutôt qu'au sirop (eau + sucre) et encore plus si le sirop est préparé avec un sirop de glucose-fructose.

On les préfère sans ajout de conservateur également, l'appertisation étant déjà en elle-même un mode de conservation.

Les pièges

Attention

Avec un produit simple et une gamme peu élargie, les pièges sont peu nombreux. On retiendra de se méfier de la fameuse appellation « au sirop léger », qui bien souvent cache malgré tout un ajout de sucre : de sirop de glucose-fructose !

Surveillez les mentions « sans sucres ajoutés » : le produit contient tout de même le sucre naturel du fruit.

Les conseils de consommation

Conseil

Le Programme national nutrition santé (PNNS) recommande de consommer 5 fruits ou légumes par jour. Une portion de fruits au sirop peut tout à fait s'intégrer à cette proposition en alternance avec des fruits frais à consommer crus. Les fruits au sirop ont l'avantage de se conserver longtemps, qu'ils soient en bocaux ou en conserves et se stockent facilement. Ils sont également peu chers et peuvent tout à fait remplacer les fruits frais s'ils sont égouttés et consommés sans le sirop. Il en existe de nombreuses variétés et c'est une bonne façon d'avoir toujours des fruits de toutes saisons dans vos placards.

À la place d'un fruit frais, vous pouvez consommer 2 oreillons de pêche, 2 demi-poires, 6 litchis, 4 demi-abricots, 4 demi-prunes, 100 g de macédoine de fruits, 100 g de fruits rouges ou 80 g de griottes. Mais ils restent à considérer comme une portion de fruits cuits. Pour assurer vos besoins en vitamine C, veillez à bien consommer une crudité par repas (légume cru ou fruit cru).

Les compotes

Il s'agit de fruits seuls ou mélangés, cuits et mixés, plus ou moins lisse et plus ou moins liquide, avec ou sans adjonction de sucre. On les trouve en bocaux de 500 g ou 1 kg, en pots individuels de 90 à 100 g ou en gourdes à emporter, de tailles variables et, nouveauté : en bouteilles.

Le rayon conserves des compotes est particulièrement développé. À cela s'ajoutent les compotes du rayon frais que nous traiterons ici pour une meilleure cohérence dans la comparaison des produits.

Comment les choisir ?

La priorité reste de choisir de VRAIES compotes et non des pseudo-desserts à base de fruits… On choisit des compotes « sans sucres ajoutés », ou à défaut « allégées en sucres », le sucre naturellement contenu dans le fruit étant en réalité suffisant.

Le parfum importe peu, il s'agit là d'une affaire de goût. Attention cependant au mélange pomme-châtaigne bien plus sucré. On fuit le sirop de glucose-fructose et on évite au maximum les additifs.

On remarque de nouvelles gourdes en rayon qui contiennent 120 g de compote, contre 90 g pour les produits précédents. Cette portion supérieure est intéressante pour une vraie portion de fruit, principalement pour les adultes.

Certaines marques, telle que Vitabio® proposent des produits qui contiennent un ajout d'acérola, permettant un enrichissement en vitamine C naturelle. Bel effort !

Les pièges

Attention

Les compotes qui n'en sont pas et les compotes sucrées avec du sirop de glucose-fructose.

Les liégois aux fruits ou mousses de fruits qui contiennent de nombreux ajouts d'ingrédients, dont la qualité laisse à désirer. Mieux vaut, de temps en temps, ajouter pour un dessert gourmand un petit peu de Chantilly sur une compote sans sucres ajoutés.

Les conseils de consommation

Conseil

100 g de compote peuvent tout à fait s'intégrer dans le programme recommandé par le PNNS (5 fruits ou légumes par jour). Attention cependant à ne pas consommer uniquement des fruits sous cette forme, car ici le fruit est cuit dans un jus et la vitamine C est peu, voire plus du tout, présente. Il est ainsi préférable d'alterner avec des fruits frais à croquer pour un apport vitaminique supérieur et solliciter une mastication.

Par ailleurs, il peut être utile de rappeler que les compotes pomme-banane et pomme-coing sont intéressantes en cas de diarrhée et que, a contrario, les compotes pomme-pruneaux sont à favoriser en cas de transit paresseux.

Enfin, avec plus de 10 résidus de pesticides sur les pommes (sans compter ceux sur les autres fruits…), la consommation de compotes bio présente un réel attrait !

Il apparaît également évident qu'une compote maison sans sucres ajoutés sera de meilleure qualité organoleptique et nutritionnelle et plus économique.

Pour des raisons écologiques et de réduction des déchets, les pots en verre, ensuite recyclés, sont à favoriser. Il conviendra tout de même de bien doser la quantité consommée dans un petit ramequin.

Pour les enfants, les gourdes sont surtout pratiques hors de la maison. Récupérez bien le bouchon OU choisissez une marque qui propose des bouchons adaptés pour éviter tout risque d'étouffement.

Les légumes en conserve

Il s'agit de légumes seuls ou mélangés, au naturel ou cuisinés, stockés en bocaux ou en boîtes métalliques pour une longue conservation.

Ce rayon est très diversifié et permet de varier son alimentation en consommant régulièrement des légumes à bas prix tout au long de l'année.

Ces légumes trempent dans un jus de couverture appelé saumure et constitué d'une base d'eau, de sel et parfois d'un petit peu de sucre (les petits pois, par exemple). Ils sont assez salés.

Le chauffage à une température élevée détruit une grande partie des vitamines les plus fragiles comme la vitamine C, mais permet cette stabilité bactériologique, gage de la longue conservation de ces produits.

Comment les choisir ?

En priorité les légumes « au naturel ». Pour les légumes cuisinés, on privilégie ceux apportant moins de 1,5 % de matière grasse.

La qualité des graisses utilisées a également son importance : on évite les ajouts d'huile de palme, pour privilégier une huile d'olive extra-vierge, ou bien de colza, tournesol de meilleure qualité.

On limite les recettes trop complexes, qui multiplient les additifs, avec ajouts d'amidons, de sucres, d'épaississants…

On limite la présence de plusieurs acides *a priori* présents pour des raisons techniques de conservation, l'appertisation remplissant pourtant déjà un rôle de conservation.

On privilégie les plus modérément salés, autour de 0,5 g de sel pour 100 g (200 mg de sodium) et dans tous les cas, on garde en tête 1 g de sel pour 100 g comme limite maximale à ne pas dépasser.

Les pièges

Attention

La présence d'additifs sous forme d'acidifiants et de raffermissants en tout genre et, pour les légumes cuisinés, la teneur en lipides, parfois bien supérieure à 1,5 %.

Les produits « vapeur » : il s'agit tout de même de conserves et la dénomination « vapeur » ne garantit en rien l'absence d'additifs.

Les produits cuisinés à la tomate, qui multiplient parfois les additifs, alors qu'un simple coulis de tomates ajouté sur un produit nature serait parfait !

Les conseils de consommation

Conseil

Comme vu précédemment, le PNNS recommande de consommer 5 fruits ou légumes par jour. Une portion de légumes en conserve peut tout à fait s'intégrer à cette prescription.

On privilégie les légumes nature et on garde les recettes cuisinées pour varier les plaisirs de façon plus occasionnelle. Comme de nombreux produits en conserve, les légumes appertisés sont riches en sel. Cette concentration en sel rend ces produits déconseillés pour les personnes qui doivent, pour des raisons médicales, limiter leur consommation de sel.

Pour les autres, le jus peut être consommé, d'autant qu'il contient une partie des vitamines et minéraux hydrosolubles du légume. Évitez ensuite de trop cuire ces produits déjà cuits qui ne nécessitent en réalité qu'un simple réchauffage.

Dans tous les cas, évitez toujours de les resaler et de les consommer en association avec des produits naturellement salés, comme les charcuteries, les fromages, ou un autre produit en conserve.

Pour finir, les qualités organoleptiques des légumes en conserve s'éloignent souvent de l'équivalent frais, du fait du procédé d'appertisation. Pensez alors à varier avec des légumes frais pour diversifier les saveurs et connaître le vrai goût du légume.

COULIS DE TOMATES, PULPE DE TOMATES, TOMATES PELÉES, ETC.

Focus

Pour le coulis de tomates, on note des compositions très correctes et homogènes pour toutes les marques vendues en supermarché, à savoir de la purée de tomates plus ou moins réduite (7 à 11 %) avec un ajout de sel. Il serait ainsi intéressant de les démarquer en fonction de leur teneur en sel, malheureusement cette valeur n'est que trop rarement précisée sur les emballages. On retient cependant le Tomacouli® de chez Panzani® avec 100 % de tomates et aucun sel ajouté.

Pour les tomates pelées et la pulpe de tomates, ça se complique. On retrouve malheureusement du sel, mais également des acidifiants ou un correcteur d'acidité et des affermissants. Une préférence pour les tomates entières pelées fraîches d'origine Italie Carrefour® bio avec simplement des tomates, du jus de tomates et une pointe d'acide citrique.

Dans tous les cas, on privilégie les produits nature à base de tomates et non de concentré dilué (sinon, on peut le faire soi-même à la maison).

Les féculents en conserve

Il s'agit de légumineuses (lentilles, pois chiches, haricots rouges ou blancs, flageolets…), de maïs, de châtaignes ou de pommes de terre, seuls ou mélangés, au naturel ou cuisinés stockés en bocaux, sachets, barquettes plastique ou boîtes métalliques. Ce rayon est très diversifié et permet d'équilibrer et de varier son alimentation avec un réel gain de temps de préparation.

Ceci est d'autant plus valable pour les légumes secs qui nécessitent un temps de trempage et une cuisson longue. Ici déjà cuits, ils demandent simplement à être réchauffés. C'est un vrai atout qui devrait nous pousser à en mettre davantage au menu.

Comment les choisir ?

En priorité nature, à accommoder soi-même !

Pour les produits cuisinés, on privilégie ceux apportant moins de 1,5 % de matières grasses. On surveille également la qualité des graisses utilisées en privilégiant les huiles végétale (colza, tournesol et d'olive…).

On limite les recettes trop complexes qui multiplient les additifs, ajouts d'amidons, de sucre, épaississants… On limite la présence de plusieurs acidifiants *a priori* présents pour des raisons techniques de conservation.

On privilégie les plus modérément salés, autour de 0,5 g de sel pour 100 g (200 mg de sodium) et dans tous les cas, on garde en tête 1 g de sel pour 100 g comme limite maximale à ne pas dépasser.

Les pièges

Attention

La teneur en sel, voire en sucre pour le maïs et pour les produits cuisinés, la teneur en lipides, parfois bien supérieure à 1,5 %.

Les conseils de consommation

Conseil

Le PNNS (Programme national nutrition santé) recommande de consommer des féculents à chaque repas, dont au moins 2 fois par semaine des légumineuses. Une portion de féculents en conserve peut tout à fait s'intégrer à cette proposition.

Comme de nombreux produits en conserve, les féculents appertisés sont déjà plus ou moins salés, vous pouvez les rincer à l'eau claire avant préparation ou consommation.

Dans tous les cas, évitez toujours de les resaler et de les consommer en association avec des produits naturellement salés, comme les charcuteries, les fromages, ou un autre produit en conserve.

Le poisson en conserve

Il s'agit de poissons gras ou semi-gras, principalement thon, sardine et maquereau, mais également saumon, truite, hareng ou anchois cuit, mis en boîte au naturel avec de l'huile ou un assaisonnement, une marinade. Certains peuvent également être fumés avant la mise en boîte.

Ces produits présentent un double intérêt : ils se conservent longtemps et permettent, à peu de frais, de consommer du poisson, une excellente source de protéines animales et de bonnes graisses, notamment des acides gras oméga 3 à longues chaînes (EPA et DHA). Les poissons gras sont également une bonne source de vitamine D.

Comment les choisir ?

Nature ou au naturel ! Pour être sûr de ne pas faire de faux pas.

Les poissons à l'huile sont certes plus gras, même une fois égouttés, mais les huiles utilisées sont de bonne qualité et ces conserves présentent une composition simple : poisson, huile et sel. Choisissez de préférence du poisson à l'huile d'olive, tournesol ou de colza.

On évite les poissons à la tomate, à la moutarde et en marinade, qui sont plus gras et contiennent des additifs (épaississants, sulfites...), voire des graisses saturées.

Il existe de nombreuses marinades sans huile, cependant, elles sont souvent riches en additifs. Il n'est pas intéressant de les consommer. Comme pour les autres conserves, le taux de sel reste à surveiller. On choisira le plus bas possible.

Privilégiez les conserves de poisson label MSC (Marine Stewardship Council), qui correspond à une des méthodes de pêche durable, et les labels Rouge et biologiques qui sont également de bons indicateurs.

Les pièges

Attention

Les assaisonnements « tomate » parce qu'on serait tenté de se dire qu'il s'agit d'un légume et que c'est nutritionnellement correct. Seulement, il peut y avoir des rajouts d'huile végétale et d'additifs.

Les marinades, qui semblent donner du goût grâce aux herbes ou épices, mais sont parfois très grasses (sauf celles sans huile), jusqu'à doubler la quantité de lipides de la portion !

Les dénominations « vapeur », qui concernent uniquement le mode de cuisson utilisé pour le poisson, mais n'exclut pas un ajout d'huile ou autre par la suite.

Les conseils de consommation

Conseil

Le Programme national nutrition santé (PNNS) recommande de consommer du poisson au moins 2 fois par semaine, dont au moins 1 fois du poisson gras, et de veiller à varier les espèces. Les conserves de poisson, à condition de bien les choisir, peuvent donc tout à fait être consommées comme telles.

Il existe des boîtes de plusieurs tailles. Achetez le format adapté à votre consommation et pensez à bien conserver les restes au réfrigérateur dans un contenant hermétique (pas la boîte de conserve d'origine), et à les consommer sous 48 heures.

Les personnes devant réduire leur consommation de sel devront préférer un filet de poisson frais à cuire.

La présence de métaux lourds dans les poissons prédateurs, à durée de vie longue et de grosse taille comme le thon, implique, pour les femmes enceintes et allaitantes et les enfants de moins de 3 ans, de limiter la consommation de thon au profit d'autres espèces comme la sardine et le maquereau.

Si vous aimez, consommez les sardines entières avec l'arête, qui sont une source intéressante de calcium, et en plus moins chères que les filets de sardines.

Les assaisonnements

Les moutardes

La moutarde est un condiment préparé à partir de graines de moutarde broyées dans du vinaigre. Ce terme vient de l'ancien français *moustarde*, issu du mot « moût », lui-même issu du latin *mustum* et *arde* qui donne aussi le verbe« arder » (« brûler ») ou « ardant ».

Il existe aujourd'hui plusieurs textures, saveurs et couleurs de moutardes. De la moutarde à l'ancienne à la moutarde à l'estragon ou au champagne en passant par la moutarde au miel, il y en a pour tous les goûts.

Comment les choisir ?

La plus simple possible, en version « à l'ancienne » ou non. Mais, surtout, on n'oublie pas que la recette de base, c'est du vinaigre, des graines de moutarde, de l'eau et du sel ! Dans l'idéal, on la choisit sans additifs !

Le saviez-vous

L'appellation « moutarde de Dijon » correspond à un mode de fabrication et non à une appellation d'origine contrôlée. En revanche, il existe une indication géographique protégée « moutarde de Bourgogne ».

Les pièges

Attention

Les moutardes avec un packaging élégant qui renvoient une image de gastronomie et d'authenticité et qui, au final, regorgent d'additifs et sont riches en huile.

Les conseils de consommation

Conseil

Si elles ne contiennent ni huile ni sucre, vous pouvez en consommer quotidiennement.

Il est préférable de faire attention à leur acidité en cas de soucis gastriques et à leur teneur en sel toujours très élevée, qui impose une limitation en quantité, mais également de surveiller le contenu en sel du reste du repas. Les moutardes sucrées, les chutneys et les moutardes aux goûts variés, riches en huile, sont à consommer occasionnellement lors de repas festifs, à raison de 1 cuillerée à soupe au maximum par repas.

Attention

La moutarde représente la quatrième allergie infantile !

Les ketchups

Le ketchup est un condiment populaire, habituellement élaboré à partir de la tomate cultivée *(Lycopersicum esculentum)*, de vinaigre et de sucre en majorité, puis on retrouve le plus souvent du sel, du piment, de l'oignon, du céleri et des épices.

Très apprécié des enfants, ce condiment est souvent fortement critiqué et associé à la malbouffe alors qu'il s'agit d'un aliment pauvre en graisses et réalisé (le plus souvent) à base d'aliments sains et simples comme la purée de tomates et le sucre.

Comment les choisir ?

Nature ou épicé selon vos goûts mais avec un maximum de tomates, un minimum d'additifs et, si possible, moins de 20 % de sucre.

On privilégie les produits qui utilisent du sucre plutôt que du sirop de glucose-fructose.

La qualité des sauces barbecue est inférieure à celle des ketchups : elles sont moins riches en tomate, contiennent plus d'additifs et sont légèrement plus caloriques.

Les pièges

Attention

L'appellation « ketchup léger » ou « allégé » et les « ketchups pour enfants », qui sous prétexte d'être moins riches en sucre sont un ramassis d'additifs. Certaines marques réduisent le sucre mais peuvent être amené à ajouter des édulcorants (stévia) ; on se méfie !

Les conseils de consommation

Conseil

On n'oublie pas qu'il s'agit d'un condiment et non d'une sauce à proprement parler. Aussi, on le consomme avec parcimonie, comme la moutarde, à raison d'1 cuillerée à soupe par plat au maximum.

Pour les enfants, il n'est pas conseillé d'ajouter systématiquement du ketchup afin de les inciter à manger. Cette habitude entretient l'appétence pour le goût sucré et vient à l'encontre de l'éveil au goût, puisque tout fini par avoir un goût commun... celui du ketchup !

Mayonnaises et autres sauces froides

Le rayon des sauces froides ne cesse de s'enrichir. Des classiques mayonnaises, béarnaises, tartare, on arrive à une multitude de recettes spéciales frites, burger… qui copient les produits de fast-food et les font entrer à la maison.

La mayonnaise est une sauce froide typique de la cuisine française, à base d'huile émulsionnée dans un mélange de jaune d'œuf et de vinaigre ou jus de citron et parfois d'une pointe de moutarde.

Les autres sauces traitées dans cette rubrique ont des recettes et surtout des saveurs variées, nous avons choisi de les comparer aux mayonnaises en tenant compte de leur utilisation.

Comment les choisir ?

Pour les mayonnaises, on privilégie celles dont la composition semble la plus proche de la recette maison : huile, jaune d'œuf, moutarde, vinaigre, sel, poivre.

Pour les autres sauces, on privilégie les listes d'ingrédients les plus courtes, à base de produits les plus nobles. On surveille principalement la qualité de l'huile utilisée.

Les petits formats vendus en kit spécial fondue ou pierrade sont une bonne option, même au quotidien, pour varier les plaisirs, mais surtout pour éviter de gaspiller. Un kit de 4 petits pots est déjà suffisant, inutile de craquer pour les promotions qui en proposent 6 ou 8.

On note que le choix du contenant est un bon indicateur de la qualité : les recettes en pots mettent souvent en avant un produit plus traditionnel que les présentations en flacon souple ou tube ; attention à rester vigilant cependant.

On privilégie l'utilisation d'huile de bonne qualité (colza, olive, tournesol) et un petit ajout de sucre plutôt qu'un sirop de sucre.

Il s'agit de produits salés : 1,5 g de sel pour 100 g de produit semble une dose suffisante.

Les pièges

Attention

Presque toutes les mayonnaises industrielles tant il est difficile d'en trouver des recommandables, mais en particulier les mayonnaises allégées. Mieux vaut en consommer moins et moins souvent mais une de qualité, d'autant que le goût sera incomparable !

Les sauces, certes peu grasses, mais très sucrées et liées avec un ramassis d'additifs ! Il faut également veiller aux ajouts de glutamate.

Les conseils de consommation

Conseil

Avec 75 % de matières grasses et en moyenne 700 kcal pour 100 g, la mayonnaise est une sauce très grasse. On évite d'en consommer lorsque l'on suit un programme minceur et on la réserve aux jours de fête le reste du temps. Une portion d'1 cuillerée à soupe semble raisonnable.

Les autres sauces sont moins riches en lipides que la mayonnaise, avec en moyenne 25 %. 1 cuillerée à soupe semble tout de même une quantité à ne pas dépasser, et de façon occasionnelle.

Ces sauces se conservent toutes au réfrigérateur après ouverture.

Sauces chaudes

Alors que l'on mijotait volontiers, il n'y a encore pas si longtemps, de bons petits plats en sauce, l'industrie se propose de réaliser ces sauces pour nous, toujours dans un souci de gain de temps.

Bien que la grande majorité des sauces en bocaux soient à base de tomate, on retrouve aujourd'hui une gamme très étendue de sauces chaudes, de la béchamel au pesto, disponibles également en brique ou en sachet plastique déjà reconstituées ou déshydratées et à reconstituer à l'eau, voire surgelées.

Comment les choisir ?

Bien sûr, dans l'idéal, on essaie de les préparer soi-même et on garde l'option sauce industrielle en dépannage. Si l'on n'a pas le temps ou que l'on n'aime pas cuisiner, on apprend à bien les choisir en optant en priorité pour des recettes simples, proches des recettes originales que l'on trouverait dans un livre de cuisine. Si les sauces à base de tomates sont assez maigres, les béchamel, beurre blanc ou autres sauces au roquefort sont, de par leur recette de base, plus riches.

Les pièges

Attention

Les marques qui ont pignon sur rue et à qui on voue une confiance aveugle et les appellations alléchantes type « gourmet ».

Les sauces bolognaises ou à base de viande qui en contiennent une quantité anecdotique et de qualité médiocre. Cela ne remplace en rien la portion de viande, poisson ou œufs du repas.

Les conseils de consommation

Conseil

On essaie de se limiter à 3 plats en sauce par semaine et on n'abuse pas du bocal entier. Ne pas dépasser 2 à 3 cuillerées à soupe par repas plaisir. On peut être plus souple sur la fréquence de consommation des sauces à base de tomate sans fromage.

Focus

SAUCE BOLOGNAISE ET MINERAI DE VIANDE

Qu'est-ce que le minerai de viande ? Il s'agit, une fois les morceaux les plus nobles prélevés sur l'animal (filet, bavette...), des parties restantes et raclées sur la carcasse, qui se composent donc de morceaux de viande débarrassés des membranes et glandes, que l'on ne peut pas vendre en l'état (trop petits, trop durs...) et de tissus graisseux. En clair, c'est un mélange à base de morceaux de muscles, d'os, de collagène et de gras, des restes qui s'avèrent propres à la consommation, une aubaine pour la rentabilité !

Après un broyage, on reconstitue des pains de 10 ou 25 kilos qui seront vendus sous vide ou surgelés pour entrer dans la composition de plats préparés : lasagnes, raviolis, hachis Parmentier... et les sauces bolognaises ! Avec un tel produit, on est bien loin des apports en protéines, en lipides et en fer d'un vrai morceau de viande rouge !

Bouillons cubes et papillotes

Les bouillons cubes, fond de veau et autres aides culinaires sont des bouillons et autres jus de cuisson qui ont été réduits puis gélifiés, compactés ou lyophilisés.

De légumes, de poule, de bœuf, sous forme de cubes, de sachets, secs ou surgelés, il en existe de toutes sortes. Leurs compositions sont souvent riches en additifs, en sel et en matières grasses, mais ils restent très pratiques pour assaisonner nos recettes du quotidien.

Comment les choisir ?

On privilégie la liste d'ingrédients la plus courte et la plus simple possible. On fuit l'huile de palme, le sirop de glucose-fructose et le glutamate.

Focus — LE GLUTAMATE

Le glutamate de sodium ou glutamate monosodique (E621) est dérivé de l'acide glutamique biosynthétisé à partir de micro-organismes (potentiellement transgéniques). Il est utilisé dans l'industrie agroalimentaire comme additif alimentaire et agit comme exhausteur de goût.

Dans l'organisme, l'acide glutamique existe naturellement. Il s'agit d'un acide aminé qui agit comme neurotransmetteur du système nerveux.

En tant qu'additif alimentaire, le glutamate est associé depuis longtemps au « syndrome du restaurant chinois », qui se manifeste par des maux de tête, nausées, oppression thoracique, rougissement du visage, du cou... à la suite d'une surdose au cours d'un repas (au moins 3 grammes). On le soupçonne également sur le long terme d'impacts importants sur le cerveau : dérèglement de la faim et de la satiété, mais également développement de maladies neurodégénératives notamment.

Par principe de précaution, on évitera les excès, d'autant plus en cas de terrain allergique, chez les enfants, les femmes enceintes et en cas d'intolérance au glucose !

Focus — SAUCES SOJA, SAUCE MAGGI®, ETC.

On trouve de plus en plus de sauces salées aromatisées au rayon assaisonnement. De la simple sauce soja à la sauce Arôme Maggi® en passant par le Viandox®, ces sauces donnent du goût à vos préparations en quelques gouttes seulement !

Lorsqu'on a le choix (par exemple pour les sauces soja), on privilégie les listes d'ingrédients les plus courtes et on évite le sirop de glucose-fructose, les colorants et autres additifs.

Pour les autres sauces, on reste tolérant du fait que l'on n'en consomme pas tous les jours et en très petites quantités. Cependant, ces sauces type Arome de Maggi® ou Viandox® ne sont composées que d'arômes de synthèse, de glutamate, de sel et de sucre... vous comprendrez qu'elles n'ont donc aucun intérêt nutritionnel ni réellement gustatif !

On n'oublie pas qu'elles sont riches en sel, aussi pas besoin de saler les plats assaisonnés avec de telles sauces. On les déconseille ainsi chez les personnes sujettes à l'hypertension ou à la rétention d'eau ou devant suivre un régime hyposodé.

Focus

ÉPICES, HERBES

La teneur en calories des herbes et des épices est négligeable, on peut donc en consommer autant que l'on souhaite. Il est même conseillé d'en ajouter quotidiennement à ses préparations pour bénéficier de leurs qualités nutritionnelles, comme leur richesse en antioxydants. De plus, l'usage des herbes et des épices permet de limiter celle du sel.

C'est un atout incontestable pour relever toutes vos préparations naturellement.

Les herbes fraîches sont bien sûr à favoriser en termes de saveur, mais également en termes d'apports en vitamines et minéraux.

Les herbes aromatiques lyophilisées sont toutefois intéressantes pour la praticité de leur conservation et ne présentent aucune adjonction de produits. Vous pouvez donc les consommer sans souci, même si les apports en vitamines, minéraux et substances antioxydantes seront fortement diminuées

Les herbes, l'ail, l'oignon et les échalotes surgelés contiennent souvent de l'huile qui agit comme antiagglomérant, afin de « rester saupoudrables ». La teneur en huile est minime, inférieure à 5 %, cependant veillez dans ce cas à privilégier les marques qui utilisent des huiles de tournesol ou de colza par rapport à celles utilisant de l'huile de palme.

Les épices sont des produits agricoles. Elles peuvent être issues d'écorces (cannelle), de fleurs (safran, clou de girofle), de feuilles (thé, laurier), de fruits (poivre, aneth, moutarde), de bulbes (gingembre) ou de graines (fenouil, coriandre). Elles contiennent des substances organiques volatiles, souvent appelées arômes. Ces substances organiques appartiennent à des groupes chimiques, tels que les alcools ou les aldéhydes, et stimulent les perceptions olfactives et gustatives. Elles sont donc responsables des odeurs, des arômes et des saveurs et sont utilisées en petite quantité en cuisine comme conservateur, assaisonnement ou colorant naturel (exemple du curcuma).

De même que pour les herbes, on peut en consommer au quotidien et les varier selon ses goûts et ses envies pour bénéficier de leurs propriétés tonifiantes et antioxydantes.

À noter que les herbes et épices sont à limiter *a priori* pour les personnes atteintes de colopathie ou sujettes à l'acidité gastrique, mais cela sera en fonction de la tolérance de chaque personne.

Les pièges

Attention

La présence d'huile de palme, les listes à rallonge d'additifs.

Les bouillons et fonds de sauce dégraissés qui sont certes moins gras mais aussi plus sucrés, il n'y a donc pas de grande différence d'un point de vue énergétique.

Les conseils de consommation

Conseil

On essaie de ne pas les utiliser systématiquement pour cuisiner et on respecte bien les indications de reconstitution du produit.

On n'ajoute pas de sel dans la préparation lorsque l'on utilise ce type de bouillon.

Dès que l'on a l'occasion et le temps de réaliser un bouillon aromatique maison, on n'hésite pas à le préparer en grande quantité et à le congeler portionné dans un bac à glaçons pour une qualité optimale !

Attention

On les supprime ainsi chez les personnes sujettes à l'hypertension, à la rétention d'eau ou devant suivre un régime hyposodé.

Les apéritifs

Si, autrefois, les produits apéritifs se limitaient à quelques chips, olives, cacahuètes ou autres oléagineux, il y a désormais profusion de ce type de produits que nous prenons un malin plaisir à conserver et stocker dans nos placards.

Les chips sont traditionnellement de fines rondelles de pommes de terre cuites en friture dans de la graisse de plus ou moins bonne qualité, puis salées en quantité importante. Les pommes de terre utilisées sont donc une base de glucides pour lesquelles l'huile est un agent de cuisson extrêmement important, assurant le croustillant caractéristique du produit, mais faisant aussi monter en flèche l'apport calorique de la recette. Le sel suffit en général à masquer la « misère culinaire » de ce produit. Sont apparues ensuite des recettes à base de fécule de pommes de terre (et non de vraies rondelles de pommes de terre) ou autres farines ou fécules, permettant d'obtenir des pétales soufflés.

Les biscuits salés sont des produits panifiés secs, comme des crackers, des gressins, des tuiles, des bretzels… dont la composition est essentiellement faite de différentes farines ou fécules, de graisses et de sel.

Cette gamme se diversifie également avec **des produits, farcis avec des crèmes**, comme les petits choux ou autres déclinaisons, les torsades… La composition de ces produits est stupéfiante, car on y trouve des semoules (souvent de la semoule de maïs) amalgamées avec des graisses (assez souvent de l'huile de palme), du sel et de nombreux additifs permettant d'obtenir la texture et forme désirées. La qualité des fourrages est bien souvent catastrophique !

On trouve même **des graines** qui ont été cuisinées dans de l'huile d'arachide, ou encore de la pâte de cacahuètes dans des cônes soufflés, ce qui rend le produit encore plus riche. Il y a surenchère dans cette catégorie de produits, pour en définitive une pauvreté nutritionnelle !

Le saviez-vous

Dans tous les cas, les chips et biscuits apéritifs sont des produits essentiellement gras et salés, donc très riches en calories et avec une densité nutritionnelle nulle, ce sont donc des calories vides ! Même si quelques variations sont possibles, la moyenne de ces produits se situe à 500 kcal pour 100 g, avec des taux de graisse moyen de 20 %, mais qui évoluent entre 10 à 45 %, ce qui situe assez rapidement le problème, couplé à 50 % de glucides en moyenne et sous une forme hautement digestible.

L'autre problème de ces produits est que l'on a pendant longtemps utilisé des huiles de moindre qualité, comme la fameuse huile de palme ou l'huile de coprah (coco), autant pour des raisons industrielles (conservation, bonne tenue du produit) que pour des raisons économiques. Ces huiles saturées ne sont pas intéressantes pour la santé, car associées à un risque plus élevé de maladies cardiovasculaires !

Le saviez-vous

Les graines oléagineuses sont des graines particulièrement riches en matières grasses (45 % en moyenne), puisque l'on peut, comme leur nom l'indique, en extraire de l'huile. Ces graisses sont toutefois principalement insaturées (mono- et polyinsaturés), bénéfiques pour la santé cardiovasculaire, associées à de bonnes teneurs en minéraux et vitamine E. Il s'agit des amandes, cacahuètes, pistaches, diverses noix (de cajou, de pécan, de Grenoble, du Brésil…), noisettes, graines de tournesol…

Cette richesse naturelle en lipides en fait des produits riches en calories sous un faible volume, ce qui incite à les consommer en quantités raisonnables. Au rayon apéritif, ces graines sont fréquemment proposées grillées (avec ou sans rajout d'huile) et très salées, préférez-les au naturel ! D'autres recettes vous proposent ces mêmes graines enrobées d'une coque biscuitée ou encore caramélisées, ce qui augmente encore l'apport calorique. À éviter !

La nouvelle mode en termes d'apéritifs est apparue grâce au portionnage, c'est-à-dire que l'on a présenté des produits, comme la charcuterie, sous forme de mini-saucissons, le fromage sous forme de dés… Ces produits n'ont pas amélioré le statut nutritionnel de la catégorie, car il s'agit encore une fois de produits gras et salés, même si, dans le cas du fromage, on trouve un peu plus de protéines.

De même, la gamme des produits tartinables s'est beaucoup développée : tarama, tapenade ou autres tartinables, dont la composition pose le plus souvent le même problème : excès de graisse et de sel, et c'est sans compter le support (toasts, crackers) sur lequel nous allons tartiner généreusement ces préparations, qui ne fera qu'augmenter l'apport calorique global.

Depuis quelque temps, apparaissent des produits de la mer, comme des crevettes, des moules marinées ou simplement en saumure, mais qui recueillent moins la faveur des consommateurs.

Fort heureusement, la gamme s'est également développée sur des produits plus intéressants, comme des légumes marinés, des crudités prêtes à consommer…

Comment les choisir ?

Il y a réellement quatre indicateurs essentiels :

- **La quantité de matière grasse :** on essaie de trouver des produits qui ne dépassent pas 25 % de MG ;
- **La nature des graisses utilisées :** on préfère consommer des produits qui contiennent de l'huile de tournesol ou de colza, on évite les graisses de palme et coprah (coco) ;
- **Le taux de sel :** 600 mg de sodium (soit 1,5 g de sel) pour 100 g est vraiment la dose maximale ;
- **Les additifs :** on préfère les recettes les plus simples, on limite le nombre d'additifs !

Les pièges

Attention

On peut considérer que le piège principal, c'est l'emballage, qui présente un produit de façon très alléchante, ne correspondant pas à la réalité nutritionnelle. Pour les chips, c'est particulièrement évident, avec des déclinaisons aromatiques dans tous les sens : barbecue, paysanne, à l'ancienne, qui en réalité ne signifient pas grand-chose car la recette reste toujours la même sauf quand on y ajoute des arômes artificiels. Préférez les produits nature sans arôme original. Mieux vaut manger du poulet rôti si l'on a envie de cette saveur que de prendre des chips avec un arôme qui s'en approchera, mais qui n'aura jamais croisé l'ombre d'un poulet !

L'autre piège, c'est la portion de produit qui n'est souvent pas standardisée, nous faisant passer d'un niveau de consommation à l'autre. On trouve des paquets de chips de 30 g comme de 135 g.

Le terme « huile végétale » qui figure encore parfois sur certains produits et qui ne permet pas de connaître la vraie nature de la graisse utilisée mais qui présage de sa médiocrité.

Les produits fourrés sous forme de choux ou bâtonnets. La qualité du fourrage est systématiquement catastrophique !

Les formes qui attirent vos enfants : frites, mini-pizzas, crackers animaux et petits fantômes… rappelez-vous qu'ils n'ont aucun intérêt !

Les graines oléagineuses grillées à sec, riches en additifs !

Les mélanges japonais qui, sous leur air de légèreté, sont composés en majorité d'amidon et de multiples additifs !

Les conseils de consommation

Puisque ce sont des produits secs qui se conservent assez facilement, on a tendance à les stocker en trop grand nombre dans nos placards.

Pour les produits secs comme les biscuits ou les chips, la portion recommandée est de 30 g par personne 1 à 2 fois par semaine. Cela vous permet, en multipliant le nombre de personnes, de savoir combien de paquets acheter au maximum. C'est un produit à considérer comme une friandise, à ce titre, il n'est pas obligatoire en plus grande quantité dans nos cuisines, car nous savons très bien que plus il y en a, plus nous en consommerons.

Pour les tartinables que nous avons observés, la quantité à respecter est à peu près identique : 30 g par personne 1 à 2 fois par semaine, en alternance avec les autres produits apéritifs.

Focus

LES FROMAGES POUR L'APÉRITIF

Les marques de fromage ont pour beaucoup développé des gammes de produits adaptées à l'apéritif. Il s'agit de produits déjà portionnés, qui vous évitent simplement le temps de découpe ; mais également d'autres recettes plus originales à base de fromage frais compacté, fourré, ou encore des fameux cubes que tout le monde connaît !

Ne nous faisons pas d'illusions, pour qu'un fromage frais tienne sous forme de petites billes très régulières, de nombreux additifs y sont ajoutés, ce qui en fait des recettes peu recommandables pour la santé. Le taux de matières grasses est rarement inférieur à 30 % et le taux de sel est en moyenne de 1,5 %, ce qui reste raisonnable, mais atteint parfois plus de 2 %.

Ces préparations ne sont pas particulièrement intéressantes pour deux raisons : il s'agit soit de fromage simplement coupé avec un prix au kilo qui a flambé, soit de produits riches en additifs, sel et graisses.

Seules les petites billes de mozzarella nature sortent du lot avec moins de 15 % de lipides et un salage modeste.

Les produits laitiers

Le saviez-vous

Leur catégorie est tellement importante qu'il convient de souligner que le Programme national nutrition santé 2017-2021 recommande de consommer 2 produits laitiers par jour pour les adultes (au lieu de 3) et jusqu'à 3 à 4 pour les enfants, adolescents et personnes âgées.

Cette consommation est intéressante pour ses apports en protéines de bonne qualité et en calcium autant pour des raisons de santé osseuse que pour des raisons d'équilibre alimentaire, de satiété et pour favoriser la consommation des probiotiques en faveur d'une « bonne » flore intestinale que beaucoup renferment (notamment les yaourts).

Reportez-vous

Reportez-vous page 131 pour en savoir plus sur les produits laitiers.

Les produits laitiers frais

C'est l'une des plus importantes catégories alimentaires puisqu'elle regroupe une grande variété de produits : le lait, les yaourts, les fromages blancs, les petits-suisses et les desserts lactés.

Le lait est un produit qui contient beaucoup d'eau, puis dans la composition duquel on trouve principalement des protéines (la caséine notamment, qui fournit au lait sa couleur blanche), des matières grasses et un sucre, le lactose, qui a un pouvoir sucrant relativement faible par rapport au saccharose, des vitamines, des minéraux et des oligoéléments, avec bien entendu le calcium et le phosphore.

Malgré toutes les contre-vérités que l'on entend actuellement, le lait et ses produits dérivés, c'est-à-dire les produits laitiers, sont des produits indispensables aux êtres humains. Les seuls vrais problèmes concernent les personnes allergiques aux protéines de lait de vache (caséines et/ou lactoglobuline et/ou lactalbumine), qui doivent recourir à des produits de substitution sans protéines de lait de vache (comme ce que l'on fait pour les enfants avec des préparations particulières), ou bien celles qui présentent une intolérance au lactose (pas de réaction allergique grave) qui provoque des inconvénients comme des douleurs digestives justifiant, soit l'utilisation de lait sans lactose ou de boissons végétales, soit une augmentation de produits comme le fromage contenant peu de lactose, principalement les fromages à pâte pressée cuite (emmental, cantal, comté, beaufort, abondance, etc.).

Données nutritionnelles et conservation

Le lait apporte 3,2 g de protéines pour 100 g (100 ml), 4,8 g de glucides et, selon qu'il est écrémé, demi-écrémé ou entier, respectivement 0 %, 1,5 % et 3 % de lipides. La valeur calorique du lait varie de 34 calories pour 100 ml de lait écrémé à 65 calories environ pour le lait entier. On constate donc que seuls les gros buveurs de lait ou ceux devant limiter leurs apports en graisses ont intérêt à consommer du lait écrémé étant donné la faible différence. Toutes les vitamines sont présentes dans le lait en quantité plus ou moins grande, à l'exception de la vitamine B12, et on notera une richesse en vitamine B2 mais une pauvreté en vitamine C. L'apport en vitamine A est intéressant, et également en vitamines E et D (en plus faible quantité). Mais n'oublions pas que, pour disposer de ces vitamines (A, E et D) que l'on trouve seulement s'il y a de la graisse, il faut prendre des laits demi-écrémés, entiers ou écrémés mais avec enrichissement en ces vitamines.

Il faut également souligner qu'il s'agit d'un produit sensible et propice au développement de germes. On réduit ce risque en achetant du lait pasteurisé ou stérilisé UHT et en le stockant après ouverture au réfrigérateur, hermétiquement fermé, tout en veillant à le consommer dans les 48 heures.

Les variétés de lait

Il existe, en plus du lait classique, de très nombreuses variétés de lait. La mode est au lait enrichi car la législation le permet.

Les laits enrichis, notamment en calcium ou en vitamine D qui sont les principales carences dans la population. Certains autres sont enrichis en vitamines ou en protéines mais avec un intérêt très faible.

Les laits appauvris en lactose se démarquent et présentent un réel intérêt pour les personnes intolérantes, mais n'ont aucun bénéfice pour le reste de la population.

Les laits aromatisés sont simplement des produits auxquels on a ajouté un arôme ou du cacao, mais surtout du sucre, ce qui a pour effet principal d'augmenter à la fois la valeur calorique et la quantité de sucre.

Le lait de chèvre et le lait de brebis sont très proches du lait de vache entier mais sont en général un peu plus gras. Toutefois, face à une demande grandissante, des produits au lait de chèvre et brebis demi-écrémés et même écrémés ont vu le jour.

Substituts de lait : les boissons végétales. L'appellation « lait » est inappropriée pour ces jus végétaux aux compositions assez variées et assez éloignées du lait. Le plus consommé reste le « lait de soja », dont la teneur en protéines est satisfaisante, la nature des acides gras intéressante et même supérieure et le cholestérol absent, cependant le calcium est insuffisant en dehors d'un enrichissement. On recommandera, cette boisson aux intolérants ou allergiques au lait, à ceux devant réduire leurs apports en cholestérol, ou simplement à ceux qui apprécient son goût. En ce qui concerne les autres boissons végétales, même si, d'aspect, elles ressemblent au lait, leur composition est bien différente, mis à part l'enrichissement en calcium souvent constaté. Toutefois, elles présentent de temps en temps des intérêts en quantité de minéraux et oligoéléments. Leur valeur nutritionnelle n'est absolument pas comparable à celle du lait. Une nouvelle législation va d'ailleurs strictement contrôler cette appellation afin de limiter les abus.

Le saviez-vous

COMPRENDRE LA TENEUR EN MG DES LAITAGES

Le pourcentage en matières grasses des produits laitiers est aujourd'hui donné par rapport au produit fini. Sur certains produits, un double étiquetage persiste, montrant un pourcentage exprimé par rapport à l'extrait sec, c'est-à-dire après extraction de l'eau du produit. Par exemple, un fromage blanc à 4 % de MG sur produit fini apporte 4 g de lipides par pot de 100 g. Ceci correspond à 20 % de MG sur extrait sec, selon l'ancien étiquetage.

On notera aussi sur les différents laits et laitages nature un code couleurs pour se repérer :

- le rouge pour le lait entier, le bleu pour le demi-écrémé et le vert pour le lait écrémé ;
- le bleu foncé pour les laitages au lait entier, le bleu clair pour les laitages au lait demi-écrémé et enfin le rose pour les laitages à base de lait écrémé (0 % de MG).

Yaourts et fromages blancs

Les yaourts ne sont rien d'autre que du lait fermenté par deux souches bactériennes bien précises (*Lactobacillus bulgaricus* et *Streptococcus thermophilus*) qui permettent de convertir le lait tiède liquide en sa forme coagulée et qui réduisent une partie du lactose du lait en acide lactique, lequel améliore d'ailleurs l'absorption du calcium chez l'homme. Les yaourts possèdent donc exactement les mêmes propriétés que le lait bien que la catégorie, du fait de l'essor industriel, en a largement augmenté le nombre.

On peut donc distinguer les yaourts nature classiques qui sont faits avec du lait demi-écrémé, les yaourts au lait entier et les yaourts allégés faits avec du lait écrémé. À partir de cette base, on a le choix de les sucrer, avec des fruits, de la confiture, du sucre, ou des édulcorants lorsque l'on veut les alléger totalement.

La valeur calorique du produit dépend donc, pour les graisses, du lait que l'on choisit et/ou d'un enrichissement en crème, et pour les sucres, du produit que l'on a utilisé pour les sucrer, et du lactose naturellement contenu dans le lait ! Cela va de 40 calories pour le yaourt nature sans sucre jusqu'à 110 calories pour le yaourt aux fruits avec du lait entier. Le facteur qui a changé ces derniers temps, c'est la taille du pot, qui a tendance à passer à 150 g, voire 180 g au lieu des 125 g classiques que nous connaissions. On trouve également des yaourts avec des ferments différents comme les bifidobactéries, lesquels peuvent avoir des effets bénéfiques sur le plan digestif, ce qui est parfois controversé mais fortement apprécié des consommateurs.

Les **yaourts à boire** sont assez comparables, mais quasi systématiquement sucrés, de plus leur présentation incite les enfants à les demander plus souvent dans la version sucrée pour des raisons que nous connaissons.

Focus

CONSOMMER UN YAOURT 1 MOIS APRÈS SA DATE LIMITE DE CONSOMMATION ?

Le yaourt est un produit ensemencé en deux bactéries non pathogènes. Ces deux bactéries vont en effet limiter le développement d'autres bactéries potentiellement pathogènes, aussi bien par la conservation au frais que par le conditionnement en pots hermétiques. Cette constatation est en faveur d'une consommation possible de yaourts une fois la date limite de consommation dépassée. Toutefois, cela implique que le produit ait été conservé au frais, sans rupture de la chaîne du froid, et que le pot ne soit en rien altéré. Dans le cas contraire, l'entrée d'air dans le pot permettra le développement de germes de surface pouvant rester invisibles.

De plus, si cela est vrai pour un yaourt nature, cette affirmation n'est pas valable pour les autres laitages, les desserts lactés et les yaourts avec ajout de fruits... On évitera dans tous les cas de dépasser les dates pour les enfants, femmes enceintes ou personnes immunodéprimées.

Et n'oubliez pas de faire confiance à votre palais, tout goût piquant est anormal !

Les **fromages frais** sont plutôt des fromages non affinés que des yaourts. Il faut en général 2 litres de lait pour en fabriquer un kilo (pour les yaourts il en faut un seul) auxquels on ajoute de la présure et des ferments pour le faire cailler. La fermentation lactique est ensuite stoppée par refroidissement. Le lait s'est alors séparé en deux composantes : le caillé qui est solide et le lactosérum, ou « petit-lait », liquide.

Le fromage obtenu subit différents traitements selon la texture recherchée : égouttage, centrifugation, fouettage, ajout de crème, moulage... On distingue ainsi différents types de fromages frais : fromage blanc de campagne, fromage blanc battu ou lissé, petit-suisse et faisselle. Comme pour les yaourts, il peut être élaboré à partir de lait entier, demi-écrémé ou écrémé. C'est ce qui détermine sa quantité de matières grasses. Cependant, le fait que l'on utilise une quantité de lait supérieure lui confère une teneur plus élevée en protéines et en matières grasses, notamment pour les versions 3-4 % ou 6-8 % sur poids total (20 % ou 40 % de MG extrait sec).

Ainsi, un fromage blanc à 20 % équivaut plutôt à un yaourt au lait entier qu'à un yaourt nature fait avec du lait demi-écrémé. Les valeurs caloriques vont bien entendu dépendre également de la nature du lait que l'on utilise, plus ou moins riche en matières grasses, ainsi que des ajouts éventuels de sucre ou de crème, faisant évoluer la valeur calorique entre 45 à 120 calories pour 100 g, voire plus avec des additions importantes de sucre ou de crème.

Les desserts lactés

Il faut clairement identifier la catégorie des desserts lactés, même s'il s'agit bien de produits à base de lait, ils s'apparentent réellement à des desserts plutôt qu'à des produits laitiers, même s'ils sont classés comme tels dans les supermarchés.

La matière principale est bien entendu le lait, mais on a la possibilité d'y ajouter toutes sortes d'ingrédients dont systématiquement du sucre, puis au choix : de la crème Chantilly à la crème de marrons en passant par différents types de fruits, de confitures, du chocolat, des œufs, du sucre, du miel, des céréales… C'est une catégorie qui s'enrichit sans arrêt, car plus il y a de nouveaux produits, plus nous sommes tentés de les consommer et plus nous augmentons les quantités absorbées de graisse et de sucre. Ainsi, par exemple, les mousses au chocolat ne contiennent du lait « qu'accidentellement », en raison de la recette, mais sont souvent classées dans les desserts lactés par erreur.

Dans cette catégorie, on retrouve également les crèmes brûlées, les crèmes dessert, les viennois, les liégeois, les riz au lait, etc. Ce sont en effet des desserts à base de lait, mais ce sont surtout des friandises à acheter occasionnellement. Les riz et semoules au lait sont cependant intéressants, car ils apportent également des glucides complexes qui favorisent le rassasiement.

Pour synthétiser rapidement, les valeurs caloriques tournent régulièrement entre 130 et 180 kcal pour 100 g avec, en moyenne, 15 à 20 g de graisses et 20 à 25 g de sucre, ce qui n'est pas exagéré pour un dessert. Pour cette catégorie également on sera très vigilant sur la taille du pot. Certaines marques proposent en effet des pots de 70 g, bien adaptés aux enfants ou à un plaisir raisonnable, alors que d'autres jouent la carte de la gourmandise avec des pots de 150 g, en faisant de véritables bombes caloriques. Dans cette catégorie, les additifs sont souvent très nombreux !

Conseil

Quelle que soit la marque, il est préférable d'acheter les produits simples comme riz ou semoule au lait sans privilégier ceux qui rajoutent du caramel, des crèmes, des nappages ou encore des ajouts de billes de chocolat ou de bonbons…

Comment les choisir ?

La liste des ingrédients permet de vérifier à la fois la nature du lait et les différents additifs. Rappelons que l'ingrédient qui figure en premier est celui qui compose en majorité le produit. On préférera les listes d'ingrédients les plus courtes, limitant les ajouts de sirops de sucre et d'additifs en tous genres.

Le tableau nutritionnel qui vous donne la possibilité de connaître les quantités de graisse et de sucre. Bien entendu, tout dépend de vos désirs et de votre situation, selon que vous êtes en période de contrôle de votre poids, avec ou sans problème d'ordre médical.

Il faut savoir qu'au-delà de 5 % de matières grasses, il s'agit d'un produit relativement gras et peu comparable à un produit laitier traditionnel. Pour la quantité de sucre, il n'est pas raisonnable de dépasser 10 à 12 g pour 100 g. Au-delà de ces valeurs, il s'agit plutôt de desserts gourmands, que rien n'interdit de consommer à condition de savoir que si la valeur calorique dépasse les 120 kcal pour 100 g, il faudra rééquilibrer soigneusement le repas pour éviter de le rendre trop riche.

Il est préférable de diversifier ses achats, entre les fromages blancs, les yaourts, ou même crèmes dessert, ce qui garantira non seulement une meilleure variété des goûts, mais aussi des différents ferments utilisés, ce qui semble favorable à notre santé et à notre tube digestif.

Rappelons que les yaourts aux fruits ne remplacent pas les fruits, car la teneur de 10 % environ, soit 12,5 g par pot, de fruits souvent au préalable surgelés, n'égale pas un fruit frais. Contrairement à une idée reçue, leur quantité de sucre n'est pas si problématique que cela, notamment lorsqu'ils sont à 0 %, car l'utilisation du lait écrémé contrebalance le nombre de calories apportées par le sucre, qui reste relativement faible. Il serait préférable de pouvoir les acheter à l'unité, bien que cela soit difficile, pour pouvoir gérer au mieux sa consommation.

Les pièges

Attention

Les fausses appellations allégées, quand la promesse ne porte que sur une seule catégorie de nutriment. Un yaourt à 0 % de graisse ne contient pas nécessairement aucun sucre.

La taille du pot, qui a tendance à grandir de plus en plus et fausse nos repères de consommation.

Les emballages très sophistiqués avec des appellations très folkloriques qui sont la plupart du temps simplement des yaourts normaux pour lesquels on paie plus l'emballage que le produit.

Les produits qui ne sont étiquetés ni yaourt ni fromage blanc mais qui contiennent le mot « lait » dans leur appellation et qui ne sont pas, la plupart du temps, le produit que vous recherchez, car il y a adjonction de crème fraîche par exemple. C'est une façon de contourner la législation. Ainsi, on peut très bien appeler un produit « fleur de lait », par exemple, le placer dans le rayon des produits laitiers sans que cela soit pour autant un yaourt ou un fromage blanc, et donc sans présence de ferments par exemple !

Les yaourts à boire, dans lesquels la tendance est d'ajouter du sucre en excès. Ces produits souvent destinés aux enfants peuvent les conditionner au goût du sucre. De plus, les portions oscillent de 100 à 250 ml ! Certains conditionnements en bouteille (850 g) obligent à terminer le produit entamé sous les 3 à 4 jours, ne permettent pas de doser sa consommation : ce n'est pas de l'eau !

Les promotions qui n'en sont pas lorsqu'on vend plus de produits que ce que nous sommes capables de consommer. Lorsqu'il y a une trop grande variété d'arômes, certains risquent de rester dans votre réfrigérateur.

La date de péremption des produits, car dans une économie ménagère prudente, il est raisonnable de compter le nombre de produits laitiers que chacun d'entre nous doit consommer et de les acheter sur une période d'une semaine pas plus, ce qui détermine le nombre à acheter.

Les « yaourts de soja », ou plus spécifiquement « desserts fermentés au soja », qui ne sont pas vraiment comparables aux yaourts de lait de vache et dont la version aromatisée est vraiment beaucoup plus riche que la version nature. Ces spécialités au soja restent intéressantes car naturellement sans lactose et avec un profil de graisses différent (moins de saturées et plus d'insaturées).

Les produits trop compliqués, ce que vous pouvez vérifier sur la liste des ingrédients lorsqu'il y a trop de produits pour épaissir, ou bien encore trop de gomme, trop de colorants, trop d'arômes, d'édulcorants... Bien qu'autorisé par la législation, cela ne présente pas d'intérêt dans une catégorie de produits où le choix est tellement important qu'on peut toujours trouver ce que l'on souhaite.

Les conseils de consommation

Conseil

Selon les recommandations nationales, il est préférable d'intégrer à ses repas 2 produits laitiers par jour, c'est-à-dire 1 portion de fromage et/ou 1 portion de produits laitiers. Cette recommandation est sage non seulement pour les apports en calcium, mais aussi pour la qualité des protéines, pour l'ensemble des micronutriments que l'on trouve dans les produits laitiers (oligoéléments, vitamines, micro-organismes) et l'indispensable diversification de notre alimentation. Mais elle est sage également en raison de la qualité gustative de ces produits.

Il n'est pas nécessaire de ne consommer que des produits allégés, bien que notre préférence aille plutôt vers des produits peu sucrés en raison des nouvelles recommandations de l'OMS (Organisation mondiale de la santé), qui nous incite à limiter de plus en plus la consommation de sucres simples. Il faut reconnaître que, pour les matières grasses, en dehors des desserts lactés, la différence est suffisamment faible pour éviter de se priver des produits entiers – sauf pour les personnes qui contrôlent leur poids ou bien le taux de graisse dans leur sang, où une version demi-écrémée peut être privilégiée.

Il est préférable de consommer 2 yaourts ou fromages blancs et 1 portion de fromage, en acceptant les yaourts aux fruits à 0 % de MG et sans édulcorants (sauf pour les enfants), et, pour se faire plaisir, 1 ou 2 fois par semaine une crème dessert lactée.

Rappelons pour finir que 200 ml de lait sont équivalents à un yaourt, et que pour les amateurs de café au lait ou autre boisson lactée, cela remplace un autre produit laitier.

Focus

PRODUITS LAITIER « DOUBLE PROTÉINE »

Nous mettons à part aujourd'hui les nouveaux produits laitiers « double protéine ».

Il s'agit en réalité de produits concentrés, puisque fabriqués avec 3 litres de lait pour obtenir 1 kilo de produit. Leur apport plus important en protéines (9 g aux 100 g contre 4 g pour les produits classiques) semble avoir un effet intéressant sur la satiété au cours de la journée. Leur valeur calorique varie entre 75 kcal et 100 kcal pour 100 g. Leur taille est toutefois conséquente (150 g), et si ce type de produit s'adresse à ceux qui veulent contrôler leur appétit, leur poids, ou leur culpabilité du grignotage… il faut toutefois tenir compte de leur apport calorique non négligeable.

Les deux marques dominantes sont Danone® et Yoplait®, mais les marques de distributeurs ne sont aujourd'hui pas en reste ! On notera que les pots de 100 g sont à privilégier afin de limiter l'apport calorique.

Il faudra également surveiller le pourcentage de matières grasses, allant de 0 % à 2,5 %, et les ajouts de sucres non négligeables dans les versions aux fruits ou même chocolat…

Ce sont cependant des produits intéressants pour les personnes âgées, permettant de renforcer leur consommation en protéines fréquemment insuffisante.

Les fromages

On distingue deux catégories de fromages : le fromage frais et le fromage affiné. Le fromage blanc provient de la coagulation du lait au moyen des ferments lactiques. Le fromage blanc caillé en est une variété plus ou moins égouttée.

Les fromages frais, à tartiner, sont en plus salés et davantage égouttés. Ils se présentent en barquette ou emballés dans une feuille d'aluminium. Ils contiennent plus d'eau que les fromages affinés, c'est pourquoi ils sont souvent moins caloriques. Cependant, leur teneur en matières grasses est variable et dépend d'ajouts de crème pouvait ainsi aller jusqu'à 60 % de lipides, d'où l'intérêt de lire les étiquettes.

Les fromages affinés sont beaucoup plus nombreux. Il s'agit de lait caillé sous l'action de présure ou de ferments lactiques qui est ensuite égoutté et mis à « fermenter ». On finit en le salant, en ajoutant éventuellement des moisissures, puis en l'affinant. C'est ce temps d'affinage qui lui confère son allure définitive, le rangeant dans une famille définie.

Les fromages à pâte molle pour lesquels l'égouttage est lent. Ils peuvent être à croûte fleurie comme le camembert, le brie ou le coulommiers, ou à croûte lavée comme le pont-l'évêque, le munster…

Les fromages à pâte simplement pressée, ce qui accélère l'égouttage. Ils peuvent être à croûte moisie comme le saint-nectaire, la tome de Savoie, ou à croûte lavée comme la mimolette, le morbier, le reblochon.

Les fromages à pâte pressée cuite sont l'abondance, le beaufort, le comté, l'emmental français, le parmesan et la tête de moine.

Les fromages à pâte persillée, comme le roquefort ou la fourme d'Ambert, ensemencés et contenant des moisissures dans la masse.

Les fromages fondus sont à base de fromages pressés ou à pâte cuite. Ces fromages sont fondus à chaud et cuits pendant trois minutes, avec l'ajout de sels de fonte, d'additifs et souvent de beurre. Ils sont en général enveloppés dans du papier d'aluminium.

Les fromages de chèvre ou de brebis sont de la même façon déclinés en secs, demi-secs ou frais, selon leur degré d'affinage, et sont fabriqués avec du lait de chèvre ou de brebis ou un mélange de laits.

Le saviez-vous

Sur le plan nutritionnel, les fromages présentent les mêmes intérêts que le lait, c'est-à-dire une vraie richesse en protéines, variable selon le produit et surtout le contenu en eau, qui « dilue » les protéines ! Les fromages les plus riches en protéines sont les fromages à pâte pressée, avec 26 g de protéines pour 100 g en moyenne. Les autres fromages affichent une quantité variable de protéines, de 15 % pour les fromages pour enfants jusqu'à 20 % pour les fromages italiens et, surprise, les fromages allégés. Ce sont des protéines d'excellente qualité car elles proviennent du lait.

Le vrai problème des fromages reste leur teneur en matières grasses, en moyenne de 25 %, mais surtout très variable, de moins de 10 % pour des produits allégés à plus de 30 % pour les plus riches.

La valeur calorique des fromages affinés ne descend que très rarement en dessous de 250 kcal pour 100 g, plus fréquemment autour de 400 kcal pour les fromages pressés, qui sont donc les plus gras. Il n'y a pas de sucre dans leur composition et donc quasiment pas de lactose dans les fromages pressés.

L'autre problème est leur contenu en sel : 500 mg de sodium (1,25 g de sel) pour 100 g en moyenne, valeur qui peut atteindre 1 g de sodium (2,5 g de sel) aux 100 g pour les fromages bleus. C'est donc un produit à contrôler soigneusement, notamment en cas de régime sans sel.

Le vrai avantage nutritionnel des fromages est leur teneur en calcium. Il faut rappeler, malgré leurs détracteurs, que les produits laitiers peuvent couvrir environ 45 % des besoins en calcium chez les adultes, un taux qui est encore plus important chez les enfants. On y trouve également de la vitamine A, ainsi qu'un peu de vitamine D.

Comment les choisir ?

Sachez que les fromages d'appellation contrôlée font aujourd'hui partie des rares produits qui ne contiennent ni conservateurs, ni additifs, ni colorants. Un gage de qualité qui fait partie du patrimoine gastronomique français.

Pour les fromages industriels, plus la liste des ingrédients est courte, mieux c'est ! Méfiez-vous des « préparations fromagères à base de lait », dont la qualité nutritionnelle et le goût ne correspondent pas toujours à ce que l'on attend.

C'est la quantité de matière grasse qui fait la valeur calorique du produit, et il est préférable, non pas d'essayer de trouver les moins riches, mais ceux qui vous font le plus plaisir, en contrôlant la quantité selon la richesse calorique du produit. Le camembert, la mozzarella, la feta, les fromages de chèvre frais ont des teneurs énergétiques faibles par rapport aux autres. Les fromages en portions individuelles sont relativement intéressants pour doser sa consommation, mais sont souvent proposés pour des fromages de moins bonne qualité, notamment gustative. Il vaut donc mieux préférer les fromages entiers à portionner soi-même, quitte à acheter à la coupe la juste quantité nécessaire pour la semaine.

Les pièges

Attention

Les produits allégés en sel ou en graisses, qui ne le sont pas toujours de manière significative. Surtout, ils peuvent faire perdre le plaisir de consommer cette catégorie de produits.

Les produits vendus en portions trop grosses.

Les fromages pour enfants, qui parfois ne contiennent pas suffisamment de calcium : il faut vraiment vérifier qu'il y a au minimum 400 mg pour 100 g et qui peuvent contenir des sels de fonte, qui sont à éviter.

Les fromages avec des ajouts de noix, poivre, crème… qui masquent souvent le goût du fromage et augmentent parfois inutilement sa valeur calorique.

Les nouvelles variétés de préparations fromagères qui consistent souvent en un fromage fondu. Elles sont bien entendu issues du lait, mais leur composition est parfois plus riche en graisses que n'importe quel autre fromage en raison d'ajout de matières grasses mélangées avec la poudre de lait, ou parfois même de crème fraîche.

Les fromages râpés. Dès qu'il n'est pas précisé emmental, comté ou mozzarella râpé(e), les mélanges pour pâtes, pour pizza ou autre appellation originale sont de moins bonne qualité avec présence d'additifs (colorants anti-agglomérant…).

Les conseils de consommation

Conseil

La portion à ne pas dépasser est en général de 50 g par jour si l'on veut être raisonnable. La consommation doit s'équilibrer avec les autres produits laitiers. Les grands consommateurs de yaourt ou de lait n'ont pas intérêt à forcer sur le fromage, et inversement.

Cela reste tout de même un produit indispensable dans une maison, mais il est inutile d'avoir un plateau entier de différents fromages, il est préférable de les acheter deux par deux et de les finir avant d'en acheter d'autres.

Si l'on décide de faire un repas à base de fromages, mieux vaut limiter les autres protéines et ne pas consommer d'autres produits trop gras et trop salés pendant le repas. Ainsi, l'association viande/œufs/poisson et fromage nécessite de contrôler la portion de fromage (30 à 50 g).

Attention

Les personnes ayant une hypercholestérolémie devraient se contenter de 2 à 3 portions maximum par semaine.

Focus

LE NOUVEL ÉTIQUETAGE DES MATIÈRES GRASSES

La réglementation française change. Hier, elle exigeait que la teneur en matière grasse des fromages soit exprimée en pourcentage par rapport à la matière sèche, c'est-à-dire la matière fromagère restant après complète déshydratation du produit.

Le nouveau décret prévoit d'exprimer la matière grasse, soit en pourcentage par rapport au poids total du produit fini, soit, dans le tableau nutritionnel, sous forme de quantité de lipides pour 100 g de produit fini. Ce principe d'étiquetage est actuellement celui de tous les autres produits alimentaires.

La composition des fromages ne change pas, seulement le mode d'expression de la teneur en matière grasse afin que les consommateurs puissent connaître simplement et directement la quantité de matière grasse réellement présente dans le fromage consommé.

Voilà quelques exemples des changements qui résulteront de l'application de ce décret :

- Fromage blanc
  - Ancien décret : teneur en matière grasse/matière sèche indiquée sur l'étiquette = 40 %. Teneur moyenne en eau : 82 %. Pourcentage de matière sèche dans produit fini = 100 – 82 = 18 %. Teneur réelle en matière grasse dans le produit fini : 40 % de matière grasse dans 18 % de produit.
  - Nouveau décret : teneur en matière grasse = 7,2 % (0,4 × 0,18 = 0,07 = 7,20 %).
- Fromage à pâte dure, type emmental
  - Ancien décret : teneur en matière grasse/matière sèche indiquée sur l'étiquette = 45 %. Teneur moyenne en eau : 38 %. Pourcentage de matière sèche dans le produit fini : 100 – 38 = 62 %. Teneur réelle en matière grasse dans le produit fini : 45 % de matière grasse dans 62 % de produit.
  - Nouveau décret : teneur en matière grasse = 27,9 % (0,45 × 0,62 = 0,279 = 27,9 %).
- Yaourt au lait entier et fromage blanc à 20 % de matières grasses 100 g de yaourt au lait entier = 100 g de fromage blanc à 20 %, mais attention la contenance d'un yaourt est de 125 ml, donc pratiquement 25 % de plus !

Les produits frais

La charcuterie

Du jambon de Bayonne aux rillettes du Mans, en passant par les saucisses de Morteau et les andouilles de Vire... nos plus belles régions regorgent de spécialités charcutières qui font partie intégrante du patrimoine culinaire français.

Le terme « charcuterie » désigne en réalité l'ensemble des préparations alimentaires principalement à base de viande de porc crue ou cuite et de sel ajouté comme agent de conservation au minimum.

La charcuterie utilise l'ensemble des parties du porc, et selon le morceau, le taux de matières grasses du produit final va varier.

Aujourd'hui, la fabrication des lardons et des jambons cuits ou secs permet d'obtenir des produits plus maigres qu'auparavant, grâce à une sélection des espèces animales, à l'évolution de l'alimentation des porcs et à l'adaptation des recettes.

Le point fort des charcuteries est sans aucun doute la grande richesse en protéines (20 % en moyenne) et en fer (le boudin noir est l'aliment le plus riche en fer héminique particulièrement bien assimilé). Cependant, leur mauvaise réputation est également bien fondée, puisque la plupart sont également riches en lipides (jusqu'à plus de 40 % pour certains saucissons) et en sel, ce qui impose la modération dans leur consommation.

À l'heure actuelle, les industriels surfent sur ces conseils santé en proposant des produits de charcuterie moins gras et/ou moins salés.

La teneur en sel de ces produits est de nos jours moins élevée que jadis car la méthode de conservation par le froid a aujourd'hui remplacé la conservation unique par le sel (salaison, saumurage). Toutefois, leur apport en sel reste significatif puisqu'il s'agit non seulement d'un agent de conservation, mais également d'un exhausteur de goût.

De nombreux produits allégés en sel, à savoir en chlorure de sodium, sont apparus sur le marché. Cette réduction est compensée par un ajout de chlorure de potassium, ce qui est intéressant en termes de qualité, mais l'allégement en sodium reste souvent insuffisant.

Pour ce qui est des matières grasses, n'oublions pas que c'est le gras qui donne la saveur et la texture propres aux charcuteries. Pour préserver le goût des produits allégés, le gras est alors remplacé en grande partie par des additifs et des sucres ajoutés. Que ce soit des lardons, des saucissons ou des terrines... on s'éloigne alors de la recette traditionnelle sans être vraiment gagnant côté santé !

Comment les choisir ?

Plus la liste des ingrédients est courte, mieux c'est ! On limite les ajouts de sucre sous toutes ses formes (dextrose, saccharose, sucre de canne, lactose, amidon…), et surtout de sirop de glucose-fructose.

Les jambons crus se démarquent au rayon des charcuteries tranchées avec des recettes plus simples, mais ils sont aussi plus riches en sel. Noix de jambon, viande des Grisons, bacon, etc. sont difficiles, pour ne pas dire impossibles, à trouver sans ajout de sucres.

Côté jambon cuit, on privilégie une qualité de jambon « supérieur » car il ne contient ni polyphosphates, ni gélifiant, ni colorant caramel et moins d'additifs.

Les charcuteries fumées au bois sont à limiter au profit des non fumées. Les procédés de fumaison peuvent générer des composés cancérigènes appelés hydrocarbures aromatiques polycycliques (HAP), pouvant favoriser l'apparition de cancers digestifs. La mention « goût fumé » reste préférable car il s'agit de fumées liquides débarrassées d'HAP.

Les pièges

Attention

Les produits allégés en sel (par rapport à la moyenne des produits du marché), qui ne le sont pas toujours de manière significative : on a du mal à s'y retrouver. En faisant le calcul, certains produits classiques contiennent 0,7 g de sodium lorsque des produits allégés à -25 % de sodium apportent 0,6 g de sodium pour 100 g.

Les produits, notamment les saucisses, vendus en portion trop grosses.

Les jambons cuits fumés qui ont tendance à être plus gras et plus salés. Les rôtis de dinde, de bœuf ou encore les filets de poulet cuits et emballés sous vide qui s'apparentent à première vue à une viande fraîche, mais étant donné le nombre d'additifs et la quantité de sel ajouté, ils ont bien leur place dans le rayon charcuteries et se rapprochent plus du jambon.

Les mini-saucissons et chorizos qui s'avèrent plus gras qu'un produit entier à trancher vous-même.

Les saucisses de porc ou de poulet type Knacki®, plébiscitées par les enfants, ont quasiment toutes une composition similaire qui reste une recette assez complexe car hautement transformée. La teneur en viande varie selon les marques de 40 % à 84 %, avec parfois la mention « viande séparée mécaniquement », qui signifie qu'il s'agit de particules de viandes récupérées des carcasses par raclage, broyage et tamisage ! Puis viennent s'ajouter l'eau et le gras de viande (porc ou peau de volaille) en 2e ou 3e position, autant dire en quantité importante ! Enfin, pour lier le tout et obtenir une texture fine et homogène, on trouvera toute une batterie d'additifs : protéines de lait, lactose, polyphosphates (pour retenir l'eau), nitrites, antioxydants pour retarder le rancissement des graisses, mais aussi protéines de pois ou de soja afin de compenser l'apport en viande trop faible, et pour finir des colorants et arômes. Bon appétit !

Focus

LARDONS, DÉS DE JAMBON...

Il est difficile de trouver dans cette gamme des compositions idéales tant les additifs sont nombreux.

N'oublions pas que leur consommation doit rester occasionnelle, qu'il s'agisse d'un lardon classique ou d'un produit allégé en matières grasses.

Seules les allumettes de bacon sortent un peu du lot. Mais si vous disposez d'un peu de temps, détailler les tranches vous-même restera plus économique et vous permettra d'acheter plus facilement un produit de qualité. Il en est de même pour le jambon à découper vous-même, plutôt que d'acheter des dés de jambon prêts à l'emploi, gonflés à l'eau à l'aide de gélatine et de polyphosphates.

Les conseils de consommation

Conseil

D'après les nouvelles recommandations de l'HCSP (Haut Conseil de la santé publique), la consommation de charcuteries doit rester occasionnelle en raison de l'apport en sel – et encore plus lorsqu'il s'agit de sel nitrité – ainsi que pour leur teneur élevée en graisses. Pour les amateurs, il s'agit de ne pas dépasser 150 g par semaine et de privilégier le jambon blanc.

Pour 1 portion, on compte environ 100 g pour les charcuteries maigres telles que jambon cuit ou cru dégraissé, bacon, viande des Grisons, bresaola, noix de jambon, rôtis tranchés.

Le gras des jambons ne doit pas être consommé fréquemment. Les produits découennés et dégraissés restent préférables. Pour les pâtés et terrines, ne pas dépasser 30 g pour 1 portion. Pour les saucisses et saucissons secs, les chorizos, les saucissons à l'ail, le cervelas, on compte 30 g pour 1 portion et on évite d'ajouter du beurre. Ils ne sont pas conseillés à l'apéritif, où l'on consommera des quantités trop importantes sans s'en rendre compte.

Pour les rôtis de dinde, de bœuf ou encore les filets de poulet cuits, préférez une viande fraîche à cuisiner vous-même.

Focus

LES SELS NITRITÉS

Les sels nitrités (nitrite de sodium ou de potassium et nitrate de sodium ou de potassium désignés sous les codes E249, E250, E251, E252) font partie des additifs utilisés traditionnellement en charcuterie. Ils jouent plusieurs rôles :

- action antibactérienne, notamment sur la toxine botulique ;
- coloration rouge finale de la charcuterie, et rose du jambon cuit ;
- goût et odeur caractéristiques des salaisons ;
- bonne tenue à la fabrication.

Lors de la digestion, les molécules de nitrite contenues dans la charcuterie peuvent réagir et se transformer en nitrosamines. Le sel nitrité est soupçonné, de par cette réaction, de favoriser le développement du cancer colorectal.

La norme de sel nitrité légale est de 150 mg maximum par kilo de produit pour les charcuteries, et de 80 mg par kilo de produit pour les normes bio. Il existe tout de même certains industriels (au Danemark notamment) qui travaillent des charcuteries bio sans nitrite, mais encore faut-il accepter un jambon qui ne soit pas rose ! Dans tous les cas, cela impose surtout, pour ne pas en consommer en quantité trop importante, de limiter sa consommation de charcuteries, surtout pour les jeunes enfants.

Les produits de la mer

Le rayon traiteur de la mer est relativement développé et disparate. La gamme contenait à la base des produits de consommation peu courante car plus onéreux et réservés à des repas festifs, mais sa diversification offre désormais des produits plus abordables, qui se destinent ainsi à une consommation plus fréquente.

Dans cette gamme, nous pouvons distinguer :

- **Les poissons fumés** : saumon et truite étant majoritaires, mais également du thon, du flétan, de l'anguille… Il s'agit de recettes assez traditionnelles de poissons fumés naturellement ou avec un ajout d'arôme. Cette préparation nécessite un ajout de sel important (environ 3 g/100 g), ce qui est une des caractéristiques principales des poissons fumés. Selon le poisson utilisé, le taux de matières grasses est variable tout en restant raisonnable (11 à 14 %), la truite étant un peu moins grasse que le saumon. Mais la qualité des acides gras est remarquable, puisqu'il s'agit de graisses polyinsaturées, notamment des oméga 3 et sous la forme EPA et DHA.
- **Les fruits de mer décortiqués prêts à consommer**, en barquette ou bocal. Ces préparations présentent les caractéristiques de l'aliment de base, c'est-à-dire souvent une source de protéines intéressante et assez maigre. L'apport en sel et la sauce éventuellement ajoutée restent des critères déterminants de ces produits de la mer.

- **Les surimis** : sous forme de bâtonnets simples ou fourrés, de râpé, de billes fourrées ou de tranches type jambon de la mer. La gamme des surimis s'est largement étendue. Il s'agit d'une préparation à partir de morceaux de chair de poisson (32 % à 42 %), le reste étant une pâte à base d'eau, mais également d'autres ingrédients comme le blanc d'œuf, de l'amidon, du sucre, de l'huile et d'une liste parfois très longue d'additifs. Le crabe qu'il évoque reste un arôme. Si l'on a longtemps vanté cette protéine maigre, il s'avère qu'il ne peut pas réellement être comparé à une portion de poisson de par sa richesse en glucides.
- **Les terrines de la mer** : il s'agit de recettes très variées et contenant souvent peu de poisson et/ou fruits de mer mis en avant sur l'emballage. L'apport en glucides et en lipides reste souvent supérieur à l'apport en protéines, qu'il est pourtant susceptible de remplacer dans le repas.
- **Les hachés de poisson** : préparations à base de poisson avec une liste d'ingrédients de qualité laissant souvent à désirer et présentant des additifs en quantité.
- **Les œufs de poisson** : œufs de lompe (ou lump), œufs de saumon et de truite principalement. Il s'agit d'une source de protéines de bonne qualité (8 % pour les œufs de lompe à 32 % pour les œufs de saumon), accompagnée de lipides en quantité variable (3 à 10 %). Ces lipides sont constitués d'une fraction d'acides gras polyinsaturées oméga 3, mais également d'une portion de cholestérol. Les conserves d'œufs de poisson vendues au rayon frais sont riches en sel (2,5 à 5 %) et également susceptibles d'être riches en additifs (stabilisants, conservateurs et colorants !). Les œufs de saumon et truite sortent du lot !

Comment les choisir ?

Le taux de sel des poissons fumés reste à surveiller, car si la moyenne à 3 % en fait déjà un produit salé, certains culminent à plus de 5 % ! On privilégie les produits et recettes les plus proches du produit naturel, ce qui pousse à limiter les terrines, surimis et hachés de la mer. Si vous en consommez de temps en temps, privilégiez les recettes les plus simples et les plus riches en chair de poisson et/ou fruits de mer.

Choisissez les fruits de mer au naturel, toujours préférables aux préparations en sauce.

Un produit visant à remplacer l'apport en protéines de votre repas devrait toujours contenir plus de protéines que de lipides et de glucides.

Les pièges

Attention

Les produits type saumon mariné aux herbes qui, sous une image plus qualitative, peuvent contenir des ajouts de chapelure, sucre…

Les sauces proposées avec certains produits, souvent de mauvaise qualité et grasses.

Les hachés de la mer à base d'un poisson maigre, comme le cabillaud (3 % de lipides), mais qui atteignent au final 10 % de lipides. Les terrines contenant 10 % de poisson ou fruits de mer, voire moins. Ces deux types de produit ne méritent pas leur place dans l'alimentation quotidienne.

Les œufs de lompe rouges et noirs des tables de fêtes sont de qualité particulièrement médiocre, très salés, riches en additifs et, comme leurs couleurs vives l'indiquent, en colorants !

Les conseils de consommation

Conseil

La teneur en sel des poissons fumés impose une limitation de consommation à 1 fois par semaine environ à raison de 80 à 100 g par portion. Cela compte pour une portion de poisson et s'il s'agit d'un poisson gras, cela satisfait la consommation conseillée de poisson gras au moins une fois par semaine. Idéalement, pour un saumon fumé de meilleure qualité, choisissez-le avec un label Rouge ou bio.

Les fruits de mer au naturel, pour une portion allant jusqu'à 160 g, sont intéressants et pratiques pour une salade ou à l'apéritif.

Le surimi devrait être limité à 160 g environ pour 1 portion (8 bâtonnets) et de façon occasionnelle. On surveille la consommation des sauces proposées avec (souvent ketchup, mayonnaise ou cocktail). Il n'est pas conseillé comme encas ou produit apéritif, et même inadapté aux régimes hyperprotéinés de par sa teneur en glucides trop élevée.

Pâtes à tarte, galettes et feuilles de brick

Les pâtes à tarte, galettes, feuilles de brick et autres bases à garnir prêtes à l'emploi se sont largement développées au rayon traiteur. L'intérêt principal de ce type de produits est le gain de temps. Même si une pâte brisée, par exemple, est rapide à réaliser, on gagne le temps de pétrissage et d'étalage. Et pour des recettes plus élaborées, comme celle de la pâte feuilletée, le bénéfice temps est encore plus intéressant, ce qui n'est pas négligeable au quotidien.

On peut penser qu'il s'agit d'une simple reproduction industrielle de la recette de base de la pâte, mais la réalité est un peu différente.

Ces produits se composent de :

- Farine, qui peut être de nature différente, mais avec peu d'impact sur la valeur nutritionnelle finale ;
- Eau et/ou lait ;
- Sel ;
- Matières grasses en quantité et qualité variables : beurre et/ou graisse végétale (margarine, huile...) ;
- Additifs plus ou moins nombreux.

Ces critères nous aideront à choisir une pâte de qualité optimale, mais il ne faut pas oublier que ces produits sont une simple base de recette qui permettra donc une cuisine simple, d'assemblage, mais tout de même maison.

En choisissant au mieux la garniture, ces produits conservent un réel avantage sur les plats préparés que sont les tartes, galettes et bricks déjà garnies du commerce !

Comment les choisir ?

On regardera principalement trois critères :

- **La qualité des ingrédients :** on privilégiera l'utilisation de beurre ou d'une huile de bonne qualité non hydrogénée.
- **Le taux de matières grasses** reste un critère intéressant, mais on ne peut pas dire de préférer une pâte brisée plutôt que feuilletée, la différence étant moindre pour les pâtes industrielles. Les pâtes à pizza gardent l'avantage en étant moins grasses.
- On limitera **le nombre d'additifs** inutiles.

Les pièges

Attention

Les recettes dites « de grand-mère », qui ne révèlent pas grand-chose de la qualité du produit.

Les kits, pour lesquels la qualité de la sauce proposée est à vérifier.

Les pâtes bio à l'huile de palme bio… qui reste de l'huile de palme !

Les conseils de consommation

Conseil

Une part de tarte compte dans vos repas pour votre féculent et une partie de matières grasses. La portion conseillée est de 2 galettes de blé noir nature ou 1/4 de pâte à pizza ou 1/6 de pâte feuilletée ou brisée. De plus, surveillez bien votre garniture. Une fois par semaine semble une fréquence de consommation raisonnable.

Attention

QUE PENSER DES PÂTES À GÂTEAU PRÊTES À L'EMPLOI ?

C'est pratique, certes, mais de l'huile en premier ingrédient, puis de l'eau, du sucre et des additifs… on est très loin d'une recette de gâteau maison. On oublie !

De plus, les gâteaux étant des préparations festives, mieux vaut privilégier une recette maison réalisée de façon ludique en famille !

Focus

LES FEUILLES DE BRICK ET DE FILO

Il s'agit de fines crêpes préparées à partir de farine de blé, eau, sel et huile de tournesol généralement. Elles sont peu grasses (environ 1,5 % de lipides) et leur finesse les rend réellement modestes en calories : 1 feuille de brick (17 g) apporte moins de 50 kcal. Toutefois, on déplore un cumul d'additifs (conservateurs, acidifiants, émulsifiants). On privilégie les cuissons au four et on limite les fritures à des plaisirs occasionnels.

Salades et crudités en sauce

Les pauses déjeuner express poussent souvent vers la restauration rapide et les grandes surfaces ont à ce titre développé une gamme de produits à emporter assez importante. Les salades composées et crudités en sauce connaissent ainsi un franc succès grâce à l'image minceur dont elles bénéficient.

Cette gamme se divise en trois types de produits :

- **Uniquement à base de légumes** : crus et/ou cuits, unique ou variés et en sauce (vinaigrette, rémoulade, mayonnaise, au yaourt ou fromage blanc, cocktail...). Les crudités étant peu caloriques, la sauce est le critère de choix principal.
- **Une base de féculent, comme les taboulés, salades de pâtes, de riz**... La qualité des taboulés, dont la recette de base ne nécessite pas d'ajout important de matières grasses, a tendance à se démarquer des autres produits. Toutefois ils n'incluent pas pour la plupart une portion de légumes suffisante.
- **Des salades composées** qui proposent des légumes et/ou féculents et/ou une source de protéines et/ou du fromage, mais également toutes sortes d'ingrédients, comme des fruits frais ou secs, des graines oléagineuses, de croûtons... les recettes sont très variables. L'image minceur de ce type de produits n'est pas toujours justifiée et la qualité pas toujours au rendez-vous. Un œil avisé s'impose !

Comment les choisir ?

Encore une fois, la liste d'ingrédients la plus courte sera la meilleure afin de minimiser les additifs. Les épaississants, émulsifiants... sont inutiles dans de simples crudités en vinaigrette par exemple.

On surveille la qualité de la sauce et des graisses utilisées. Si la sauce est servie à part afin de doser la quantité, c'est un point positif ! On privilégie les produits qui ne dépassent pas 10 % de lipides, soit 2 cuillerées à café d'huile. On évite les ingrédients clairement identifiés comme gras et constitués principalement de graisses saturées, néfastes en excès pour le système cardiovasculaire : les lardons ou autres charcuteries grasses, la viande ou le poisson pané, les croûtons industriels, les salades « trois fromages »...

Misez sur la qualité des ingrédients : filet plutôt qu'une viande traitée en salaison, fromage plutôt qu'une préparation fromagère...

S'il s'agit d'une salade composée, le volume alimentaire doit être suffisant pour vous rassasier. En plus des crudités, ne négligez pas les féculents, ni les protéines importantes pour la satiété et trop souvent écartées par les industriels en raison de leur coût.

Les pièges

Attention

Les produits annonçant une sauce légère ou à base de fromage blanc mais qui restent tout aussi riches.

Les salades qui se veulent complètes mais qui s'avèrent pauvres en protéines et/ou glucides complexes, et donc ne satisfont pas les besoins d'un repas complet.

Les conseils de consommation

Conseil

Il reste préférable d'éviter cette consommation au quotidien pour des raisons de qualité, d'apport en sel, mais également de budget.

Pour les crudités seules, on surveille la quantité consommée : 100 à 150 g maximum, et on limite les graisses du reste du repas.

Pensez toujours à avoir dans votre salade un féculent, ou accompagnez-la d'un morceau de pain de qualité. Couplée aux fibres des légumes et aux protéines, cette source de glucides complexes est indispensable pour éviter les fringales dans l'après-midi… ne la négligez pas.

Les recettes à la mayonnaise, rémoulade, sauce César, cocktail… doivent être consommées de manière plus occasionnelle.

Enfin, pensez aux produits nature sans sauce, vendus avec les salades en sachet. C'est une bonne option pour doser vous-même l'assaisonnement.

Les plats préparés

Dans le quotidien chronométré, les petits plats maison longuement mijotés finissent par laisser une place plus ou moins importante aux plats préparés.

Entre rayon frais, surgelés et conserves, le choix ne manque pas et les emballages sont tous plus alléchants les uns que les autres, mettant en avant des termes qui savent nous séduire et nous laisser penser qu'à chaque besoin, le plat idéal existe : recette traditionnelle, riche en protéines, pauvre en matières grasses, riche en fibres, végétarien, sans gluten….

Pourtant, au-delà de l'attrayante photo sur l'emballage ou du bel intitulé de la recette, le contenu, la qualité des ingrédients de base ainsi que l'équilibre nutritionnel laissent souvent à désirer.

Sous le terme « plat préparé » se cache une multitude de produits très hétéroclites comme des recettes cuisinées basées sur un aliment et qui remplacent un élément du plat principal :

- Viandes cuisinées et/ou panées et/ou farcies, comme les nuggets, grignottes, cordons-bleus ;
- Féculents préparés, comme les poêlées de pâtes, riz cantonais, pommes de terre en tartiflette.

Des recettes cuisinées visant à remplacer un plat complet :

- Plats préparés composés à la viande ;
- Plats préparés composés au poisson et/ou aux fruits de mer ;
- Tartes et pizzas ;
- Pasta Box®, ravioles, cannellonis et autres recettes de pâtes ;
- Croques, sandwichs, burgers, hot dogs, crêpes et autres produits garnis ;
- Nems, sushis, makis et autres produits exotiques.

Comment les choisir ?

L'astuce est de retourner la boîte et de surveillez la liste des ingrédients ! Ils y sont classés par ordre décroissant (le plus important en quantité en tête de liste… jusqu'au moins important en dernier). Les listes d'ingrédients les plus courtes sont souvent les meilleures en se rapprochant davantage de la recette maison et en évitant ainsi les nombreux additifs. Épaississants, acidifiants, émulsifiants… il est important de se dire que plus il y en a, plus le plat que l'on va consommer relève de la chimie plus que de la cuisine.

Aussi, la liste des ingrédients donne des informations importantes sur la qualité de la recette. Tout d'abord, elle doit correspondre à l'intitulé de la recette. Dans une recette de viande et petits légumes, la viande et les légumes devraient être majoritaires, et donc arriver en tête de la liste, et non la sauce comme on peut le constater parfois.

La liste des ingrédients permet également de surveiller la qualité des ingrédients individuellement :

- Évitez les matières grasses hydrogénées ou partiellement hydrogénées, l'huile de palme, de palmiste ou coprah (coco) ou l'intitulé « matières grasses végétales » sans autre précision qui cache souvent une ou plusieurs de ces huiles de qualité médiocre ;
- Évitez le sirop de glucose-fructose. Une petite quantité de vrai sucre reste préférable, même si l'absence d'ajout de sucre est l'idéal ;

- Pour les sources de protéines, préférez les morceaux nobles (filet pour le poisson avec le nom du poisson dont est issu le filet, morceau de viande clairement identifiable...) ;
- On évite également les viandes reconstituées, les préparations à base de viande qui peuvent contenir une petite portion de viande à laquelle s'ajoutent des protéines végétales et des additifs. On limite tant que possible les viandes traitées en salaison, et donc chargées en sel nitrité, en dextrose, voire en polyphosphates. On fuit les viandes séparées mécaniquement, dites VSM ;
- Privilégiez un fromage plutôt qu'une préparation fromagère, les apports en protéines et calcium ne seront pas les mêmes, ni le goût ;
- Plus le sel arrive loin dans la liste des ingrédients, mieux c'est ! On privilégie du sel plutôt qu'un sel nitrité ;
- Moins il y a d'additifs mieux c'est, que ce soit des épaississants, édulcorants, acidifiants, conservateurs, colorants ou exhausteurs de goût comme le fameux glutamate...

Focus

LES SALADES REPAS

Riches en légumes, les salades s'affichent comme le bon choix à l'heure du déjeuner.

Nous aurions aimé vous proposer un choix de salades parmi les jolis packagings colorés en rayon, mais notre constat est tel que l'équilibre comme la qualité des recettes ne nous a guère séduits :

- Les produits trouvés ne contiennent jamais suffisamment de protéines. La liste des ingrédients met en œuvre toujours moins de 20 % de la recette sous forme de viande, charcuteries, poisson ou œufs. Les viandes étant la plupart du temps traitées en salaison.
- La quantité de lipides est souvent autour de 10 %, ce qui est important selon le poids d'une portion, bien que les huiles utilisées soient pour la plupart bien choisies.
- Les féculents sont soit omniprésents dans la recette au détriment des légumes, soit insuffisants.
- La quantité proposée n'est pas toujours satisfaisante pour un plat principal, et donc pour rassasier suffisamment, surtout couplé à un manque de protéines.
- Les packs proposés avec dessert pour un repas complet ajoutent à cela un laitage ou une crème dessert plutôt gras et sucrés, et un biscuit, voire un morceau de brioche.
- Les additifs y sont plutôt nombreux.

Ainsi, le meilleur choix lorsque l'on est pressé, est d'acheter directement des tomates cerise, des mini-carottes, des pointes d'asperges, un jambon bien sélectionné ou un poisson en conserve (voir les rubriques « La charcuterie », p. 236, et « Les conserves », p. 204), une petite boîte de maïs, un morceau de baguette fraîche. Et de choisir un dessert facile à transporter (voir les laitages et compotes) ou un fruit frais.

Analysez le pavé nutritionnel :

- Pour les plats complets, on surveille le rapport protéines sur lipides, qui permet d'évaluer approximativement la qualité nutritionnelle du plat. Lorsque ce rapport est égal ou supérieur à 1, l'équilibre entre lipides et protéines est de bonne qualité. Dans le cas contraire, la quantité de protéines est insuffisante pour considérer ce produit comme un plat complet. Aussi, de façon plus simple, vous devez avoir plus de protéines que de lipides pour 100 g de produit. Par exemple, 10 g de lipides et 5 g de protéines n'est pas satisfaisant (5/10 = 0,5 < 1), alors que l'inverse serait parfait (10/5 = 2 > 1) !
- La quantité de lipides ne doit pas dépasser 10 g pour 100 g de produit et un plat ne devrait pas apporter plus de 10 à 15 % de la quantité de lipides sous forme de graisses saturées. Une entorse occasionnelle pour un plat plaisir reste possible.
- La quantité de sel, si elle est indiquée, est à prendre en considération. Les industriels ont parfois tendance à abuser de cet exhausteur de goût, agréable, naturel et peu coûteux, mais il est souhaitable de limiter sa consommation. Une quantité de 300 à 400 mg de sodium, soit 0,75 à 1 g de sel (chlorure de sodium) pour 100 g semble une valeur honnête à ne pas dépasser, ce qui peut déjà représenter 3 g de sel pour un plat lorsqu'il est recommandé de ne pas dépasser 5 à 6 g de sel par jour.

Autre critère de choix : le mode de conservation. Surgelé, conserve, sous vide en épicerie ou encore au rayon frais, il n'y a pas vraiment de différence importante entre l'équilibre nutritionnel ou la qualité des ingrédients selon les gammes, il faut surtout surveiller tous les critères évoqués précédemment. Le rayon est à choisir selon le lieu ou le mode de consommation. Par exemple, une barquette surgelée n'est pas adaptée au transport à température ambiante, un plat réfrigéré ne supportera pas plusieurs heures en dehors du réfrigérateur (se reporter aux conseils du fabriquant), alors qu'une conserve ou un produit sous vide du rayon épicerie conviendra.

Les pièges

Attention

Les plats identifiés minceur, pas toujours plus satisfaisants que les autres en apports nutritionnels et/ou qualité des ingrédients avec souvent plus d'additifs pour compenser l'allégement. Ils peuvent aussi être moins rassasiants.

Les recettes traditionnelles, régionales, grand-mère… qui nous ont souvent déçu.

Les listes d'ingrédients parfois difficilement déchiffrables : par exemple, pour un plat de tomates farcies de 300 g mentionnant : 30 % de farce (viande de bœuf 40 %, amidon, oignons, protéines de pois), celui-ci ne contient en réalité que 36 g de viande de bœuf dans le produit total.

Les plats vendus avec un dessert, qui est souvent un biscuit ou autre gourmandise, ce qui n'aide pas à l'équilibre du plat.

Les conseils de consommation

Conseil

La fréquence de consommation reste le premier critère. S'il est plus pratique pour vous d'avoir recours à un plat préparé, c'est possible une à deux fois dans la semaine, mais une consommation quotidienne est déconseillée. D'autant qu'il est toujours possible de cuisiner des aliments plus sains de façon très simple, cela ne prendra pas plus de temps !

Il est important d'équilibrer la journée autour de ce plat en complétant les apports en légumes, en protéines de bonne qualité et en adaptant la consommation de féculents ou pain, mais également les apports en lipides et en sel.

Un plat complet respectant les conseils de consommation cités plus haut et apportant 400-500 kcal, accompagné d'un laitage et d'un fruit, constitue un repas satisfaisant, que ce soit pour un déjeuner ou un dîner. On évite les ajouts de fromage et de pain en complément du repas... produits également salés !

Pour un plat remplaçant une seule partie du repas, l'équilibre des matières grasses de l'ensemble du repas doit être surveillé.

Pensez à ne jamais resaler le plat et à surveiller votre consommation de sel pour les autres repas de la journée.

La taille de la portion n'est pas à négliger. Elle doit être suffisante afin de vous rassasier, mais à l'inverse, si elle est trop importante, ayez le réflexe de ne pas consommer la totalité et conservez le reste au frais pour un futur repas. La portion proposée par l'industriel n'est pas toujours adaptée et surtout ne convient pas à toute la famille.

Focus

LES WRAPS

Sodebo®, Findus®, Daunat®, Le Gaulois®... toutes les marques proposent leurs recettes de wrap chaud ou froid, il y en a pour tous les goûts !

Seulement, si un effort est généralement fait sur le choix des matières grasses : huile de colza ou tournesol, tous les produits observés, qu'ils soient au bœuf, au poulet ou bacon et même au saumon, contiennent trop peu de garniture et la qualité est à revoir. Tous les additifs y sont présents : émulsifiant, épaississant, stabilisant, acidifiant, arôme, conservateur... ainsi que des amidons modifiés.

Une préparation maison avec une galette de maïs ou de blé de qualité et une garniture fraîche est réellement préférable, plus économique et très rapide à réaliser !

Les préparations végétariennes

Dans une période de prise de conscience de surconsommation de protéines animales, avec des conséquences écologiques et de santé, ou encore pour des raisons éthiques de protection de la cause animale, beaucoup de personnes se tournent vers de nouveaux modèles alimentaires :

- **végétalien** : exclusion totale de protéines animales et de produits issus d'animaux comme les laitages, le miel… ;
- **végan** : exclusion totale de protéines animales et de produits issus d'animaux comme les laitages, le miel… La différence avec le mode végétalien est que cette cause dépasse l'alimentation et se révèle liée à la protection animale dans sa globalité, que cela soit par un combat contre les zoos, cirques, le port de fourrures ou toutes autres formes d'exploitation, maltraitance ou tests sur les animaux (cosmétiques) ;
- **végétarien** : exclusion totale de protéines animales, avec une tolérance variable pour les œufs et laitages ;
- **semi-végétarien** : exclusion totale de la viande avec une tolérance pour les œufs, poissons et fruits de mer ;
- **flexitarien** : on tend vers une limitation des protéines animales, sans les exclure totalement.

Reportez-vous

Reportez-vous à la page 439 pour en savoir plus sur le régime végétarien.

Les substituts végétaux, comme les protéines de soja texturées, le tofu, le tempeh, le seitan pour les plus connus, existent depuis de nombreuses années et étaient jusque-là plutôt réservés à une clientèle des magasins bio. Face à ces nouvelles tendances, les industriels, que ce soit les grandes marques ou les marques distributeurs, ont développé des gammes végétariennes sous forme de substituts aux protéines animales seules ou sous forme de plats préparés complets.

Ces produits utilisent alors une base de protéines végétales : de soja, blé, sarrasin, légumineuses, quinoa, éventuellement associées à du fromage végétarien (sans présure animale utilisée pour la coagulation). Mais face au développement d'une large gamme qui cherche à séduire une nouvelle clientèle, les recettes, à la base simple et saine, laissent place à des produits plus élaborés. Un œil averti s'impose, afin que l'effort de réduction des protéines animales conserve l'impact positif escompté sur la santé !

Comment les choisir ?

On cherche à assurer un apport en protéines suffisant. Ainsi, le produit devra contenir plus de protéines que de lipides.

Même s'il s'agit de graisses de bonne qualité le plus souvent, on évite les surplus caloriques avec des produits trop gras et frits, maximum 10 % de lipides.

Pour rester dans l'équivalence d'une portion de viande ou poisson, on ne dépasse pas 170 kcal par portion.

La qualité des protéines est également un critère important. Les protéines de soja, quinoa, amarante et sarrasin sont de bonne qualité. Pour les autres, il est intéressant de faire une association de féculent céréalier et légumineuse ou féculent céréalier et fromage.

Comme pour les autres produits, on limite les additifs !

Le sel reste un critère important. Une quantité de 300 à 400 mg de sodium, soit 0,75 à 1 g de sel (chlorure de sodium) pour 100 g semble une valeur honnête à ne pas dépasser.

Les conseils de consommation

Conseil

Si l'on ne consomme aucune protéine animale, il est bon de varier les sources de protéines végétales. Si l'on est flexitarien ou semi-végétarien, on peut être plus souple dans ses choix.

Les plats complets en portion de 250 à 300 g remplacent en général la portion de protéines du repas et le féculent. Un complément en légumes s'impose !

Les surgelés

La surgélation est une technique industrielle qui consiste à refroidir brutalement (quelques minutes à une heure) des aliments en les exposant intensément à des températures allant de – 18 °C à – 35 °C.

Grâce à ce procédé, l'eau contenue dans les cellules se cristallise finement, limitant ainsi la destruction cellulaire. Les produits ainsi traités gardent toute leur texture, leur saveur et peuvent être conservés plus longtemps.

L'utilisation de cette technique a donné naissance à une industrie des aliments et des plats surgelés. Une fois surgelés, les produits doivent être stockés à une température inférieure ou égale à moins 18 °C en veillant à ne pas interrompre cette chaîne du froid jusqu'au moment de leur consommation.

Les légumes

Il s'agit de légumes d'une seule variété ou d'un mélange de légumes avec, ou sans féculents, nature ou assaisonnés et cuisinés, qui nécessitent un simple réchauffage pour une préparation ultra-simple et rapide.

Le saviez-vous

Les légumes une fois cueillis sont immédiatement équeutés, lavés et précuits (soit par blanchiment, soit à la vapeur) puis surgelés pour réduire au maximum les pertes vitaminiques et minérales. Ainsi, les légumes surgelés sont bien souvent plus riches en micronutriments que les légumes frais (selon le temps de transport et stockage des légumes frais avant consommation).

Comment les choisir ?

De préférence nature. Pour les produits cuisinés, avec le plus de légumes possible, une liste d'ingrédients courte avec peu d'additifs et moins de 2,5 % de lipides.

On surveillera la qualité des graisses ajoutées en privilégiant l'huile de tournesol, de colza ou d'olive, pour le plaisir plus occasionnellement la crème ou le beurre.

On limitera les graisses végétales non identifiées, l'huile de palme ou de coprah (coco) et encore plus les graisses hydrogénées et partiellement hydrogénées.

On surveillera le taux de sel de ces produits en essayant de rester autour de 0,5 g de sel (200 mg de sodium) pour 100 g.

Les pièges

Attention

Le principal piège est la teneur en lipides de ces préparations. Tenez-en compte et n'ajoutez aucune matière grasse supplémentaire dans la poêle.

Les poêlées de légumes qui contiennent une quantité non négligeable de féculents dont il faut tenir compte dans l'équilibre global du repas.

Les gratins, petits palets ou croquettes de légumes qui, en plus des féculents, contiennent des ajouts de graisses et/ou d'œuf et/ou de fromage et/ou de chapelure et peuvent même être préfrits.

Les conseils de consommation

Conseil

On préfère d'une manière générale acheter les légumes nature que l'on assaisonnera à son goût, mais il peut s'avérer pratique d'avoir en réserve des légumes ou féculents déjà cuisinés.

Comptez une demi-assiette (environ 200 à 300 g) pour une portion de légumes nature. Si vous optez pour un produit cuisiné, réchauffez-le sans ajouts de matières grasses et adaptez les graisses ajoutées sur le reste du repas.

Pour limiter les pertes vitaminiques, ne laissez pas décongeler les légumes et poêlées avant cuisson. Et privilégiez un mode de cuisson vapeur, à la poêle ou à l'étouffée en limitant le temps et la température de cuisson. Évitez ainsi de cuire vos légumes dans un grand volume d'eau bouillante salée comme s'est souvent recommandé sur l'emballage, car la perte vitaminique est alors très importante et la qualité gustative est également moindre.

On alternera les produits à base de graisses essentiellement saturées comme le beurre et la crème, également source de cholestérol, ainsi que ceux à base de graisses insaturées comme l'huile de colza, de tournesol ou d'olive.

On évitera de resaler un produit cuisiné, qui l'est déjà suffisamment. Pour les poêlées de légumes contenant des féculents, cet apport doit être pris en compte dans l'équilibre du repas.

Viandes et volailles

Il s'agit de morceaux de viande ou de volaille, assaisonnés et cuisinés, qui nécessitent un simple réchauffage pour une préparation ultra-rapide.

Ce sont, à la mise en œuvre, soit de vrais morceaux de viande nature, soit de viande reconstituée et/ou traitée en salaison.

Reportez-vous

Les préparations plus élaborées comme les nuggets, cordons-bleus, etc., sont traitées dans la rubrique « Plats préparés » (p. 245).

Comment les choisir ?

Avec de véritables morceaux de viande et un assaisonnement léger maximum de 10 % de lipides. On privilégie les ajouts de graisses de qualité : huile de tournesol, d'olive.

On limite les ajouts de sucres, qui sont loin d'être indispensables avec une viande, et on privilégie un salage modeste (1 % maximum).

On opte de préférence pour une viande française dont l'origine est clairement spécifiée sur l'emballage.

Enfin, le propre d'une viande est d'être source de protéines. Aussi la quantité de protéines dans le produit doit-elle toujours dominer sur les lipides, et également les glucides.

Les pièges

Attention

Les préparations à base de bœuf haché, qui contiennent également des protéines de soja ou autres protéines végétales sans le préciser clairement sur l'emballage. L'apport en fer du produit en sera diminué !

Les préparations qui ne contiennent que très peu de viande et sont complétées par des matières grasses, des additifs, voire de la panure.

Les appellations « le mœlleux », « super mœlleux », « le burger » ou « spécial oignons » pour des produits assimilés à des steaks hachés, mais qui cachent systématiquement une préparation à au moins 15 % de MG et la présence de protéines végétales et autres ajouts.

Les viandes traitées en salaison qui sont gonflées au sel nitrité et contiennent souvent un ajout de dextrose (sucre), et les boulettes de viande, rarement de qualité exemplaire. Les hachés et boulettes halal de piètre qualité et qui contiennent peu de viande de bœuf halal. Préférez une viande fraîche chez votre boucher. Les viandes juste marinées dont la qualité des marinades laisse souvent à désirer.

Les conseils de consommation

Conseil

On préfère d'une manière générale acheter des morceaux de viande et de volaille nature à cuisiner soi-même.

On peut s'autoriser 1 fois par semaine une viande surgelée cuisinée de qualité en dépannage et on adapte la portion de lipides du repas.

À noter qu'une portion conseillée = environ 150 g.

Poissons et crustacés

Il s'agit de morceaux de poissons parés, de crustacés décortiqués, de coquillages décoquillés, vendus surgelés crus ou après une pré-cuisson, nature ou assaisonnés et cuisinés. Cette rubrique englobe également les produits de la mer panés ou en beignets.

Comment les choisir ?

Préférez toujours les véritables filets de poisson ou fruits de mer nature à assaisonner, voire à paner soi-même.

Pour les produits cuisinés, on opte pour des assaisonnements avec peu d'ingrédients et d'additifs et un taux de matières grasses de 10 % maximum.

Pour les panures, on choisit les moins grasses, utilisant des huiles de qualité (colza, tournesol, olive) mais aussi celles réalisées avec une vraie farine : les produits multipliant les amidons et épaississants sont à écarter.

Pour du poisson pané, tout en veillant à la qualité de panure, on sélectionne de préférence un vrai morceau ou filet de poisson pané, comportant au moins 65 % de poisson pour un maximum de 35 % de panure de qualité.

Le propre des poissons et fruits de mer est d'être source de protéines. Aussi, la quantité de protéines dans le produit doit toujours dominer sur les lipides, mais également sur les glucides.

Les pièges

Attention

Les poissons en sauce qui contiennent 50 % de sauce... Mais aussi, les assaisonnements à la composition désastreuse (amidon modifié, graisse de mauvaise qualité, multiples additifs...).

Les poissons panés à base de chair de poisson mixée, ainsi que les mini-portions pour enfants, qui augmentent le pourcentage de panure et diminue celui de poisson !

Les panures à base d'amidon modifié, d'épaississants et d'huiles de palme ou coprah (coco).

Les panés avec sauce tomate intégrée qui, elle aussi, abaisse la quantité de poisson consommé et qui n'est généralement pas de bonne qualité : amidon transformé, sucre, arôme...

Les beignets préfrits, qui contiennent moins de 35 % d'encornets et plus de la moitié d'additifs.

Les « spécial burger », « big » ou « croquette », où il y a presque autant de panure que de préparation à base de chair de poisson haché.

Les poissons meunière sous leur image traditionnelle ne sont pas préférables aux produits panés.

Les conseils de consommation

Conseil

On préfère d'une manière générale acheter du poisson ou des crustacés nature que l'on cuisinera soi-même, grillés, vapeur, au court-bouillon ou en sauce, afin de consommer une belle portion de poisson ou fruits de mer de qualité. Il semble en effet qu'il faille écarter les préparations en sauce : oseille, beurre blanc, moutarde... En achetant ce type de produits, vous consommez 50 % de poisson et 50 % de sauce, ce n'est pas acceptable.

Vous pouvez cependant vous autoriser, 2 fois par mois, un poisson pané ou meunière de bonne qualité, à alterner avec vos autres produits frits. Pour ceux-là, il faudra limiter l'ajout de graisses sur le reste du repas et, on ne le répète pas assez, mais leur cuisson est à réaliser sans ajout de matière grasse.

Pommes de terre et frites

Dans cette rubrique, on retrouve les pommes de terre frites de différentes tailles et formes mais également les préparations élaborées à base de pommes de terre, comme les pommes noisettes (pommes de terre frites à base de purée), les pommes duchesse (purée de pommes de terre additionnée d'œufs et façonnée en diverses formes, généralement en rosaces), les pommes dauphine (mélange de purée de pommes de terre et de pâte à choux) ou encore les röstis.

Comment les choisir ?

On préfère les produits avec un taux important de vraies pommes de terre et non de pommes de terre déshydratées, et un minimum d'huile (moins de 5 % de lipides). On fuit les longues listes d'additifs, l'amidon modifié et l'huile de palme.

Si possible minimisez l'apport en sel du produit. Ainsi, les frites classiques sortent leur épingle du jeu.

Les pièges

Attention

Dès que l'on opte pour des frites au four, on remarque un ajout d'enrobage qui vient allonger la liste des ingrédients, d'autant qu'elles ne sont pas nécessairement moins grasses que les autres. Évitez les potatœs, sous leur image plus traditionnelle, pour les mêmes raisons.

Les pommes rissolées sont plus grasses que les frites et on note un ajout systématique de dextrose.

Les conseils de consommation

Conseil

On se limite à une consommation de friture 2 fois par mois, à alterner avec vos autres produits frits (comme le poisson pané, par exemple).

1 portion = environ 150 g et impose de réduire l'apport en lipides sur le reste du repas. Et on évite de resaler un produit déjà salé industriellement !

Reportez-vous

On surveille la sauce d'accompagnement, le ketchup bien choisi étant préférable aux autres sauces grasses comme les sauces frites, mayonnaises... (voir la partie « Les assaisonnements », p. 213).

Les glaces

Sous le terme de « glaces » se cachent en réalité de multiples préparations aux qualités nutritionnelles bien différentes.

Les glaces ou crèmes glacées, comme les classiques vanille, café ou chocolat : il s'agit d'une base de crème anglaise reproduite industriellement par un mélange de protéines (laitières et/ou végétales et/ou d'œuf), de matières grasses (laitières et/ou végétales et/ou d'œuf), de sucres et de parfums variés. Il peut ensuite être désigné sous différentes dénominations selon les ingrédients mis en œuvre : glace au lait, glace aux œufs et même au soja. Elles apportent en moyenne 200 kcal aux 100 g et, en raison de la présence de lait, environ 100 mg de calcium pour 100 g, soit autant qu'un fromage blanc ! Il existe des crèmes glacées aux fruits, à ne pas confondre avec un sorbet.

Les glaces dites à l'américaine, plus crémeuses, qui contiennent des inclusions : des morceaux de chocolat ou de biscuits, des noix ou/ou des nappages appelés également *toppings* (chocolat, caramel, coulis de fruits...), sont ainsi enrichies en calories.

Les glaces allégées, avec des quantités de matières grasses et sucres réduites, et davantage d'eau, sont environ 30 % moins caloriques que les recettes originales, mais restent plus riches qu'un simple sorbet et surtout moins goûteuses. La qualité des ingrédients reste à surveiller, tout comme l'ajout d'additifs souvent en surnombre !

Les sorbets : ils se composent d'un mélange d'eau, de sucre et de jus ou pulpe de fruits. Contrairement aux crèmes glacées, aucune matière grasse n'est ajoutée à leur préparation. Un sorbet doit contenir au minimum 15 % de pulpe, purée ou jus pour les fruits acides (cassis, citron...) ou les fruits à saveur forte (ananas, banane...) et 35 % pour les fruits doux (fraise, poire...). Un sorbet « plein fruits » comprend au moins 45 % de fruits, 20 % pour les fruits acides et à saveur forte. Les sorbets riches en fruits conservent une grande partie de la vitamine C et des pigments antioxydants du fruit de base, et quand celui-ci est riche (cassis, fraises, etc.), deux boules de sorbet peuvent couvrir jusqu'à un tiers des besoins journaliers en vitamine C.

Ces glaces sont proposées en bacs à partager, mais on trouve également de petits pots individuels, et également un grand nombre de bâtonnets, esquimaux, cônes… et autres formes plus variées et attrayantes les unes que les autres.

Comment les choisir ?

Pour les sorbets, on cherche en priorité les plus riches en fruits, et contenant le moins d'additifs possible. On préfère l'utilisation de vrai sucre plutôt que le sirop de glucose-fructose, etc.

Pour les crèmes glacées en format familial ou individuel, on favorise les produits à base d'aliments simples et nobles, tels que le lait et la crème, et on choisit les listes d'ingrédients les plus courtes.

Côté calories, on préfère les sorbets aux glaces (2 boules de sorbet apportent autant de calories qu'un fruit). Les crèmes glacées apportent en plus une portion de graisses.

On privilégie les bâtonnets de taille raisonnable, voire les minis, on évite les géants, maxi, double…

On privilégie l'ajout de fruits, vraies gousses de vanille, vrai chocolat… et les arômes et colorants naturels. L'utilisation de bases contenant des arômes et colorants de synthèse et autres additifs en surnombre étant courante (même chez les glaciers ayant pignon sur rue).

Les pièges

Attention

Les sorbets en général qui ne devraient être que de l'eau, du fruit et du sucre et qui nous assomment avec des lignes entières d'ingrédients désastreux (huile de palme et sirop de glucose-fructose) et d'additifs en tout genre.

Les glaces à l'eau, qui sont à base d'eau, de sucre ou de sirop et de colorants. À ne pas confondre avec les sorbets, elles n'apportent pas de vitamine C !

Toutes les glaces aux fruits ne sont pas des sorbets. Il existe des crèmes glacées à la fraise, par exemple, regardez bien la dénomination et la composition du produit acheté.

Les glaces destinées aux enfants. Sous prétexte d'une une jolie forme, couleur ou d'une inclusion de bonbons, on oublie la qualité !

Les conseils de consommation

Conseil

On essaie de réaliser ses propres sorbets et glaces afin de mieux maîtriser la composition finale du produit. Beaucoup de robots multifonctions le permettent et les sorbetières sont de plus en plus abordables.

On s'autorise 2 boules de sorbet occasionnellement à la place d'un fruit et on peut se faire plaisir 3 à 4 fois par mois avec une glace en boules, pots individuels ou bâtonnets en évitant les maxi formats.

Si l'on ajoute un cornet, on considère cela comme la consommation d'un biscuit en plus de la glace ou du sorbet.

Veillez à ranger le bac de glace rapidement après le service pour ne pas rompre la chaîne du froid, et à vous servir avec une cuillère à glace propre.

Enfin, ne consommez jamais votre glace directement à la cuillère dans un bac non individuel. D'une part, pour gérer plus facilement la dose consommée. D'autre part, pour des raisons d'hygiène. La glace fondrait pendant la consommation, et serait ensemencée par la salive. On recongèle alors un véritable bouillon de culture dont le développement sera mis en sommeil au congélateur, mais repartira de plus belle à la prochaine sortie du bac.

Focus

LE FOISONNEMENT, UNE ÉTAPE-CLÉ DE LA FABRICATION DES GLACES

Une fois la base de préparation obtenue, puis pasteurisée, elle est refroidie, puis turbinée. Il s'agit d'un brassage à froid (- 4 °C). Pendant cette phase, on incorpore de l'air dans la glace afin de lui donner volume, légèreté et onctuosité. C'est le foisonnement. Sans cette étape, la glace serait en réalité un glaçon !

Une glace insuffisamment foisonnée manquera de légèreté. À l'inverse, une glace excessivement foisonnée perdra en saveur et fondra plus rapidement.

Le taux optimal de foisonnement, afin de garder une saveur intense en bouche et une préparation onctueuse à la dégustation, est d'environ 35 %. Dans les glaces industrielles, la moyenne est de 40 à 55 %... Ainsi, un litre de crème glacée peut peser au minimum 450 g de préparation... le reste étant complété par de l'air ! On nous vend alors du vide !

On trouve désormais l'information sur les produits, par exemple : 1 litre = 540 g... plus ce poids est faible, plus l'inclusion d'air est élevée.

Les boissons

Eaux plates, gazeuses

Dans nos supermarchés, nous retrouvons deux types d'eaux embouteillées :

- **Les eaux de source** sont issues de nappes d'eaux souterraines non polluées, profondes ou protégées des rejets dus aux activités humaines. Ce sont des eaux naturellement propres à la consommation humaine. Les seuls traitements qu'il est permis de leur appliquer, afin d'éliminer les éléments instables que sont les gaz, le fer et le manganèse, sont l'aération, la décantation et la filtration. Les eaux naturellement gazeuses, qui contiennent du gaz carbonique dissous, peuvent également être regazéifiées avant d'être embouteillées.
- **Les eaux minérales** sont des eaux de source dont la composition est stable dans le temps. Comme les eaux de source, elles ne peuvent être traitées. De plus, elles ont des propriétés particulières : des teneurs en minéraux et en oligoéléments susceptibles de leur conférer des vertus thérapeutiques. Une eau ne peut être qualifiée de minérale que si elle a été reconnue comme étant bénéfique pour la santé par l'Académie nationale de médecine.

Focus

EAU DU ROBINET

L'eau du robinet provient pour un tiers d'eau de surface et pour le reste d'eau plus ou moins souterraine. Elle fait l'objet de traitements et de contrôles stricts conformes aux normes de potabilité.

C'est un produit local qui présente, selon les régions, des teneurs différentes en minéraux. Il existe cependant des seuils de minéralité de l'eau du robinet, fixés pour qu'elle bénéficie d'un véritable équilibre minéral sans contre-indication pour la santé.

Il est donc important de noter que dans le cadre d'une alimentation équilibrée, il n'est pas nécessaire de boire de l'eau en bouteilles.

Parallèlement à ces eaux embouteillées nature, une gamme ne cesse de se développer : **les eaux aromatisées**. Elles sont à base d'eau minérale naturelle, d'eau de source (ou coupées) ou en partie d'eau du robinet. On en distingue trois types selon leur apport en sucre(s) : celles qui ne contiennent ni sucre ni édulcorant, les « sans sucre » mais édulcorées et, enfin, les eaux aromatisées peu sucrées.

Comment les choisir ?

Choisissez avant tout une eau embouteillée de source ou minérale par goût, cependant, il est fortement recommandé de varier les eaux. Si vous recherchez un effet thérapeutique précis, il faut noter que les eaux minérales les plus minéralisées favorisent l'excrétion rénale. Sur l'étiquetage, il s'agit des eaux ayant les taux de résidus secs les plus élevés.

Les eaux minérales peu minéralisées (résidus secs < 350) vont moins stimuler la fonction rénale. Elles sont idéales pour reconstituer le lait des nourrissons et éviter de trop solliciter leurs reins encore immatures. La teneur en nitrates est également à surveiller pour les nourrissons et les enfants.

Types d'eau	Marques	Adaptées pour…
Eaux riches en magnésium	Hépar®, Contrex®, Amanda de Casino®, Talians®, Rozana® (gazeuse)	Carence en magnésium, constipation, crampes.
Eaux riches en calcium	Talians®, Hépar®, Contrex®, Courmayeur®	Carence en calcium, ostéoporose, faible consommation de produits laitier. À éviter si tendance aux calculs calciques.
Eaux peu minéralisées	Mont Roucous®, Montcalm®, Mont Blanc®, Wattwiller® (également pauvres en nitrates), Mont Blanc de Casino®, Valvert®, Evian®, Volvic®, Thonon®	Nourrissons, enfants, faiblesse rénale.
Eaux pauvres en sodium	Plates : la plupart < 20 mg de sodium/litre. Gazeuses : Contrex® fines bulles, La Salvetat®, Perrier®, Wattwiller® gazeuse (0,003g/l)	Régimes hyposodés, hypertension artérielle, rétention d'eau.
Eaux bicarbonatées	Saint-Yorre®, Vichy Célestins®, Arvie®, Guézac®, Badoit®, La Salvetat®	Récupération de l'effort.

Les eaux aromatisées sans sucre ni édulcorant seront à préférer au quotidien, les autres, édulcorées et/ou peu sucrées, doivent rester des boissons « plaisir ». On privilégiera aussi l'utilisation d'arômes naturels et les produits sans conservateurs.

Les pièges

Attention

Les industriels aiment vanter certaines vertus dans leurs publicités délivrant parfois des messages erronés : noter que l'eau n'apporte aucune calorie, elle peut être utilisée pendant les régimes amincissants pour combler la faim, ou dans le but de drainer et éliminer les déchets, mais elle n'a aucun effet amincissant.

Pour les eaux aromatisées, fuyez les listes d'ingrédients à rallonge, multipliant les édulcorants et conservateurs, l'utilisation de colorant, on se rapproche des sodas, ce ne sont plus de simples eaux aromatisées !

Les conseils de consommation

Conseil

Il est recommandé de boire environ 1 à 1,5 litre d'eau NATURE par jour. Le plus important restant de boire en fonction de sa soif et un peu plus lors d'une activité physique, d'une forte chaleur ou de fièvre. De plus, même pour l'eau, la variété est de mise : alterner les eaux faibles en minéraux pour la vie courante et les eaux riches en minéraux pour des cures temporaires de magnésium ou de calcium – à adapter selon votre état de santé.

Pendant un repas, l'eau NATURE doit être votre seule boisson. Les eaux aromatisées sucrées sont et doivent rester des boissons plaisir, même celles édulcorées, afin de ne pas entretenir votre goût pour le sucre.

Les conseils de conservation

Conseil

Avant ouverture, conservez bien vos bouteilles dans un endroit propre, sec, à l'abri de la chaleur et de la lumière, puis, une fois qu'elles sont entamées, gardez-les au réfrigérateur ; buvez au verre et consommez-les dans les 48 heures. Enfin, n'oubliez pas qu'au-delà de la date précisée sur la bouteille, le goût peut s'altérer.

Focus

L'EAU DE COCO

L'eau de coco correspond au liquide naturellement présent au centre des jeunes noix de coco encore vertes. Une noix de coco peut ainsi contenir jusqu'à 800 ml d'eau de coco. Il faut bien la différencier du lait de coco, qui provient de la pression de la chair blanche des noix mûres.

Avec seulement 13 kcal et 2,3 g de sucre pour 100 ml, l'eau de coco est une boisson peu sucrée, naturellement isotonique, désaltérante et particulièrement riche en oligoéléments. Elle contient notamment une grande quantité de potassium qui lui confère une action diurétique et drainante.

C'est également une boisson idéale pour la réhydratation et la récupération après une activité sportive. Toutefois, de par son prix, il n'y a pas d'intérêt à substituer toutes vos boissons par de l'eau de coco, les avantages précédemment énumérés se retrouvant dans de simples eaux minérales.

Pour vous faire plaisir occasionnellement, choisissez une eau de coco 100 % pure (non sucrée, ni aromatisée ou coupée à l'eau).

Focus

LE BOOM DES BOISSONS À L'ALOÉ VERA

En cosmétique, et ce depuis des décennies, l'aloé vera, en gel, est utilisé contre les brûlures, pour l'hydratation de la peau, pour atténuer les rougeurs.

Elle procure en effet instantanément un effet rafraîchissant. La voici qui inonde maintenant le marché au rayon boissons !

Cela n'est pas dénué de sens : elle est riche en vitamines, minéraux et antioxydants et a un effet positif sur notre flore intestinale. Cependant, si les pur jus et les boissons à base de pulpe d'aloé en contenant au moins 80 % sont des produits de qualité, qui peuvent être utilisés en cure en juste quantité, les bouteilles à base de concentré ou ne contenant que 10 % d'aloé, mixé avec eau, sucre et plus ou moins de conservateurs n'ont, eux, aucun intérêt, surtout qu'il est difficile dans ce cas de trouver un produit sans additifs ou sirop de sucre !

Les jus de fruits

Au rayon des jus de fruits, du nectar au smoothie, l'offre ne cesse de s'étendre. Avec un marketing toujours très fort vantant leurs propriétés nutritionnelles, les jus de fruits bénéficient d'une excellente image de produits santé. Faisons le point sur les différents jus proposés dans vos supermarchés.

Les jus de fruits 100 % pur jus réfrigéré ou pasteurisé. Ils sont le résultat d'une simple pression mécanique de fruits mûrs, pour en récolter le jus, et mis en bouteille directement. Ils sont sans adjonction de sucres ni d'additifs. Vendus au rayon frais, ils sont à consommer dans les quelques jours après ouverture. Ce sont les jus qui se rapprochent le plus d'un jus pressé maison, à condition de les consommer rapidement après production. Ils sont aussi les plus chers.

Le saviez-vous

Des jus 100 % pur jus peuvent subir une « flash pasteurisation », permettant d'allonger le temps de conservation, mais qui engendre une petite dégradation de leurs qualités organoleptiques et une baisse de leur teneur en vitamine C. Ils sont vendus au rayon réfrigéré et se conservent alors une quinzaine de jours. D'autres subissent une pasteurisation pour une conservation de plusieurs mois et sont vendus au rayon ambiant. La perte vitaminique et minérale est alors plus importante, notamment en vitamine C, et peut faire l'objet d'un ajout pour compenser cette perte. La mention « à teneur garantie en vitamines et/ou minéraux » est alors affichée.

Les jus à base de concentré. Après récolte du jus, l'eau de constitution est retirée par évaporation, puis le concentré ainsi obtenu (souvent congelé) permet un transport en citernes moins volumineux. Le jus est ensuite reconstitué par adjonction de la même quantité d'eau qui avait été préalablement enlevée.

Toutefois ce procédé dénature les qualités vitaminiques du fruit. Un jus à base de concentré est à teneur en fruits 100 % et sans sucre ajouté. L'ajout de sucre ne sera bientôt plus autorisé. La réintroduction d'arômes n'est plus obligatoire et laissée aux choix des industriels.

Les nectars de fruits : fabriqués à partir de jus de fruits, de jus de fruits concentrés ou de purée de fruits avec une teneur de 25 % à 50 % selon les fruits, additionnés d'eau et de sucre dans la limite de 20 % du poids du produit fini. L'ajout d'édulcorants est également possible. L'intérêt nutritionnel des nectars de fruits est faible, voire nul.

D'un point de vue nutritionnel, les jus de fruits ne contiennent quasiment plus de fibres alimentaires, mis à part certains jus avec pulpe, et les vitamines et antioxydants disparaissent progressivement après leur fabrication, et encore plus après l'ouverture de la bouteille. On considère que les différents jus de fruits et nectars apportent 8 à 12 g de glucides pour 100 ml , soit environ 3 à 4 carrés de sucre par verre de 150 ml , et même au-delà selon le fruit choisi.

Comment les choisir ?

Dès que l'on s'éloigne du jus de fruits maison fraîchement pressé, il est important de surveiller ce que l'on achète. Comparés aux nectars qui sont un mélange d'eau, de sucre et de purée de fruits, un pur jus sans sucres ajoutés, même à base de jus concentré est gage de qualité.

On s'assure de retrouver dans le produit uniquement le fructose naturellement présent dans le fruit : privilégiez donc toujours les produits « sans sucres ajoutés ».

Préférez les bouteilles opaques (briques ou bouteilles en verre teinté), car la plupart des vitamines sont sensibles à la lumière. Sachez aussi que certains produits enrichis en vitamines sont intéressants pour contrebalancer les pertes vitaminiques liées à la pasteurisation.

Les pièges

Attention

Ne vous fiez pas aux belles photos sur l'emballage, il arrive très souvent que les fruits mis en avant soient finalement minoritaires dans la composition finale du produit. Vérifiez donc bien la liste des ingrédients.

Ne confondez pas les mentions « pur jus » – non issu de jus concentrés, ne contenant aucun additif ni sucres ou sel ajoutés – et « teneur en fruits : 100 % » dont les fabricants abusent et qui s'applique même au jus à base de concentrés. Soyez vigilants !

Les conseils de consommation

Conseil

Les jus de fruits ne sont pas à consommer sans modération. Ils perdent les vertus des fruits entiers (teneurs en vitamines, minéraux, fibres alimentaires et antioxydants), en concentrant les sucres qui seront assimilés plus rapidement. Un verre par jour (200 ml) de pur jus de fruits peut cependant remplacer l'une de vos portions de fruits journalières, à consommer au petit déjeuner, pour un goûter équilibré, ou occasionnellement comme boisson plaisir.

Focus

LES SMOOTHIES

Leur consommation explose : dans l'esprit des consommateurs, ils sont un concentré de fruits, un concentré de vitamines. Cependant, contrairement aux purs jus, jus à base de concentrés ou nectars, la composition des smoothies n'est pas réglementée. Les fruits peuvent être mélangés à d'autres jus, parfois à du lait, du yaourt, du sucre... L'apport énergétique est donc très variable !

Une manne pour les fabricants de jus de fruits qui proposent aujourd'hui leurs propres smoothies.

Attention car ils restent chers : près de 5,2 euros le litre en moyenne.

Afin de contrôler les ingrédients et de ne pas grever votre budget, faites vos propres smoothies maison, en choisissant des produits frais sans ajout de sucre ! Et si vous devez acheter un smoothie du commerce, préférez un smoothie 100 % fruits, apportant moins de 14 g de glucides pour 100 ml. Comme les jus de fruits, les smoothies, concentrés de sucre, doivent rester des boissons plaisir.

Les softs

Les softs, ou boissons rafraîchissantes sans alcool, avec ou sans bulles, sont toujours plus nombreux dans les rayons. On y distingue :

- **Les boissons plates aux fruits** : sucrées et/ou édulcorées et contenant au moins 12 % de jus de fruits.
- **Les boissons gazeuses aux fruits** : constituées d'eau et de gaz carbonique additionnés de jus, de concentré ou pulpe de fruits et sucre (et/ou édulcorants).
- **Les thés glacés** : à base d'extraits de thé, gazeux ou plats, aromatisés ou non. Sucrés et/ou édulcorés.
- **Les colas** : aux extraits de plantes, avec ou sans caféine et caramel.
- **Les limonades et tonics** : faits à partir d'eau gazéifiée et/ou de jus ou extraits d'agrumes ou végétaux et sucre et/ou édulcorants.

- **Les sirops** : solutions concentrées et aromatisées ayant une longue conservation. À base de sucre, colorants, extraits naturels de fruits ou de plantes et additifs, on les reconstitue en comptant 1 volume de sirop pour 7 volumes d'eau. Il s'agit de boissons plaisir. Tous les softs, même les boissons aux fruits, n'ont aucun intérêt nutritionnel, ils n'apportent que des glucides en grandes quantités, ou entretiennent une appétence pour le sucre pour ceux qui sont édulcorés.

Comment les choisir ?

Pour les boissons et sodas aux fruits, on préfère les recettes les plus simples, en privilégiant les produits les plus riches en jus de fruits ou à base de concentrés de fruits.

Le sucre ne doit pas être le premier ingrédient après l'eau ; à défaut, on privilégie les arômes naturels.

Pour tous, on fuit ceux qui affichent du sirop de glucose ou sirop de glucose-fructose et ceux qui cumulent l'utilisation de ces différents sucres.

Pour l'apport calorique, ceux qui vont au-delà de 40 kcal pour 100 ml (reconstitué), en sachant qu'ils ne vous apportent que des « calories vides » (aucun apport de nutriments), sont à éviter.

On essaie de limiter les additifs, notamment les arômes (surtout artificiels) et colorants souvent en surnombre !

Les pièges

Attention

Les softs sans sucres ajoutés ne sont pas forcément sans calories : certains à base de jus de fruits contiennent le sucre naturellement présent dans les fruits, d'autres affichent de la stévia en gros sur la bouteille, mais celle-ci est systématiquement associée à du « vrai » sucre, quand ce n'est pas du sirop de glucose-fructose.

Ne vous laissez pas séduire par les softs cocktails, tels que les mojito, piña colada : ils sont encore plus riches en sucres, en arômes artificiels et la liste des additifs utilisés s'allonge.

Les boissons plates aux fruits ne font en aucun cas partie des jus de fruits, et ne bénéficient pas des bienfaits des fruits, même si les publicités peuvent vous laisser penser le contraire.

Les conseils de consommation

Conseil

Tous les softs, même « light » ou « zéro », doivent rester des boissons plaisir, à consommer occasionnellement, et en quantités raisonnables d'un verre, ou au maximum une canette, seulement en dehors des repas, où l'eau reste la seule boisson indispensable. On note d'ailleurs l'interdiction récente des fontaines à sodas dans les restaurants, qui est une bonne mesure.

On évite les boissons à base de caféine ou théine pour les enfants, ainsi que les sodas édulcorés. Pour les adultes on tient compte de cette quantité et on évite le surdosage en plus de café !

Toutes ces boissons sucrées participent à une surcharge en sucre de l'alimentation, ce qui peut favoriser la prise de poids (même pour les boissons édulcorées) et les caries. Les sodas ont aussi un pH acide, ce qui favorise l'érosion dentaire, fréquente chez les enfants et adolescents. Les sodas ne doivent en aucun cas se substituer à l'eau, la seule et unique boisson indispensable !

Focus

LES COLAS À LA STÉVIA : COCA-COLA LIFE®, PEPSI NEXT® ET JEAN'S COLA® STÉVIA

Les marques de colas surfent sur l'engouement pour un nouvel édulcorant à la mode : la stévia.

De cette plante est extrait le rébaudioside A, au pouvoir sucrant de 100 à 300 fois supérieur à celui du sucre (saccharose). Mais, comme l'organisme perçoit le goût sucré des glycosides de stéviol avec un certain retard, au premier contact, ils ont un goût amer et un arrière-goût amer et de réglisse. L'amertume diminuant lorsqu'ils sont associés à des sucres tels que le saccharose, ces colas à la stévia ne sont donc pas sans sucre, celui-ci est seulement diminué d'un tiers.

Comme tous les sodas, ils doivent rester des boissons plaisir, occasionnelles. On peut cependant les préférer aux versions standards, *light* ou zéro, pour toute la famille.

Focus

LES BOISSONS ÉNERGISANTES

La base de ces boissons repose sur un apport en sucre (sauf version zéro), associé à de la caféine (comme c'est le cas dans le cola, mais ici en dose plus élevée de 80 à 150 mg pour 25 cl), mais en plus un complexe de vitamines et un acide aminé particulier : la taurine (environ 0,4 %).

La taurine joue un rôle dans l'utilisation du glucose et la synthèse de glycogène. Elle agit ainsi en augmentant la vigilance, d'autant plus couplée à la caféine. La taurine est naturellement présente dans notre corps et dans certains aliments. Aux doses alimentaires normales, les effets secondaires sont inexistants. À dose élevée (au-delà de 5 g par jour, soit 1,25 litre de boisson énergisante), des irritations de l'appareil digestif ont été rapportées, en plus d'un effet hypertenseur.

La consommation de ces boissons devrait absolument être évitée au quotidien, en quantité importante, et encore plus couplée à de l'alcool !

Chapitre 11
Décryptage de 100 aliments santé

DANS CE CHAPITRE

Une description de chaque aliment

•

Les propriétés nutritionnelles des aliments

Pour continuer dans le « bien manger », ce chapitre met en lumière 100 aliments qui se démarquent des autres grâce à des propriétés nutritionnelles particulières, et auxquels on peut attribuer des vertus thérapeutiques : effets bénéfiques sur le système digestif, régulation de la sécrétion d'insuline, prévention de l'ostéoporose, abaissement du taux de cholestérol…

1. Les flocons d'avoine

Description

L'avoine est une céréale de la famille des graminées, originaire d'Asie et d'Europe du Nord. Longtemps, elle a été utilisée essentiellement pour l'alimentation des animaux, notamment pour les chevaux.

Cependant, depuis les années 1970, on redécouvre les bienfaits de la consommation d'avoine sur notre santé. On le retrouve dans nos assiettes sous forme de son, de farine, de grains entiers ou concassés et enfin de flocons. Ces derniers sont fabriqués en cuisant à la vapeur les grains d'avoine, qui sont ensuite aplatis entre les deux cylindres d'une floconneuse. Les flocons formés sont ensuite séchés, refroidis et emballés.

Propriétés nutritionnelles

Les flocons d'avoine sont riches en glucides essentiellement complexes (62 %), ce qui leur donne un index glycémique plus bas que les autres céréales du petit déjeuner raffinées. Ils sont très énergétiques (364 kcal/100 g), mais à assimilation lente pour une sensation de satiété durable. D'autre part, ils apportent plus de lipides (8 %) que les autres céréales, ceux-ci sont cependant de meilleure qualité : essentiellement des acides gras mono- et polyinsaturés. Ils contiennent enfin une quantité non négligeable de protéines (11 %), même si celles-ci sont incomplètes (pauvre en lysine). La propriété importante des flocons d'avoine est leur richesse en fibres (7 g/100 g), solubles et insolubles, ce qui leur confère des effets bénéfiques sur le système digestif. De plus, les bêta-glucanes qu'ils contiennent ralentissent l'absorption de glucose et de graisses, favorisant la diminution du taux de cholestérol sanguin et l'augmentation du « bon » cholestérol et, par le même fait, une réduction des besoins en insuline. Enfin, les flocons d'avoine apportent des vitamines du groupe B et des minéraux essentiels (fer, phosphore, magnésium).

2. Le pain de seigle

Description

Le seigle est peu cultivé en France, il est largement supplanté par le blé. Cependant le pain de seigle reste un incontournable des fêtes de fin d'année. C'est un des pains dits « spéciaux », fabriqué principalement avec de la farine de seigle. Aussi, il faut noter les deux distinctions suivantes :

- on parle de pain de seigle quand celui-ci contient au moins 65 % de seigle ;
- on parle de pain au seigle lorsqu'il n'y a que 10 à 35 % de seigle.

En effet, l'utilisation de la farine de blé en complément reste essentielle pour la panification, sans celle-ci, la pâte ne lèverait pas. Le pain de seigle a une texture serrée, et un goût parfumé qui s'accorde parfaitement avec les fruits de mer et le saumon fumé. Il se conserve également frais beaucoup plus longtemps que le pain blanc : jusqu'à 3 à 4 jours.

Propriétés nutritionnelles

Le pain de seigle figure parmi les moins caloriques (233 kcal/100 g). Par comparaison : pour 100 g de pain de campagne, on obtient une valeur énergétique de 266 kcal, et 250 kcal pour la baguette.

Avec 44 % de glucides dont 43,6 % d'amidon, il assure un apport satisfaisant en glucides complexes pour bien démarrer la journée. En plus, grâce à sa mie dense qui favorise la mastication et un apport en fibres (5,8 g/100 g) supérieur au pain complet, il assure un rassasiement durable et régule favorablement la sécrétion d'insuline.

Enfin, le pain de seigle se distingue des autres pains par ses apports en fer, potassium, calcium et fluor et apporte des quantités intéressantes de vitamines du groupe B, notamment la vitamine B9 (acide folique).

3. Le pain complet

Description

À l'inverse du pain blanc, le pain complet a une mie plus foncée. En effet, il est fabriqué à partir d'une farine (type 110) contenant tous les éléments du grain de blé (amande, enveloppe, germe). Choisir un bon pain n'est pas chose facile. Néanmoins, préférez un pain dont la croûte est ferme, plutôt épaisse et dorée avec une mie moelleuse. Privilégiez enfin l'achat de votre pain chez les artisans boulangers plutôt qu'en grande surface proposant des produits industriels qui contiennent généralement des matières grasses ajoutées.

Propriétés nutritionnelles

Le pain complet est un élément essentiel sur le plan nutritif. Il possède près de 50 % de glucides et aide donc à couvrir nos besoins quotidiens en la matière. Il est plus riche en fibres que le pain blanc (pour 100 g, le pain blanc contient 1,2 g de fibres et le pain complet 3,9 g). Les glucides complexes qui le composent seront alors digérés plus progressivement et l'énergie ainsi apportée permet à l'organisme de tenir jusqu'au prochain repas. Par ailleurs, ce pain est quasiment dépourvu de glucides simples.

D'autre part, il apporte près de 8 % de protéines, même s'il s'agit de protéines végétales de moins bonne qualité (déficit en lysine). Elles peuvent être complétées par la consommation de légumes secs pour un régime végétarien notamment.

De plus, il est source de vitamine E et vitamines du groupe B et en contient plus que le pain blanc, celles-ci étant principalement contenues dans l'enveloppe du grain de blé, conservée dans la fabrication de la farine complète.

Le pain à base de farine complète sera aussi naturellement plus riche en minéraux que les autres et notamment en magnésium, avec une teneur de 65 mg/100 g. Enfin, la plupart des pains sont source de phosphore. Le pain complet, quant à lui, couvre plus de 30 % des apports nutritionnels recommandés (254 mg/100 g).

4. L'eau de coco

Description

Pour les habitants des pays tropicaux, la consommation d'eau de coco est très courante et c'est même dans certaines parties du globe la seule source d'eau potable. Il faut bien la différencier du lait de coco qui provient de la pression de la chair blanche de noix de coco matures. L'eau de coco correspond au liquide naturellement présent au centre des jeunes noix de coco encore vertes et immatures. Une coco peut ainsi en contenir jusqu'à 800 ml.

Propriétés nutritionnelles

Avec seulement 13 kcal et 2,3 g de sucre pour 100 ml, l'eau de coco est une boisson peu sucrée, naturellement isotonique, désaltérante et particulièrement riche en oligoéléments. Elle contient notamment une grande quantité de potassium qui lui confère également une action diurétique et drainante. C'est aussi une boisson idéale pour la réhydratation et la récupération après une activité sportive. D'autre part, une consommation augmentée de potassium associée à une diminution de la consommation de sodium a des effets positifs sur la pression artérielle. Toutefois, l'eau de coco se dégrade très rapidement et il est important de la consommer rapidement après récolte.

5. Le pois chiche

Description

Le pois chiche est une légumineuse exclusivement cultivée dans la région méditerranéenne, qui lui offre un climat chaud et sec. Aussi, il est habituellement consommé dans tout le proche Orient et en Afrique du Nord, avec du couscous, sous forme d'houmous ou de falafels. Les pois chiches peuvent être ronds ou bosselés, de couleur crème et ils ont un petit goût de noisette.

Propriétés nutritionnelles

Le pois chiche, comme toutes les légumineuses, est un aliment naturellement riche en protéines végétales (8,9 g/100 g cuits). Ces dernières étant déficientes en méthionine, elles devront être complétées avec une céréale pour remplacer une viande au sein d'un repas : le couscous (semoule et pois chiches) est un excellent exemple de

cette complémentation. Il apporte de plus des glucides complexes (18,7 g/100 g) à absorption progressive.

Le pois chiche est source de magnésium (53 mg/100 g), de fer (2,8 mg/100 g), de phosphore (132 mg/100 g) et de fibres (8,6 g/100 g). Il a des teneurs intéressantes en oligoéléments (manganèse, cuivre et zinc) et vitamines du groupe B. Il est d'ailleurs particulièrement riche en vitamine B9 ou acide folique (100 mg/100 g), nécessaire dans la division et le maintien cellulaires. Un apport est donc crucial pendant les périodes de croissance accélérée, comme l'enfance et la grossesse.

6. Les fèves fraîches/sèches

Description

La fève désigne à la fois le nom de la plante herbacée et de ses graines, de la famille des légumineuses. Elles sont récoltées de mars à juillet à différents moments de leur maturité : précoces, elles peuvent être consommées crues, à condition de bien retirer leur peau épaisse ; presque matures, elles sont fraîches et cuisinées ; tardives, elles sont séchées. Les fèves ont une consistance farineuse et un petit goût de noisette.

Propriétés nutritionnelles

Les fèves fraîches contiennent 10 % de glucides, ceux-ci sont majoritairement de l'amidon. Elles font donc parties des féculents. Elles sont pauvres en lipides (0,6 g/100 g), constitués essentiellement d'acides gras insaturés. Source de protéines, avec un apport de près de 6 %, vous améliorerez leur qualité en les complétant avec une portion de céréales.

Les fèves fraîches sont aussi source de fibres (7 g/100 g), favorisant la satiété, surtout si vous les préférez crues. Elles sont riches en vitamines du groupe B et notamment en vitamine B9 (57 g/100 g). Elles apportent enfin une quantité non négligeable de minéraux comme le potassium (210 mg/100 g) et le phosphore (105 mg/100 g). Notons enfin que crues, elles couvrent près de 1/3 des besoins journaliers en vitamine C.

Les fèves sèches sont un concentré de ces bienfaits, grâce à leur perte d'eau. Cependant, elles sont plus caloriques : 340 calories/100 g contre 60 calories/100 g de fèves fraîches.

7. La pomme de terre

Description

La pomme de terre est un tubercule comestible. Elle est originaire de l'Amérique du Sud où son utilisation remonte à environ 8 000 ans. Introduite en Europe vers la fin du XVIe siècle, elle s'est rapidement diffusée dans le monde et est aujourd'hui cultivée dans plus de 150 pays, sous pratiquement toutes les latitudes habitées.

Propriétés nutritionnelles

Les pommes de terre, longtemps classées parmi les légumes, sont aujourd'hui assimilées à un féculent et sont réputées, à juste titre, pour leur apport en vitamine C. Effectivement, il s'agit du seul féculent source de vitamine C. Ainsi, après déperdition à la cuisson, une portion de pommes de terre fournit en moyenne 18 mg de vitamine C par personne (soit plus de 20 % des besoins journaliers). S'il s'agit de pommes de terre nouvelles, cet apport peut dépasser 35 mg (près de la moitié des recommandations).

Les pommes de terre contribuent également à un apport en magnésium, souvent déficitaire dans l'alimentation : une portion de 100 g de pommes de terre cuites à l'eau en fournit 12 mg (un taux intéressant par rapport aux besoins journaliers s'élevant à 350 mg). Elles permettent aussi un complément d'apport en fer non négligeable. Les parois des cellules et la peau de la pomme de terre sont constituées de cellulose et d'hémicellulose. Contenant aussi des pectines et des lignines, la pomme de terre apparaît donc comme une source de fibres appréciable avec 2,5 g/100 g de fibres.

8. Les haricots secs

Description

Les haricots secs sont les gousses d'une plante herbacée annuelle et font partie de la famille des légumineuses (légumes secs). La France produit 110 000 tonnes de haricots en grains principalement en Bretagne, Nord-Pas-de-Calais, Centre et Picardie. Il existe un grand nombre de variétés, telles que les haricots rouges, les haricots noirs, les flageolets, les haricots cocos, les mogettes, etc.

Propriétés nutritionnelles

Les haricots secs, comme toutes les légumineuses, font partie des aliments d'origine végétale les plus riches en protéines (8,4 g/100 g cuits). Dans le cadre d'une alimentation équilibrée, il est intéressant de varier entre protéines animales et végétales et celles-ci seront de bonne qualité si elles sont complétées avec une portion de céréales.

De même, leur teneur en glucides complexes (13,8 %) et en fibres (7,8 %), en font des aliments très énergétiques à index glycémique bas : ainsi ils ne provoquent pas d'élévation brutale de la glycémie.

Notons que si vous cuisinez vous-même vos haricots secs, préférez les cuire dans deux eaux différentes et veillez à avoir une cuisson suffisante, afin d'améliorer leur digestibilité.

D'autre part, ils ont des apports très intéressants en minéraux : 413 mg/100 g de potassium, 33,4 mg/100 g de magnésium et 2,6 mg/100 g de fer notamment. Ils contiennent de plus des oligoéléments (cuivre, manganèse, zinc). Enfin, les haricots secs participent à la couverture des besoins en vitamines du groupe B et plus particulièrement B1 et B6 qui jouent des rôles importants dans le métabolisme et en vitamine B9, apportant plus d'un quart des besoins (59 µg/100 g).

9. Le petit épeautre

Description

Avant tout, il ne faut pas confondre le petit épeautre ou « engrain » avec le grand épeautre ou épeautre. Ces dénominations voisines appartiennent en fait à des produits très différents.

Le grand épeautre est utilisé pour la fabrication du pain et en pâtisserie. Le petit épeautre, lui, peut s'utiliser comme le riz, dans les préparations salées ou sucrées, et est plus tendre que le premier. C'est une plante rustique, qui peut être cultivée sur des terrains pauvres, dans des conditions climatiques rudes et qui ne nécessite ni pesticide ni désherbant et très peu d'eau.

Propriétés nutritionnelles

Ses protéines (11,8 %) contiennent 8 acides aminés essentiels à l'organisme avec la présence de la lysine, souvent absente des céréales. Le petit épeautre se distingue

aussi par son faible taux de gluten (environ 7 %). Sa teneur en lipides est 2 fois plus importante que celle du blé, même si elle reste faible (2,88 %). Ces lipides sont composés essentiellement d'acides gras polyinsaturés. Comme les autres céréales, il est riche en glucides complexes (74,94 %) mais il se distingue aussi par sa richesse en fibres (7,65 g/100 g). Il contient plus de minéraux que le blé : 396 mg de potassium, 132 mg de magnésium, 420 mg de phosphore et 2,6 mg/100 g de fer.

Enfin, il a des apports très intéressant en vitamines du groupe B, notamment en vitamine B1 (0,37 mg/100 g) et PP (5,20 mg/100 g).

10. Le quinoa

Description

Le quinoa est une graine complète de la famille des chénopodiacées (comme l'épinard et la betterave notamment) et non pas comme on pourrait le croire des graminées (comme le blé). Il est cultivé depuis des millénaires en Amérique latine (Bolivie) à plus de 3 000 m d'altitude dans la cordillère des Andes. Comme le haricot, la pomme de terre et le maïs, le quinoa était la base de l'alimentation des civilisations précolombiennes. Ce n'est que dans les années 1970 que les pays industrialisés, en quête d'une alimentation plus saine, découvrent les qualités nutritionnelles du quinoa.

Propriétés nutritionnelles

Le quinoa présente une teneur en glucides proche de celle des céréales, cependant il est plus riche en protéines végétales (15 à 18 %) de haute qualité. En effet, il offre tous les acides aminés essentiels (AAE) qui font en partie défaut aux céréales. Le seul autre produit du monde végétal qui contienne tous les AAE est le soja. Il est donc doté de diverses caractéristiques nutritives à privilégier par les végétariens. Parmi celles-ci, on retrouve aussi le fer, le zinc et la vitamine B2. Il possède majoritairement des acides gras insaturés (plus de 80 %) et essentiels (plus de 56 %). Il est riche en fibres (plus de 10 % en moyenne) pour un confort digestif et une grande sensation de satiété. Enfin, il ne contient pas de gluten.

11. La châtaigne

Description

Châtaigne ou marron, il s'agit en fait du même fruit amylacé, issu du châtaignier. Le marron est un fruit à une seule graine non cloisonnée. La châtaigne est aplatie sur un côté, a une écorce plus sombre et comporte plusieurs graines cloisonnées dans la même coque.

Attention

Ne pas confondre les grosses châtaignes appelées « marrons » (fruits comestibles) et les marrons des marronniers d'Inde (non comestibles).

Propriétés nutritionnelles

Les châtaignes fraîches contiennent jusqu'à 36 % de glucides dont 30 % d'amidon, les rapprochant de la famille des féculents, ce qui explique qu'elles nécessitent une cuisson, mais aussi qu'elles se conservent plus longtemps que les fruits frais. Elles ont des teneurs en protéines (3 %) et en lipides (3 %) plus importantes, ce qui est très intéressant, ces protéines ayant une composition satisfaisante en acides aminés indispensables et les 2/3 des lipides présents étant des acides gras polyinsaturés. Elles sont aussi riches en fibres : 6 g/100 g. Elles apportent enfin des minéraux en grande quantité : 33 mg de magnésium, 400 mg de potassium mais aussi 40 mg/100 g de calcium.

12. La patate douce

Description

La patate douce est une plante grimpante dont les tubercules ont une chair comestible, rappelant la pomme de terre. C'est un aliment de base dans les régions tropicales. Ses feuilles peuvent également se consommer, à la manière des épinards, contrairement à celles de la pomme de terre (qui sont toxiques). Elle se cuisine comme cette dernière, bien que son utilisation soit plus variée parce que plus sucrée. La patate douce s'utilise donc aussi en pâtisserie.

Propriétés nutritionnelles

La patate douce est riche en glucides complexes (jusqu'à 18 % d'amidon) et source de fibres (2,9 g/100 g).

C'est une excellente source de provitamine A (4 000 µg/100 g), qui a des effets bénéfiques sur le système immunitaire et qui permet également la synthèse des pigments de l'œil et prévient ainsi différents troubles de la vue. Plus la couleur de sa chair est foncée, plus elle contient de provitamine A mais aussi d'anthocyanines. Celles-ci font partie de la famille des flavonoïdes et sont reconnues pour leurs propriétés antioxydantes.

C'est aussi une bonne source de potassium (300 mg/100 g). Elle a une teneur intéressante en vitamine B9 (52 µg/100 g). Elle apporte enfin une quantité non négligeable de vitamine E (4 mg/100 g).

13. La biscotte

Description

Le terme biscotte signifie « qui a cuit deux fois ». Il s'agit en effet d'un produit de panification préparé comme le pain mais présenté sous forme de tranches ayant subi un séchage par un second passage au four. La légère caramélisation de la croûte donne à la biscotte son goût particulier (due à la réaction de Maillard).

Propriétés nutritionnelles

Les biscottes sont riches en glucides (amidon), qui sont hydrolysées sous forme de dextrines au cours de leur deuxième cuisson, ce qui augmente déjà leur digestibilité. Elles apportent aussi une quantité non négligeable de protéines (10 à 15 %).

D'autre part, pour une même quantité, elles sont plus caloriques que le pain (390 kcal/100 g ou 28 à 35 kcal par biscotte). En effet, des matières grasses sont ajoutées à leur préparation pour diminuer l'alvéolage du produit fini. Cependant, l'apport en lipides ne représente que 0,4 à 0,5 g par biscotte.

En parallèle, les matières grasses augmentent leur friabilité, elles se désagrègent alors rapidement en bouche, facilitant l'action de la salive (hydrolyse de l'amidon par les amylases). Elles ont une donc une excellente digestibilité.

Particularités des biscottes sans sel, elles sont réalisées sans adjonction de sel ni de margarines salées et sont donc idéales en cas de régime hyposodé.

14. Le riz blanc

Description

Cultivé depuis l'Antiquité, le riz est aujourd'hui la céréale la plus cultivée dans le monde avant le blé et le maïs. En France, la consommation est de 4,5 kg par an et par habitant. Il en existe une très grande variété, entre 7 000 et 10 000. On peut les regrouper en trois catégories selon leurs formes : le riz long grain, le riz à grain moyen et le riz à grain court ou riz rond.

Propriétés nutritionnelles

Le riz blanc apporte une grande quantité de glucides, essentiellement sous forme d'amidon (78 g/100 g). Les grains d'amidon sont de très petite taille et seront donc très facilement digérés.

Pour ce qui est des protéines, il s'agit de l'une des céréales qui en contient le moins (6,5 %). Cependant le riz ne contient pas de gluten, il est donc tout indiqué en cas de maladie cœliaque. De plus, il est moins déficitaire en lysine.

D'autre part, le riz blanc subit un blanchiment qui supprime la couche externe du grain de riz, éliminant 80 % des fibres, il est donc préconisé pour certaines infections intestinales. Ce traitement supprime l'acide phytique et améliore l'absorption de ses minéraux : potassium (98 mg/100 g), magnésium (35 mg/100 g) et phosphore (100 mg/100 g).

Reportez-vous

Reportez-vous à la page 193 pour tout savoir sur le riz : comment le choisir et le consommer.

15. Le piment

Description

Le terme piment est utilisé pour désigner le fruit des plantes du genre Capsicum, de la famille des solanacées. Il est originaire d'Amérique du Sud et centrale. La taille, la forme, la couleur et le goût du piment varient selon l'espèce. Les nombreuses variétés peuvent se classer de doux à très fort. Outre leurs qualités piquantes, les piments ont une saveur ou un parfum. Un habanero n'a pas le même goût qu'un piment thaï.

Conseil

Boire de l'eau ne permet pas « d'éteindre le feu » des piments. Cependant, la caséine du lait atténue l'action de la capsaïcine sur les récepteurs de la douleur.

Propriétés nutritionnelles

Les piments sont peu caloriques avec seulement 30 kcal/100 g en moyenne. D'autant plus que de petites quantités suffisent à donner du goût à vos préparations. Leur principal atout est leur teneur en vitamine C, avec plus de 120 mg/100 g qui favorise notamment l'absorption du fer contenu dans les végétaux et accélère la cicatrisation. Ils apportent aussi de bonne quantité de vitamine A (937 UI/100 g). Ces deux vitamines voient leur teneur encore augmenter avec le séchage de la plante.

Comme vu précédemment, les piments contiennent de la capsaïcine, alcaloïde extrêmement puissant qui fait saliver et active la digestion. Celle-ci enfin aiderait à faire baisser votre taux de cholestérol : le taux global de cholestérol, le taux de triglycérides et le taux de mauvais cholestérol.

Le saviez-vous

Manger une petite quantité de piment aiderait à diminuer les maux de tête provoqués par les sinusites ou grippes.

16. La menthe

Description

La menthe pousse dans tous les pays tempérés du monde. Il en existe plusieurs variétés, la menthe verte étant la plus répandue. Notons aussi la menthe poivrée, très odorante, et la menthe pouliot. On tire de la menthe une huile essentielle qui entre dans la composition de confiseries et de liqueurs, ou qui sert à la production de menthol, largement employé dans l'industrie pharmaceutique. Afin de bien la choisir, veillez à ce que ses feuilles soient sans taches, bien vertes et fraîches.

Propriétés nutritionnelles

La menthe est dépourvue de lipides (moins de 0,8 g/100 g) et moyennement calorique avec un apport énergétique de 42 kcal/100 g, d'autant plus que les quantités consommées sont minimes. Pourtant, c'est une bonne source d'antioxydants, notamment de vitamine A (bêta-carotène) avec 740 µg/100 g.

Elle peut aussi participer à la couverture des besoins en folates avec une teneur de près de 25 % (105 µg/100 g). Elle contient une quantité non négligeable de minéraux : 458 mg de potassium, 212 mg de calcium et 11,87 mg de fer, même s'il s'agit de fer non héminique dont l'absorption est moins importante que pour le fer héminique des viandes, par exemple. Autant de bonnes raisons de l'ajouter dans vos plats, sauces, salades et desserts, elle se prête à toutes les préparations.

Le saviez-vous

Le menthol extrait des huiles essentielles de menthe soulage à court terme les petits maux de gorge.

Attention

À éviter en cas d'allergie.

17. Le pâtisson

Description

Le pâtisson, également appelé artichaut d'Espagne, est un légume oublié de la famille des cucurbitacées. Il se distingue des autres courges par la forme de son fruit : aplati, plus ou moins conique avec des bosses en périphérie qui forment une sorte de couronne. La chair est blanche la plupart du temps, très tendre et se consomme uniquement cuite. Son goût se rapproche de celui de l'artichaut.

Propriétés nutritionnelles

Très riche en eau comme tous les autres légumes de la famille des cucurbitacées, le pâtisson est peu calorique avec 22 kcal/100 g, ce qui est comparable aux choux.

Il est bien pourvu en vitamines B1, C et B6, mais surtout en folates ou vitamine B9 (170 µg/100 g). Cette vitamine est primordiale en période périconceptionnelle et pendant le premier trimestre de la grossesse, pour éviter les anomalies de fermeture du tube neuronal.

L'apport en fer est intéressant, bien qu'il s'agisse de fer d'origine végétale, non héminique, moins bien assimilé que celui d'origine animale.

Enfin, l'apport en fibres est modéré et il s'agit de fibres solubles qui stimulent le transit en douceur.

18. La moutarde

Description

Il existe environ une quarantaine d'espèces de moutardes, dont on peut retenir plus particulièrement la moutarde noire, la moutarde blanche, la moutarde brune et la moutarde sauvage. La saveur de ces dernières est très piquante, plus prononcée que la moutarde jaune. La moutarde blanche produit de grands grains jaunes au goût amer bien que moins piquant que celui des autres moutardes.

La moutarde sous forme de pâte est le produit obtenu par le broyage, suivi ou non du tamisage ou du blutage, de graines, soit de moutarde noire, soit de moutarde brune, soit d'un mélange de ces deux variétés, dans du jus de raisin vert ou dans du vin blanc ou rouge ou dans un moût de raisin, ou vinaigre.

Reportez-vous

Reportez-vous à la page 213 pour tout savoir sur la moutarde : comment la choisir et la consommer.

Propriétés nutritionnelles

La moutarde, suivant sa composition (moutarde forte, mi-forte, à l'ancienne), contient entre 120 à 165 kcal/100 g, ce qui est très modéré pour un condiment. Cependant, il faut être vigilant quant au choix du produit, on retrouve dans les premiers ingrédients de certaines moutardes de l'eau mais aussi de l'huile végétale, leur apport calorique est donc multiplié par quatre, soit près de 450 kcal/100 g (moutarde gourmande, moutarde au pesto…).

Elles ont des teneurs intéressantes en magnésium (77,9 mg/100 g), en calcium (91,2 mg/100 g) mais sont riches en sodium et déconseillées en cas de régime pauvre en sel (2 360 mg/100 g). Enfin, la moutarde apporte une quantité non négligeable en vitamine E (qui varie entre les moutardes classiques et gourmandes) de 1,05 mg/100 g.

Attention

À éviter en cas de régime pauvre en sel.

Le saviez-vous

La moutarde favorise la sécrétion des sucs gastriques et des glandes salivaires. Utilisée avec parcimonie, elle stimule l'appétit et facilite la digestion.

19. Le coing

Description

Le coing est le fruit du cognassier, en forme de poire, assez volumineux. À maturité, il est jaune, très odorant et il se caractérise par une peau légèrement duveteuse en surface.

Le coing se consomme uniquement cuit et est utilisé principalement pour confectionner des gelées, des confitures, des pâtes de fruits ou des compotes.

Il peut également être pelé puis rôti au four et servi en garniture avec une viande blanche.

Propriétés nutritionnelles

Le coing apporte 58 kcal/100 g et 11 % de sucres, ce qui le rapproche de la moyenne des fruits.

Il apporte 12 mg/100 g de vitamine C, mais cette quantité sera diminuée par le fait qu'on le consomme uniquement cuit.

Le saviez-vous

Riche en pectines, fibres solubles douces pour les intestins, le coing possède une action bénéfique et protectrice et ses propriétés antidiarrhéiques sont reconnues.

En effet, les tanins qu'il contient ralentissent le péristaltisme intestinal et les pectines sont capables de retenir une grande quantité d'eau, ce qui atténue les diarrhées. Du fait de leur action astringente, les tanins du coing jouent un rôle protecteur sur la muqueuse intestinale. Enfin, les pectines pourraient agir en absorbant les toxines, et les tanins possèdent une action antiseptique. Ils ont donc des effets intéressants pour lutter contre des bactéries ou des germes indésirables, souvent présents en cas de diarrhée.

20. Le rutabaga

Description

Véritable légume d'hiver, le rutabaga est très peu consommé de nos jours et fait partie des légumes oubliés. Également appelé chou-navet, il appartient à la famille des crucifères comme toutes les variétés de choux, le navet et le cresson. Il existe plusieurs variétés de rutabaga, mais celle à chair jaune orangé reste la plus fine et la plus agréable d'un point de vue gustatif. On le consomme le plus souvent en soupe, mélangé à d'autres légumes, mais il s'accommode également très bien en accompagnement des viandes.

Propriétés nutritionnelles

Avec 39 kcal/100 g cuits et plus de 8 % de glucides, le rutabaga est plus riche que la moyenne des légumes. Il apporte une quantité intéressante de vitamine C, anti-infectieuse, importante pendant l'hiver, mais sa quantité sera toutefois diminuée à la cuisson. Assez riche en fibres avec plus de 2 g, il agit en stimulant le transit intestinal.

Enfin, sa teneur en potassium élevée de 337 mg/100 g lui confère des vertus naturellement diurétiques et peut avoir des effets positifs sur la pression artérielle si l'on prend soin en parallèle de limiter sa consommation de sodium.

21. Le basilic

Description

Originaire d'Inde, le basilic a longtemps été utilisé comme une plante médicinale avant de rentrer dans nos cuisines. C'est une petite plante herbacée aux fleurs blanches dont on compte de nombreuses variétés comme le basilic citron, le « Fin Vert », le pourpre… le plus utilisé étant le « Grand Vert » et sa sous-variété Genovese. Il est l'un des piliers de la gastronomie méditerranéenne, plus particulièrement italienne et provençale, un indispensable de la soupe au pistou et du pesto. Il est disponible toute l'année, mais c'est en été qu'il sera le plus parfumé.

Propriétés nutritionnelles

Avec un apport calorique de 47 kcal/100 g, vous pouvez parsemer généreusement vos plats de basilic, qui ne pèsera pas beaucoup sur la balance énergétique. D'autant plus qu'il a des propriétés antioxydantes importantes, avec une quantité non négligeable de vitamine C (22 mg/100 g) mais surtout un taux record de bêta-carotène (provitamine A) : 3 546 µg/100 g.

Il participera à la couverture de vos besoins en vitamine B9 (folates, 74,5 µg/100 g). Enfin, il a des teneurs intéressantes en minéraux, notamment pour le couple calcium-phosphore (202 mg/100 g et 53 mg/100 g) indispensable pour le métabolisme des tissus osseux.

Le saviez-vous

Le basilic calme efficacement les maux de gorge grâce à sa richesse en camphre, qui a la propriété de soulager les affections des voies respiratoires.

22. La betterave rouge

Description

La betterave rouge est un légume-racine, au même titre que la carotte ou le navet. Sa couleur foncée et sa saveur sucrée la démarquent des autres légumes. Elle se consomme crue, à condition de la râper finement, ou plus couramment cuite.

Propriétés nutritionnelles

En tant que légume-racine et au même titre que la betterave sucrière, la betterave rouge élabore des réserves de glucides. Elle contient ainsi plus de 8 % de glucides, ce qui la rend plus sucrée et plus calorique que la moyenne des légumes.

Elle fournit une quantité intéressante de potassium, qui agit dans la transmission de l'influx nerveux, mais elle s'avère assez riche en sodium avec 60 mg/100 g, ce qui impose une limitation en cas de régime hyposodé strict. Les apports en magnésium et en calcium sont intéressants. Elle représente également une source intéressante de vitamine B9.

D'autre part, avec 2,5 g de fibres sous forme de cellulose et hémicelluloses, elle stimule en douceur le transit intestinal une fois cuite, mais s'avère plus irritante consommée crue. Ces fibres ont également l'avantage de ralentir l'assimilation des glucides qu'elle contient.

Enfin, ses pigments rouges contiendraient des substances aux propriétés antioxydantes intéressantes.

23. Les graines de fenouil

Description

Le fenouil est originaire du Bassin méditerranéen. Il fait partie de la famille des ombellifères. Nous consommons son « bulbe » (cru ou cuit) ainsi que ses tiges, ses feuilles et ses graines (condiments). Ces dernières sont de forme allongée, assez grosses, de couleur vert pâle à jaune paille, fortement nervurées. Les graines de fenouil parfument les courts-bouillons, les poissons, mais aussi certains pains et pâtisseries.

Propriétés nutritionnelles

Les graines de fenouil sont fortement minéralisées. Aussi, même utilisées en petite quantité, elles participeront activement à la couverture des besoins de votre organisme en magnésium (385 mg/100 g), en potassium (1 694 mg/100 g), ainsi qu'en calcium (1 196 mg/100 g) et phosphore (487 mg/100 g), ces deux derniers étant indispensables pour le métabolisme des tissus osseux. Elles apportent aussi de bonnes quantités d'oligoéléments tels le cuivre (1 mg/100 g) ou le zinc (3,7 mg/100 g) qui sont deux antioxydants. Enfin, on peut noter qu'elles ont une teneur intéressante en vitamine B3 (6 mg/100 g) qui est indispensable au métabolisme des protéines, des lipides et des glucides.

Le saviez-vous

Les graines de fenouil sont avant tout utilisées pour combattre les troubles digestifs, les douleurs de l'estomac (gastrites) et du colon (colites), tout en stimulant l'appétit. Elles peuvent favoriser les montées et sécrétions de lait chez les femmes allaitantes.

24. Le panais

Description

Le panais est une racine potagère à la forme assez proche de la carotte, mais de couleur écrue et au goût légèrement plus sucré. Il peut se consommer cuit en soupe, en purée ou dans un pot-au-feu, et il est souvent utilisé mélangé à d'autres légumes en raison de sa saveur assez prononcée. Plus rarement, il se consomme cru et finement râpé en vinaigrette.

Propriétés nutritionnelles

Comparé à la carotte, le panais est plus riche en glucides avec plus de 17 % et apporte ainsi près de 70 kcal/100 g, ce qui est nettement supérieur à la moyenne des légumes.

Il est également plus riche en vitamines et minéraux et plus particulièrement en potassium avec 375 mg /100 g et en manganèse.

Côté vitamines, il apporte des vitamines B5, B6, B9, C et E en quantités intéressantes.

Le panais a la particularité de contenir de l'apigénine, au pouvoir antioxydant, et du falcarinol, qui joueraient un rôle dans la prévention des cancers d'après les études réalisées *in vitro* chez l'animal.

Il est aussi une bonne source de fibres alimentaires, principalement de fibres insolubles, qui agissent en augmentant le volume des selles et aident à lutter contre la constipation.

Attention

À contrôler pour les personnes diabétiques et en cas de régime hypocalorique. À éviter en cas de colopathie ou régime pauvre en fibres.

25. Le pissenlit

Description

Fleur champêtre par excellence, le pissenlit est une plante herbacée vivace répandue à l'état sauvage, mais également cultivée. Il est facilement identifiable grâce à ses feuilles très dentelées qui lui valent en Grande-Bretagne l'appellation *dandelion* (dent de lion).

Au printemps, les feuilles sont prêtes à être ramassées et sont servies en salade ou blanchies comme des épinards. Moins couramment, les boutons de fleurs peuvent être utilisés en remplacement des pointes d'asperges et les racines grillées peuvent être un bon substitut du café. Très utilisées en phytothérapie, les feuilles et racines séchées sont servies sous forme d'infusion.

Propriétés nutritionnelles

Les feuilles de pissenlit sont très riches en vitamine C et en bêta-carotène. Côté minéraux, le pissenlit apporte 187 mg/100 g de calcium, ce qui est remarquable, et une quantité intéressante de potassium. Il est possible que le nom français du pissenlit fasse référence aux propriétés diurétiques liées aux principes amers contenus dans la racine et les feuilles dans un premier temps, mais également amplifiées par la présence de potassium. D'autre part, il permettrait de traiter les troubles digestifs mineurs.

Attention

Les personnes allergiques aux plantes de la famille des astéracées (marguerite, chicorée, etc.) peuvent également réagir à la consommation de pissenlit, ce qui impose d'être vigilant. Aussi, il est préférable d'éviter cet aliment en cas de calculs biliaires.

26. L'estragon

Description

L'estragon est une plante originaire d'Asie centrale, cultivée pour ses feuilles très aromatiques, récoltée avant la floraison. Il s'associe parfaitement aux poissons, fruits de mer, œufs et se distingue dans les sauces telles que la béarnaise ou la sauce gribiche. À noter qu'il supporte parfaitement la cuisson et remplace aisément le sel et le poivre.

Propriétés nutritionnelles

L'estragon n'est habituellement pas consommé en grande quantité, il ne peut donc pas procurer tous les bienfaits santé qui lui sont attribués. Reste que l'ajout d'estragon aux aliments, de façon régulière et significative, permet de contribuer, ne serait-ce que de façon minime, à l'apport en antioxydants.

En effet, il a des teneurs intéressantes en vitamine C (50 mg/100 g), en bêta-carotène ou provitamine A (2 520 µg/100 g). Il faut noter enfin qu'il apporte une quantité non négligeable de zinc (3,9 mg/100 g), indispensable au métabolisme de la vitamine A.

27. La fraise

Description

Petit fruit du fraisier disponible de mai à septembre, la fraise fait partie des fruits rouges. Modérément sucrée et légèrement acide, elle se consomme le plus souvent crue ou sous forme de confiture. La fraise ne mûrit plus après avoir été cueillie, d'où l'importance de l'acheter à point, sauf si vous souhaitez en faire des confitures car le taux de pectine permettant une bonne gélification diminue avec la maturation.

Propriétés nutritionnelles

La fraise s'avère peu sucrée avec 6 à 9 % de glucides et ainsi faiblement énergétique (35 kcal/100 g en moyenne). Avec 60 mg/100 g de vitamine C, c'en est une source intéressante, d'autant que son faible niveau calorique permet de consommer une portion de 250 g sans excès.

Les flavonoïdes sont les principaux composés phénoliques présents dans la fraise. Ces antioxydants sont responsables de sa couleur rouge. Même si elle est moins riche que la framboise, la fraise contient de l'acide ellagique, un composé phénolique de la famille des tannins également reconnu pour ses propriétés antioxydantes.

La cuisson des fraises engendre une perte de 15 % à 20 % du contenu en antioxydants, mais ces substances restent tout de même présentes, y compris dans la confiture de fraises.

Attention

Enfin, les petits grains secs présents sur la surface portent le nom d'akènes et sont souvent à l'origine des réactions allergiques. En effet, la fraise fait partie des aliments « histamino-libérateurs » à surveiller chez les personnes allergiques. Chez certains individus, les akènes peuvent également irriter l'intestin.

28. L'origan

Description

L'origan est une plante aromatique souvent confondue avec la marjolaine. Elle est originaire du Bassin méditerranéen et d'Asie centrale. Il en existe une trentaine de variétés qui poussent partout en Europe et qui sont récoltées pendant l'été, de juillet à septembre. Toutes les parties de la plante sont utilisées : tiges, feuilles et fleurs. Elle est parfaite dans les plats à base de tomates, fromage frais, légumes, viandes grillées et pizza notamment. Elle fait partie des « herbes de Provence ».

Propriétés nutritionnelles

L'origan sec contient près de 260 kcal/100 g, mais les quantités habituellement consommées se limitent à 5 g environ, aussi l'apport calorique reste négligeable. Cependant, il a tout de même des teneurs exceptionnelles en vitamines et minéraux et participera à la couverture de vos besoins en calcium (1 597 mg/100 g), en fer (36 mg/100 g) et en potassium (1 260 mg/100 g), ainsi qu'en vitamine PP (niacine : 4 mg/100 g), B6 (1 mg/100 g) et folates (237 µg/100 g). Enfin, son apport en antioxydants en fait un assaisonnement « santé » : bêta-carotène (1 000 µg/100 g), alpha-tocophérol (18 mg/100 g) et zinc (2,7 mg/100 g).

Le saviez-vous

Il est reconnu comme antidouleur aux vertus antiseptiques et antispasmodiques. Son huile essentielle est utilisée pour soulager les maux de l'hiver, grâce à ses pouvoirs expectorant et antitussif.

29. Le cœur de palmier

Description

Le cœur de palmier est le nom donné au chou palmiste. Il s'agit de la partie intérieure de la tige de plusieurs variétés de palmiers des régions tropicales. Bien protégé par une série d'écorces, le cœur de palmier est une sorte de mœlle tendre, cylindrique et blanchâtre. Il peut être consommé cru, mais est plus couramment vendu précuit en conserve et sa saveur rappelle quelque peu celle de l'artichaut.

Propriétés nutritionnelles

Le cœur de palmier apporte 44 kcal/100 g, ce qui est supérieur à la moyenne des légumes et impose une limitation dans les régimes contrôlés en glucides. Il est particulièrement riche en fibres (1,8 g/100 g), avec une action stimulante sur le transit intestinal.

Il contient un grand nombre de minéraux essentiels (calcium, cuivre, fer, magnésium, potassium, phosphore, zinc), mais on remarque particulièrement son apport en manganèse de 1,13 mg/100 g, soit 56 % des apports journaliers recommandés. Cet oligoélément est connu pour son rôle de régulateur de la fonction immunitaire et d'antioxydant.

Les cœurs de palmier appertisés sont conservés en saumure et apportent donc une quantité non négligeable de sodium (565 mg/100 g soit 1,4 g de sel), ce qui impose une limitation dans le cadre des régimes hyposodés.

30. La citronnelle

Description

La citronnelle ou citronnelle des Indes est une plante tropicale persistante, de la famille des graminées originaire d'Asie du Sud. Elle doit son nom à son odeur prononcée de citron. Elle est cultivée pour ses tiges et feuilles longues et minces. Son utilisation en cuisine est vaste. Traditionnelle en Thaïlande ou Indonésie pour parfumer les soupes, poissons, cari ou au Maroc pour le thé, elle se marie parfaitement avec le gingembre, le piment, l'échalote et est parfaite en marinade. Elle se consomme crue ou cuite.

Propriétés nutritionnelles

La citronnelle apporte peu de calories, un peu moins de 100 kcal/100 g, composées essentiellement de glucides (25 g/100 g), ce qui sera négligeable dans vos préparations au vu des quantités consommées.

On note cependant des teneurs intéressantes en minéraux et notamment en potassium (723 mg/100 g), en phosphore (101 mg/100 g), en calcium (65 mg/100 g) et en fer (8,17 mg/100 g). Riche en potassium et pauvre en sodium (6 mg/100 g), la citronnelle est un diurétique naturel.

31. Le cumin

Description

Le cumin est une plante de la famille des ombellifères, originaire de l'Orient (Chine, Japon et Inde notamment), qui produit de petites graines aromatiques. Son utilisation culinaire est très répandue dans la cuisine indienne et du nord de l'Afrique. Il entre dans la composition de plusieurs mélanges d'épices, comme le cari, le chi, le garam masala ou le raz-el-hanout et dans de nombreuses spécialités : les tagines au Maroc, le gouda au Pays-Bas, le chili en Amérique du Sud…

Propriétés nutritionnelles

Malgré son utilisation en petite quantité, le cumin à une forte densité nutritionnelle. Il apporte des quantités intéressantes de vitamines du groupe B : B1 (0,6 mg/100 g), B2 (0,3 mg/100 g), B3 (4,6 mg/100 g), B6 (0,4 mg/100 g). Il est riche en phosphore (499 mg /100 g), magnésium (366 mg/100 g), calcium (931 mg/100 g) et fer (66,4 mg/100 g).

Le cumin a un fort pouvoir antioxydant, contenant des bêta-carotènes (762 µg/100 g), alphatocophérols (3,3 mg/100 g), zinc (4,8 mg/100 g) et sélénium (5,2 µg/100 g).

Le saviez-vous

Le cumin est recommandé en cas de digestion difficile, il imite les flatulences et les ballonements. Il est reconnu pour activer la montée du lait chez les femmes allaitantes.

32. La cardamome

Description

La cardamome (et non cardamone) est une plante originaire d'Asie. Elle fleurit et produit des capsules vertes, celles-ci sont séchées et ce sont les graines brunes qu'elles contiennent qui sont utilisées. Elles sont très aromatiques avec un parfum légèrement poivré.

Il existe trois sortes de cardamome : la verte qui est la plus parfumée, la blanche qui n'existe pas à l'état naturel, ce sont les capsules de cardamome verte décolorées, et Enfin la cardamome brune.

On retrouve la cardamome essentiellement dans les plats indiens ou africains. Elle reste peu utilisée en Europe, elle parfume pourtant parfaitement les riz et les viandes et donne une note particulière aux desserts.

Propriétés nutritionnelles

La cardamome est riche en minéraux et plus particulièrement en potassium (1 119 mg/100 g), calcium (383 mg/100 g), magnésium (229 mg/100 g) et en fer (14 mg/100 g). Elle est source de phosphore, vitamine C, et vitamine du groupe B (B1 et B6). Elle apporte aussi des oligoéléments tels que le sélénium et le zinc au pouvoir antioxydant.

La cardamome moulue est fortement énergétique avec 433 kcal/100 g, essentiellement composée de glucides. Cependant, cette épice est à doser avec parcimonie et dévoilera ses arômes pour de minimes quantités, de quoi en user dans toutes vos préparations.

Le saviez-vous

La cardamome aurait des propriétés expectorantes et antitussives, ce qui en ferait un allié contre les maux de l'hiver. Enfin, en infusion, elle facilite la digestion.

33. Le poivre

Description

Le poivre est l'épice la plus répandue dans le monde. Il est obtenu à partir des baies de plantes de la famille des pipéracées. On distingue différents poivres selon la maturité des baies : vert, blanc, noir, rouge ou encore gris. À noter que le poivre moulu perd rapidement de sa saveur et qu'il sera préférable de le choisir en grains afin de libérer toutes ses saveurs à chaque utilisation. Le poivre peut s'intégrer à toutes les recettes salées et, de façon plus surprenante, en dessert, associé avec des fruits. Il est aussi l'élément de base de certaines préparations telle que la sauce au poivre.

Propriétés nutritionnelles

Le poivre se caractérise essentiellement par sa richesse en sels minéraux et notamment en potassium (1 259 mg/100 g), magnésium (194 mg/100 g), calcium (437 mg/100 g) et fer (28,8 mg/100 g). Il est aussi pauvre en sodium (44 mg/100 g).

Le saviez-vous

Le poivre favorise l'appétit et facilite la digestion. À noter que de grandes quantités de poivre ont un effet excitant et qu'il peut s'avérer irritant.

34. Le cerfeuil

Description

Le cerfeuil est une plante aromatique de la famille des ombellifères, originaire de Russie. Il existe deux grandes variétés de cerfeuil : le cerfeuil commun et le cerfeuil frisé, ce dernier ayant une saveur moins prononcée. Il se récolte d'avril à septembre et fait partie du mélange « fines herbes » avec la ciboulette, le persil et l'estragon. Il s'emploie dans toutes les recettes et plus particulièrement les salades, les potages, les grillades et les sauces. Il est préférable de le choisir frais ou surgelé plutôt que séché ou déshydraté, où il perd de ses qualités organoleptiques.

Propriétés nutritionnelles

Le cerfeuil frais apporte peu de calories, d'autant plus que les quantités utilisées ne sont pas importantes (54 kcal/100 g). En parallèle, c'est une excellente source de vitamines : vitamines du groupe B (B1, B2, B6 et B9), vitamine C (37 mg/100 g) et de bêta-carotènes (5 500 µg/100 g), ces deux derniers étant des antioxydants majeurs. Il est aussi riche en sels minéraux et notamment en calcium (260 mg/100 g) et potassium (600 mg/100 g).

35. La blette ou bette

Description

La blette ou bette est une plante herbacée de la famille des chénopodiacées, comme la betterave, l'épinard ou le quinoa. Elle est cultivée pour ses grandes feuilles vertes qui se consomment comme des épinards et ses côtes larges et plates préparées en gratins et tourtes. Elle se récolte de juillet à octobre. Les bettes font référence à l'ensemble de la feuille alors que l'appellation « carde » ne concerne que la côte.

Propriétés nutritionnelles

La blette, feuilles et côtes confondues, est peu calorique avec environ 20 kcal/100g. Elle ne dépasse pas les 3 % de glucides, ce qui est inférieur à la moyenne des légumes (5 %). Elle est riche en eau et en minéraux, notamment en magnésium (86 mg), potassium (510 mg), fer (2,3 mg) et calcium (80 mg), ce qui lui vaut des propriétés diurétiques.

Côté vitamines, elle est particulièrement bien pourvue en provitamine A (4 100 µg), aux propriétés antioxydantes et essentielles à la peau, aux tissus et à la vision.

La blette est également bien pourvue en vitamine C (35mg/100g), qui sera toutefois réduite à la cuisson, et en vitamine B9, importante en période périconceptionnelle. Enfin, l'acide oxalique qu'elle contient peut gêner l'absorption de certains minéraux et favoriser l'apparition de calculs biliaires.

36. Le myrte

Description

Le myrte est un arbrisseau originaire du pourtour méditerranéen. On utilise ses feuilles et ses baies. Les feuilles sont récoltées de mai à septembre, les baies sont d'un noir bleuté et mûrissent dès le mois de septembre. Les feuilles et les baies de myrte assaisonnent parfaitement le mouton, le bœuf, les volailles et les poissons gras (hareng, maquereau). Leur saveur rappelle celle du romarin et des baies de genièvre. Elles parfument parfaitement les grillades et les braisés. Les baies sont cuisinées en gelée et ajoutées aux salades et aux tartes aux fruits.

Propriétés nutritionnelles

Les feuilles de myrte sont riches en tanins, polyphénols aux propriétés antioxydantes. Elles apportent des minéraux essentiels tels que le calcium (81 mg/100 g) et le phosphore (27 mg/100 g). Elles contiennent enfin peu de calories au vu des quantités consommées.

37. Le bâton de réglisse

Description

La réglisse est une plante originaire d'Asie très répandue aujourd'hui en Europe et plus particulièrement dans le Bassin méditerranéen. Ce sont ses racines (rhizomes) qui sont utilisées. Elles sont soit coupées, lavées, séchées et consommées sous forme de bâton, soit transformées en poudre et servent alors dans l'industrie agroalimentaire, notamment dans la composition du pastis, de l'antésite ou de bonbons. La réglisse est utilisée dans la cuisine asiatique, simplement en lamelles ou dans le mélange cinq épices (cinq parfums chinois). Elle a une saveur douce et anisée.

Propriétés nutritionnelles

La réglisse contient un puissant édulcorant, la glycyrrhizine (50 fois supérieur au sucre de canne), elle est donc intéressante pour sucrer en apportant moins de calories. Un bâton apporte seulement 41 kcal.

Il est reconnu que la réglisse (la glycyrrhizine) aide à traiter les maladies des voies respiratoires (laryngite, bronchite, etc.) grâce à ses effets expectorants et antitussifs, ainsi que pour la prévention des ulcères de l'estomac et du duodénum. Elle possède aussi des propriétés antispasmodiques. Enfin, c'est un bon substitut pour les personnes souhaitant arrêter de fumer.

Attention

À éviter en cas de grossesse et d'hypertension.

38. La salicorne

Description

La salicorne est une plante de la famille des chénopodiacées (comme la betterave). Elle est présente sur tous les continents. En France, elle pousse dans l'eau salée des marais de la côte atlantique ou de Camargue. Elle est aussi appelée « haricot de mer » et ce sont ses pousses, des tiges vertes et tendres, que nous consommons. Confites dans du vinaigre, elles sont servies en hors-d'œuvre, accompagnent parfaitement les viandes froides et apportent un goût acidulé aux salades et omelettes. La salicorne se prépare aussi comme les haricots verts.

Propriétés nutritionnelles

La salicorne couple les avantages des légumes et des algues, c'est-à-dire qu'elle est très riche en vitamines, sels minéraux et oligoéléments de par sa provenance marine. Elle a une teneur particulièrement importante en iode qui a un rôle primordial dans la fabrication des hormones thyroïdiennes sécrétées par la glande thyroïde. Elle est source de phosphore, vitamines A, C et D. Elle a enfin des apports intéressants en calcium, magnésium, fer, silice, zinc et manganèse. Son apport calorique est faible, moins de 15 kcal/100 g.

Attention

À éviter en cas de régime hyposodé.

39. L'ortie

Description

L'ortie est une plante herbacée de la famille des urticacées, originaire d'Europe et d'Asie. Toute la plante est recouverte de poils urticants. Cependant, il existe différentes espèces et c'est la grande ortie ou ortie commune qui est utilisée dans notre alimentation. Elle sert également à des fins alimentaires, industrielles (pour sa fibre) et agricoles (en tant qu'engrais vert et insecticide).

Propriétés nutritionnelles

L'ortie est moyennement énergétique avec un apport de 46 kcal/100 g, composé essentiellement de protéines végétales. Elle est aussi riche en antioxydants et plus particulièrement en vitamines A (742 µg/100 g), C (333 mg/100 g) et E (14 mg/100 g). Elle apporte une grande quantité de folates (vitamine B9 : 212 µg/100 g). Elle a enfin des teneurs très intéressantes en minéraux et est source de magnésium (80 mg/100 g), calcium (713 mg/100 g) et phosphore (138 mg/100 g).

Le saviez-vous

L'ortie aurait des propriétés anti-infectieuses, intéressantes pour traiter aphtes et gingivite notamment. L'ortie est galactogène et stimule la production de lait chez les jeunes mamans.

40. La sauge

Description

La sauge est originaire du Bassin méditerranéen et d'Asie. Ce sont ses feuilles vertes duveteuses à la saveur amère et camphrée qui sont utilisées en cuisine et plus particulièrement dans la gastronomie italienne. Elle se marie parfaitement bien avec la fougasse, la polenta, les aubergines, les pommes de terre et la viande de veau. Elle s'utilise aussi en infusion.

À noter qu'il est préférable de la choisir en feuilles entières plutôt que moulue : elle préserve ainsi ses qualités organoleptiques.

Propriétés nutritionnelles

La sauge, pour une portion (2 g), apporte à peine 6 kcal. Elle est donc excellente si vous devez surveiller votre poids. Elle contient de plus des acides carnosique et rosmarinique qui font d'elle l'une des fines herbes les plus riches en antioxydants.

Elle a des teneurs en vitamines intéressantes : elle est source de vitamine K, celle-ci étant indispensable à la coagulation et à la formation osseuse, de bêta-carotène (3 485 µg/100 g) et de folates (274 µg/100 g). Elle se distingue par sa composition en minéraux et notamment en calcium, fer, magnésium, sélénium et zinc.

41. Le radis

Description

Il existe deux grandes familles de radis de consommation courante : les radis roses et les radis noirs. Le radis rose est une petite racine plus ou moins allongée ou ronde, blanche et rose ou rouge. Il est récolté de mai à octobre. Le radis noir fait partie des gros radis et raves que l'on peut trouver en automne et en hiver. Son goût aigrelet est souvent plus prononcé.

Propriétés nutritionnelles

Les radis roses sont riches en eau et peu caloriques, avec seulement 15 kcal/100 g et 3 g/100 g de glucides. Ils apportent des quantités intéressantes de potassium, de vitamines C et B9. Les radis noirs sont bien plus riches, avec 57 kcal/100 g et 11 g/100 g de glucides et, dans un même temps, bien pourvus en potassium et en calcium. Le rapport calcium sur phosphore est le plus souvent supérieur à 1, favorisant l'assimilation du calcium. La teneur en vitamine C de 100 mg/100 g est remarquable, d'autant que cette vitamine est bien mieux préservée dans cette racine que dans les légumes-feuilles. Riches en eau et en potassium, pauvres en sodium, les radis noirs et roses sont naturellement diurétiques. Ils représentent également une bonne source de fibres alimentaires, d'autant plus efficaces que les radis sont toujours consommés crus. Comme les choux, ils renferment des composés appelés « indols », qui suscitent beaucoup d'intérêt dans la recherche contre le cancer.

42. Le céleri-branche

Description

Le céleri-branche ou céleri à côtes est une plante potagère disponible de juin à octobre. Bien différente de la grosse racine blanche qu'est le céleri-rave, cette variété de céleri possède un feuillage vert et des côtes charnues, brillantes et cassantes quand elles sont bien fraîches. Ces « côtes » comestibles sont en réalité les pétioles des feuilles, en forme de gouttière et finement cannelés. Avec sa saveur assez relevée, on le consomme quelques fois cru en vinaigrette ou à l'apéritif, mais le plus souvent, cuit en tant que condiment, pour relever un potage ou un court-bouillon par exemple, ou encore comme garniture de caractère.

Propriétés nutritionnelles

Le céleri-branche apporte environ 15 kcal/100 g, ce qui en fait l'un des légumes frais les moins énergétiques. Il contient beaucoup d'eau (93 %), seulement 4 g de glucides et 2,5 % de fibres pour aider à lutter contre la paresse intestinale.

Le saviez-vous

Jusqu'à la Renaissance, le céleri était employé comme une plante médicinale, pour ses vertus diurétiques et son action stimulante sur le système nerveux. En effet, sa richesse en minéraux, notamment en potassium et sodium, couplée à l'apport en eau, favorise la diurèse. La croyance populaire lui prêtait également des vertus aphrodisiaques.

43. Le céleri-rave

Description

Le céleri-rave est une plante potagère qui fait partie de la famille des apiacées, comme la carotte et le persil notamment. On consomme sa racine charnue et blanche soit crue, le plus souvent râpée, soit cuite, sautée ou en purée. Sa saveur très marquée relève les plats et ses feuilles ont des qualités aromatiques comme celles des autres variétés de céleri.

Propriétés nutritionnelles

Contrairement aux autres légumes-racines, le céleri-rave est très peu calorique, avec 18 kcal/100 g et seulement 2,4 % de glucides. Riche en eau, il est aussi très riche en fibres (5 %) qui contribuent à accélérer le transit. Cet effet est accentué par la présence d'hexoses et de pentoses, des glucides partiellement métabolisés dans l'intestin et qui peuvent donc fermenter. Le céleri-rave est riche en sodium, mais également en potassium, ce qui vient contrebalancer les effets du sodium sur la santé cardiovasculaire. Côté vitamines, c'est une excellente source de vitamine K qui entre dans les mécanismes de la coagulation sanguine. Ces propriétés impliquent une limitation en cas de traitement sous anticoagulants. Enfin, il contient des polyacétylènes en quantités suffisantes pour que l'on observe des effets biologiques bénéfiques, par exemple sur les cellules cancéreuses.

Attention

Le céleri-rave présente toutefois un risque allergique à prendre en compte.

44. La purée de noisettes

Description

On connaît le célèbre beurre de cacahuètes fortement consommé outre-Atlantique, mais la purée de noisettes est bien moins utilisée. Pourtant, il s'agit d'un produit 100 % naturel, obtenu après un séchage au feu de bois des noisettes, qui sont ensuite broyées à la meule de pierre. Les petites peaux et les brisures sont enfin éliminées par tamisage. Cette purée est idéale à tartiner sur du pain ou des biscottes et s'intègre facilement à toutes les préparations telles que les pâtisseries, mais aussi en version salée avec les légumes ou la volaille.

Propriétés nutritionnelles

La purée de noisettes est source de lipides d'origine végétale (61 %), naturellement sans cholestérol, elle est riche en acides gras oméga 3, qui participent au bon fonctionnement du système cardiovasculaire. Il faut noter que grâce à son mode de fabrication, les acides gras insaturés sont préservés. D'autre part, cette purée apporte une bonne quantité de protéines végétales (13 %). Elle aide à la couverture des besoins en minéraux tels que le potassium (630 mg/100 g), le phosphore (220 mg/100 g), le calcium (220 mg/100 g) et le magnésium (150 mg/100 g). Elle a aussi une teneur non négligeable en oligoéléments : zinc, cuivre et manganèse (la noisette en étant très riche), qui joue un rôle important dans le système immunitaire. Enfin, la purée de noisettes est riche en vitamine E qui protège l'organisme de l'oxydation. Cependant elle est fortement énergétique avec un apport de 611 kcal /100 g.

45. L'orange

Description

L'orange est le fruit de l'oranger, un petit arbre du groupe des agrumes, cultivé dans les pays méditerranéens et dans les régions chaudes. Son fruit est rond à peau orange, parfois veinée de rouge, dont la pulpe acidulée est divisée en quartiers et contient des pépins en quantités variables. Fruit juteux par excellence, c'est le deuxième fruit le plus consommé en France après la pomme.

Propriétés nutritionnelles

Riche en eau, l'orange est idéale pour la réalisation de jus. Elle apporte 10 à 12 % de glucides sous forme de saccharose, fructose et glucose. Ces sucres simples en font une source d'énergie rapidement disponible pour l'organisme. Divers pigments donnent à la pulpe une couleur plus ou moins foncée, dont les caroténoïdes qui possèdent une action vitaminique (vitamine A).

La vitamine C reste dominante, même si, avec 53 mg/100 g, elle est loin d'être le fruit qui en soit le plus riche. Disponible tout l'hiver, l'orange représente une source sûre de vitamine C, qui vient stimuler le système immunitaire.

Pour ce qui est de la réputation ancienne d'excitant et de responsable d'insomnies, elle n'est pas fondée. La vitamine C est certes dynamisante, mais à raison d'un fruit même en fin de journée, il n'y aucun risque de perturbation du sommeil. Enfin, le calcium occupe une place privilégiée avec 40 mg/100 g sous une forme particulièrement bien assimilé par l'organisme. Sa richesse en fibres stimule le transit et peut même provoquer des ballonnements.

46. L'huile de noix

Description

Cette huile extraite des noix par pression est d'une couleur jaune-vert et très parfumée. C'est une huile fragile à cause de sa forte teneur en acides gras polyinsaturés, sa température critique est d'ailleurs faible (140 °C). Aussi, afin de préserver ses qualités organoleptiques, il sera préférable de la conserver à l'abri de la chaleur, de la lumière, au réfrigérateur après ouverture et de ne l'utiliser que crue, pour l'assaisonnement. Pour obtenir 1 l d'huile, près de 2 kg de noix décortiquées sont nécessaires. On dénombre 3 niveaux de qualité : l'huile de noix raffinée, l'huile de noix pure (la plus courante) et l'huile de noix vierge qui a un goût plus prononcé et des qualités nutritionnelles plus importantes.

Propriétés nutritionnelles

Comme la noix dont elle est extraite, cette huile est très calorique (899 kcal/100 g) et n'est composée que de lipides. Leur répartition est la suivante : 9 % d'acides gras saturés, 23 % d'acides gras mono-insaturés, 63 % d'acides gras polyinsaturés. Elle est riche en oméga 3 et 6 et apporte plus de 10 % d'acide alpha-linolénique (ALA), précurseur des acides gras oméga 3 à longues chaînes que sont l'EPA et le DHA, indispensables pour le cerveau et le système cardiovasculaire. Enfin, elle est une bonne source de vitamine E avec près de 63 mg pour 100 ml.

Reportez-vous

Reportez-vous à la page 137 pour tout savoir sur les huiles.

47. La banane

Description

La banane est le fruit du bananier. Elle possède une peau de couleur jaune ou verte qui la rend idéale à transporter et protège une pulpe au goût sucré et à la consistance fondante. Il existe deux grands types de banane : les bananes à dessert qui se consomment partout dans le monde et les bananes à cuire, parmi lesquelles les bananes plantains, caractéristiques de la cuisine tropicale.

Propriétés nutritionnelles

La banane fait partie des fruits frais les plus énergétiques avec 94 kcal/100 g, soit près de 150 kcal pour une banane de taille moyenne.

Ses glucides, à hauteur de 20 %, sont constitués avant maturation par de l'amidon qui disparaît progressivement pour laisser ensuite place à des sucres simples. Les bananes à dessert constituent ainsi une source d'énergie rapidement disponible, ce qui en fait le fruit de l'effort par excellence.

Certaines variétés contiennent même, après maturation, moins de sucre et plus d'amidon. C'est le cas de la banane plantain, qui nécessite ainsi une cuisson avant consommation. La banane est une source intéressante de vitamine B6 (0,5 mg/100 g), qui intervient dans le métabolisme des glucides, et la vitamine E est présente à un taux relativement important pour un fruit. Enfin, le potassium (385 mg) et le magnésium sont bien représentés, ce qui en fait un fruit reminéralisant.

48. L'huile de germe de blé

Description

Cette huile est produite à partir du germe de blé *Triticum vulgare*. Elle est de couleur jaune-brun, a une saveur très parfumée et une texture épaisse et onctueuse. De par sa richesse en acides gras insaturés, il est indispensable de la conserver au réfrigérateur et à l'abri de la lumière notamment. De même, elle est à utiliser exclusivement crue pour l'assaisonnement et déconseillée en cuisson.

Propriétés nutritionnelles

L'huile de germe de blé est avant tout remarquable pour sa forte teneur en vitamine E (alpha-tocophérol) avec près de 154 mg/100 ml, une seule cuillerée à café permet de couvrir les besoins journaliers en cette vitamine. Elle lui confère un pouvoir antioxydant qui aide à lutter contre les radicaux libres et le vieillissement cellulaire. Elle est aussi une bonne source d'acides gras insaturés dont les fameux oméga 3 et 6. Enfin, l'huile de germe de blé contient des phytostérols qui ont une structure proche de celle du cholestérol. Ceux-ci se fixent sur les sites d'absorption du cholestérol au niveau de l'intestin et en limitent le passage dans le sang.

49. Le beurre

Description

La fabrication du beurre reste inchangée depuis près de 5 000 ans. Il s'agit d'une matière grasse préparée à partir de la crème du lait (crue ou pasteurisée). Après l'écrémage, des ferments lactiques sont ajoutés à la crème, c'est la maturation. Vient ensuite l'étape du barattage, où la crème épaissie est battue pour voir apparaître les grains de beurre dans le babeurre qui sera éliminé. Enfin, le beurre est malaxé, puis moulé en briques. On trouve dans le commerce du beurre cru (non pasteurisé), doux (sans sel ajouté), demi-sel (0,5 à 5 % de sel), salé (5 à 10 % de sel) ou encore allégé (à teneur réduite en matières grasses). Sur notre table, il est le plus couramment utilisé cru en tartines et se glisse dans toutes les préparations pour en relever les arômes.

Propriétés nutritionnelles

Le principal intérêt du beurre est sa richesse en vitamine A (700 à 800 µg/100 g). Elle est indispensable à une bonne vision, à la croissance cellulaire, au maintien du bon état de la peau et a une action sur le système immunitaire. Le beurre est également une source de vitamines D et E.

À noter qu'une étude réalisée par l'Institut Polytechnique La Salle-Beauvais démontre que le beurre cuit n'est pas si nocif qu'on le dit. En effet, il existe des composés chimiques pouvant être néfastes qui sont produits au cours de sa cuisson, mais à de faibles taux. Pour que cela ait un réel danger pour notre santé, il faudrait en consommer de fortes quantités. Comme tous les aliments, il ne faut pas en abuser.

Reportez-vous

Reportez-vous aux pages 146-147 pour en savoir plus sur les matières grasses, et page 185 pour apprendre à bien choisir son beurre.

50. La crème

Description

La crème provient exclusivement du lait. À partir de 100 l de lait entier et après écrémage, on obtient 10 l de crème et 90 l de lait écrémé à 0,1 % de mg. Dans le commerce, on trouve la crème double (45 % de mg), la crème fraîche apportant 30 % de mg, la crème légère (12 à 30 %), ou encore allégée sous forme de pot (crue ou pasteurisée), brique (stérilisée) ou bombe (Chantilly sous pression). Même s'il s'agit d'un dérivé du lait, on ne parlera pas de produit laitier, elle est utilisée comme corps gras. La crème s'est imposée dans la gastronomie française, elle contribue à l'onctuosité des sauces et autres préparations.

Propriétés nutritionnelles

La crème contient moins de matières grasses que les huiles et le beurre, elle sera donc moins énergétique. Ce taux varie d'une crème à une autre. Ainsi, on trouve de la crème fraîche « double » (45 % de mg), de la crème fraîche classique apportant 30 % de mg, de la crème légère (12 à 30 %), ou encore allégée (contenant différents additifs). Ses lipides sont constitués principalement d'acides gras saturés, cependant ils sont en majorité à chaîne courte et seront particulièrement digestes.

Ceux-ci sont vecteurs de vitamines liposolubles essentielles, telles que la vitamine A (180 à 250 µg/100 g) et la vitamine E (0,8 mg/100 g). Parmi les autres constituants, on retrouve des protéines lactiques de très bonne qualité (2,3 g/100 g). Enfin, elle a un apport non négligeable en calcium (75 à 94 mg/100 g).

Reportez-vous

Reportez-vous aux pages 146-147 pour en savoir plus sur les matières grasses, et page 185 pour apprendre à bien choisir sa crème.

51. La mâche

Description

Surnommée « doucette », la mâche est une petite plante herbacée à feuilles tendres. Elle est souvent classée parmi les salades, mais elle appartient en réalité à la même famille que la valériane. Ses feuilles sont très tendres et sa saveur fine et délicate égaye les salades composées.

Propriétés nutritionnelles

La mâche apporte 19 kcal/100 g, ce qui en fait une entrée particulièrement légère. Elle contient seulement 0,2 % de lipides, mais une proportion importante sous forme d'acides gras oméga 3 (240 mg/100 g), ce qui est remarquable. Le potassium est bien représenté (285 mg/100 g), mais également le fer avec plus de 2 g/100 g. Bien qu'il s'agisse de fer végétal, non héminique, et ainsi moins bien assimilé par l'organisme, la présence de vitamine C en quantité intéressante vient favoriser son absorption. L'apport en bêta-carotène est également significatif (874 µg), avec une action vitaminique et un fort pouvoir antioxydant. Enfin, la vitamine B9 est présente comme dans la plupart des légumes-feuilles et, avec 107 µg/100 g, sa consommation est intéressante notamment en début de grossesse.

52. Le raisin

Description

Le raisin est le fruit de la vigne et se présente sous forme de grappes composées de grains. On dénombre plusieurs variétés de raisin, mais on les classe de façon plus large en fonction de leur couleur : le raisin blanc (vert clair ou jaune) et le raisin rouge plus ou moins foncé. Les raisins sont consommés comme fruits de table ou servent à la fabrication du vin. Sous forme de raisins secs, ils sont très utilisés en pâtisserie. Les pépins peuvent également servir pour extraire de l'huile (l'huile de pépins de raisin).

Propriétés nutritionnelles

Le raisin fait partie des fruits les plus riches en glucides (14 à 18 %) et apporte ainsi 70 kcal/100 g. Ces sucres simples sont vite absorbés et très bien utilisés par l'organisme grâce à la présence en quantités intéressantes de vitamines du groupe B, notamment B1, B2 et B6. Gorgé d'eau et riche en potassium, on lui prête également des propriétés drainantes.

Le raisin est particulièrement riche en flavones et anthocyanes qui sont de puissants antioxydants, avec des valeurs encore plus intéressantes pour les raisins rouges. Parmi ces molécules, le resvératrol est caractéristique avec un effet cardioprotecteur. Ces composés phénoliques sont concentrés dans les pépins, dans la pellicule et, en moindres proportions, dans la pulpe et le jus. Selon plusieurs études, la consommation de raisin entraîne une diminution de l'oxydation du cholestérol LDL (le mauvais cholestérol) et de la formation de caillots sanguins.

Attention

À limiter en cas de régimes contrôlé en glucides, hypocalorique, pauvre en fibres (ou éliminer la peau et les pépins).

53. Le pignon de pin

Description

Le pignon, aussi appelé « noix de pin », est la graine qui se développe entre les écales de la pomme de certains pins et notamment du pin parasol (pin pignon). Il a un goût proche de l'amande, peut être consommé nature à croquer, parsemé sur une salade, et s'intègre aussi dans toutes les pâtisseries. On le retrouve dans des plats typiques de légumes mais aussi dans les sauces et notamment le pesto. Enfin, il peut être utilisé pour parfumer le thé.

Propriétés nutritionnelles

Les pignons de pin sont fortement énergétiques avec 695 kcal/100 g, répartis ainsi : 14 % de protéines, 6 % de glucides et près de 65 % de lipides. Ils sont donc une très bonne source de protéines végétales, même si celles-ci ont une qualité moins optimale que les protéines animales. Pour ce qui est des graisses, il s'agit en majorité d'acides gras polyinsaturés (35 %) et notamment de la famille oméga 3, bons pour le système cardiovasculaire. Ils ont des teneurs importantes en minéraux : 227 mg de magnésium, 527 mg de phosphore, 662 mg de potassium et 4,6 mg/100 g de fer. Ils contiennent des antioxydants comme la vitamine E (8,5 mg/100 g) et le zinc (5,6 mg/100 g). Enfin, ils renferment des phytostérols (236 mg/100 g), qui ont une structure similaire à celle du cholestérol des produits d'origine animale et dont la consommation aide à réduire le taux de cholestérol sanguin.

54. Le litchi

Description

Le litchi, ou letchi, est le fruit d'une espèce d'arbre tropical. Il s'agit d'un petit fruit sphérique entouré d'une écorce semi-rigide et écailleuse de couleur rose à rouge à maturité. On lui donne parfois le nom de « cerise de Chine ». L'intérieur du fruit contient une pulpe de couleur blanche qui entoure un noyau de forme oblongue. Facile à transporter et à décortiquer, il est juteux, très parfumé et apprécié frais, en cuisine ou encore fréquemment sous forme de litchi au sirop.

Propriétés nutritionnelles

Le litchi est légèrement plus riche en glucides que la moyenne des fruits, avec 14 %, et donc plus calorique, avec près de 70 kcal/100 g. Au sirop, ils atteignent tout de même 27 % de glucides et 121 kcal, ce qui impose de limiter cette forme de consommation et d'éliminer le sirop. La pulpe apporte 1,2 g de fibres/100 g, ce qui favorise une assimilation progressive des glucides qu'il contient et participe à booster le transit intestinal. Enfin, le litchi est une source intéressante de vitamine C, avec plus de 70 mg/100 g contre 50 mg pour l'orange. Cette vitamine est préservée sous l'écorce.

Attention

À contrôler en cas de régime pauvres en fibres.

55. La pistache

Description

La pistache est le fruit du pistachier originaire d'Asie, qui se plaît sous le climat méditerranéen. C'est une graine verte entourée d'une coque dure qui s'ouvre à maturité. Elle est consommée simplement grillée et salée à l'apéritif et intègre un grand nombre de préparations telles que les terrines, farces, mais aussi les gâteaux et les glaces.

Propriétés nutritionnelles

La pistache est une graine très riche en calories apportant plus de 570 kcal/100 g, réparties ainsi : 21 % de protéines végétales, 27 % de glucides et enfin 46 % de lipides. Ces derniers sont essentiellement des acides gras insaturés et plus particulièrement de l'acide oléique ayant la propriété de diminuer le taux de cholestérol sanguin et augmenter le taux de « bon » cholestérol (HDL). Elles sont aussi riches en fibres (10 g/100 g), facilitant le transit intestinal. Les pistaches participent à la couverture de nos besoins en phosphore, calcium, fer, magnésium, cuivre et sélénium.

56. Le saumon

Description

Le saumon possède une chair rose orangée et peut atteindre jusqu'à 1,50 m de long. Comme la truite, il fait partie de la famille des salmonidés. La plupart des saumons consommés aujourd'hui en France proviennent de fermes d'élevage. Le saumon est ainsi devenu plus abordable financièrement, mais sa chair apparaît moins fine et plus grasse que celle du saumon sauvage.

Propriétés nutritionnelles

Le saumon est un poisson gras qui apporte en moyenne 12,9 % de lipides avec des variantes allant de 10 à 17 % selon les espèces et les origines. Ces lipides sont constitués essentiellement d'acides gras insaturés dont les fameux oméga 3 ayant des effets protecteurs sur le système cardiovasculaire. On note également la présence des précieux EPA et DHA, des acides gras essentiels qui agissent comme précurseurs pour un bon fonctionnement immunitaire, circulatoire et hormonal.

Le saumon contient en moyenne 20 % de protéines d'excellente qualité puisqu'elles renferment tous les acides aminés essentiels. La couleur de la chair varie de rose clair à orange foncé, avec l'ajout fréquent de caroténoïdes dans l'alimentation des saumons dans les élevages, ce qui participe à l'enrichir en vitamine A. Le saumon contient 10 µg/100 g de vitamine D, ce qui en fait une source intéressante de cette vitamine indispensable à notre santé osseuse.

Côté minéraux, le saumon apporte du magnésium, du fer et surtout du phosphore en quantités intéressantes. Le sélénium, antioxydant recherché, est également bien représenté.

Attention

Les saumons sont des poissons carnivores, il est donc courant de trouver des traces de métaux lourds dans sa chair, d'autant plus importantes s'il est sauvage.

57. La truite

Description

Voisin du saumon, ce carnassier possède une chair fine et estimée. La truite de rivière préfère les eaux vives et aérées. Lorsque sa chair se colore en rose, on la qualifie alors de truite saumonée. La truite de mer, elle, vit dans les fleuves côtiers et descend jusqu'à la mer pour s'y nourrir.

Propriétés nutritionnelles

La truite contient 19,5 % de protéines, soit autant que la plupart des viandes. Bien qu'elle soit souvent considérée comme un poisson semi-gras voire gras, la truite n'apporte que 3,5 % de lipides !

Il s'agit en fait d'un aliment protidique relativement maigre. D'autant que la qualité de ses lipides est particulièrement intéressante. Riche en acides gras mono- et polyinsaturés, la truite contribue à la prévention des maladies cardiovasculaires.

Côté vitamines, on retiendra en particulier des apports élevés en vitamine D, avec 2,1 µg/100 g, soit 42 % des apports nutritionnels conseillés. Avec 1,4 mg/100 g, la vitamine E est également bien représentée : une portion de 180 g de poisson couvre plus de 20 % des ANC. Enfin, sa faible teneur en tissus conjonctifs en fait un poisson léger et facile à digérer.

58. L'huître

Description

L'huître est un mollusque bivalve et comestible, fixé aux rochers marins par une valve de sa coquille. Elles sont principalement élevées dans des parcs ostréïcoles (Arcachon, Marennes, Belon, Cancale, etc.) et semblent moins digestibles pendant l'époque de reproduction. On les consomme principalement de septembre à avril.

Propriétés nutritionnelles

On pensait, il y a encore peu de temps, que certains mollusques, notamment les huîtres et les moules, contenaient beaucoup de cholestérol. On sait désormais que c'est faux. En fait, ils sont riches d'un autre type de matières grasses : les stérols. Conséquence : non seulement ces mollusques ne sont pas déconseillés, mais il semblerait au contraire qu'ils fassent baisser l'hypercholestérolémie.

Une qualité à ajouter à leur richesse en fer (100 g d'huîtres crues apportent $1/3$ des apports conseillés en fer chez les femmes), zinc, phosphore ou sélénium est leur faible apport calorique.

59. Le crabe

Description

Le crabe est un crustacé dont les qualités sont très appréciées. L'espèce la plus consommée est le tourteau, plus gros crabe d'Europe. Sa carapace épaisse est d'un brun orangé tendre et ses grosses pinces au bout noir le différencient des autres espèces.

Propriétés nutritionnelles

La chair du crabe est peu calorique et pauvre en graisses mais contient des acides gras essentiels oméga 3, qui contribuent à la prévention des maladies cardiovasculaires. Elle offre une excellente source de vitamine B12, de sélénium, de cuivre et de zinc.

Attention

À éviter chez les personnes souffrant de goutte (excès d'acide urique).

60. La coquille Saint-Jacques

Description

La coquille Saint-Jacques est l'un des plus gros coquillages bivalves. Sa chair blanche et ferme est constituée d'un muscle : la noix, très prisée en gastronomie. Le corail (glandes génitales) n'a pas de saveur gustative particulière, mais il est riche en protéines.

Propriétés nutritionnelles

Les noix de Saint-Jacques sont faiblement caloriques avec seulement 74 kcal/100 g et on observe des lipides à l'état de traces (0,19 %). En revanche, ce taux monte à 106 kcal/100 g si on y ajoute le corail. Les coquilles Saint-Jacques apparaissent riches en cuivre (10 mg/100 g), un oligoélément nécessaire à la formation de l'hémoglobine et qui intervient dans la fonction immunitaire et contre le stress oxydant. Elles sont également riches en potassium (420 mg/100 g), un minéral qui participe à la contraction musculaire, notamment celle du cœur.

61. La langouste et la langoustine

Description

La langouste est un crustacé à la carapace rouge foncé, épineuse, tachetée de blanc. Elle est voisine du homard bien qu'elle ait dix pattes mais pas de pinces. Sa chair très fine et goûteuse est recherchée pour sa saveur. Elle est de consommation peu courante du fait de son prix d'achat très élevé.

La langoustine est un crustacé marin à la grosse carapace rose orangé, à la tête épineuse et aux pinces très fines. Ce n'est pas du tout une petite langouste comme son nom le laisse entendre. Elle appartient à la famille du homard et sa chair blanche possède une saveur excellente. La tête écrasée permet la réalisation de fumets et autres bouillons.

Propriétés nutritionnelles

Avec 91 kcal/100 g et seulement moins de 2 % de lipides, les langoustes et les langoustines sont également attrayantes pour leur faible teneur en calories et en graisses. La langouste, avec 1,5 mg/100 g, est riche en vitamine E. De son côté, la langoustine est riche en calcium avec 210 mg/100 g.

Le saviez-vous

La langoustine est recommandée dans la prévention de l'ostéoporose.

Attention

La consommation de la tête de la langouste est à proscrire en cas de régime pauvre en cholestérol.

62. Les bulots

Description

Le bulot est un coquillage de la famille des escargots. Sa coquille verdâtre en forme de spirale ondulée protège l'animal de l'intérieur. Sa chair épaisse offre une saveur particulière et se consomme bouillie.

Propriétés nutritionnelles

Avec seulement 94 kcal/100 g, les bulots sont pauvres en calories mais également pauvres en lipides (moins de 3 % de graisses). Ils sont riches en calcium (165 mg/100 g) et riches en magnésium avec 414 mg/100 g. Ce minéral, indispensable au bon fonctionnement de l'organisme, participe à la transmission de l'influx nerveux.

63. Le calmar

Description

Le calmar est un mollusque voisin de la seiche qui ne possède pas de coquille. Son corps est visqueux et blanc et sa chair est ferme et savoureuse. Sous sa tête, on trouve une poche remplie d'encre. Les calmars, également nommés calamars ou encornets, sont comestibles dans leur quasi-intégralité : corps et tentacules mais attention, pas la tête.

Propriétés nutritionnelles

Avec seulement 79,6 kcal/100 g, c'est un produit peu calorique et particulièrement maigre avec moins de 1,5 g de lipides/100 g, qui se prête ainsi facilement et sans excès à des préparations à la crème ou même à quelques fritures. Source intéressante de sélénium et vitamine B12 et B2, il est intéressant de l'inclure dans ses menus.

64. La sardine

Description

La sardine est un poisson d'eau de mer bleu argenté, recouvert de grandes écailles à la chair blanche très parfumée qui contient de très fines arêtes. Elle est souvent « boudée » à cause de l'odeur forte qu'elle dégage en cuisant. Elle se conserve très peu longtemps au frais, ce qui explique qu'elle soit le plus souvent vendue en boîte.

Propriétés nutritionnelles

La sardine appartient à la famille des poissons gras. En effet, la chair de la sardine contient environ 12 % de lipides. Cependant, il s'agit de lipides d'excellente qualité, les fameux oméga 3. Ceux-ci favorisent notamment un bon fonctionnement du système cardiovasculaire. Son apport calorique est modéré lorsqu'elle est cuisinée sans matière grasse (papillote, four, gril...). Attention aux sardines à l'huile en boîte, préférez celles préparées au naturel ou marinées au citron et basilic.

Enfin, ce petit poisson est riche en nutriments, notamment en phosphore et en calcium lorsqu'il est en conserve, du fait de la présence des arêtes. La sardine est également riche en fer, en sélénium, et en vitamines B3, B12 et D.

65. Le maquereau

Description

Le maquereau est un poisson de mer bleu argenté, rayé, au ventre blanc. Sa chair offre une saveur légèrement forte et présente peu d'arêtes, elle est souvent destinée à la conserverie. Les filets de maquereaux en boîtes préservent la quasi-totalité de leurs qualités nutritionnelles.

Propriétés nutritionnelles

Bien qu'étant considéré comme ordinaire et bon marché, le maquereau est un poisson qui bénéficie de nombreuses qualités nutritionnelles. Riche en protéines de très bonne valeur biologique, il représente une excellente source d'oméga 3. Il apporte du potassium et du phosphore, mais aussi du sélénium et de l'iode en quantité intéressante. Par ailleurs il contient des vitamines A, B3, B12 et D.

66. Le homard

Description

Ce crustacé de mer à la chair très fine et au prix très élevé demeure le plus gros crustacé européen. Il possède une imposante carapace bleutée, de longues antennes rouges sur la tête, dix pattes dont deux énormes pinces (une coupante et une broyeuse). Sa chair goûteuse est prisée mais la chair du mâle semble la meilleure. Celle de la femelle contient du corail (glandes génitales), sans saveur gustative particulière mais riche en protéines. Le homard breton est le meilleur du monde mais demeure le plus cher.

Propriétés nutritionnelles

Malheureusement trop cher pour être consommé régulièrement, le homard apparaît comme un aliment sain et diététique à part entière. Sa chair extrêmement maigre apporte moins de 1 % de lipides et plus de 20 % de protéines. Comme l'ensemble des produits de la mer, il est bien pourvu en sels minéraux. En effet, 100 g de chair de homard couvrent 25 % des apports journaliers recommandés en phosphore, plus de 30 % en zinc, plus de 110 % en cuivre et plus de 60 % en sélénium.

67. L'églefin ou aiglefin

Description

Ce poisson d'eau de mer est classé parmi les poissons maigres. Fumé, il change de nom, on l'appelle alors haddock. Il est reconnaissable à son petit « barbillon » sur le menton et à la tache noire qui se trouve sur chaque flanc.

Sa chair blanche rosée est de saveur douce et contient peu d'arêtes. On trouve même des chairs orangées, accentuées par un colorant alimentaire. Il peut être consommé grillé, bouilli ou poché (le plus souvent dans du lait).

Propriétés nutritionnelles

Frais ou fumé, l'églefin demeure un poisson très maigre apportant moins de 1 % de lipides. Le haddock, du fait du fumage qui élimine de l'eau, apparaît légèrement plus riche en sels minéraux et contient également du sodium (sel). L'églefin offre de bons apports en phosphore, sélénium et vitamine B12. Ainsi 100 g de chair d'églefin permettent de couvrir près d'un tiers des apports journaliers recommandés en phosphore, 50 % en sélénium et près de 60 % en vitamine B12.

68. La moule

Description

La moule est un coquillage marin bivalve à deux coquilles noires, lisses et légèrement bombées. Sa chair goûteuse est blanche ou orangée selon les variétés.

Propriétés nutritionnelles

Ce mollusque présente une bonne alternative aux poissons maigres puisqu'il apporte une quantité non négligeable de protéines (12 %) et moins de 2,5 % de lipides. D'autre part il se révèle être une source intéressante de vitamines et de minéraux. 100 g de chair de moules apportent en effet dix fois les apports journaliers recommandés chez l'adulte en vitamine B12, un tiers des apports en vitamine B2, 84 % chez l'homme et 42 % chez la femme en fer, plus de 100 % en sélénium et deux fois les apports conseillés en iode.

69. Les œufs de poisson

Description

Les œufs de poisson, appelés également « rogue », portent différentes appellations selon le poisson dont ils proviennent : tarama (cabillaud), caviar (esturgeon), œufs de lompe ou œufs de saumon. Il s'agit de mets de choix, dont le prix varie en fonction de la variété.

Propriétés nutritionnelles

Comme tous les œufs, ceux des poissons sont très nourrissants car ils sont destinés à apporter aux embryons les nutriments nécessaires à leur croissance jusqu'à ce qu'ils puissent se nourrir seuls. Ils sont donc riches en macro et micronutriments. Le caviar, par exemple, est riche en acides gras polyinsaturés, du type oméga 3. Il apparaît également comme une source intéressante de vitamine D et de phosphore. Les œufs de lompe sont moins gras que les autres variétés d'œuf de poisson : 5 % de lipides seulement, mais sont également moins riches en protéines. Le tarama fournit de nombreux micronutriments précieux pour l'organisme. Mais ce produit demeure particulièrement calorique (310 calories/100 g) et sera à consommer avec modération.

Attention

De nombreux additifs et colorants peuvent être ajoutés à ces œufs pour les rendre plus appétissants et mieux les vendre. Veillez donc à bien regarder les étiquettes pour faire les bons choix.

70. Le cabillaud ou morue

Description

Le cabillaud est un poisson d'eau de mer classé parmi les poissons maigres. Lorsqu'il est vendu séché et salé, il est alors appelé « morue ». On le reconnaît à sa moustache au niveau du menton, à sa grosse tête verdâtre et tachetée et à sa ligne blanche sur le dos. Sa chair blanche, fragile et goûteuse (bien qu'un peu fade) contient des arêtes.

Propriétés nutritionnelles

Avec seulement 105 kcal/100 g et moins de 1 % de lipides, le cabillaud est un aliment diététique par définition. Il est également riche en protéines avec 23 g/100 g. Côté vitamines, il présente un intérêt pour la niacine (vitamine B3 ou PP) et pour la vitamine B12 dont il apporte, pour chacune, 45 %/100 g des apports nutritionnels conseillés pour un adulte. Côté sels minéraux, le cabillaud est une source intéressante de phosphore avec près de 20 % des ANC pour un adulte pour 100 g de chair de poisson. Il est également riche en sélénium et 100 g de poisson offrent 60 % des apports journaliers recommandés chez un adulte.

71. Le blanc d'œuf de poule

Description

Le blanc d'œuf constitue une partie de l'œuf, qui protège le jaune. Il est composé à 90 % d'eau. Parmi les autres constituants, on trouve essentiellement des protéines, la principale étant appelée ovalbumine. Cette protéine est intéressante pour ses propriétés coagulantes et tensioactives. Ainsi, c'est elle qui permet de stabiliser la mousse des blancs en neige.

Propriétés nutritionnelles

Avec seulement 48 kcal/100 g, le blanc d'œuf est un aliment très léger. Il apporte 90 % d'eau, près de 10 % de protéines et aucune graisse ! Il est LA protéine de référence, celle qui sert d'étalon aux autres, et possède tous les acides aminés essentiels dont notre organisme a besoin.

Côté micronutriments, le blanc d'œuf apparaît comme une source intéressante de vitamines B2, B3 et de sélénium. 100 g de blanc suffisent à couvrir 25 % des apports journaliers recommandés pour ces deux vitamines.

72. Le jaune d'œuf de poule

Description

Le jaune d'œuf est la partie de l'œuf qui sert de source de nourriture pour le développement de l'embryon. Il est maintenu en suspension dans le blanc d'œuf par des filaments torsadés de tissus cellulaires appelés « chalazes ».

Propriétés nutritionnelles

Le jaune est constitué d'un tiers de lipides, plus particulièrement d'acides gras insaturés. Un jaune d'œuf contient en moyenne 0,25 g de cholestérol. Il est donc faux de mettre systématiquement en cause les œufs en cas d'hypercholestérolémie et de les supprimer. Les limiter à 2 par semaine semble suffisant. Le jaune d'œuf représente une excellente source de fer et couvre 15 % des apports journaliers recommandés, notamment aux enfants et aux femmes qui en ont le plus besoin. Avec l'huile de foie de morue et le beurre, l'œuf est parmi les meilleures sources alimentaires de vitamine A. Plus le jaune est clair, plus il est riche en vitamine A (100 g de jaune couvrent 71 % des apports en vitamine A d'une femme). Le jaune d'œuf apporte également une quantité appréciable de vitamine D (20 % des apports nutritionnels conseillés pour 100 g de jaune).

73. Le lapin

Description

Le lapin est un petit mammifère classé parmi les rongeurs, au régime végétarien. Bien que le lapin sauvage ait plus de goût, le lapin d'élevage reste le plus consommé. Sa chair blanche est tendre et parfumée.

Propriétés nutritionnelles

Le lapin apporte entre 160 et 190 kcal/100 g, ce qui est supérieur à la moyenne des volailles et autres viandes blanches. Ceci s'explique notamment par sa teneur en graisses à 8 % de lipides. Malgré cela, le lapin demeure une viande peu calorique comparée aux viandes de porc, d'agneau et rouges.

Côté vitamines, le lapin est riche en vitamine B12 avec, pour 100 g de viande, un apport plus de 1 à 3 fois supérieur aux apports nutritionnels conseillés pour un adulte.

Côté minéraux, c'est le phosphore, le fer et le sélénium qui se distinguent. En effet, 100 g de viande de lapin apporteront 1/3 des ANC en phosphore, 1/4 des ANC en fer et plus de 50 % des ANC en sélénium.

74. Le steak haché 5 % de MG

Description

Le steak haché est une invention post Seconde Guerre mondiale. Alors que la plupart des foyers n'achetaient que les morceaux nobles du bœuf, les industriels eurent l'idée pour ne pas gâcher toute la viande restante de la hacher finement. Ainsi selon les morceaux utilisés, on trouve des steaks hachés à 5 %, 10 %, 15 % et parfois même 20 % de matière grasse en supermarché. Chez le boucher, libre à vous de lui demander quel morceau vous préférez qu'il vous hache.

Attention

Attention à la conservation de ce produit qui présente un risque microbiologique important, ainsi qu'à sa cuisson, notamment pour les enfants, les femmes enceintes et les personnes âgées. Veillez à bien respecter la DLC inscrite sur l'emballage pour les produits frais emballés ou à consommer la viande dans les 48 h si elle a été achetée chez le boucher.

Propriétés nutritionnelles

Nous mettons ici en avant les produits à 5 % de matière grasse qui sont ainsi plus riches en protéines et pauvres en lipides pour un total énergétique de 125 kcal par steak haché environ. Le steak haché est riche en fer et une portion permet de couvrir environ 1/3 chez l'homme et 20 % chez la femme de leurs apports quotidiens recommandés. Une portion de 100 g de bœuf couvre également au moins 50 % des apports recommandés en vitamine B12. Enfin, les principales sources alimentaires de zinc sont les viandes, les produits laitiers, les œufs et les féculents. Cependant, le zinc des produits carnés a l'avantage d'être particulièrement assimilable.

Attention

Aujourd'hui, de nombreux industriels coupent leurs viandes hachées avec des protéines de soja. Veillez donc à bien choisir des produits « 100 % pur bœuf » ou « 100 % muscle ».

75. Les rognons

Description

Les rognons sont classés parmi les abats rouges, consommables en l'état et ne nécessitant pas de préparation préalable importante. Il s'agit tout simplement ici des reins de l'animal. Les plus appréciés sont les rognons de veau et de bœuf, considérés comme des pièces de boucherie. Mais on consomme également ceux de mouton, d'agneau et de porc.

Propriétés nutritionnelles

Les rognons sont des abats peu caloriques (151 kcal/100 g) et très maigres avec moins de 5 % de lipides. Comme l'ensemble des abats, ils sont riches en vitamines et minéraux et offrent ainsi un véritable atout nutritionnel.

On retiendra tout particulièrement les vitamines B2, B3 et B12 pour lesquelles 100 g de rognons couvrent respectivement 103 %, 75 % et 325 % des apports journaliers recommandés.

Pour les minéraux, on retiendra le fer, le zinc, le cuivre et le sélénium pour lesquels 100 g de rognons couvrent respectivement 1/3 pour les femmes et 2/3 pour les hommes, 45 %, 40 % et 467 % des apports journaliers recommandés.

76. Le tofu

Description

Cette pâte blanche est issue du caillage du lait de soja, le tonyu. Consommé par les Asiatiques depuis des centaines d'années, le tofu se développe de plus en plus en France où il est très apprécié, notamment par les végétariens et les écologistes.

Propriétés nutritionnelles

Riche en protéines végétales (14,6 %) d'excellente qualité, le tofu, comme le steak de soja, est une des solutions dont disposent les végétariens pour entretenir leur masse musculaire et ainsi maintenir un métabolisme bon consommateur d'énergie. On compte une portion de 120 g de tofu nature à la place de la viande, du poisson ou des œufs. Consommé nature, il constitue également une source intéressante d'acides gras oméga 3, de calcium et de magnésium.

77. Le jambon cuit découenné et dégraissé

Description

Le jambon cuit est un produit de charcuterie provenant de la cuisson de la partie haute de la cuisse du porc. Le jambon supérieur ne doit contenir aucun produit d'addition autre que le sel de cuisine, le sel nitrité et le sucre, alors que les jambons d'autres catégories peuvent contenir des additifs divers et en particulier des polyphosphates. La salaison du jambon est effectuée par saumurage.

Propriétés nutritionnelles

Le jambon cuit est peu calorique, 100 g de jambon cuit supérieur n'apportent que 113 kcal. Ce produit est également riche en protéines. D'origine animale, ces protéines possèdent une excellente valeur biologique. Le jambon découenné et dégraissé ne contient que 2 à 3 g/100 g de lipides. Ainsi, il est aussi maigre que le blanc de poulet par exemple. Enfin, le jambon cuit est une source de vitamines, essentiellement du groupe B.

Reportez-vous

Reportez-vous à la page 236 pour tout savoir sur la charcuterie : comment la choisir et la consommer.

78. Le bœuf

Description

Le bœuf est un animal de la famille des bovins, mammifères ruminants. Il s'agit d'un taureau castré, élevé pour sa viande rouge, plus ou moins grasse selon les morceaux. Le terme « viande de bœuf » s'applique aussi bien à la viande provenant de la génisse ou de la vache, du taurillon ou du taureau.

Propriétés nutritionnelles

La viande de bœuf est riche en protéines, ses morceaux peuvent ainsi offrir de 22 à 34 % de protéines. La principale différence, et donc la classification des types de morceaux, se fait au niveau de leur teneur en lipides. On regroupe ainsi les morceaux contenant plus de 10 % de lipides, comme les basses côtes, le gros bout de poitrine ou le plat de côtes ceux contenant de 6 à 10 % de lipides comme le paleton, la macreuse ou l'entrecôte et enfin ceux contenant moins de 6 % de lipides comme le rumsteck, la bavette ou le faux-filet. Enfin, la viande de bœuf apporte en moyenne 3,5 mg/100 g de fer, soit 22 % des apports nutritionnels conseillés pour une femme et 39 % des ANC pour un homme. On notera également que la viande de bœuf est source de zinc, de sélénium, de vitamines du groupe B (sauf la B9) et de vitamine E.

79. Le veau

Description

Le veau mâle ou femelle est le petit de la vache. C'est un animal jeune, qui est élevé soit pour renouveler le troupeau, soit pour sa viande comme veau de boucherie. C'est une viande très appréciée pour sa chair tendre.

Propriétés nutritionnelles

La viande de veau est riche en protéines, ses morceaux peuvent ainsi offrir de 24 à 31 % de protéines. La principale différence, et donc la classification des types de morceaux, se fait au niveau de leur teneur en lipides. On regroupe ainsi les morceaux contenant plus de 10 % de lipides, comme l'épaule, les côtes ou la poitrine, ceux contenant de 6 à 10 % de lipides comme le quasi, et ceux contenant moins de 6 % de lipides comme le filet, la noix et le jarret.

Enfin, la viande de veau apporte en moyenne 1,2 mg de fer/100 g, soit 7,5 % des apports nutritionnels conseillés pour une femme et 13 % des ANC pour un homme. On notera également que la viande de veau est source de zinc, de vitamines du groupe B (sauf la B9) et de vitamine E.

80. Le canard

Description

Le canard est une volaille palmipède élevée essentiellement pour son magret et son foie gras. Sa chair est rouge et tendre. Le canard sauvage offre une chair plus ferme, moins grasse et au goût plus fort. Elle est considérée comme du gibier.

Propriétés nutritionnelles

Le canard est plus calorique (178 kcal/100 g) et plus gras que les autres volailles (10 % de lipides) mais reste tout de même plus diététique que certains morceaux de viande d'agneau, de veau ou de bœuf. De plus, ses lipides contiennent ⅓ d'acides gras mono-insaturés et ⅓ d'acides gras polyinsaturés (oméga 3 et 6), favorables au bon fonctionnement du système cardiovasculaire. Le canard est une source intéressante de vitamines du groupe B, en particuliers des vitamines B2, B5, B12 et B3 (ou PP), 100 g de sa chair permettent de couvrir jusqu'à 62 % des apports journaliers recommandés. Elle est également une source intéressante de phosphore, de fer, de zinc, de cuivre et de sélénium.

81. La prune

Description

La prune est le fruit du prunier. C'est un petit fruit à noyau, plus ou moins rond ou ovale, d'une couleur allant du jaune clair au violet foncé selon les variétés. Il existe de nombreuses variétés, mais les plus consommées restent les reines-claudes, les mirabelles et les quetsches. Sa chair juteuse se prête très bien à une consommation fraîche, mais elle est également très utilisée pour la réalisation de tartes, de fruits au sirop et de confitures.

Propriétés nutritionnelles

Les prunes apportent 52 kcal/100 g, soit une valeur comparable à la pomme. Sucrées à 12 %, ce qui correspond à la moyenne des fruits, on note tout de même des différences selon les variétés, les plus sucrées étant les reines-claudes.

La prune se situe parmi les fruits les mieux pourvus en fibres avec plus de 2,5 %, ce qui explique un effet laxatif en cas de consommation excessive. Parmi ces fibres, la pectine domine, rendant les prunes idéales pour faire des confitures.

La vitamine C est peu présente, mais la présence de pigments anthocyaniques (plus présents dans les prunes violettes), ayant une activité « vitamine P », renforce l'activité de cette petite quantité de vitamine C. La prune fournit également un large éventail de vitamines du groupe B nécessaires à la bonne assimilation des glucides dans l'organisme. Enfin, l'apport en provitamine A peut s'avérer intéressant dans les prunes les plus colorées. Mais surtout, la prune contient 0,7 mg de vitamine E/100 g, ce qui constitue un apport intéressant (besoin d'environ 12 mg par jour).

82. Le thon

Description

Le thon est un grand poisson de mer bleu argenté au ventre blanc. Il est surnommé « steak de mer », car sa chair ferme très appréciée est rouge et se cuisine comme de la viande. Elle contient par ailleurs très peu d'arêtes. Il existe également du thon blanc, plus petit, à chair blanche également goûteuse, utilisé le plus souvent pour la conserve.

Propriétés nutritionnelles

Bien qu'il soit considéré comme un poisson gras, le thon n'est finalement pas si calorique (144 kcal/100 g) et surtout peu gras (moins de 5 % de lipides) ! Cependant, le peu de graisses qu'il contient est essentiellement qualifié de « bonnes graisses » puisqu'il s'agit d'acides gras polyinsaturés. Ce poisson est une source intéressante de vitamines du groupe B, mais également de vitamines A et D puisque 100 g de thon couvrent respectivement 70 et 23 % des apports nutritionnels conseillés pour ces 2 dernières. Le thon est également source de phosphore, de magnésium, de fer et de sélénium.

83. La daurade royale

Description

La daurade royale, ou dorade royale, est une espèce de poisson osseux dont la taille atteint régulièrement 50 cm pour 2 kg. Sa livrée est bleu argent, avec une bande dorée sur le front et sur les joues. En plus de ce bandeau doré, elle possède également une tache noire sur le haut de l'opercule, ainsi qu'une tâche orangeâtre sur le bas de l'opercule, ce qui permet une identification facile. Sa chair est délicate et très appréciée.

Propriétés nutritionnelles

La daurade est un poisson particulièrement maigre. En effet, elle contient moins de 1 % de lipides. Elle est ainsi très digeste. Avec seulement 76 calories/100 g de chair, ce poisson représente l'aliment idéal d'un régime hypocalorique. Ce poisson présente encore l'avantage d'être riche en protéines de très bonne qualité (16 g/100 g). La daurade est également riche en magnésium, en fer, en phosphore et en calcium. Elle est aussi une source intéressante de vitamines du groupe B et d'iode.

84. Le yaourt nature classique

Description

Le yaourt est un produit laitier composé de lait pasteurisé de vache, de chèvre ou de brebis et de deux ferments, le *Lactobacillus bulgaricus* qui acidifie et le *Streptococcus thermophilus* qui aromatise. Une petite quantité de poudre de lait est ensuite ajoutée pour obtenir un yaourt bien ferme.

Propriétés nutritionnelles

Le yaourt classique est finalement pauvre en matière grasse. Il ne contient en effet que 1,5 % de MG sur produit fini. Ce produit est reconnu pour sa richesse en phosphore et en calcium, qui en font un emblème de la solidité des os et de la prévention contre l'ostéoporose. On note également que le yaourt est source de vitamines B2 et B12 et de zinc.

Tout comme le yaourt à proprement parlé, le lactosérum est source de protéines et de calcium, il est donc conseillé de ne pas le jeter !

Le saviez-vous

Au cours de la fermentation lactique, la production d'acide lactique par les bactéries à partir du lactose modifie également la structure des protéines du lait et conduit à la prise en masse de celui-ci. Le lactose ainsi transformé en acide lactique, les yaourts sont bien acceptés par les personnes intolérantes au lactose.

Reportez-vous

Reportez-vous à la page 226 pour découvrir de nombreux conseils qui vous aideront à bien choisir vos yaourts.

85. Le petit-suisse nature 20 % de MG

Description

Le petit-suisse est un fromage frais, non salé, de consistance onctueuse, à base de lait de vache et enrichi de crème de lait de vache. Présenté enveloppé sous forme d'un cylindre de 5 cm de haut et 3 cm de diamètre, son poids moyen est de 60 g.

Propriétés nutritionnelles

Le petit-suisse est finalement pauvre en matière grasse. Il ne contient en effet que 3,8 % de MG sur produit fini. Il est reconnu pour sa richesse en phosphore (63 mg/pot) et en calcium (67 mg/pot), qui en font une référence pour la solidité des os et la prévention contre l'ostéoporose. On note également que le petit-suisse est une source intéressante de vitamines B2 et B12.

86. Le yaourt au bifidus

Description

Les yaourts au bifidus sont des yaourts au lait entier ensemencés d'une troisième bactérie, le *Bifidobacterium*. Les bifidobactéries appartiennent à la famille des bactéries lactiques. Elles participent à la fermentation du lait et produisent de grandes quantités d'acide lactique, ce qui entraîne une diminution du pH. Les yaourts au bifidus offrent ainsi un goût moins acide.

Propriétés nutritionnelles

Le yaourt au bifidus est généralement plus gras que le yaourt classique et apporte près de 3 % de lipides sur produit fini et est ainsi plus calorique avec 83 kcal/pot en moyenne. Il n'en demeure pas moins un yaourt avec ses apports intéressants en protéines, calcium (172 mg/pot) et phosphore (121 mg/pot). Des études ont mis en évidence les effets positifs des bifidobactéries pour limiter la propagation des germes pathogènes et augmenter l'immunité localement. Mais aucune étude sur le long terme n'atteste ces résultats à l'heure actuelle.

87. Les boissons végétales nature enrichies en calcium

Description

Une boisson produite à base de végétaux (soja, avoine, amande, riz, etc.) présente des aspects proches de ceux des laits d'origine animale. Les boissons végétales sont au départ pauvres en calcium, mais sont fréquemment supplémentés en calcium d'origine minérale ou végétale pour leur donner un taux proche de celui du lait de vache.

Propriétés nutritionnelles

Composées exclusivement d'eau et d'ingrédients végétaux, les boissons végétales sont source d'oligoéléments, de vitamines et de minéraux, ainsi que de protéines végétales d'excellente qualité, notamment pour la boisson au soja, seule boisson végétale dans laquelle tous les acides aminés essentiels sont présents et en quantité suffisante. Au soja ou au riz, les boissons végétales sont riches en acides gras polyinsaturés jouant un rôle favorable sur le système cardiovasculaire. Entièrement végétales, elles ne contiennent ni lactose ni cholestérol.

Enfin, grâce à l'algue marine naturelle qu'elles comprennent, les boissons végétales enrichies en calcium contiennent du calcium dans de bonnes proportions (120 mg/100 ml, soit 15 % des apports journaliers recommandés).

88. Le lait de vache demi-écrémé

Description

Le lait est un aliment physiologique fabriqué par l'organisme des mammifères sous l'influence de conditionnements hormonaux à partir du sang et des produits de la nutrition que celui-ci transporte. Le lait est le moins coûteux de tous les aliments protéiques d'origine animale.

Propriétés nutritionnelles

Le lait demi-écrémé est naturellement riche en protéines de bonne qualité. Il offre une des meilleures sources de calcium avec 125 mg de calcium/100 ml. Il est également relativement pauvre en matières grasses avec moins de 2 % de lipides. Comme la plupart des produits laitiers, le lait demi-écrémé est une source intéressante de vitamines B2 et B12, de phosphore et de vitamine D.

Reportez-vous

Reportez-vous à la page 225 pour en savoir plus sur les variétés de lait.

89. Le lait écrémé enrichi en vitamine D

Description

La vitamine D est une vitamine liposoluble présente naturellement dans la partie grasse du lait. Le lait écrémé, exempt de matière grasse, est donc privé de cette vitamine indispensable, d'où l'idée de l'enrichir de nouveau en vitamine D. Plusieurs marques de lait liquide ou en poudre proposent donc cet alicament.

Propriétés nutritionnelles

Le lait écrémé enrichi en vitamine D est naturellement pauvre en graisse et riche en protéines de bonne qualité. Il offre une des meilleures sources de calcium avec 125 mg/100 ml de calcium. Comme pour les produits laitiers, le lait écrémé enrichi en vitamine D est une source intéressante de vitamines B2 et B12 et de phosphore. Enfin, il est bien évidemment riche en vitamine D. Un bol de 250 ml permettant de couvrir 37 % des apports journaliers recommandés en cette vitamine.

90. Le lait de brebis

Description

Le lait est un aliment physiologique fabriqué par l'organisme des mammifères sous l'influence de conditionnements hormonaux à partir du sang et des produits de la nutrition que celui-ci transporte. Le lait est le moins coûteux de tous les aliments protéiques d'origine animale.

Propriétés nutritionnelles

Le lait de brebis est nettement plus riche que le lait de vache. En moyenne, le lait de brebis renferme 7,5 % de matières grasses contre 4 % pour le lait de vache entier. Le lait de brebis est également très riche en calcium, 100 ml apportent en effet 193 mg de calcium, contre 125 mg pour le lait de vache. Enfin, le lait de brebis demeure une source intéressante de vitamines B2, B3, B12 et de phosphore.

91. Le parmesan

Description

Le parmesan, *parmigiano reggiano*, est un fromage italien à la croûte jaune foncée, lisse et dure. Sa pâte apparaît granuleuse et friable et présente une saveur légèrement piquante. Le lait du parmesan provient de la région de Parme. Ce fromage est classé dans la catégorie des fromages à pâte pressée cuite.

Propriétés nutritionnelles

Comme l'ensemble des fromages à pâte dure, le parmesan est très calorique, avec 392 kcal/100 g, et également très riche, avec plus de 25 % de lipides. Il n'en est pas moins un aliment santé au vu de ses apports bénéfiques en vitamines et minéraux. 100 g de parmesan offrent en particulier près de 25 % des apports nutritionnels conseillés en vitamines A et B2, plus de 50 % des ANC en vitamines B3 et B12. Côté minéraux, le parmesan est extrêmement bien pourvu en phosphore et en calcium. Une portion de 20 g seulement suffit à couvrir 18 % des ANC en phosphore et 33 % des ANC en calcium.

Reportez-vous

Reportez-vous page 232 pour en savoir plus sur les fromages, comment les choisir et les consommer.

92. Le camembert

Description

Fromage emblématique de la France, le camembert est un fromage de Normandie provenant du village Camembert. Sa croûte fleurie, blanche, fine et veloutée laisse apparaître des stries rouge-brun. Sa pâte lisse est crémeuse et a une saveur plus ou moins forte.

Propriétés nutritionnelles

Le camembert, avec moins de 25 % de lipides (22 g/100 g de lipides), appartient aux fromages relativement peu caloriques (283 kcal/100 g). Aussi, une portion de 30 g peut tout à fait s'intégrer au sein d'un régime hypocalorique. Le camembert est riche en calcium, 100 g de camembert apportent 55 % des apports journaliers recommandés. Ce fromage est également une source intéressante de vitamines A, B2, B3, B5, B6, B12 et de phosphore, zinc et sélénium.

93. La ricotta au lait demi-écrémé

Description

La ricotta est un fromage italien sans croûte. Sa pâte molle, humide et granuleuse est de saveur douce au goût acidulé. Elle est le plus souvent vendue en pot. Ricotta signifie « recuite ». La pâte est faite à partir du petit-lait que l'on récupère de l'égouttage de certains fromages et que l'on recuit.

Propriétés nutritionnelles

Avec plus de 74 % d'eau, la ricotta est un fromage peu calorique (seulement 138 kcal/100 g) et relativement peu gras avec moins de 8 % de lipides. C'est un fromage riche en calcium avec 272 mg/100 g, soit près de 40 % des apports journaliers recommandés. La ricotta est également une source intéressante de vitamines B2, B3 et B12 et de phosphore et de sélénium.

94. Le chèvre frais

Description

Le fromage de chèvre frais est élaboré à base de lait de chèvre et vendu prêt à déguster, juste après coagulation du lait, sans affinage. Rien qu'en France, il existe plus d'une centaine de fromages de chèvre différents. On pourrait aussi dire que chaque fromage est unique et qu'il en existe autant que de producteurs fermiers (plus de 3 000) et de fromageries (60).

Propriétés nutritionnelles

Chaque fromage de chèvre a sa composition propre. Aussi, l'apport calorique des fromages de chèvre frais tourne en moyenne autour de 160 kcal/100 g, ce qui reste peu élevé pour un fromage. Leur teneur en matière grasse se situe dans la moyenne des autres fromages (entre 12 et 27 %). C'est elle qui donne à chaque fromage son goût et sa texture.

Enfin, d'une manière générale, les fromages de chèvre apportent des minéraux et oligoéléments variés : du calcium (de 80 à 530 mg/100 g), mais également du zinc, du magnésium, de l'iode, du phosphore ainsi que des vitamines en quantité : vitamines du groupe B et plus particulièrement vitamines B2 et B9 mais aussi vitamine A.

95. L'emmental

Description

L'emmental, ou emmenthal, est un fromage suisse à pâte dure dont le nom provient de la vallée de l'Emme. L'emmental est également fabriqué de nos jours, sous le nom générique d'emmental, en Allemagne, en Autriche, au Danemark, en France, en Finlande, en Irlande, aux Pays-Bas. C'est un fromage à pâte pressée cuite, fabriqué à partir de lait de vache.

Propriétés nutritionnelles

Comme l'ensemble des fromages à pâte dure, l'emmental est très calorique avec 380 kcal/100 g et également très riche avec près de 28 % de lipides. Il n'en est pas moins un aliment santé au vu de ses apports bénéfiques en vitamines et minéraux. 100 g d'emmental offrent en particulier près de 25 % des apports nutritionnels conseillés en vitamine A et 20 % des ANC en vitamine B2, près de 50 % des ANC en vitamine B3 et 140 % en B12. Côté minéraux, l'emmental est extrêmement bien pourvu en phosphore et en calcium. Une portion de 20 g seulement suffit à couvrir 15 % des ANC en phosphore et 22 % des ANC en calcium.

96. La cerise

Description

La cerise est le petit fruit à noyau du cerisier. Elle est le plus souvent rouge, ou presque noire, mais peut être jaune ou même bicolore. Son goût varie selon les variétés avec une dominante de saveur sucrée ou acide, la variété des bigarreaux étant la plus appréciée.

Propriétés nutritionnelles

La cerise est le plus sucré des fruits rouges. Les cerises douces apportent 15 % de sucres et 68 kcal/100 g et les cerises acides 12 % de sucres et 50 à 55 kcal/100 g. Les variétés les plus colorées sont une source intéressante de bêta-carotène, avec une action vitaminique. En plus de cela, les pigments anthocyaniques contribuent à son activité antioxydante. Les cerises acides sont cinq fois plus riches en antioxydants que les variétés plus douces. Si l'on élimine la cerise acérola, star de la vitamine C, les teneurs varient de 5 à 20 mg/100 g, ce qui reste modeste. Riches en eau et en potassium (250 mg/100 g), les cerises ont des propriétés diurétiques reconnues. Les fibres, à hauteur de 1,7 g/100 g, sont constituées par des pectines qui stimulent le fonctionnement intestinal en douceur.

97. L'endive

Description

L'endive est en fait un bourgeon hypertrophié de la racine de la chicorée. En forme de fuseau, ses feuilles larges et blanches, imbriquées les unes dans les autres, sont fines, craquantes et légèrement amères. La couleur blanche de l'endive est due à l'absence totale d'exposition à la lumière.

Propriétés nutritionnelles

Avec un apport d'à peine 15 kcal/100 g (soit 45 kcal pour une portion moyenne de 300 g de légumes cuits), l'endive fait partie des légumes les moins énergétiques. Elle fournit des fibres très bien tolérées lorsque l'endive est consommée cuite. De plus, l'amertume bien connue de l'endive stimule en douceur les sécrétions digestives.

Sa richesse en potassium favorise une bonne épuration rénale. Enfin, l'endive constitue une source intéressante en oligoéléments et en minéraux, notamment en sélénium, en acide folique, et en vitamine C (100 g couvrent environ 10 % de nos apports journaliers recommandés).

98. Le poivron

Description

Le poivron est une plante vivace dont on consomme le fruit que l'on utilise comme légume, de forme carrée, allongée ou conique, à chair épaisse contenant de petites graines blanches. Le poivron est vert avant maturité, puis jaune, orange et rouge. Vert, amer, poivré et croquant, il est idéal pour les cuissons au four. Jaune orangé, sucré et tendre, il accompagne bien les sauces et les salades. Rouge, à la saveur douce et relevée, juteux, il est parfait pour les plats au four, les coulis et les omelettes. Poivron (piment doux) et piment (condiment) sont issus de la même plante : c'est leur forme et leur saveur, plus ou moins irritante, qui les différencient.

Propriétés nutritionnelles

Le poivron est un légume très peu calorique. Une portion de 50 g de poivron cru ne fournit que 10 kcal, et un plat de 200 g de poivron, 42 kcal. Le poivron offre une teneur record en vitamine C. En effet, une portion de 50 g de poivron cru (dans une salade par exemple) couvre 75 % de l'apport journalier recommandé et 200 g de poivron cuit (en accompagnement), couvre encore, malgré la cuisson, 90 % des apports journaliers. On note également la présence de pigments flavonoïdes qui améliorent l'action de la vitamine C. Le poivron offre également une source intéressante de provitamine A et de fibres.

99. Le brocoli

Description

Le brocoli est un ensemble de jeunes pousses d'un chou formant un bouquet de boutons fl oraux verts. Il apparaît comme une variété de chou à part entière. Bien qu'il en existe différentes variétés, le légume que l'on trouve sur nos marchés est un brocoli aux branches courtes et à la « pomme » bien compacte.

Propriétés nutritionnelles

Très peu énergétique (25 kcal/100 g), le brocoli est une source remarquable de vitamines et minéraux. Ainsi, une portion de 200 g (en accompagnement), suffit à couvrir plus de 100 % de l'apport nutritionnel conseillé en vitamines C et K, près de 50 % en vitamine B9, 20 % en vitamines B2, B5, B6 et en calcium, 15 % en vitamine E et 10 % en magnésium et en fer. À tout ceci s'ajoute une source de fibres intéressante (3 %).

Attention

À éviter en cas de traitement anticoagulant.

100. Le cresson

Description

Le cresson est une plante herbacée semi-aquatique (tige immergée) qui ne pousse que dans des fosses alimentées directement par l'eau de source des ruisseaux et des rivières. On consomme en salade ou en soupe ses petites feuilles vertes à la saveur piquante. Le plus consommé est le cresson alénois, aux feuilles plates ou frisées.

Propriétés nutritionnelles

Avec seulement 15 kcal par portion de 75 g, le cresson propose malgré tout un panel intéressant de vitamines et de minéraux. Cette même portion permet en effet de couvrir la moitié des apports journaliers recommandés pour la vitamine C et la vitamine B9, la totalité pour la provitamine A, 15 % du calcium, 13 à 23 % du fer et 5 % du magnésium. De plus, le cresson offre des fibres en quantité non négligeable ainsi que de petites quantités d'acides gras polyinsaturés.

PARTIE 4

UNE ALIMENTATION POUR SOIGNER LES MAUX

Il est toujours surprenant de constater avec quelle facilité on prescrit des médicaments pour des pathologies provoquées par une alimentation déséquilibrée alors que quelques ajustements suffiraient à corriger le problème. Prenons l'exemple du cholestérol : trop de « mauvais » cholestérol dans le sang risque à terme de boucher les artères, donc de provoquer des problèmes cardiovasculaires. Or, il est possible de réduire ce mauvais cholestérol en limitant les apports en graisses saturées, en consommant plus d'aliments riches en fibres et en probiotiques, en buvant tous les jours un peu de café et de vin (un verre par jour), en ajoutant un peu de romarin dans ses préparations, etc. Pourtant, beaucoup de médecins s'obstinent à prescrire des médicaments, qui atténuent certes les symptômes mais ne traitent absolument pas les causes et, dans la plupart des cas, ne font que retarder le problème, augmentant le risque d'exposition à une intervention chirurgicale souvent lourde.

Dans cette partie, vous découvrirez comment combattre vos maux grâce à l'alimentation, qu'il s'agisse de rhumatismes, de maux de ventre chroniques, de cholestérol ou encore de diabète.

Chapitre 12

Des aliments bons pour la santé

DANS CE CHAPITRE

Des aliments qui soignent

•

Des aliments antioxydants

•

Des aliments pour lutter contre les rhumatismes

Le corps a la formidable capacité de s'auto-guérir et de s'adapter. En tenant à distance les aliments nocifs, on réduit le risque de maladie ; en donnant au corps les armes pour guérir, on lui permet de se réparer et on élimine le symptôme. Et dès lors qu'il peut reprendre un fonctionnement normal, le corps n'a plus aucune raison de tomber malade. Ce chapitre a pour volonté de mettre en évidence les bienfaits d'une bonne alimentation et des aliments réellement bons pour la santé, qui aident à lutter contre les rhumatismes et qui ont des propriétés antioxydantes.

Des aliments qui soignent

Nombreuses sont les pathologies que nos choix alimentaires peuvent « soigner ». Une étude américaine, la Harvard Nurses Health Study, a ainsi démontré que les femmes ayant un apport élevé en vitamine E provenant d'une consommation importante de fruits oléagineux couraient 2 fois moins de risque de souffrir d'asthme[1]. De même, alors que les produits laitiers ont aujourd'hui mauvais presse, une consommation régulière permettrait de diminuer de façon significative le risque de cancer du côlon chez la femme. On a pu aussi noter que les populations d'Asie et d'Afrique qui ont conservé une alimentation riche en légumes verts, en herbes et en céréales ou légumineuses, sont beaucoup moins exposées aux problèmes cardiaques que les personnes vivant en Europe ou aux États-Unis.

1. Troisi R. J., Willett W. C., Weiss S. T., Trichopoulos D., Rosner B., Speizer F. E., "A prospective study of diet an dadult-onset asthma", *American Journal of Respiratory and Critical Care Medicine*, 1995, vol. 151, n° 5, p. 1401-1408.

De façon générale, privilégier des aliments naturels (c'est-à-dire non transformés) et riches en antioxydants permettrait d'éviter et même d'améliorer bien des problèmes de santé, qu'il s'agisse de dysfonctionnements touchant des organes précis (poumons, reins, foie ou cœur) ou des systèmes organiques entiers (respiratoire, cardiaque, immunitaire), ainsi que des pathologies chroniques telles que les reflux, le diabète ou le syndrome du côlon irritable, qui n'ont pourtant rien d'une fatalité et ne sont pas forcément irréversibles. Savoir qu'il est possible d'inverser la tendance en quelques mois seulement donne envie de faire davantage attention à ce que l'on mange, n'est-ce pas ?

Les aliments antioxydants

La dimension alimentaire

Un antioxydant est par définition une molécule qui diminue ou empêche l'oxydation (réaction avec l'oxygène) d'autres substances chimiques. Le fonctionnement normal de l'organisme entraîne, par oxydation, la formation de composés instables appelés radicaux libres. Et leur production est augmentée par la pollution, le tabac, l'exposition prolongée au soleil… Une déficience d'antioxydants entraîne à long terme un stress oxydatif pouvant endommager ou détruire les cellules.

On trouve, au niveau de l'alimentation, des antioxydants qui agissent dans un premier temps pour protéger de l'oxydation les cellules de l'aliment. Les antioxydants les plus connus sont le bêta-carotène (provitamine A), l'acide ascorbique (vitamine C), le tocophérol (vitamine E), le sélénium, le zinc, les polyphénols et le lycopène. Mais sont inclus également les flavonoïdes (très répandus dans les végétaux), les tanins (dans le cacao, le café, le thé, le raisin, le vin rouge), les anthocyanes (notamment dans les fruits rouges) et les acides phénoliques (dans les céréales, les fruits et les légumes).

Lors de la cuisson, certains antioxydants tels que la vitamine C sont en partie détruits et donc inactivés, alors que d'autres deviennent plus actifs ou plus facilement absorbables par le système digestif. C'est le cas du lycopène de la tomate pour lequel la cuisson améliore la biodisponibilité.

Le saviez-vous

Les antioxydants peuvent contribuer à diminuer l'apparition de plusieurs maladies, dont les maladies cardiovasculaires, certains types de cancers et d'autres maladies associées au vieillissement cellulaire.

Les aliments riches en antioxydants

- Les fèves
- Le maïs doux
- La pomme de terre, la patate douce
- L'igname
- Toutes les herbes et les épices
- Les cornichons, les salicornes
- Le ketchup
- Les graines oléagineuses : amandes, noix, purée de noisettes, pignons de pin, graines de sésame
- L'huile de lin, l'huile d'olive, l'huile de noix, l'huile de colza, l'huile de germe de blé, l'huile de pépins de raisin, l'huile de cameline vierge, l'huile de tournesol, les huiles combinées
- L'huître, le crabe, le calmar, le homard
- L'anguille, la sardine, le maquereau, le saumon
- L'églefin ou aiglefin
- Le foie de morue
- Le jaune d'œuf de poule
- Le foie de volaille
- L'oignon, l'ail, l'échalote
- La carotte, le potiron, le poireau, le chou, le fenouil, le poivron, le radis, le brocoli, l'asperge, la tomate, le panais, la betterave rouge, la blette, le salsifis, la scorsonère
- La laitue, la mâche, le pissenlit, le cresson
- La luzerne ou alfala, les pousses de haricot mungo
- Le cœur de palmier
- La framboise, la myrtille, la mûre, la groseille, la cerise, le cassis, la fraise
- La figue
- L'avocat
- La poire
- La pomme
- Le kiwi, la mangue, la grenade, le litchi, la goyave, la papaye
- La noix de coco
- Les fruits secs

- La prune
- Le raisin
- La pastèque
- L'orange, le citron
- L'abricot
- Le coing
- Le chocolat noir
- Le café, le thé rooibos, l'infusion à la vigne rouge, la chicorée, le thé vert
- Le jus de cranberries ou la canneberge
- Le pur jus de tomate sans sel ajouté
- Le potage de légumes maison

Reportez-vous

Reportez-vous au chapitre 11 « Décryptage de 100 aliments santé » (p. 269), pour en savoir davantage sur certains aliments de cette liste.

Pour lutter contre les rhumatismes

La dimension alimentaire

Le terme *rhumatisme* ou *trouble rhumatique*, est utilisé pour désigner un problème affectant les articulations et les tissus conjonctifs. Près d'un tiers des Français souffre de « rhumatismes », terme qui regroupe l'arthrose, la polyarthrite rhumatoïde, la spondylarthrite, la goutte, certaines douleurs dorsales... et c'est à ce titre un problème de santé publique. La polyarthrite rhumatoïde est la plus fréquente des maladies rhumatismales inflammatoires chroniques de l'adulte et concerne 1 à 3 % de la population en France. Les femmes sont 3 fois plus atteintes que les hommes. Il s'agit dans tous les cas d'affections chroniques de cause inconnue, qui évoluent par poussées, et devenant à long terme très invalidantes et douloureuses.

La prise en charge globale de ces maladies implique la mise en place d'un traitement au long cours, visant à soulager la douleur, mais également à réduire l'inflammation, grâce à la prise d'anti-inflammatoires, dont la cortisone.

La consommation d'aliments aux vertus anti-inflammatoires, couplée à la limitation de la consommation d'aliments pouvant accentuer cette inflammation, semble avoir des effets bénéfiques sur le confort des patients.

L'autre dimension alimentaire est liée au traitement et consistera à surveiller la consommation de sodium, afin de limiter la rétention d'eau, conséquente à la prise de cortisone. Une consommation d'eau suffisante quotidiennement est également à privilégier.

Pour finir, le poids reste un critère de prise en charge important, puisque le surpoids pèse sur les articulations et a tendance à augmenter la douleur. La mise en place d'un régime hypoénergétique en cas de surpoids est conseillée. On privilégiera les aliments riches en cuivre qui interviennent notamment dans l'entretien des cartilages et des os, riches en sélénium qui aide à lutter contre les douleurs articulaires, riches en oméga 3 qui a une action anti-inflammatoire (alors que les oméga 6 en excès sont pro-inflammatoires), mais aussi riches en antioxydants.

Les aliments antirhumatismes

- Le pain aux céréales et graines
- Les biscottes sans sel
- Le maïs doux, la polenta
- La pomme de terre, la patate douce
- Toutes les herbes et épices
- Le ketchup
- Les graines oléagineuses : amandes, noix, purée de noisettes, graines de lin, pignons de pin
- L'huile de lin, l'huile de noix, l'huile de colza, l'huile de germe de blé, l'huile de cameline vierge, les huiles combinées
- La truite, la morue fraîche non salée
- Les coquilles Saint-Jacques, le homard, les huîtres, la moule
- Le lapin
- Le filet mignon de porc
- Le blanc d'œuf de poule
- Les protéines végétales : le tofu, le tempeh, le seitan
- Le quinoa, l'amarante
- La levure de bière
- Les boissons végétales nature enrichies en calcium
- Le yaourt au soja nature enrichi en calcium
- L'échalote, l'oignon, l'ail
- L'endive

- Le gombo
- Le poireau
- Le potiron
- Le poivron
- Le concombre
- L'aubergine
- L'artichaut
- La courgette
- Le céleri-branche
- La carotte
- Le radis
- La sucrine, la laitue, la mâche
- Le cassis, la framboise, la myrtille, la cerise
- Le citron, le pomelo, l'orange
- Le melon, la pastèque
- La mangue
- La grenade, la goyave, la papaye, l'ananas, le litchi
- L'abricot
- La prune
- La pomme, la poire
- Le raisin
- Le pur jus de tomate sans sel ajouté
- L'eau de coco
- Le sel allégé en sodium
- Le bouillon de légumes maison, le potage de légumes maison

Reportez-vous

Reportez-vous au chapitre 11 « Décryptage de 100 aliments santé » (p. 269), pour en savoir davantage sur certains aliments de cette liste.

Chapitre 13

Les maux de ventre chroniques

DANS CE CHAPITRE

Le syndrome de l'intestin irritable

•

La bonne alimentation à adopter

•

Les intérêts et les limites du régime sans gluten

Ce chapitre a pour objectif de traiter ce que l'on appelle « le mal de ventre », symptôme dont quasiment 30 % des Français souffrent, assez mal traité en dehors des situations véritablement médicales ; et plus particulièrement des colopathies fonctionnelles, ou le syndrome de l'intestin irritable qui reste tout de même la cause la plus fréquente de nos « maux de ventre ».

Le syndrome de l'intestin irritable

Sous ses nombreuses appellations : syndrome du côlon irritable ou de l'intestin irritable, colopathie fonctionnelle, se cache un vrai mal, difficile à diagnostiquer, et son cortège de symptômes. Cette maladie bénigne mais chronique représenterait à elle seule près de la moitié des consultations chez un gastro-entérologue et toucherait 30 % de la population des pays occidentaux.

Le syndrome de l'intestin irritable est un trouble qui affecte le côlon ou gros intestin. Il se caractérise par une anomalie fonctionnelle (et non organique) chronique du tube digestif.

Reportez-vous

Reportez-vous au chapitre 5 de la première partie, « Le corps » (p. 71) pour en savoir plus sur l'intestin et le processus de digestion.

Quels symptômes ?

Les troubles débutent plutôt progressivement et touchent l'ensemble des organes digestifs en associant plusieurs symptômes :

- **Des douleurs abdominales** de type spasmes ou crampes dans la région ombilicale survenant généralement pendant le repas, mais parfois dès le réveil et qui sont récidivantes ;
- Une sensation d'**inconfort digestif** avec parfois des bruits à l'intérieur du ventre (borborygmes) ;
- Des **ballonnements et flatulences**, généralement soulagés par l'émission de selles, qui rendent le port de vêtements serrés difficile ;
- Une **modification** (accélération et/ou ralentissement) **du transit** avec des selles anormalement fréquentes et de consistances différentes. Il peut y avoir des épisodes de diarrhée, de constipation ou l'alternance des deux.

Remarquons d'ailleurs qu'il y a parfois plusieurs symptômes associés, parfois un seul. En fait, on peut voir toutes les situations. Ce qu'il faut retenir, c'est que la personne se plaint de mal de ventre avec régularité.

Ces symptômes sont persistants puisqu'ils surviennent généralement au moins 3 jours par mois pendant plus de 3 mois. Les épisodes douloureux peuvent être précédés ou suivis de périodes d'accalmie et sont d'intensité variables selon chaque individu. Certains seront réveillés par des maux de ventre, tandis que d'autres seront plus gênés pendant les repas, voire une grande partie de la journée.

Le saviez-vous

Ces symptômes peuvent également s'accompagner ou non d'autres signes, tels que brûlures d'estomac, nausées, fatigue, insomnies, voire maux de tête et migraines.

Quelles causes ?

Si le syndrome de l'intestin irritable est aujourd'hui mieux connu, car plus étudié, son mécanisme de survenue reste encore mal compris. Plusieurs études mettent en cause l'hypersensibilité de l'intestin pour expliquer ces troubles de la motricité intestinale. Certaines personnes ressentiraient de manière plus forte que d'autres les contractions de leur intestin grêle et du côlon.

D'autres recherches pointent les anomalies de la flore digestive, ou microbiote intestinal. On sait aussi aujourd'hui que des facteurs psychologiques comme l'anxiété favorisent la maladie, qui se déclenchera plutôt chez des personnes facilement stressées.

Enfin, si vous prenez de façon régulière des repas trop riches ou trop copieux, vous risquez d'être plus facilement sujet au syndrome de l'intestin irritable.

La gêne occasionnée peut être importante, voire invalidante au quotidien, mais le syndrome de l'intestin irritable ne risque pas d'évoluer vers une pathologie plus grave comme un cancer digestif ou une maladie inflammatoire. Il n'y a donc aucune crainte à avoir !

Comment est fait le diagnostic ?

Il est établi par élimination à l'issue d'un interrogatoire et d'un examen clinique. Le médecin vous ausculte, palpe votre abdomen et peut, le cas échéant, demander des examens complémentaires (imagerie, prise de sang, coloscopie, endoscopie) pour écarter tout risque d'une autre maladie potentiellement plus grave.

Dans le cas d'un syndrome de l'intestin irritable, ces examens ne montrent rien d'anormal. Mais il faut parfois plusieurs consultations et de nombreux mois, voire deux années en moyenne, avant que le médecin consulté établisse le lien entre vos symptômes et l'existence d'un tel syndrome.

Quel traitement ?

Il n'existe à ce jour pas de traitement spécifique efficace contre le syndrome de l'intestin irritable. Si certains médicaments peuvent en soulager les symptômes (antispasmodiques, antibiotiques, antidépresseurs…), l'essentiel passe par l'hygiène de vie et l'alimentation.

Le saviez-vous

LES FEMMES SONT PLUS À RISQUE

Selon plusieurs études, les femmes seraient 2 à 3 fois plus nombreuses que leurs congénères masculins à être sujettes à la colopathie fonctionnelle en Occident. Les hormones pourraient être en cause, puisque les crises apparaîtraient majoritairement juste avant les règles. Une autre explication tient aussi au fait que les femmes sont mieux informées, *via* la presse féminine notamment, et de ce fait plus nombreuses à consulter pour ce motif.

Focus

LA PISTE DU MICROBIOTE

Hôte de notre intestin, le microbiote est un vaste écosystème composé de milliers de milliards de bactéries, virus, parasites et champignons pouvant peser jusqu'à 2 ou 3 kilos. Il joue un rôle essentiel dans les fonctions digestives, neurologiques, immunitaires et métaboliques. Puisqu'il est également capable de communiquer avec l'intestin, on le considère aujourd'hui comme notre deuxième cerveau.

Cette barrière protectrice, qui est aussi une sorte de carte d'identité génétique propre à chacun, se met en place dès la petite enfance, mais s'enrichit grâce une alimentation variée et équilibrée. Des chercheurs de l'INRA (Institut national de la recherche agronomique) ont récemment montré qu'une majorité de patients atteints du syndrome du côlon irritable présentaient des déséquilibres de leur microbiote. Reste à identifier précisément quels composants microbiens de la flore intestinale sont impliqués.

La bonne alimentation à adopter

La colopathie ne nécessite pas la mise en place d'un régime alimentaire spécifique, parfaitement bien codifié, malgré l'ensemble des recommandations que nous connaissons : exclusion des pépins et de la peau des aliments, parfois limitation des fibres comme à l'ancienne. Voilà pourquoi il vous appartiendra, au travers de toutes les consignes données, d'identifier celles qui sont le plus efficaces pour vous.

Une alimentation riche en fibres

Il est vivement recommandé aujourd'hui d'augmenter, progressivement, votre apport en fibres végétales, surtout si vous êtes sujet à la constipation et de boire beaucoup d'eau afin d'éviter certains symptômes gastro-intestinaux. Or, très fréquemment, cette consigne est oubliée, car on n'explique pas pour quelle raison c'est important.

Reportez-vous

Reportez-vous au chapitre 7 de la partie 2, « Les nutriments » (p. 101) pour en savoir plus sur les fibres.

Focus

PETIT RAPPEL SUR LES FIBRES

Les fibres sont l'ensemble des composants alimentaires non digestibles. Elles n'ont aucune vertu nutritionnelle dans le sens où elles n'apportent aucun nutriment.

Certaines fibres sont solubilisées (on parle alors de fibres solubles) et n'ont pas de propriétés irritantes, tandis que d'autres restent insolubles et le sont un peu plus. Les fibres solubles ont la propriété d'augmenter la viscosité du milieu où elles se trouvent en formant des solutions épaissies, voire des gels dans certaines situations, facilitant ainsi le transit.

Les fibres alimentaires ne sont pas digérées dans l'intestin grêle de l'homme sain, elles sont en partie ou totalement digérée par les bactéries de la flore, dans le côlon.

C'est ainsi que se formeront les fameux probiotiques (p. 103). On comprend donc l'intérêt d'avoir à la fois des fibres solubles et des fibres insolubles. Les unes (insolubles) augmentent le transit intestinal et améliorent le renouvellement de la surface de l'intestin, d'où la protection contre certaines maladies. Les autres (solubles) rendent visqueuse la substance, facilitant le transit. Leur action au niveau du tube digestif ralentit le passage du sucre dans le sang, et permet donc un bon transit, une meilleure évacuation intestinale et, surtout, limite le passage dans le corps des substances toxiques issues de notre environnement ainsi que du cholestérol.

Cela explique leur impact sur les cancers digestifs, les maladies cardiovasculaires, le diabète, l'hypercholestérolémie ainsi que sur le surpoids.

En limitant le cholestérol et le taux de sucre dans le sang, les fibres réduisent en effet l'obstruction des artères ainsi que des vaisseaux en général, dont du cerveau, et participent ainsi à sa bonne santé.

Les apports recommandés

Le saviez-vous

Malheureusement, la nourriture industrielle est pauvre en fibres, tout comme les aliments transformés, tandis que les denrées animales n'en contiennent pas du tout. C'est pourquoi il est important, dans le cadre d'un régime alimentaire santé, de privilégier les aliments d'origine végétale, non transformés, complets et variés.

L'apport minimal recommandé est de 25 g par jour, soit 2 poires, 300 g de lentilles et 30 g d'avoine par exemple, ou encore 5 fruits et légumes, un peu de pain complet et des légumes ou fruits secs. Veillez toutefois à ce que cet apport soit progressif et ne passez pas de 10 à 30 g de fibres en 1 ou 2 jours au risque de vous retrouver ballonné ou de souffrir de troubles intestinaux.

Pour prévenir au mieux tout risque d'accident vasculaire cérébral, l'idéal est d'absorber une moyenne de 25 à 30 g de fibres par jour. En essayant d'en avoir des deux variétés, solubles et insolubles. La solution la plus simple consiste à en consommer une partie crue et une partie cuite. Ainsi, les légumes cuits à l'eau susciteront plus probablement la présence de fibres solubles, alors que les légumes crus seront susceptibles d'augmenter la teneur en fibres insolubles.

Cependant, en cas de digestion difficile, la solution réside plutôt dans la consommation de veloutés. L'avantage sera la facilité de digestion et de transit en raison d'un grand nombre de fibres solubles, mais il persistera tout de même suffisamment de fibres insolubles pour obtenir les deux fonctions. D'autre part, la consommation sous forme de velouté montre, expérimentalement, une augmentation de la quantité des fibres absorbées en raison de la nature de la recette qui facilite la consommation. Voilà comment une recette extrêmement simple devient un outil de santé !

Focus

LES VELOUTÉS

Pour faire un velouté, il s'agit de préparer une soupe, mais une fois les légumes cuits, on enlève presque toute l'eau pour en faire presque une purée : on garde ainsi les fibres mais on les digère mieux. On peut utiliser l'eau qui reste comme un diurétique riche en minéraux, et en fibres solubles. Il suffit alors de mixer plusieurs légumes, d'y ajouter des herbes, voire quelques graines pour obtenir un peu de craquant et voilà un excellent remède à nos maux de ventre !

Conseil

Variez vos apports : afin de profiter pleinement de tous les effets des fibres, variez-en les sources. Mettez des fibres à chaque repas, sous forme de légumes crus ou cuits, de fruits secs ou frais, de légumineuses, de céréales, pain complet, pâtes et riz complets. Ajoutez aussi, par exemple, quelques noix, graines ou fèves à votre salade verte. Privilégiez les produits complets et peu transformés.

Un repas type riche en fibres :

- **Petit déjeuner :** un petit bol de céréales à base de flocons d'avoine ou de son de blé, une tasse de café ou de thé et un jus d'orange.
- **Déjeuner :** salade de concombre et tomates, 150 g de lentilles, viande blanche, accompagnée d'une tranche de pain complet, un yaourt et une pomme.
- **Collation ou goûter :** une poignée d'abricots secs et de pruneaux.
- **Dîner :** un potage de légumes verts, une assiette de pâtes complètes, une salade de fruits.

Accompagnez chacun de vos repas de beaucoup d'eau pour améliorer le travail des fibres consommées.

Reportez-vous

Retrouvez le best of des aliments riches en fibres page 106.

Prudence avec les glucides

Les glucides sont les carburants de l'organisme et essentiels à sa bonne marche. Mais certains sucres, en particulier le fructose et les Fodmaps, sont mal absorbés par l'organisme. Certains médecins et chercheurs les soupçonnent aujourd'hui d'être à l'origine des syndromes de la colopathie fonctionnelle, dont les ballonnements, en fermentant dans l'intestin.

Focus

PETIT RAPPEL SUR LES SUCRES SIMPLES ET SUCRES COMPLEXES

Les sucres, ou glucides, se retrouvent dans de nombreux aliments sous différentes formes, tailles et molécules. On les classe généralement en deux catégories :

- **les sucres simples** (monosaccharides) : glucose, fructose et galactose qu'on trouve dans le sucre en poudre, les boissons (sodas), pâtisseries ou desserts. Ils sont digérés rapidement et principalement utilisés comme source d'énergie pour le cerveau et le corps ;
- **les sucres complexes** peuvent être composés de deux sucres simples (disaccharides), comme pour le lactose et le saccharose, ou de plusieurs sucres simples (polysaccharides), à l'image de l'amidon et du glycogène. Moins rapidement digérés et assimilés, ils sont stockés par l'organisme qui les utilise quand il en a besoin (lors d'un effort physique important, par exemple). Les céréales, le pain, les légumineuses, les pâtes, les pommes de terre et le riz en contiennent.

Reportez-vous

Reportez-vous au chapitre 7 de la partie 2, « Les nutriments » (p. 94) pour en savoir plus sur les glucides.

Sucres naturels et sucres ajoutés

Le saviez-vous

Le sucre de table, en poudre, est constitué de saccharose. Certains sucres comme le glucose, le saccharose et le fructose sont naturellement présents dans les fruits et les légumes. C'est par exemple le cas de la banane ou des petits pois qui contiennent du saccharose, ou encore des poires et des tomates, des aliments dans lesquels on retrouve du fructose et du glucose. Le lactose est, quant à lui, le sucre naturel du lait.

Les sucres ajoutés désignent tous les monosaccharides et disaccharides, y compris les sucres raffinés et de synthèse, obtenus à partir d'amidon de maïs, de blé ou de pomme de terre. La plupart sont utilisés par les industriels pour la confection des produits transformés. C'est par exemple le cas du sirop de glucose dans les pâtisseries, confiseries et céréales du petit déjeuner. Ces sucres ajoutés, consommés en excès, sont responsables de risques accrus de développer un diabète, une maladie cardiovasculaire ou un cancer de l'intestin.

Conseil

L'Organisation mondiale de la santé (OMS) recommande de limiter leur consommation à 10 % des apports énergétiques quotidiens.

Fructose, Fodmaps et intestin irritable

Le saviez-vous

Certains sucres, dits fermentescibles, parce qu'ils fermentent dans l'intestin, jouent un rôle dans l'apparition de symptômes de colopathie fonctionnelle, tels que les ballonnements et les gaz. On les regroupe sous le terme de Fodmaps.

Ces sucres rassemblent les oligosaccharides, disaccharides, monosaccharides et polyols, présents dans l'alimentation, mais également utilisés dans l'industrie agroalimentaire pour les produits transformés.

Plusieurs études ont démontré qu'un régime alimentaire pauvre en Fodmaps (à raison de moins de 5 g par jour) effectué plusieurs semaines chez des patients souffrant du syndrome de l'intestin irritable diminuait les flatulences, les douleurs abdominales et la constipation.

À la lumière de ces résultats, d'autres recherches ont montré qu'environ ⅓ des personnes souffrant de colopathie fonctionnelle seraient également intolérants au fructose, ce sucre naturellement présent dans de nombreux fruits et fruits séchés.

Le régime Fodmaps, une voie prometteuse ?

Limiter l'apport des aliments riches en Fodmaps (à 3 g par jour) pour soulager les symptômes de l'intestin irritable est la base de ce régime, élaboré par une nutritionniste australienne en 2005 à la suite de résultats prometteurs.

Cette diététique, parfois proposée en traitement de première intention dans la colopathie fonctionnelle, reste compliquée à mettre en œuvre. Il convient en effet d'adopter une alimentation pauvre en sucres fermentescibles durant un temps limité (6 à 8 semaines) avant de les réintroduire progressivement, soit un groupe d'aliments par semaine. Si les symptômes reprennent alors qu'ils avaient diminué, ou disparu, il faut attendre un retour à la normale pour recommencer leur prise, mais en diminuant de moitié la quantité ingérée. En l'absence de toute nouvelle douleur, un nouveau groupe d'aliments riches en Fodmaps peut de nouveau être réintroduit. Soulignons que ce régime n'est pas un régime d'éviction, mais qui limite les Fodmaps.

Conseil

Mieux vaut vous faire accompagner par un médecin ou une diététicienne, car identifier les Fodmaps dans chaque aliment est difficile et les recommandations sont complexes. Vous éviterez aussi les risques de carences en certains micronutriments.

Focus

LES ALTERNATIVES AU SUCRE BLANC

Sans intérêt nutritionnel pour l'organisme, car il n'apporte ni minéraux, ni vitamines, le sucre blanc issu de la betterave ou de la canne à sucre présente un index glycémique élevé (70). Plus naturel et plus intéressant sur le plan nutritionnel, le sucre de canne complet ou non raffiné contient plus de fer et de potassium.

Pensez également au sucre de coco, au sirop d'agave, à la stévia, au sirop d'érable et à la sève de bouleau. Tous ont un pouvoir sucrant important, mais un index glycémique bas (< 40). Parfois même, on peut en mettre moins pour obtenir le même effet sucrant.

Quels sont les aliments à limiter ?

- **Certains fruits :** poires, pommes, cerises, nectarines, pêches, abricots, kakis, noix de coco, pastèques, mangues et certains fruits secs (dattes, figues, abricots).
- **Certains légumes :** champignons, chou-fleur, oignons, choux, artichauts, navets, ail, chicorées, topinambours, salsifis, cardons, échalotes, poireaux, asperges. Évitez d'une façon générale de consommer les légumes en crudités.
- **Certaines légumineuses :** blé en excès, seigle, pois chiches, lentilles, haricots rouges.
- **Produits laitiers :** lait de vache, de brebis, de chèvre, fromages non affinés, yaourts, fromage blanc, faisselle, petit-suisse et crème dessert ou crème glacée, mais aussi sauces Béchamel et flan.
- **Produits sucrés :** miel, confiture, sodas, jus de fruits et nectars, produits allégés en sucre, bonbons, chewing-gum.

Attention

Méfiez-vous de tous les aliments dont l'étiquette mentionne les termes « fructose », « sirop de fructose » ou encore « sirop de glucose-fructose », qui sont des sucres complexes pouvant être classés dans la catégorie des Fodmaps. Évitez également d'une manière générale tous les édulcorants dans la liste des ingrédients finissant par « -ol ».

Reportez-vous

Reportez-vous page 177 pour en savoir plus sur les sucres, et page 179 pour davantage d'informations sur les substituts.

Aliments autorisés et alternatives à privilégier

- **Légumes :** carottes, pommes de terre pelées, courgettes, épinards, aubergines, haricots verts, laitue, olives, concombre, blettes, céleri, tomates, endives, navets, courge, cœurs de palmiers, potiron.
- **Fruits :** bananes, pamplemousses, kiwis, oranges, citrons, fraises, framboises, fruits de la passion, mandarines, melons, myrtilles, raisin, rhubarbe.
- **Produits céréaliers :** riz, quinoa, avoine, sarrasin, pâtes sans gluten, maïs, polenta.
- **Produits laitiers :** beurre, produits laitiers sans lactose.
- **Protéines :** viandes, poissons, œufs, crustacés, tofu, flageolets, lentilles corail, pignons de pin, arachide.
- **Autres :** toutes les herbes, épices, aromates, sirop d'érable, sucre intégral (mélasse).

Attention

Ce régime ne doit pas vous dispenser de tous les conseils précédemment donnés. Mâchez lentement et prenez le temps de manger. Évitez l'écueil de faire des repas déséquilibrés au risque d'avoir des carences. En accord avec votre médecin ou diététicienne, ne poursuivez pas non plus ce régime s'il s'avère inefficace au-delà de 2 mois et que vos symptômes persistent.

Attention aux matières grasses !

Les matières grasses font partie intégrante de l'alimentation et ne doivent pas être diabolisées. Ces nutriments énergétiques ont une place de choix dans l'organisme, même s'il s'agit de distinguer les acides gras des graisses cachées. Pour autant, leur consommation devrait être réduite si vous souffrez de douleurs intestinales, car elles entraînent dans l'organisme des réflexes gastrocoliques, ou mouvements auxquels vous pourrez être plus sensible.

Un rôle essentiel

Le saviez-vous

Les graisses alimentaires constituent une réserve énergétique importante pour l'organisme et le cerveau. Elles jouent en effet un rôle essentiel dans la composition des membranes des cellules, des noyaux et du tissu nerveux. Les lipides participent également au bon fonctionnement des systèmes circulatoires et inflammatoires. On distingue plusieurs grandes catégories ou familles :

- **Les acides gras polyinsaturés** (oméga 6 et oméga 3), qui sont liquides à température ambiante. On les trouve dans les huiles de colza, de maïs ou de tournesol. Ils ont toute leur importance car notre corps ne peut pas les synthétiser ;

- **Les acides gras saturés**, sous forme liquide à température ambiante, proviennent surtout des graisses animales (beurre, fromages, graisses de porc) ou végétales (huile de palme). S'ils ont tendance à faire augmenter le « mauvais cholestérol », ils doivent être consommés, mais en plus petite quantité ;
- **Les acides gras mono-insaturés** (oméga 9), liquides à température ambiante mais supportant la chaleur et pouvant être cuits, sont majoritaires dans notre alimentation. Leurs effets sont reconnus sur la fonction cardiovasculaire.

Reportez-vous

Reportez-vous au chapitre 7 de la partie 2, « Les nutriments » (p. 97), et au chapitre 9 de la partie 2, « Les bases d'une bonne alimentation » (p. 137), pour en savoir plus sur les différents acides gras.

Attention

HARO SUR LES ACIDES GRAS TRANS !

Ces principaux constituants des matières grasses, à l'origine insaturés, existent naturellement de façon minoritaire dans la viande, le beurre ou les produits laitiers. Mais l'essentiel provient des aliments ayant subi une transformation industrielle, comme l'hydrogénation partielle des huiles végétales.

Ce procédé vise à faire passer une huile d'un état solide à un état liquide, la rendant moins sensible à l'oxydation et donc capable d'être conservée plus longtemps. D'autres encore sont utilisés dans l'industrie alimentaire comme conservateurs et stabilisateurs pour rendre les aliments plus fermes. Les viennoiseries, confiseries ou plats cuisinés regorgent de ces « graisses cachées » !

L'Anses (Agence nationale de sécurité sanitaire de l'alimentation, de l'environnement et du travail) indique qu'une consommation excessive de ces acides gras trans est associée à une augmentation du risque cardiovasculaire et fixe le seuil à ne pas dépasser à 2 % de l'apport énergétique total.

Quels lipides choisir ?

Conseil

Pensez avant tout à varier les sources de matières grasses sans en abuser. Privilégiez les acides gras essentiels mono-insaturés, présents dans l'avocat, les graines et noix et l'huile d'olive. Diminuez votre consommation d'oméga 6 au profit de celle d'oméga 3 (poissons gras et huiles de poissons). Vous pouvez utiliser, mais avec modération, la margarine, l'huile végétale, la mayonnaise et la vinaigrette. Consommez le moins possible de graisses animales (viande rouge, fromages avec plus de 20 % de matière grasse). D'une façon générale, l'apport des calories liées aux lipides ne devrait pas dépasser 30 % de l'apport énergétique quotidien.

Reportez-vous

Reportez-vous au chapitre 7 de la partie 2, « Les nutriments » (p. 97) pour en savoir plus sur les lipides.

Pas de repas trop riche

Les lipides ou graisses contenus dans certains aliments peuvent être plus difficiles à digérer et augmenter les symptômes de l'intestin irritable en provoquant spasmes abdominaux et ballonnements, voire des diarrhées.

Conseil

Évitez les plats en sauce, la cuisine au beurre, les fromages gras, les panures, ainsi que la plupart des plats cuisinés industriels, riches en graisses, additifs, sucres et sel. Limitez également les protéines animales en troquant la viande rouge contre du poisson ou de la viande blanche, ou en la réservant à des moments festifs ou spéciaux (restaurant, dîner chez des amis...). Limitez les charcuteries ou optez pour les moins grasses, comme le jambon blanc.

Conseil

ADOPTEZ LES BONNES HABITUDES !

Toutes les études le montrent : manger une poignée de noix ou noisettes (fruits à coque non salés) est excellent pour la santé ! Préférez les huiles de colza, de noix et d'olive et évitez le beurre pour une cuisson à forte température. Privilégiez les modes de cuisson sans ajout de matière grasse (en papillote, vapeur...). Équipez-vous de poêles ou casseroles à revêtement antiadhésif. Avant de servir un aliment cuit dans des matières grasses, mettez un papier absorbant dans votre plat. Sachez qu'un plat comportant plus de 10 % de graisses est considéré comme gras et que sucres et matières grasses vont souvent de pair !

Intérêts ou limites du régime sans gluten ?

Le gluten, aujourd'hui accusé de nombreux maux et présent dans la plupart des produits transformés, est souvent responsable d'inconfort digestif lorsque sa protéine est mal absorbée par l'intestin. Des symptômes similaires à ceux d'un syndrome de l'intestin irritable peuvent alors se manifester.

Qu'est-ce que le gluten ?

Le saviez-vous

Le gluten est constitué de plusieurs protéines, dont la gliadine, que l'on retrouve dans certaines céréales comme le seigle, le blé, l'avoine, l'orge, le kamut et l'épeautre.

Le gluten est une sorte de colle aujourd'hui largement utilisée par les industriels pour donner du mœlleux, de la saveur et du liant aux aliments sortis du four. Il se forme au cours de la fabrication du pain, et plus particulièrement lors de la phase de pétrissage. Difficile d'y échapper !

Le gluten est omniprésent dans l'alimentation, ou presque... des plats cuisinés du commerce aux potages en brique, des gratins de pommes de terre aux condiments et sauces, sans compter tous les aliments susceptibles de comporter des « traces de gluten ».

Hypersensibilité au gluten ou maladie cœliaque

Focus

La maladie cœliaque est une intolérance permanente à une ou plusieurs protéines du gluten. Si ces symptômes n'arrivent pas brutalement, l'ingestion répétée de produits contenant du gluten provoque une réaction immunitaire anormale et la production d'anticorps dirigés contre les protéines du gluten. La maladie entraîne une destruction des villosités de l'intestin (du microbiote) qui permettent l'absorption des nutriments, vitamines et minéraux.

Différents troubles s'ensuivent alors, comme une anémie, de la fatigue, des diarrhées et une perte de poids. Le diagnostic se fait à la suite d'une prise de sang et d'une biopsie de l'intestin. Il n'existe à ce jour aucun médicament pour y remédier. Le seul traitement reste l'éviction, à vie, des aliments contenant du gluten. On estime aujourd'hui qu'1 % de la population en serait atteint. L'intolérance au gluten est un trouble distinct, même si les symptômes, comme les diarrhées, les ballonnements ou les irritations intestinales, sont similaires.

Cette « hypersensibilité au gluten non cœliaque », dans laquelle le rôle du gluten reste à démontrer, serait avant tout liée à une augmentation de la perméabilité intestinale. La paroi, devenant plus poreuse, laisse passer un certain nombre de substances qui risquent de pénétrer dans l'organisme. Sous l'effet d'une muqueuse fragilisée, les réactions inflammatoires se succèdent. Mais cette hypersensibilité ne provoque ni lésion à l'intestin, ni réaction d'anticorps, et sa présence est impossible à détecter avec les examens « classiques » puisqu'il n'existe aucun biomarqueur. La seule façon de la diagnostiquer est d'éliminer les aliments contenant du gluten, puis de voir si les symptômes disparaissent, avant de les réintroduire progressivement et en petites quantités.

L'intestin irritable et le gluten

La sensibilité au gluten pourrait également concerner les personnes souffrant du syndrome de l'intestin irritable. Un certain nombre d'études scientifiques essaient en tout cas faire le lien entre ses symptômes et l'ingestion d'aliments contenant du gluten. L'une d'entre elles a notamment montré que la maladie cœliaque était 3 à 4 fois plus fréquente chez les patients souffrant de colopathie fonctionnelle. Les chercheurs ont établi que, chez la souris, la sensibilité au gluten induisait la sécrétion d'acétylcholine, un neurotransmetteur qui augmenterait la contraction des muscles lisses de l'intestin et le transport de l'eau. Pourtant, ces troubles intestinaux pourraient tout aussi bien être une sensibilité à certains aliments, liés à des nutriments qui fermentent, ou, comme on l'a vu précédemment, aux Fodmaps, ces glucides à chaînes courtes également présents dans le blé.

Faut-il suivre un régime sans gluten ?

L'alimentation sans gluten suscite aujourd'hui un intérêt grandissant. Les nombreuses personnalités publiques, mais aussi sportifs qui l'ont adoptée vantent ses bienfaits sur la santé. Pour beaucoup, le gluten serait responsable de maux de tête et migraines, de problèmes de peau, de prise de poids, de troubles du sommeil, d'une mauvaise circulation sanguine et de maux de ventre.

Dans une petite étude, des chercheurs anglais ont soumis des patients souffrant d'un syndrome de l'intestin irritable, mais sans maladie cœliaque, à un régime sans gluten. Les résultats ont montré que leurs symptômes s'amélioraient.

Une fois le gluten réintroduit « à l'aveugle », près des ¾ des patients se plaignaient de nouveau de ballonnements, douleurs et problèmes de transit. Mais une autre étude italienne, présentée lors de la Digestive disease week aux États-Unis en 2015 a montré qu'un régime pauvre en Fodmaps convenait mieux qu'une diète sans gluten.

Attention

La mise au régime ne devrait pas avoir lieu sans fondement, ni avis médical ! Donc, pas d'autodiagnostic ! Suivre un régime sans gluten est en effet astreignant et compliqué. Il vous faudra traquer sa présence dans les aliments en lisant attentivement les étiquettes.

Attention

Attention aux ingrédients ajoutés contenant du gluten. Ils concernent plus particulièrement l'amidon de céréales, ainsi que l'amidon modifié dont l'origine n'est pas précisée, les épaississants, l'extrait de malt et le malt (présent dans certains yaourts aromatisés), le liant protéinique végétal et les protéines végétales.

Quels aliments à éviter ?

Conseil

Tous les aliments à base de blé doivent être évités. Un régime sans gluten implique donc d'être très vigilant sur le choix des produits et de vérifier systématiquement la liste des ingrédients. La présence d'amidon sans précision doit entraîner l'éviction de l'aliment. Les produits contenant un amidon de maïs, pomme de terre, riz, tapioca, arrow-root peuvent être conservés. La règle d'or reste de privilégier les aliments nature et de cuisiner un maximum soi-même.

On élimine	On remplace par
Pain et produits de panification (biscottes, biscuits, viennoiseries, pain azyme, pain d'épice…)	Pain sans gluten, biscottes sans gluten, galettes de riz, quinoa, maïs (en vérifiant la liste des ingrédients), biscuits sans gluten.
Farine de blé	Fécule de maïs, de pomme de terre ou de riz, farine de châtaignes.
Pâtes alimentaires, blé précuit, semoule, boulgour, pilpil	Pâtes sans gluten, riz, quinoa, sarrasin pur (attention aux galettes de sarrasin), pommes de terre (non préparées), polenta, légumes secs, tapioca, amarante, patates douces, igname.
Céréales pour petit déjeuner, flocons d'avoine	Céréales pour petit déjeuner sans gluten à base de maïs, quinoa ou riz.
Laitages allégés, aux fruits, aux céréales, flans et desserts lactés, glaces et desserts glacés	Lait écrémé, demi-écrémé ou entier frais ou stérilisé, concentré ou en poudre.
Laitages nature au lait-écrémé ou entier	Préparations au lait de soja et certains desserts lactés en vérifiant la liste des ingrédients.
Fromages à moisissures internes et certains fromages à tartiner	Tous les autres fromages. Pour les fromages à tartiner, vérifiez la liste des ingrédients.
Viandes et poissons meunière, panés, frits, en croûte, préparations de viande hachée, surimi, certaines charcuteries, seitan (protéine végétale de blé)	Viandes et poisson frais, jambon cuit ou cru supérieur, filet de bacon (pour les charcuteries, vérifiez la liste des ingrédients).
Beurres allégés, margarines allégées, crèmes allégées, huile de germe de blé	Beurre classique, crème entière. Toutes les autres huiles. Crèmes végétales de soja, amande, riz en vérifiant les ingrédients.
Sauces du commerce, y compris soja et nuoc-mâm, vinaigrettes du commerce, mélanges d'épices moulues (curry, curcuma), vinaigre de malt, chapelure	Coulis de tomates nature, jus de citron, fines herbes, vinaigre de vin. Pour les moutardes, vérifiez l'étiquetage.
Chocolat et cacao, sucre glace, sucre vanillé, figues sèches, fruits confits, pâtes de fruits, hosties, guimauves, marrons glacés, dragées, nougat, réglisse, calissons, confitures allégées, pâtes à tartiner	Sucre pur, confiseries pur sucre, miel, confitures classiques pur fruit, pur sucre. Chocolat sans gluten.

On élimine	On remplace par
Biscuits apéritif, y compris certaines chips de pommes de terre, graines oléagineuses grillées à sec	Olives, graines oléagineuses non grillées à sec.
Bière (présence de malt), panachés, tisanes, préparations instantanées pour petit déjeuner, mélanges chicorée-café	Eau, café, thé, jus de fruits. Sodas classiques et alcools purs en quantité modéré.
Levures chimiques, levain, levure de bière	Levure de boulanger sèche ou fraîche.
Édulcorants, boissons *light*	Vérifiez la liste des ingrédients.
Tous les plats préparés, sucrés comme salés, industriels ou traiteur	Vérifiez minutieusement la liste des ingrédients et dans le doute supprimez l'aliment.

OÙ VOUS PROCURER DES PRODUITS SANS GLUTEN ?

De nombreuses enseignes se sont aujourd'hui spécialisées dans le sans gluten. Vous trouverez aisément des produits (pains, biscuits) et marques dans les rayons de supermarchés et dans des enseignes spécialisées ou magasins bio.

Le saviez-vous

Les produits sans gluten sont 2 à 4 fois plus cher que les autres. La Sécurité sociale prend en charge une partie de leur surcoût dans le cadre de la maladie cœliaque, mais pas si vous souffrez d'un syndrome de l'intestin irritable.

Chapitre 14
Le cholestérol

DANS CE CHAPITRE

Qu'est-ce que le cholestérol ?

•

Pourquoi agir sur son taux de cholestérol ?

•

La bonne alimentation à adopter

Le cholestérol est souvent présenté comme l'ennemi n° 1 de notre corps. En réalité, c'est un élément indispensable à la vie des êtres humains et des animaux. Il est naturellement produit par notre organisme, qui en a besoin, toutefois un excès peut avoir des conséquences graves pour la santé. Ces conséquences sont d'autant plus importantes que l'excès de cholestérol est parfois découvert tardivement. En effet, l'hypercholestérolémie n'est directement liée à aucune douleur physique, ni aucun symptôme venant nous alerter. Pourtant, cet excès, sur la durée, a des effets désastreux sur le système cardiovasculaire, à savoir le cœur et les artères. Dans ce chapitre, vous découvrirez toutes les astuces pour diminuer votre taux de cholestérol et être en meilleure santé.

Qu'est-ce que le cholestérol ?

Focus

Il s'agit d'un stérol et il fait donc partie des constituants gras de notre corps. On le retrouve dans les membranes de toutes nos cellules, où il a un rôle important de stabilité, fluidité, et plus largement de structure.

Dans les neurones, les cellules du cerveau, il permet la synthèse des neurotransmetteurs et aide donc à la propagation de l'influx nerveux.

Enfin, il est précurseur de synthèse pour plusieurs éléments importants de notre corps :

- Les hormones, appelées d'ailleurs stéroïdes, dont des hormones sexuelles ;
- Les sels biliaires ;
- La vitamine D.

La synthèse du cholestérol se fait principalement dans l'intestin et dans le foie. Ce dernier est notre producteur majeur, qui fournit entre la moitié et les ¾ des besoins de notre organisme. La moitié ou le quart restant nous est apporté par l'alimentation quand nous mangeons des aliments d'origine animale.

Il existe naturellement une fonction d'autorégulation dans l'organisme qui permet de diminuer la synthèse de cholestérol, lorsque nous en consommons en excès, d'où la variation des fractions évoquées ci-dessus. Mais cette fonction peut s'altérer.

Le foie ne se contente pas de produire le cholestérol nécessaire pour les autres tissus de l'organisme, il est aussi un lieu de recyclage et de retour du cholestérol qui n'est pas utilisé.

On entend parler le plus souvent de bon et de mauvais cholestérol, pourtant le terme « cholestérol » désigne bien une seule molécule et c'est aux transporteurs que nous allons nous intéresser pour classer le cholestérol.

Comme la plupart des produits gras, le cholestérol est hydrophobe. De par sa structure, il n'est donc pas directement soluble dans le sang.

Pour circuler dans le sang et se rendre jusqu'aux cellules, il a besoin de transporteurs que l'on appelle lipoprotéines :

- **Les LDL** (*Low Density Lipoproteins*, lipoprotéines de basse densité) transportent le cholestérol du foie vers les cellules. Toutes les cellules présentent des récepteurs sur leurs membranes en fonction de leurs besoins en cholestérol. Lorsque le cholestérol circule en excès dans le sang, c'est-à-dire en quantité supérieure au besoin de nos cellules, les LDL le déposent directement dans les artères. C'est également le cas à la suite d'une altération des LDL, qui ne seront alors plus reconnues par les récepteurs des cellules. Cette altération peut être liée au tabac, ou à un taux de sucre trop élevé. C'est pour cette raison que le cholestérol LDL est communément appelé « mauvais cholestérol ».
- **Les HDL** (*High Density Lipoproteins*, lipoprotéines de haute densité) au contraire agissent dans le recyclage. Elles récupèrent le cholestérol en excès et le rapportent au foie. C'est le « bon cholestérol », celui qui « nettoie » les artères.

C'est par une prise de sang que l'on dose la quantité totale de cholestérol présente par litre de sang. La fraction du cholestérol qui circule du foie vers la périphérie s'appelle le cholestérol LDL (dit le mauvais) et celle qui revient vers le foie est appelée cholestérol HDL (le bon).

Pourquoi agir sur son taux de cholestérol ?

Que se passe-t-il dans l'organisme ?

Focus

Lorsque le cholestérol est présent en excès dans le sang, les LDL le déposent directement dans les artères. Ce dépôt de cholestérol est responsable de la formation de plaques d'athérome qui vont épaissir et durcir l'intérieur des artères, limitant ainsi l'espace de circulation et pouvant aller jusqu'à les boucher totalement par rupture, et donc détachement d'une plaque.

Ces plaques peuvent également, à terme, entraîner la lésion de la paroi artérielle (sclérose), susceptible alors de se rompre. C'est le phénomène de l'athérosclérose.

Quand l'artère se bouche plus ou moins brutalement, le sang n'arrive plus à passer correctement. Le sang et l'oxygène ne peuvent donc plus atteindre le reste de notre corps, les cellules souffrent et il faut agir en urgence. C'est le cas notamment au niveau du cerveau, du cœur ou des membres inférieurs.

L'athérosclérose est un facteur de risque bien identifié des accidents vasculaires et cardiaques :

- Angines de poitrine ou angor (douleur dans la poitrine liée à l'obstruction partielle d'une artère coronaire) ou, pire, infarctus du myocarde, appelé également crise cardiaque, lorsque la privation d'oxygène est suffisamment grave pour entraîner la mort par asphyxie d'un grand nombre de cellules du muscle du cœur.
- AVC (accidents vasculaires-cérébraux) qui se caractérisent par une lésion d'une partie du cerveau à la suite de l'obstruction d'un vaisseau, lorsque l'athérome est situé au niveau d'une carotide.
- Artérite oblitérante des membres inférieurs, liée à une obstruction des artères des membres inférieurs.

Près de 150 000 personnes meurent chaque année en France d'une maladie cardiovasculaire, et, à ce titre, réduire de 5 % le taux de cholestérol de la population française adulte est un des objectifs de la loi de santé publique.

Facteurs et risques de prévention

On comprend ainsi à quel point la prévention est primordiale, afin d'agir avant l'arrivée des premiers signes et d'éviter la survenue d'accidents aux conséquences dramatiques. Modifier son hygiène de vie, dont ses habitudes alimentaires, est la première étape et elle est le plus souvent suffisante pour réguler le taux de cholestérol. Dans d'autres cas, le cœur est déjà fragilisé. En régulant le taux de cholestérol, on cherche alors à éviter une récidive qui pourrait être encore plus dramatique. Le régime alimentaire reste primordial, mais est souvent accompagné d'une prescription de médicaments.

Mais il faut rappeler que l'excès de cholestérol n'est qu'un des facteurs de risque cardiovasculaire identifiés. Il existe également d'autres paramètres dits modifiables, c'est-à-dire sur lesquels on a la possibilité d'agir, et d'autres non modifiables.

Idée reçue

BAISSER SON TAUX DE CHOLESTÉROL EST NÉFASTE

Vous avez peut-être entendu dire que baisser le cholestérol pouvait être dangereux pour la santé et même provoquer l'apparition de cancers. C'est une erreur d'interprétation. En réalité, ce n'est pas la baisse du cholestérol qui entraîne l'apparition d'une maladie. C'est la maladie elle-même (le cancer ou une maladie du foie) qui s'accompagne d'une baisse du cholestérol.

Quant aux médicaments, comme les statines prescrites par votre médecin, soyez rassuré. Leur efficacité pour réduire encore plus votre cholestérol et protéger votre cœur est incontestable. Les données scientifiques sur lesquelles se fondent les autorités de santé pour en permettre la prescription vont toutes dans le bon sens.

Votre médecin est votre meilleur conseiller pour ce qui vous est bénéfique.

Facteurs de risque modifiables

Le diabète : l'excès de sucre dans le sang est également toxique pour les artères et majore le risque dû au cholestérol. Le diabète augmente le risque sur toutes les artères : cerveau, cœur et membres inférieurs.

Reportez-vous

Reportez-vous au chapitre 15 de cette partie pour tout savoir sur le diabète (p. 377).

L'hypertension artérielle : le cœur travaille davantage, ce qui représente un risque d'affaiblissement précoce. La pression supérieure détériore également, à la longue, les parois artérielles.

Le tabagisme (actuel ou arrêté depuis moins de 3 ans) : favorise le rétrécissement des artères, la formation de caillots et l'apparition de troubles du rythme cardiaque. 1/3 des infarctus sont liés au tabac (75 % avant 40 ans). Le bénéfice de l'arrêt du tabac est assez rapide et, après 3 ans d'arrêt, ce facteur de risque est éliminé.

Le surpoids et, au-delà, l'obésité : la répartition des graisses corporelles est également à prendre en compte. Un excès de graisse au niveau de la taille et du ventre (androïde) représente un risque cardiovasculaire plus élevé que les graisses réparties au niveau des fesses, hanches et cuisses (gynoïde).

La consommation régulière d'alcool, soit plus de 3 verres de vin par jour chez l'homme et 2 verres par jour chez la femme.

La sédentarité, qui se caractérise par une activité inférieure à 30 minutes de marche quotidienne ou avec un podomètre affichant moins de 5 000 pas quotidiens.

Facteurs de risque non modifiables

Le sexe : en Europe, 55 % des femmes décèdent d'une pathologie cardiovasculaire, contre 43 % des hommes.

L'âge : la probabilité de survenue d'un accident cardiovasculaire augmente nettement après 50 ans chez l'homme et après 60 ans chez la femme (en réalité jusqu'à la ménopause, les hormones agissant avant comme protecteurs).

L'existence de maladies cardiovasculaires dans la famille, et notamment la survenue d'un infarctus du myocarde ou une mort subite avant 55 ans chez le père ou chez un parent du premier degré de sexe masculin, l'existence d'un infarctus du myocarde ou une mort subite avant 65 ans chez la mère ou chez un parent du premier degré de sexe féminin, ou encore la survenue d'un AVC d'un parent proche avant 45 ans.

Attention

Plus le nombre de facteurs de risque avérés est important, plus le niveau du risque cardiovasculaire est élevé et plus il faut agir de façon massive pour le réduire.

Focus

LE RÔLE DE LA GÉNÉTIQUE

On entend souvent parler d'hypercholestérolémie génétique. En réalité, votre taux de cholestérol élevé est le plus souvent le fruit d'une histoire familiale modulée par notre alimentation. Ce sont donc les habitudes alimentaires familiales qui vous y exposent plus ou moins.

Pour un petit nombre de cas exceptionnels, notre faculté à produire trop de cholestérol nous vient de nos deux parents : dans ce cas, le taux est très élevé et seuls les médicaments sont capables de renverser la tendance. Seules 60 personnes en France sont porteuses de cette forme génétique rare. Pourtant, l'hypercholestérolémie est fréquente : plus d'un tiers des adultes en France sont touchés.

Il existe surtout une prédisposition familiale au cholestérol qui entre en compte dans l'évaluation de votre propre risque cardiovasculaire.

Informez vos enfants sur votre taux de cholestérol et sur l'importance de connaître le leur. Cette démarche s'appelle le « dépistage familial » : c'est un service que vous leur rendrez.

EXISTE-T-IL UN PARADOXE FRANÇAIS ?

On entend souvent dire que vivre en France protégerait de la survenue de maladies du cœur et des artères, même si nous mangeons gras. Les pays du Nord et de l'Est de l'Europe comptent plus d'accidents cardiovasculaires que nous, et la bonne cuisine française, en particulier notre vin rouge, est souvent évoquée comme protectrice.

On l'a cru il y a 20 ans, mais ce n'est pas vrai... En réalité, il existe simplement un gradient Nord-Sud : plus on est au nord, plus on risque de mourir de problèmes cardiaques soudains.

La fréquence des accidents cardiaques est plus faible dans l'Espagne du Sud que dans l'Espagne du Nord ; de même pour la France entre Nord et Sud. Mais Espagne du Nord et France du Sud ont les mêmes fréquences. Plus au nord, Lille et Londres affichent des chiffres eux-mêmes inférieurs à ceux de l'Écosse, etc.

Pourquoi les chiffres sont-ils meilleurs au Sud ? Parce que, plus on descend vers le sud, moins on mange de graisses saturées au profit de graisses insaturées, et plus on consomme de fruits et de légumes.

L'alcool représente en réalité un facteur de risque supplémentaire.

Taux de cholestérol et normes

Le saviez-vous

Tout adulte de plus de 18 ans devrait connaître son taux de cholestérol, et particulièrement en tenant compte de ses antécédents familiaux.

En cas de prise de poids importante, en parallèle à l'apparition d'un diabète ou dans le cadre de la prise d'un contraceptif oral chez la femme, il est conseillé de le contrôler davantage.

Quand le cholestérol total est élevé, on s'intéresse aux dosages de ses fractions LDL et HDL. Si le cholestérol LDL (le mauvais) est trop élevé, cela signifie que le cholestérol reste trop longtemps dans nos artères, qui risquent alors de s'encrasser et de devenir source de problèmes, surtout pour le cœur et le cerveau. Plus rarement, c'est le cholestérol HDL (le bon) qui est seul élevé. Cela protège de l'encrassement ! Mais ne rêvons pas, cette situation ne se retrouve que dans certaines familles ou chez de grands sportifs comme les marathoniens.

Les normes classiquement retenues sont les suivantes :

- Cholestérol total < 2 g par litre de sang ;
- Cholestérol LDL < 1,6 g par litre de sang ;
- Cholestérol HDL > 0,4 g par litre de sang.

Un taux élevé de cholestérol HDL (plus de 0,60 g/l) protège des maladies cardiovasculaires et annule un facteur de risque cardiovasculaire. De plus, un taux inférieur à 0,4 g/l chez l'homme et inférieur à 0,5 g/l chez la femme augmente le risque de maladie coronaire.

Si cette règle est valable pour tous, le taux souhaitable de cholestérol est à ajuster à chaque individu. Votre médecin est le plus compétent pour fixer un taux souhaité en prenant en compte votre âge, votre sexe, vos antécédents, mais surtout votre état de santé général. Par exemple, un taux de cholestérol LDL de 1,8 g/l peut être acceptable chez une personne jeune et sans aucun autre problème de santé ; tandis que pour un homme de 50 ans ayant déjà eu une artère bouchée, le taux souhaitable de cholestérol LDL devra être inférieur à 1 g/l. Votre médecin pourra le déterminer au fur et à mesure de son suivi.

Le saviez-vous

Le dosage du cholestérol dans le sang s'accompagne toujours du dosage d'un autre élément « gras » : les triglycérides. Ceux-ci représentent le carburant dont nos cellules ont besoin et sont fabriqués, soit dans l'intestin à partir des graisses alimentaires, soit dans le foie à partir des sucres ou de l'alcool ingérés. Ils peuvent aussi accompagner un surpoids. Leur taux ne doit pas dépasser 1,5 g par litre de sang.

La bonne alimentation à adopter

Les facteurs de risque modifiables sont le centre de l'action que vous avez à mener pour réduire le risque de développer une maladie cardiovasculaire. La prise de médicaments est parfois indispensable pour aider à réguler le taux de cholestérol. Néanmoins, elle ne doit pas être la seule action entreprise. L'alimentation reste un point d'action clé pour vous aider à réguler votre taux de cholestérol sanguin, en limitant directement les apports. L'alliance d'une alimentation de très bonne qualité avec la prise de médicaments est en effet une garantie de faire baisser votre cholestérol rapidement et d'améliorer votre hygiène de vie. D'autant plus que ce régime alimentaire peut vous aider en parallèle à réguler votre poids, et donc à éliminer un autre facteur de risque directement lié : le surpoids.

Les sources de cholestérol majoritaires

Le saviez-vous

Pour limiter ses apports en cholestérol, il est important de se pencher sur la composition des aliments. Tout d'abord, retenez une première règle simple : le cholestérol est uniquement d'origine animale. Indépendamment de leurs qualités, les graisses végétales ne contiennent jamais de cholestérol !

Les aliments les plus riches en cholestérol sont :

- Les abats : la cervelle étant l'aliment le plus riche avec 2 à 3 g/100 g. Les rognons et le foie autour de 500 mg/100 g. Les ris et la langue entre 200 et 300 mg/100 g.
- Les jaunes d'œufs, avec plus de 1 g/100 g (soit environ 200 mg pour un jaune de 20 g).
- Les charcuteries grasses, dont le foie gras, comparable au jaune d'œuf, mais également l'andouillette et l'andouille, qui atteignent 300 à 350 mg/100 g.
- Certains fruits de mer, et particulièrement la tête des crustacés (on atteint 280 mg pour 100 g de crevettes), les œufs de poisson (œufs de lompe, de saumon) et leur foie (foie de morue).
- Les matières grasses d'origine animale (230 mg/100 g de beurre ; 77 mg/100 g de crème à 30 % de mg ; autour de 100 mg/100 g de graisse de canard ou d'oie).
- Les fromages (autour de 100 à 120 mg/100 g).
- Les viandes grasses et la peau des volailles (80 à 120 mg/100 g).
- Les produits laitiers non écrémés ou enrichis en crème (20 à 30 mg/100 g).

Conseil

Votre premier objectif est donc de limiter votre consommation des aliments les plus riches cités ci-dessus, en gardant comme repère chiffré une consommation de cholestérol inférieure à 300 mg par jour. On limitera directement ces aliments, mais également toutes les recettes en contenant.

Bien comprendre et choisir les matières grasses

Au-delà de ces sources directes de cholestérol, la qualité des graisses de votre assiette est à surveiller de près. En effet, il ne faut pas confondre cholestérol et qualité des graisses. Si le cholestérol est bien d'origine animale, toutes les graisses végétales ne sont pas conseillées pour autant. Pour votre santé cardiovasculaire, les graisses saturées doivent être modérées au profit des graisses insaturées, et notamment polyinsaturées.

RAPPEL SUR LES ACIDES GRAS

Les acides gras saturés (AGS), notamment les acides laurique, myristique et palmitique, sont, en excès, athérogènes. On ne cherche toutefois pas une suppression totale, car ils restent une réserve d'énergie importante pour l'organisme.

Les acides gras mono-insaturés (AGMI), dont l'acide oléique, ont une action positive, puisqu'ils agissent en faisant diminuer le taux de cholestérol LDL et modérément augmenter le taux de cholestérol HDL. Mais, étant déjà majoritaires dans notre alimentation, ils ne sont pas considérés comme essentiels.

Les acides gras polyinsaturés (AGPI) sont bénéfiques pour le système cardiovasculaire, et même pour certains indispensables car le corps en a besoin, mais ne sait pas les synthétiser.

On compte deux grandes familles d'acides gras essentiels :

- Les acides gras polyinsaturés oméga 6 (AGPI n-6), dont le représentant majeur est l'acide linoléique (L A), indispensable.
- Les acides gras polyinsaturés oméga 3 (AGPI n-3), dont le représentant majeur est l'acide alpha-linolénique (ALA). À partir de cet acide gras peuvent être synthétisés les acides EPA et DHA. L'organisme reste incapable de synthétiser ce dernier en quantité suffisante, d'où l'importance de le trouver directement dans l'alimentation.

Reportez-vous

Reportez-vous aux pages 97 et 137 pour en savoir plus sur les acides gras.

Voici les recommandations de l'ANSES (Agence nationale de sécurité sanitaire de l'alimentation, de l'environnement et du travail), pour l'adulte consommant 2 000 kcal par jour :

	Acides gras	ANC
AG Indispensables	Acide linoléique (oméga 6)	4,00 %
	Acide a-linolénique (oméga 3)	1 %
	Acide docosahexaenoïque, DHA (oméga 3)	250 mg
	Acide eicosapentaénoïque, EPA (oméga 3)	250 mg
AG non indispensables	Acides laurique + myristique + palmitique (acides gras saturés)	≤ 8 %
	Acides gras saturés totaux	≤ 12 %
	Acide oléique (acide gras mono-insaturé)	15-20 %

(Excepté pour l'EPA et le DHA, les valeurs sont exprimées en pourcentage de l'apport énergétique. Dans le cas du DHA et de l'EPA, les valeurs sont exprimées en milligrammes, dans la mesure où les études « disponibles ont utilisé cette unité ». ANC = apports nutritionnels conseillés).

Limiter les aliments riches en cholestérol

Les matières grasses

Les matières grasses correspondent aux graisses ajoutées de notre alimentation. Il va ainsi être important de contrôler ses choix dès le supermarché, mais également d'apprendre à doser les quantités. Les graisses d'origine animale sont, vous l'avez retenu, source de cholestérol. On va donc agir en les limitant, tout en favorisant en remplacement les graisses de bonne qualité, bénéfiques pour la santé cardiovasculaire.

Reportez-vous

Reportez-vous à la partie 3, « Aliments : faire les bons choix », et reportez-vous précisément à la rubrique « Les matières grasses », page 183.

Le beurre et la crème

Le beurre et la crème sont des matières grasses animales, d'origine laitière, qui apportent respectivement 82 et 30 % de MG au maximum pour la crème entière. Les acides gras saturés et mono-insaturés prédominent dans ces produits, en plus d'un taux de cholestérol notable.

On va éviter le beurre et la crème ou opter éventuellement pour des versions très allégées, à moins de 20 % de MG pour le beurre, ou moins de 5 % de MG pour la crème. Toutefois, si ces produits très allégés sont en effet pauvres en cholestérol, il n'en reste pas moins préférable de remplacer le beurre et la crème par une source d'acides gras insaturés et principalement polyinsaturés. Ce n'est donc pas la meilleure option, du moins pas au quotidien.

La margarine

La margarine classique contient 80 % de MG. Son principe de fabrication repose sur l'émulsion d'eau dans de l'huile. La phase lipidique est constituée de matières grasses végétales en l'état ou hydrogénées le plus souvent afin d'assurer une stabilité. La phase aqueuse est constituée d'eau et/ou de lait. Des additifs et auxiliaires technologiques vont également être ajoutés. Il s'agit d'émulsifiants, de colorants, de vitamines, d'arômes, de conservateurs, de régulateurs de pH et éventuellement de sel. Elle ne contient ainsi pas de cholestérol.

Conseil

BIEN CHOISIR SA MARGARINE

Les margarines enrichies en stérols végétaux ont prouvé des effets bénéfiques sur le taux de cholestérol sanguin. Pensez à rester attentif sur la qualité et l'état des huiles utilisées dans leur fabrication. La liste des ingrédients reste à surveiller de près, en évitant en priorité les graisses partiellement hydrogénées mais aussi l'huile de palme.

Privilégiez un rapport oméga 6/oméga 3 inférieur ou égal à 5. C'est-à-dire, maximum, 5 fois plus d'oméga 6 par rapport aux oméga 3. Par exemple, une margarine comportant 18 g d'oméga 6 et 3 g d'oméga 3 serait trop riche en oméga 6 et pas suffisamment en oméga 3.

Restez vigilant sur certaines margarines « bas de gamme » contenant parfois une graisse animale.

Reportez-vous page 187 pour plus d'informations.

Les huiles

Un petit rappel sur les huiles s'impose : une huile se définit comme un corps gras ayant la propriété d'être liquide à température ambiante. Mise à part l'huile de foie de morue d'origine animale, il s'agit principalement de produits végétaux extraits de fruits (olive, palme), de graines oléagineuses (tournesol, noix, noisette, colza, lin) ou de germes de céréales (germe de blé, de maïs).

Les huiles végétales, quelles qu'elles soient, contiennent 100 % de lipides et apportent ainsi 90 kcal pour 10 g (10 ml, soit 2 cuillerées à café). Leur intérêt, non négligeable, est d'être dépourvues de cholestérol (à l'exception de l'huile de foie de morue). Les proportions en acides gras saturés, mono-insaturés et polyinsaturés varient selon les huiles et c'est en fonction de cela que l'on sélectionne une huile plutôt qu'une autre et que l'on en définit l'usage.

Aussi, plus une huile est riche en acides gras saturés et mono-insaturés, plus son point de fumée (température à laquelle l'huile commence à fumer) sera élevé et plus celle-ci sera résistante à la chaleur. Toutefois, ces mêmes acides gras saturés consommés en excès ont des effets délétères sur le système cardiovasculaire. Pour la cuisson, on privilégiera les huiles au point de fumée le plus élevé, mais, dans tous les cas, mieux vaut éviter de surchauffer, c'est-à-dire de faire fumer l'huile dans la poêle.

Reportez-vous

Retrouvez le détail dans le tableau « Point de fumée des huiles » page 184.

Les huiles utilisées en friture impliquent une surveillance particulière, car les triglycérides se dégradent au long des cycles d'utilisation. Un filtrage après chaque usage et un changement toutes les cinq utilisations sont conseillés.

Pour l'assaisonnement, on privilégiera les huiles les plus riches en acides gras polyinsaturés, et particulièrement en oméga 3, bénéfiques pour le système cardiovasculaire.

Focus

LE BEST OF DES HUILES CONSEILLÉES

L'huile d'olive, de tournesol, de colza, de noix et de pépins de raisin, de lin, de germe de blé, l'huile de cameline. Mais aussi, les huiles combinées !

Conseils de consommation

Sur vos tartines : 10 à 15 g de margarine classique ou enrichie en stérols végétaux OU 15 à 20 g de purée d'oléagineux est une juste quantité. 1 à 2 fois par semaine, prenez 20 g de beurre allégé à moins de 20 % de matières grasses.

Pour vos assaisonnements : privilégiez les huiles riches en acides gras polyinsaturés de la famille des oméga 3, comme l'huile de colza, de soja, de noix, de noisettes, de lin, de sésame… ou des oméga 6, comme l'huile de tournesol ou les huiles combinées.

Pour vos cuissons : les huiles de tournesol, d'olive et les huiles combinées sont parfaites, en pensant toujours à éviter de les faire fumer à la cuisson. La friture demeure, même avec une huile adaptée, un mode de cuisson à limiter à 2 fois par semaine. 2 cuillerées à soupe d'huile par jour à répartir entre assaisonnement et cuisson est une bonne quantité, à alterner selon votre choix avec une margarine classique ou enrichie en stérols végétaux, qui convient à la cuisson.

Reportez-vous

Vous pouvez également vous tournez vers des substituts végétaux comme la crème de soja ou d'avoine ; ou encore les purées d'amandes ou de noisettes qui ne possèdent pas de cholestérol. Reportez-vous à la p. 189 pour en savoir plus.

Focus

LES GRAINES OLÉAGINEUSES

Noix, noisettes, amandes, pignons de pin… sont classés parmi les graines oléagineuses car riches en lipides (plus de 50 %), et donc en calories (environ 600 kcal/100 g). Toutefois, les lipides que ces graines contiennent sont essentiellement constitués d'acides gras mono-insaturés (36 %) et polyinsaturés (10 %), dont des oméga 3. Leur consommation est donc intéressante, à raison de 15 g pour remplacer 1 portion de 10 g de margarine ou d'huile. Faciles à transporter, elles constituent des collations de qualité, à condition de bien les prendre nature, non salées ni chocolatées ou caramélisées.

Viandes, poissons et œufs

Conseil

Il s'agit d'aliments d'origine animale pouvant être plus ou moins riches en cholestérol, et même naturellement source de graisses trans. **Les viandes grasses**, mais surtout les morceaux gras (que les graisses soient apparentes ou pas) sont à limiter. On prendra soin de limiter également les abats et charcuteries grasses, la consommation de la tête des crustacés ainsi que le foie et les œufs de poisson. On privilégiera des **viandes à moins de 5 % de lipides**, des volailles sans la peau, des charcuteries maigres comme le jambon découenné dégraissé ou de volaille.

Les poissons maigres, fruits de mer (hors tête des crustacés) seront à l'honneur, tout comme les poissons gras (thon, sardines, maquereaux, saumon, hareng…). En effet, ces derniers sont de bonnes sources d'acides oméga 3 et même sous les formes EPA et DHA, directement utilisables par l'organisme. On consommera du poisson trois fois par semaine, dont au moins une fois un poisson gras.

Les protéines végétales sont également une autre option pour varier vos sources protéiques : steaks de soja ou autres steaks végétaux à moins de 6 % de MG, tempeh, seitan, tofu. Mais il est aussi possible de remplacer une portion de viande par jour par une association végétarienne : 100 g poids cuit de féculent céréalier (riz, pâtes, semoule, polenta…) + 50 g poids cuit de légumes secs (haricots secs, pois chiches, pois cassés, lentilles…) OU directement par 150 g poids cuit de quinoa ou d'amarante.

Le saviez-vous

NORME DE CONSOMMATION POUR LES ŒUFS

Le jaune d'œuf est une source assez importante de cholestérol, mais le blanc se révèle une source de protéines de bonne qualité. Ainsi, même en cas d'hypercholestérolémie, on peut tout à fait intégrer 2 à 3 œufs par semaine. En revanche, méfiez-vous des jaunes d'œufs « cachés », utilisés pour colorer les produits industriels comme les gâteaux, les sauces à base de jaune d'œuf (mayonnaises et autres)... Pensez à lire les étiquettes et principalement la liste des ingrédients dans laquelle vous repérerez également l'ajout de beurre, de crème...

Consommer des œufs enrichis en oméga 3 est possible, mais l'augmentation des oméga 3 ne supprime pas leur apport en cholestérol, et implique donc les mêmes conseils de limitation. Il faut cependant relativiser cette notion depuis qu'une étude récente a montré que la limitation à 2 œufs par semaine n'apportait que peu d'avantages par rapport à une consommation de 2 œufs par jour, à condition bien entendu que le reste de l'alimentation soit modéré et bien équilibré.

Idée reçue

LES HUÎTRES SONT À SUPPRIMER

On pensait il y a encore peu de temps que certains mollusques, notamment les huîtres, contenaient beaucoup de cholestérol. On sait désormais que c'est faux. Elles sont en réalité riches d'un autre type de matières grasses : les stérols. Aussi, non seulement les huîtres ne sont plus déconseillées, mais il semblerait au contraire qu'elles aident à baisser l'hypercholestérolémie. Une qualité à ajouter à leur richesse en fer (100 g d'huîtres crues apportent un tiers des apports conseillés en fer chez les femmes), zinc, phosphore, sélénium, et leur faible apport calorique (42 kcal pour 100 g). Il faut cependant surveiller le mode de consommation des huîtres, avec du jus de citron, du vinaigre d'échalote ou même pochées, mais en évitant les excès de pain et surtout de beurre.

Lait, laitages et fromages

On évite les produits au lait entier de vache, chèvre, brebis ou enrichis en crème, mais également les fromages. On évite aussi les desserts aux œufs.

On privilégie le lait écrémé ou les boissons végétales enrichies en calcium (soja, avoine, amande, riz...). Surveillez tout de même les ajouts de sucre dans les boissons végétales aromatisées au chocolat, à la vanille, au caramel...

On opte pour des laitages au lait écrémé ou bien enrichis en stérols végétaux, ou encore à base de soja.

On ne dépasse pas 2 portions (environ 30 g classique ou 60 g allégé) de fromage par semaine. On privilégie des fromages à moins de 45 % de MG sur extrait sec, et moins de 25 % de MG sur poids total.

Favoriser les éléments qui aident à réduire le taux de cholestérol

En plus d'une limitation des apports en cholestérol, il est particulièrement intéressant de modifier son alimentation en favorisant des aliments qui aident à réduire le taux de cholestérol, ou tout simplement qui protègent la santé cardiovasculaire.

Les fibres

Il est aujourd'hui admis qu'un apport insuffisant en fibres augmente le risque de maladies cardiovasculaires, d'obésité, de diabète de type 2 et de cancer colorectal.

Les apports en fibres observés dans l'étude NutriNet-Santé sont d'environ 20 g par jour chez les hommes et 18 g par jour chez les femmes, soit nettement en dessous des 25 à 30 g quotidiens recommandés. Seuls 22 % des hommes et 12 % des femmes atteignent le seuil minimum recommandé de 25 g par jour.

Il est conseillé d'intégrer à chaque repas des légumes cuits et/ou crus, une portion de fruits et des céréales ou légumineuses, en privilégiant les produits complets et peu transformés : son et flocons d'avoine, pain complet, pâtes et riz complets.

Focus

LES FLOCONS D'AVOINE

La propriété importante des flocons d'avoine est leur richesse en fibres (7 g/100 g), solubles et insolubles, ce qui leur confère des effets bénéfiques sur le système digestif. De plus, les bêta-glucanes qu'ils contiennent ralentissent l'absorption de glucose et de graisses, favorisant la diminution du taux de cholestérol sanguin et l'augmentation du « bon » cholestérol, d'où une réduction des besoins en insuline. Le son d'avoine présente les mêmes intérêts.

Reportez-vous

Reportez-vous à la page 101, chapitre 7 (« Les nutriments »), pour tout savoir sur les fibres.

Les antioxydants

Comme vu précédemment, les antioxydants peuvent contribuer à diminuer l'apparition de plusieurs maladies, dont les maladies cardiovasculaires, certains types de cancers et d'autres maladies associées au vieillissement cellulaire. Dans notre alimentation, on trouve des antioxydants qui agissent dans un premier temps pour protéger de l'oxydation les cellules de l'aliment.

Quand le cholestérol est trop élevé dans le sang, il circule moins vite et a tendance à s'oxyder. Le cholestérol oxydé est extrêmement toxique pour nos artères. Une déficience d'antioxydants entraîne, à long terme, un stress oxydatif pouvant endommager ou détruire les cellules.

Reportez-vous

Reportez-vous à la page 336 pour en savoir plus sur les aliments antioxydants et en découvrir une liste plus complète.

Petit rappel des antioxydants les plus connus :

- **Le bêta-carotène** (provitamine A), présent dans de très nombreux végétaux et principalement ceux dont la chair est colorée (carottes, épinards, fenouil, oseille, cresson, chou vert, blettes, abricots, pêches à chair jaune, melon).
- **L'acide ascorbique** (vitamine C), dans les fruits et légumes, principalement crus (cassis, persil, poivrons, citrons, kiwis, litchis, fraises, papayes, choux, agrumes).
- **Le tocophérol (vitamine E),** dans l'huile de tournesol ou la margarine au tournesol, l'huile de noix, mais également les graines (tournesol, noix, amandes et noisettes), les germes de blé et produits complets, ou encore l'avocat.
- **Le sélénium**, dans le poisson et les produits de la mer, la levure de bière, le sésame.
- **Le zinc,** dans les fruits de mer et surtout les huîtres, la viande, le foie, le pain de seigle et les fromages.
- **Les polyphénols et le lycopène** (tomates).
- Sont inclus également dans les antioxydants **les flavonoïdes** (très répandus dans les végétaux), les tanins (dans le cacao, le café, le thé, le raisin, le vin rouge), les anthocyanes (notamment dans les fruits rouges) et les acides phénoliques (dans les céréales, les fruits et les légumes). La consommation en cacao, café et vin reste cependant à modérer.

Les phytostérols

Les phytostérols, ou stérols végétaux, sont des molécules présentes à l'état naturel dans la composition des membranes cellulaires de tous les végétaux.

Ces phytostérols ont la particularité d'avoir une forme chimique très proche du cholestérol. Au niveau intestinal, ils entrent ainsi en compétition avec le cholestérol, limitent son absorption et donc son passage dans le sang.

L'EFSA, l'Autorité européenne de sécurité des aliments, a confirmé l'action bénéfique des stérols végétaux pour réduire le cholestérol.

Les stérols végétaux sont présents dans notre alimentation quotidienne (brocolis, pain complet, avocat...) et doivent être consommés à raison de 500 mg par jour en moyenne dans le cadre d'une alimentation équilibrée, et près du double pour les végétariens. Cette quantité reste toutefois trop faible pour avoir un effet significatif sur l'absorption du cholestérol, et donc au-delà pour avoir un impact positif sur la réduction du taux sanguin des personnes en hyper cholestérolémie.

Pour obtenir une baisse significative de 10 % du cholestérol dans le sang, il faudrait consommer entre 1,6 g et 2 g par jour de stérols végétaux.

Dans cet objectif, les industriels ont créé des produits alimentaires enrichis en phytostérols, dits « alicaments » (contraction de « aliment » et « médicament »).

Ces produits enrichis en stérols végétaux ont été conçus pour atteindre facilement la dose quotidienne efficace en consommant, au choix dans vos menus :

- 2 yaourts en pot enrichis en stérols végétaux, à la place de 2 laitages écrémés ;
- 1 bouteille de yaourt à boire enrichi en stérols végétaux, à la place d'1 laitage écrémé ;
- 1 sachet de sauce salade enrichie en stérols végétaux à la place d'1 cuillerée à soupe d'huile ;
- 2 portions de 10 g de margarine enrichie en stérols végétaux à la place de 20 g de margarine classique.

Choisissez ce qui est le plus facile pour vous compte tenu de vos goûts et de votre mode de vie.

Attention

La consommation de ces produits enrichis en stérols végétaux reste une aide dans le cadre d'un régime hypocholestérolémiant. Ils ne remplacent en rien le traitement éventuellement mis en place par votre médecin. Par ailleurs, respectez bien les recommandations. Dépasser la dose recommandée de 1,6 à 2 g par jour serait inutile. D'autre part, la prise de phytostérols est exclusivement réservée aux personnes ayant un excès de cholestérol et surtout pas aux autres membres de la famille, particulièrement ceux ayant un besoin spécifique en cholestérol, comme les enfants et adolescents, les femmes durant la grossesse et l'allaitement.

Focus

QUE PENSER DES PRODUITS MIRACLE ?

Si vous tapez sur Internet : « Comment soigner mon cholestérol par des méthodes naturelles ? », vous obtiendrez de nombreuses réponses.

Celles-ci vous orienteront facilement vers les aliments suivant : thé vert, pommes, riz rouge sauvage, abricots secs, tisanes d'alpiste ou d'artichauts, vin de persil, ou même une boue naturelle à boire !

Comment réagir face à de telles promesses ? Nous avons tous besoin de rêver au produit miracle qui nous permettrait de manger sans faire attention.

Mais soyons pragmatiques : ces aliments sont souvent mis en avant pour leur richesse, soit en fibres, soit en antioxydants qui, nous l'avons vu, représentent une aide pour faire baisser le taux de cholestérol. Toutefois, cette aide ne remplace en rien la réduction des apports en cholestérol alimentaire, et encore moins le traitement prescrit par votre médecin.

De plus, l'efficacité de ces produits est avérée sur une consommation quotidienne et régulière ; les doses utilisées dans les études ne reflètent pas toujours les habitudes de consommation classiques.

N'oubliez pas non plus que les aliments courants sources de fibres et d'antioxydants ne manquent pas ! Ne dépensez pas des fortunes dans des aliments prétendus miraculeux et ne les ingérez jamais sans avis médical.

Je limite	Je privilégie
Morceaux gras de viande, que ce soit du bœuf, du veau, de l'agneau ou du porc, et abats (cœur, cervelle, rognons, foie…). Paupiettes et autres farcies.	Morceaux maigres (< 5 % de MG) de viande, que ce soit bœuf (viande hachée à 5 % de MG, rumsteck, bavette, filet, rosbif, tende de tranche), veau (escalope, filet), porc (rôti dans le filet, filet mignon), agneau (côte premières dégraissées).
Peau des volailles (poulet, poule, dinde, canard, caille…), magret de canard, gésiers et foies de volaille.	Volailles sans peau.
Charcuteries grasses (lardons, saucissons et saucisses, y compris de volaille, pâtés et terrines, andouilles, andouillettes…).	Charcuteries maigres (jambon découenné dégraissé, filet de bacon, bresaola, viande des Grisons…).
Œufs de poule, caille, canard.	2 à 3 œufs par semaine maximum.
Œufs de poisson, foie de morue, tête des crustacés (crevettes, homards, langoustes, et langoustines, crabe).	Poissons maigres (cabillaud, bar, colin, flétan, julienne…) et gras (thon, sardines, maquereaux, saumon, hareng…). Crustacés sans la tête.
Beurre, graisse d'oie, saindoux ou margarine contenant une graisse animale.	Huiles végétales (combinée, colza, soja, noix, lin, tournesol, olive…), margarine classique ou enrichie en stérols végétaux. Purées d'amandes ou de noisettes.

Je limite	Je privilégie
Crèmes laitières.	Crèmes végétales (amande, avoine, riz, soja) ou crème laitière très allégée (< 5 % de MG).
Sauces industrielles à base de beurre, de crème et/ou d'œufs (beurre blanc, mayonnaise, tartare, aïoli, béarnaise, sauces gribiche et hollandaise…)	Ketchup, coulis de tomates, moutarde (en surveillant l'ajout de matières grasses dans certaines recettes).
Laits entiers et demi-écrémés de vache, chèvre, brebis.	Lait écrémé et boissons végétales enrichies en calcium (avoine, amande, soja, riz…).
Laitages et autres desserts au lait entier ou demi-écrémé de vache, chèvre, brebis, ou enrichis en crème ou œufs (mousses, crèmes renversées, tiramisu, crèmes aux œufs…)	Laitages au lait écrémé ou enrichis en stérols végétaux ou desserts au soja.
Fromages, surtout les plus gras (> 25 % de MG sur produit fini).	Fromages classiques (à 25 % de MG sur produit fini maximum), 2 fois par semaine, OU fromages allégés OU 15 g de noix, noisettes ou amandes (remplace 1 portion de fromage).

Modifiez vos habitudes alimentaires

Les conseils donnés précédemment sont certainement une remise en question de vos habitudes alimentaires, mais, vous l'avez compris, nécessaires pour votre santé. Toutefois, vous verrez que ces nouvelles habitudes vont devenir de plus en plus naturelles. Celles-ci passent également par un changement de vos habitudes en matière de cuisine. Avec quelques petites adaptations simples, vous pourrez continuer à consommer vos recettes préférées en les allégeant en cholestérol.

Conseil

Les adaptations :

- **Pensez aux cuissons sans matière grasse** qui préservent bien les saveurs des aliments. Utilisez des outils de cuisson adaptés : poêle, sauteuse, casserole à revêtement antiadhésif ou en pierre ou céramique, mais également cuit-vapeur, friteuse électrique ne nécessitant que très peu d'huile, papier sulfurisé, papillotes en silicone, gril…
- **Revoyez le choix des matières premières** :
  - Un filet plutôt qu'une viande grasse, une farce maigre maison plutôt qu'une chair à saucisse, du filet de bacon émincé plutôt que des lardons. Dégraissez tout ce qui peut l'être avant la cuisson : enlevez toute barde et toute graisse visible des viandes et la peau des volailles…
  - Une huile, une margarine ou une crème végétale plutôt que du beurre ou de la crème.

- Dans une recette qui nécessite des œufs, limitez les jaunes et augmentez les blancs d'œufs montés en neige qui aident à homogénéiser l'ensemble.

- **Dégraissez les bouillons de cuisson type pot-au-feu ou autres plats en sauce** en les laissant une nuit au réfrigérateur. Remplacez les sauces grasses par un coulis de tomates ou une sauce allongée avec un bouillon de légumes dégraissé.
- **Utilisez les herbes et épices à volonté** pour relever vos plats et varier les saveurs.

DANS CE CHAPITRE

Qu'est-ce que le diabète ?

•

La bonne alimentation à adopter

•

La gestion du poids

Chapitre 15
Le diabète

Que l'on craigne un diabète ou que l'on en ait un, et quel que soit le type de diabète, nous nous interrogeons régulièrement sur la nature des aliments qu'il faut consommer et sur les différentes combinaisons possibles entre eux. Grâce à l'alimentation, nous espérons tous, soit contrôle le diabète, soit le faire disparaître, ou même diminuer les doses de médicaments de temps en temps.

Qu'est-ce que le diabète ?

Focus

Le diabète est une maladie chronique causée par une insuffisance ou un défaut d'utilisation de l'insuline qui entraîne un excès de sucre dans le sang.

Produite par le pancréas, l'insuline est une hormone qui permet au glucose, produit final de la digestion des aliments glucidiques, d'être stocké et utilisé par les cellules du corps humain.

Si l'insuline est insuffisante ou si elle ne peut plus remplir son rôle correctement, le glucose ne peut plus être utilisé par les cellules, il s'accumule dans le sang et passe dans les urines. Cette hyperglycémie se caractérise par un taux de sucre dans le sang à jeun (glycémie) supérieur à 1,26 gramme par litre, qui provoque avec le temps des complications sur les petits vaisseaux, notamment au niveau des yeux, des reins, des nerfs ; mais aussi sur les gros vaisseaux, entraînant une artérite des membres inférieurs et l'atteinte des artères coronaires (cœur).

Le diabète de type 1, ou diabète insulinodépendant

On pense qu'il s'agit d'une maladie auto-immune nous rendant capables de sécréter nous-même des anticorps contre un organe, le pancréas, en charge de sécréter une hormone qui s'appelle l'insuline.

Cette hormone a le pouvoir de faire passer le sucre qui est dans le sang à l'intérieur des cellules, et donc de leur fournir l'énergie nécessaire à leur fonctionnement. En abaissant la quantité de sucre qui circule dans notre corps, cette hormone empêche l'apparition des maladies dont il est responsable, notamment les maladies cardio-vasculaires. Celles-ci surviennent par obstruction des artères, un peu comme si on laissait glisser en permanence du sucre le long d'un tuyau qui, progressivement, en bouchera le diamètre.

La priorité du traitement de ce diabète consiste bien entendu à injecter de l'insuline pour combler le déficit, mais cela n'exclut pas d'avoir une conduite alimentaire particulière, permettant non seulement de ne pas laisser de sucre circuler en trop grande quantité dans le sang, mais également de l'empêcher de rentrer dans les cellules pour les alimenter.

La gestion de l'alimentation dans ce cas n'est pas nécessairement fondamentale, mais cette « gestion » de l'insuline est tellement compliquée qu'il reste préférable de savoir ce que l'on mange. En effet, un surplus d'insuline présente des inconvénients, notamment le risque d'une obésité, l'insuline étant ce que l'on appelle une hormone anabolisante, c'est-à-dire qui favorise l'utilisation, non pas seulement du sucre, mais de tout ce que nous ingérons pour le transformer en graisses.

Le saviez-vous

Voilà pourquoi, dans le cas d'un diabète de type 1, il est également important de contrôler les aliments de telle façon à conserver toujours cet équilibre fondamental entre le plaisir de manger et une gestion précise de la consommation des sucres.

Le diabète de type 2, ou diabète non insulinodépendant

Contrairement au premier, il n'apparaît jamais à l'âge adolescent ni chez le jeune adulte, mais plutôt vers la quarantaine. Très fréquent chez les personnes en surpoids ou obèses, mais pas systématiquement, il est la conséquence, soit d'une prise de poids trop importante, soit d'une consommation excessive de sucre – ce qui se révèle de plus en plus fréquent à l'ère moderne des sucres cachés, c'est-à-dire ceux que l'on consomme sans s'en rendre compte dans les aliments de tous les jours.

En réalité, l'excès de poids augmente le nombre des cellules sur lesquelles l'insuline doit jouer, obligeant donc le pancréas à en sécréter de plus en plus, jusqu'au stade où il finit par réduire totalement son capital, ou presque.

S'installe alors une insuffisance en insuline, qui devient définitive car il n'y a pas de possibilité de régénérer le stock d'insuline, obligeant donc à réduire drastiquement la consommation d'aliments sucrés et la ration calorique, pour revenir à un poids de santé.

En dehors de l'obésité, ou parfois associée à elle, une consommation de sucre excessive contraint le pancréas à travailler en permanence et à utiliser, même en l'absence d'une prise de poids, son capital en insuline afin de maintenir un taux de sucre constant dans le sang, pour éviter qu'il n'en circule trop et qu'apparaissent les maladies que nous redoutons.

Attention

Le traitement est double dans ce cas, car il repose à la fois sur la perte de poids, mais aussi sur une gestion prudente, pas forcément drastique, de la consommation des sucres.

Le diabète de la grossesse

Ce n'est pas à proprement parler le même type de maladie, et contrairement à une idée reçue, il ne menace pas directement le fœtus, mais il rend les accouchements plus difficiles, car l'enfant à naître peut alors dépasser les 4 kilos.

En ce qui concerne la maman, il est souvent (mais pas systématiquement) le signe annonciateur d'un diabète de type 2, qui pourra apparaître vers la cinquantaine.

On parle d'un diabète gestationnel lorsque la glycémie à jeun dépasse 1,30 g par litre ou, lorsque, 2 heures après un repas, elle est supérieure à 1,53 g par litre.

Contrairement à ce que l'on entend parfois, ce diabète est provoqué par la grossesse elle-même, au cours de laquelle certaines hormones sécrétées par le placenta vont empêcher l'action de l'insuline. Le taux de sucre dans le sang augmentant chez la maman, l'enfant reçoit un sang beaucoup plus riche en sucre, et lui-même va se mettre à sécréter plus d'insuline que ce qui était prévu, afin de gérer sa propre situation, mais également d'aider sa mère à faire diminuer le taux de sucre dans son sang. Bel exemple d'amour filial !

Le diabète gestationnel supporte en général les mêmes consignes qu'un diabète de type 2 : éviter une prise de poids excessive, réduire la consommation de sucres, sans bien entendu nuire à la qualité de vie et à une alimentation équilibrée.

La bonne alimentation à adopter

L'équilibre des sucres

Reportez-vous

Reportez-vous à la page 94 pour tout savoir sur les glucides.

L'équilibre alimentaire se révèle compliqué pour un diabétique : il s'agit d'avoir une ration énergétique suffisante pour assurer la bonne activité de son organisme, dont sont en partie responsables les sucres, et ne pas trop les limiter sous peine de compenser cette baisse par une augmentation de la ration de graisses, ce qui ferait grossir et donc risquerait d'entrainer ce qu'on appelle un diabète gras.

La vie moderne est sans aucun doute largement responsable de l'augmentation de la consommation des sucres. Cependant, une stabilisation dans la consommation des produits sucrés est observée depuis les années 1950. La consommation directe de sucre blanc est en baisse, mais celle des sucres ajoutés dans les aliments et les boissons a considérablement augmenté, avec un pourcentage non négligeable de sucres « cachés » qui rendent beaucoup plus difficile le contrôle de sa consommation.

De même, il y a eu augmentation de la consommation des fruits et légumes, ce qui, malgré les consignes actuelles, est en contradiction avec une consommation contrôlée pour éviter les risques de diabète ou pour le gérer. Ainsi, on considère que 35 % des apports en glucides chez les femmes et 40 % chez les hommes proviennent des produits céréaliers, comme le pain, les pâtes ou le riz, tandis que 25 % proviennent aujourd'hui des sucreries, des desserts et des viennoiseries, 8 % des produits laitiers, et environ 15 % des fruits et légumes.

Les édulcorants non nutritifs sont-ils la solution ?

Le terme « édulcorant » signifie donner un goût sucré à un aliment. À ce titre, qu'ils apportent des calories ou non, tous les produits ayant ce pouvoir sont classés dans la catégorie des édulcorants.

On distingue deux types d'édulcorants :

- **Les édulcorants nutritifs** (sucres, sirops, sucres-alcool…) : leur propriété permet des substituer aux sucres naturels dans la fabrication des aliments. Leur valeur énergétique est inférieure : 2,4 kcal/g contre 4 kcal/g pour le saccharose. Ils sont moins cariogènes et augmentent moins la glycémie et la sécrétion d'insuline à la suite des repas. Leur seul inconvénient est d'être un intermédiaire entre les sucres traditionnels et les édulcorants non nutritifs, et aussi d'être laxatifs. Ils ne conviennent pas aux nourrissons ni aux enfants en bas âge.

- **Les édulcorants non nutritifs ou intenses** sont des substances à très haut pouvoir sucrant qui permettent de donner une saveur sucrée prononcée sans apporter de calories, c'est pour cela qu'on les considère plus comme des additifs que comme des nutriments. Ils ne sont pas du tout cariogènes, ne font pas augmenter la glycémie ni la sécrétion d'insuline, et ont une meilleure tolérance digestive. Parmi ces édulcorants, nous retrouvons : l'aspartame, l'acésulfame potassium, la saccharine, le cyclamate de sodium, le sucralose et la stévia.

Le saviez-vous

Les édulcorants ont leur place, à la fois dans la consommation courante chez les diabétiques ou en cas de contrôle du diabète, et dans la préparation des repas.

La suppression totale du sucre s'avère néfaste, car les sucres favorisent l'absorption des minéraux. De fait, le régime du diabétique ne doit pas être totalement exempt de sucre ; le régime doit être prudent et modéré et veiller à limiter une absorption excessive de sucres rapides.

Diabète et fibres

La consommation de fibres chez un diabétique est fondamentale. Ceci pour plusieurs raisons. Tout d'abord, pour leur pouvoir rassasiant, car toute augmentation de poids est négative chez le diabétique et il faut, malgré l'absence de sucre, obtenir une satiété suffisante. L'impact des fibres sur la satiété est double : d'une part, augmenter le volume du bol digestif, ce qui amplifie le contenu d'aliments à l'intérieur de l'estomac et agit en réduisant la sensation d'appétit, d'autre part, ralentir la digestion, et alimenter ainsi délicatement le corps de façon harmonieuse en sucres, d'où une diminution de la sensation de faim.

Reportez-vous

Reportez-vous au chapitre 7 de la partie 2, « Les nutriments », p. 101, pour tout savoir sur les fibres.

ET LA FLORE INTESTINALE ?

On s'est rendu compte qu'il était possible, en injectant la flore bactérienne d'une souris diabétique à une souris non diabétique, de la rendre diabétique. De la même façon, en injectant la flore intestinale d'un animal ayant subi un by-pass gastrique, et ayant maigri, à un animal obèse, on obtient une réduction du poids chez l'animal obèse. Ceci suggère que la flore intestinale est dépendante de nombreux mécanismes encore mal explorés mais probablement responsables à la fois de la gestion du poids et de celle du sucre qui circule dans notre sang.

Enfin, lorsque les fibres apportent des sucres – ce qui est le cas notamment des fruits et des légumes –, ces glucides sont presque totalement digérés par les bactéries de la flore intestinale qui s'en nourrissent. Bien sûr, cela dépend de la proportion des fibres par rapport à la quantité de sucre, ce qui explique notamment que la consommation de fruits, autorisée chez les diabétiques, n'est pas non plus conseillée à outrance.

Les rythmes de repas

La plupart du temps, il est recommandé aux diabétiques de fractionner les repas, c'est-à-dire d'avoir une distribution permanente et progressive des aliments tout au long de la journée. Ceci présente plusieurs avantages : d'abord, limiter la quantité de sucres immédiatement disponibles dans le sang à un temps donné, ce qui évite les pics d'insuline. Ensuite, assurer une meilleure satiété, puisque la régulation de l'appétit se fera de façon plus harmonieuse tout au long de la journée.

Sur le plan psychologique, il est également intéressant de mettre en place ce système de « récompense » alimentaire, notamment pour les gens anxieux à propos de leur maladie.

Conseil

Ce fractionnement des repas peut se faire selon des rythmes totalement individuels, le modèle idéal consistant à fractionner la matinée par un petit déjeuner léger suivi d'une collation vers 10 heures ou 11 heures, puis d'un repas du midi, puis d'un goûter, puis d'un repas du soir. Il est recommandé en général d'arrêter de consommer des aliments après le dernier repas du soir, en raison des rythmes de sécrétion de l'insuline et de la nécessité de bénéficier, pendant la nuit, d'une période de jeûne suffisante pour ne pas avoir sollicité la sécrétion d'insuline jusqu'au matin.

Le comportement à table

Bien entendu, la plupart des manuels concernant le diabète contiennent des recommandations sur les comportements alimentaires à table. Ce sont en général des lieux communs qui fonctionnent dans la plupart des situations.

La mastication

La mastication joue un rôle très important, car il s'agit de la première phase de digestion des aliments. Elle a un double effet : elle imprègne les aliments d'enzymes et prépare à leur digestion, elle ralentit le rythme du repas, ce qui a deux conséquences positives : l'augmentation de la satiété, et donc la diminution du désir de consommer ou de surconsommer, et le ralentissement de l'absorption des nutriments au cours de leur trajet dans le tube digestif, d'où une meilleure répartition du sucre et de son passage dans le sang.

Le saviez-vous

À PROPOS DU JEÛNE

Certains ont recommandé le jeûne dans le cadre des diabètes, afin de solliciter au minimum le pancréas et la production d'insuline, notamment dans les diabètes de type 2, mais le jeûne peut poser un problème. En effet, il ne faut pas oublier que la restriction totale d'apports alimentaires pendant un jeûne ne signifie pas que le corps ne se nourrit pas. Celui-ci finira par utiliser ses propres structures corporelles, telles que les muscles, les réserves de graisse, voire le capital osseux pour refournir de la même façon au corps les aliments dont il a besoin. Cette pratique nécessitera à peu près autant d'insuline, sauf que les efforts fournis pour refaire du sucre à partir d'autres nutriments appellent également à la dépense d'une somme d'énergie qui majore la sécrétion d'insuline. Donc le jeûne n'est pas recommandable. Le seul jeûne acceptable est ce que l'on appelle le jeûne de 16 heures, qui consiste plus en une abstinence alimentaire de 16 heures d'affilée, plutôt qu'une restriction totale. En outre, ce type de jeûne ne convient pas à des diabétiques insulinodépendants (de type 1), lesquels ont besoin d'une régularité, à la fois dans les prises alimentaires mais également dans l'utilisation de leur insuline pour la gestion du diabète.

Il est donc possible de sauter des repas lorsque l'on est un diabétique de type 2, mais à la seule condition de pouvoir disposer de collations permettant de répondre à un besoin alimentaire subit et que ces collations soient parfaitement adaptées à la situation. La consommation simultanée d'un produit laitier et d'un fruit, tel que la pomme riche en pectine, par exemple, permet de limiter les effets négatifs du malaise, sans induire une augmentation excessive du taux de sucre dans le sang, négatif dans le cadre du diabétique.

Le temps du repas

La recommandation habituelle est de maintenir un temps de repas supérieur à 20 minutes, bien que les contraintes des temps modernes font qu'il nous est difficile de suivre cette consigne. Pourtant, un diabétique doit s'efforcer de le faire !

Les boissons

La consommation de boissons pendant le repas – exclusivement de l'eau ou, mieux, de l'eau gazeuse – fait l'objet d'un débat. En effet, l'eau a pour vertu, si on la consomme pendant le repas, d'accélérer la digestion, mais, d'un autre côté, la non-consommation d'eau permet de réduire le temps de digestion, bien que cela la rende plus incommodante. Difficile donc d'arbitrer de façon absolue.

L'eau en elle-même n'a aucune incidence particulière sur la distribution du sucre dans le sang. S'il est recommandé aux diabétiques d'en consommer suffisamment, plus pour des raisons liées à la maladie elle-même, qui nécessite une bonne hydratation,

1 ou 2 verres d'eau par repas suffisent en général largement. L'eau gazeuse, elle, présente l'avantage de favoriser la satiété, et donc de diminuer la consommation des aliments, ce qui est un élément positif dans le cadre du traitement du diabète.

Le saviez-vous

ALCOOL : UN RÔLE PARTICULIER CHEZ LE DIABÉTIQUE

Contrairement à une idée largement répandue, le vin ne contient pas de sucre. Seuls la bière, les apéritifs sucrés, les vins liquoreux en contiennent, et des doses relativement faibles si l'on n'en abuse pas, c'est-à-dire au maximum 1 verre.

Cela ne signifie pas pour autant qu'il faut consommer du vin à outrance, car le vrai problème de la consommation d'alcool chez un diabétique, c'est la consommation d'énergie. Il faut rappeler que chaque gramme d'éthanol apporte environ 7 kcal, qu'un verre de vin contient 100 kcal, ce qui augmente donc largement le bilan énergétique.

Lorsque l'on recommande un régime entre 1 400 et 2 000 kcal par jour à un individu qui doit gérer son diabète, chaque verre de vin compte pour 5 % minimum de la ration calorique, soit une quantité relativement impressionnante.

Mais dans le souci de conserver un équilibre entre la gestion de la maladie et le plaisir, un verre de vin par jour est non seulement autorisé, mais peut-être même recommandable au vu des propriétés de l'alcool sur le système cardio-vasculaire d'une façon générale.

Diabète et compléments alimentaires

La mode actuelle tend à utiliser largement les compléments alimentaires pour gérer des diabètes. En réalité, les résultats obtenus sont peu efficaces, sauf si les compléments agissent comme placebo sur la consommation alimentaire lorsqu'il s'agit de la réduire.

Il n'existe pas de produits, en dehors des médicaments antidiabétiques, qui permettent de faire parvenir du sucre aux cellules sans utiliser d'insuline.

Les tisanes, plantes et autres propositions séduisantes ne peuvent fonctionner que sur des diabètes extrêmement légers, en induisant une modification des comportements alimentaires, c'est-à-dire une diminution de l'ingestion de sucre ou une limitation de la consommation tout court.

Les compléments alimentaires peuvent cependant s'avérer utiles dans le cas d'une simple augmentation transitoire du sucre dans le sang. Car avoir une analyse de sang légèrement élevée en sucre ne signifie pas forcément être diabétique, mais peut parfois être le reflet d'une alimentation trop riche ou trop sucrée pendant un temps donné. Par exemple, après les fêtes de fin d'année, il n'est pas rare, lorsque l'on fait une prise de sang, de trouver des « désordres » qui vont disparaître relativement rapidement par la suite. Toutefois, dans la gamme des compléments alimentaires, le chrome est à mettre à part et son utilisation semble plus intéressante.

À propos du chrome

Le chrome est un oligoélément essentiel, qui est nécessaire au fonctionnement du métabolisme des glucides et des lipides. Dans les pays industrialisés, on ne manque pas de cet oligoélément, c'est pourquoi il est difficile dans un premier temps d'admettre qu'il faille en consommer dans le cadre d'un diabète.

Cependant, le mode d'action du chrome est assez particulier, il semblerait que cela passe par l'augmentation du nombre de récepteurs de l'insuline sur les cellules, ce qui rendrait l'insuline beaucoup plus efficace.

Il agirait également au niveau du « facteur de tolérance au glucose » (FTG) : précurseur de l'insuline. À partir de 25 µg de chrome par jour, il exerce un contrôle au niveau de ce facteur de tolérance au glucose qui permet de « lisser » la glycémie.

Les effets bénéfiques sont nombreux : pic de production d'insuline moins important, baisse des agressions du pancréas (qui produit l'insuline) et moins d'effet rebond sur la glycémie.

D'autres études ont suggéré que l'augmentation de la consommation de chrome pourrait avoir un effet sur le contrôle du poids par l'augmentation de la masse maigre et la diminution de la masse grasse.

Cette découverte datant de 1997 a été contredite l'année suivante. Quoi qu'il en soit, on sait qu'une surconsommation de chrome chez l'homme n'a pas d'impacts négatifs.

Les aliments les plus riches en chrome sont les levures, le foie, le jaune d'œuf et les épices. Même si on en trouve dans la viande, le lait et les légumes, le chrome contenu dans ces aliments n'est en revanche pas très bien utilisé par le corps.

Le saviez-vous

Une simple augmentation de la consommation de produits riches en chrome semblerait être positive, sans forcément nécessiter une complémentation en chrome.

Focus

CAFÉ ET DIABÈTE

De nombreuses études ont démontré l'effet bénéfique sur le diabète d'une forte consommation de café. On sait déjà que ce n'est pas dû à la caféine, car cet effet s'observe également chez les consommateurs de café décaféiné et chez les buveurs de thé.

Les effets positifs apparaissent à partir de quatre tasses de café ou thé par jour, avec une diminution du risque de diabète de 50 % par rapport à ceux qui n'en boivent pas ou qui n'en prennent que deux tasses par jour. À chaque tasse de café ou thé supplémentaire, le risque diminue de presque 7 %.

Ce serait deux composés présents dans le café et le thé, l'acide caféique et l'acide chlorogénique, qui seraient à l'origine de cette action. Une consommation modérée semble donc favorable, malgré les effets excitants du café.

La caféine (ou théine) a l'effet d'un stimulant sur le corps, augmentant le rythme cardiaque. Aussi, 300 mg de caféine sont-ils considérés comme une consommation quotidienne modérée, soit environ trois tasses de café torréfié ou instantané, ou de thé, à adapter en fonction de votre état de santé. Au-delà de deux à trois tasses, pensez aux cafés décaféinés et au thé sans théine (rooibos).

La gestion du poids

Nous l'avons vu, le diabète de type 2 est régulièrement couplé à un surpoids ou à une obésité. Les médecins s'accordent à dire que le surpoids, et *a fortiori* l'obésité favorisent l'apparition de nombreuses maladies : dyslipidémie, hypertension, maladies cardiovasculaires, fatigue articulaire… Ainsi, perdre du poids pour des raisons purement médicales permet d'améliorer son état de santé, et souvent même de limiter les traitements médicaux.

Surveiller son poids

Il est nécessaire de garder un œil sur l'évolution de son poids dans le temps. Lorsque l'on est en surpoids ou obèse, il est donc indispensable de mettre en place un régime adapté.

Pour agir en même temps sur la qualité et les quantités des aliments, il est important de ne pas se lancer dans un régime très restrictif ou mal équilibré. Une restriction modérée est suffisante, à 1 600 kcal si vous êtes une femme et pas moins de 1 800 kcal si vous êtes un homme.

Le saviez-vous

COMMENT DÉTERMINER SON POIDS SANTÉ ?

Le poids ne doit pas non plus devenir une obsession et il faut savoir prendre de la distance avec cette valeur chiffrée, que ce soit au quotidien ou pour mesurer ses progrès au cours d'un régime.

Rappelons d'abord qu'il n'existe pas de poids idéal. Les repères donnés, soit le même poids que la taille pour les hommes (74 kg pour 1,74 m) et 10 de moins pour les femmes (54 kg pour 1,64 m), représentent encore un objectif pour certaines personnes alors qu'ils sont erronés et sans fondement.

Le seul critère sérieux établit en réalité un « poids santé » fondé sur l'indice de masse corporelle (IMC).

L'IMC calcule le rapport du poids (kg) sur la taille au carré (m^2) et définit ainsi un poids souhaitable pour un IMC compris entre 18,5 et 24,9 kg par mètre carré de peau, afin de limiter les risques de maladies liés à un surpoids (maladies cardio-vasculaires) ou à un sous-poids (carences).

Par exemple, pour une femme mesurant 1,65 mètre, la fourchette de poids santé se situe entre 50 et 67 kg, ce qui laisse une appréciation personnelle assez large, d'autant que l'IMC ne prend pas en compte la masse musculaire ni la masse osseuse.

Les femmes enceintes ou qui allaitent, les personnes malades, les grands sportifs, les adolescents et les seniors ne doivent pas se référer à cette mesure.

Normes d'indice de masse corporelle (IMC), pour l'adulte entre 20 et 65 ans :

- Normal : IMC entre 18,5 et 24,9
- Maigreur : IMC ≤ 18,5
- Surpoids : IMC ≥25
- Obésité : IMC ≥ 30

Se peser à raison d'une fois par semaine est le rythme idéal pour une surveillance de son poids. Pesez-vous le matin, à jeun, après avoir uriné, nu ou toujours dans la même tenue.

N'oublions pas que le poids n'est qu'un seul des paramètres que l'on souhaite atteindre. Les mensurations (tour de taille, de hanches, de cuisses, de poitrine) sont également importantes, notamment le tour de taille, où les graisses intra-abdominales, entourant donc les organes, peuvent favoriser l'apparition de maladies.

Les dernières données scientifiques ont prouvé qu'un tour de taille inférieur à la moitié de sa taille (hauteur) est un bon critère pour évaluer l'état de santé. Par exemple, pour une taille d'1,60 m, le tour de taille devra être inférieur à 80 cm. Plus largement, on conseille un tour de taille inférieur à 102 cm pour les hommes et à 88 cm pour les femmes.

Penser à bouger

Associée à une alimentation adaptée, la pratique d'une activité physique régulière (au moins 30 minutes de marche rapide par jour) aide à la régulation de la glycémie.

Pourtant, dans les rythmes de vie actuels, tout incite à gagner du temps, à utiliser les moyens de déplacement les plus rapides, et donc les plus économes en énergie.

Bouger régulièrement est positif pour différentes raisons :

- Mobiliser nos muscles aide à entretenir la masse musculaire et à lutter contre sa diminution, notamment due au vieillissement. Cela permet également d'améliorer sa souplesse, son équilibre et sa coordination afin de rester physiquement plus autonome avec l'âge.
- On agit aussi sur sa masse osseuse en aidant au maintien du calcium dans nos os.
- Bouger permet de dépenser de l'énergie au cours de l'activité, et au-delà. En développant la masse musculaire, grande consommatrice d'énergie, on augmente ainsi son métabolisme de base, c'est-à-dire l'énergie dont le corps a besoin au repos.
- On affermit sa santé cardiovasculaire directement : amélioration de la circulation sanguine, du transport de l'oxygène et donc du souffle, ralentissement du pouls...

Comment bouger plus au quotidien ?

Bien entendu, nous ne sommes pas tous des sportifs dans l'âme et l'inverse de la sédentarité ne consiste pas à courir le marathon. Ne cherchez pas à aller trop vite et à passer du tout au rien.

Heureusement, il n'y a pas une seule façon de bouger mais plusieurs : lorsque l'on ne fait pas de sport, c'est souvent parce que l'on n'a jamais trouvé la formule qui nous correspond. Demandez-vous pourquoi vous ne faites pas de sport : est-ce un manque de temps ? d'envie ? d'argent ? Et n'hésitez pas à tester différentes possibilités.

En fonction de votre réponse, vous trouverez :

- **Votre rythme.** Le minimum à mettre en place est un équivalent de 30 minutes par jour. L'important est de connaître vos possibilités. Si 30 minutes tous les jours n'est pas possible, mais que le week-end vous réussissez à booster vos activités, ce n'est pas gênant. Comptez 3 heures 30 d'activités par semaine. Organisez surtout un rythme que vous pourrez tenir sur la durée.
- **Votre moment.** Peu importent les conseils que vous avez pu entendre sur le port à jeun, plutôt destinés à améliorer les performances des sportifs. Pour se mettre au sport, il n'y a pas un moment privilégié, le meilleur moment sera celui où vous êtes disponible. Il suffit parfois de repenser son emploi du temps autrement : se lever plus tôt, utiliser

sa pause déjeuner, organiser un créneau en soirée, même tard, ou bien profiter de ses journées de repos. Tout est possible et, afin de vous y tenir, notez bien le moment réservé au sport dans votre agenda, comme si vous aviez un rendez-vous médical ou professionnel.

- **Votre lieu et votre activité.** Nous ne sommes pas tous semblables. Demandez-vous si vous avez besoin d'être en groupe pour vous motiver ou si vous préférez conserver un créneau plus libre et solitaire. Avez-vous besoin d'une activité intense comme le jogging ou un cours de zumba pour vous défouler, ou plus calme pour vous ressourcer comme une grande marche en forêt ou du yoga ? En groupe, vous pouvez tester les salles de sport, qui sont plus onéreuses mais proposent de larges créneaux d'activité, vous tourner vers les associations locales plus abordables, ou simplement motiver votre famille ou des ami(e)s pour des marches, balades en vélo, jogging ou sessions de natation. Seul, vous pouvez aller marcher ou courir, profiter d'un parcours de santé proche de chez vous, investir dans un vélo d'appartement ou un vélo elliptique si vous en avez les moyens, utiliser des jeux sur consoles qui aident à bouger, vous aider d'émissions sportives ou même tutoriels gratuits sur le Net.

Conseil

Les activités sportives ne sont pas les seules qui comptent. Le simple fait de bouger est positif et cela passe par de petites astuces :

- Prendre les escaliers au lieu des ascenseurs.
- Descendre une station de bus ou métro plus tôt et terminer en marchant.
- Se lancer dans le jardinage.
- Aller chercher le pain dans une boulangerie située un peu plus loin que celle à laquelle vous êtes habitué ou changer de boîte aux lettres pour poster votre courrier.
- Rentrer vous garer à la maison, puis aller chercher vos enfants à l'école à pied.
- Vous aimez danser ? Une soirée dansante, ça compte largement !

Privilégiez au moins 2 fois par semaine les activités d'endurance, idéales pour faire travailler votre cœur : natation, marche rapide, footing, randonnée, vélo... Et, avant comme après une activité sportive intense ou inhabituelle, n'oubliez pas l'échauffement et les étirements. Vous constaterez le plaisir ressenti grâce à la sécrétion de l'hormone du plaisir : l'endorphine. À vos baskets !

Le saviez-vous

QUE FAIRE EN CAS D'HYPOGLYCÉMIE ?

En cas d'hypoglycémie, le plus simple est de prendre 3 morceaux de sucre ou 1 cuillerée à soupe de miel ou de confiture, ou encore 150 ml de jus de fruits ou soda sucré (non *light*).

Si l'hypoglycémie intervient à un moment éloigné du prochain repas, il est dans ce cas intéressant de prendre en plus une portion de féculent : un morceau de pain (20 g) et une demi-tranche de jambon découenné dégraissé, par exemple, pour que l'assimilation des sucres soit plus lente et qu'il n'y ait pas d'autre hypoglycémie avant le repas.

Toutefois, ces cas doivent rester occasionnels. Si nécessaire, consultez votre médecin.

PARTIE 5
ADAPTER SON ALIMENTATION À SON MODE DE VIE

Comme nous avons pu le voir, l'alimentation peut avoir de nombreux impacts sur notre santé et notre quotidien. Mais cela peut être l'inverse ! En effet, notre mode de vie peut avoir une influence sur notre alimentation. Car nous ne mangeons pas la même chose si nous sommes enceintes, sportifs ou encore si nous suivons un régime alimentaire tel que le végétarisme, vous découvrirez comment adapter votre alimentation à votre mode de vie afin d'assouvir vos besoins.

hachées de grandes surfaces présentent une garantie sur la nature du produit, qu'il est difficile d'obtenir ailleurs.

Reportez-vous

Découvrez le tableau des teneurs en protéines, lipides, calories des principales viandes (en g/100 g) page 518.

Focus

À noter qu'il convient, pour une alimentation équilibrée, de privilégier les viandes et poissons ayant des teneurs en lipides et en protéines proportionnelles : lorsque le rapport protéines/lipides est inférieur à 1, il est vraisemblable que le produit est trop riche en lipides pour sa teneur en protéines.

Attention

Notez que, pendant la grossesse, il est conseillé d'éviter de manger du foie et des produits à base de foie, quelles que soient les espèces animales. Il en est de même des ris de veau, qui possèdent une forte concentration en vitamine A causant des troubles au fœtus.

Il est recommandé également d'éviter certaines charcuteries, comme les pâtés, les rillettes, les produits en gelée susceptibles de contenir des bactéries responsables de la listériose et de la toxoplasmose. Par précaution, on supprimera toutes les charcuteries artisanales, en privilégiant les produits préemballés à consommer rapidement après ouverture.

Le poisson

Le poisson, globalement, est une très bonne source de protéines de bonne qualité. Il apporte également une quantité non négligeable d'acides gras polyinsaturés, lui conférant un bon intérêt nutritionnel, de l'iode et du phosphore. Une consommation de poisson 2 à 3 fois par semaine sera préconisée.

Le saviez-vous

Cependant, certains poissons contiennent du mercure, notamment les poissons gras. C'est pourquoi l'Afssa (Agence française de sécurité sanitaire des aliments) recommande aux femmes enceintes de diversifier leur consommation d'espèces de poissons afin de protéger leur bébé d'une exposition au mercure. Les poissons d'élevage, comme le saumon, sont protégés de cette exposition : d'une part, leur vie est relativement courte, d'autre part, les eaux dans lesquelles ils grandissent sont régulièrement contrôlées.

Attention

La plupart des poissons et des fruits de mer peuvent être dégustés sans risque pendant la grossesse, à condition qu'ils soient bien cuits. Évitez les huîtres, les moules crues et tous les coquillages crus. Le danger est qu'ils soient contaminés par des bactéries et des virus pouvant entraîner une intoxication alimentaire. Vous êtes plus fragile pendant la grossesse.

Le saumon fumé est déconseillé, sauf s'il est frais et pasteurisé. Privilégiez donc celui acheté en supermarché, sous vide, à celui du poissonnier ou au saumon fumé artisanal qui peut présenter des risques de listériose. Mais, après recherche, le saumon pasteurisé est souvent difficile à trouver.

Attention

Le poisson cru peut abriter une bactérie dangereuse pour le bébé : la listeria. Pour parer à tout risque, évitez les sushis, sashimis, tartares et autres ceviches (poissons crus marinés). Crevettes, langoustines ou homard sont autorisés car cuits, mais vous devrez les cuire vous-même plutôt que de les acheter décortiqués cuits. De plus, il faut les consommer sans mayonnaise (œuf cru).

Poissons maigres et poissons gras

On peut classer les poissons selon leur teneur en lipides, qui est très variable selon les espèces. Certains sont dits maigres lorsque leur teneur lipidique n'excède pas 5 %, d'autres sont dits semi-gras quand ils contiennent entre 5 et 10 % de lipides, enfin, les poissons dits gras contiennent une quantité plutôt élevée de lipides (plus de 10 %). Le poisson gras apporte des oméga 3 indispensables au développement du cerveau de votre bébé.

Leur teneur en sucres est plutôt négligeable, mais attention : ils ont une teneur notable en sodium. Les moins riches en sodium sont la carpe, le sandre et le thon. Globalement, ce sont de bonne source en potassium, phosphore et magnésium. Certains produits de la pêche sont riches en calcium (dorade) et d'autres en fer (anchois). Ces produits apportent aussi certaines vitamines, principalement du groupe B. Ils contiennent peu ou pas de vitamine C. L'anguille et le maquereau sont très riches en vitamine A. La teneur en fer de la chair des poissons est un peu inférieure à celle de la viande et le poisson est particulièrement riche en iode, comme nous nous y attendions.

Reportez-vous

Découvrez le tableau de la teneur en protéines, lipides, calories et sodium des principaux poissons page 520.

Les protéines végétales

Les quatre grandes sources de protéines végétales sont :

- **Les légumineuses :** lentilles, haricots blancs ou rouges, pois chiches, fèves, pois cassés, soja ;
- **Les céréales :** blé, avoine, maïs, millet, orge, seigle, sarrasin, quinoa, riz, épeautre ;
- **Les graines oléagineuses :** arachide, colza, sésame, tournesol, citrouille, lin, courge... ;
- **Les fruits oléagineux :** amandes, noix, cacahuètes, noisettes, pignons de pin, pistaches...

Les protéines végétales sont souvent négligées, or elles sont intéressantes et permettent de varier notre alimentation. Bien qu'elles soient riches en fer, elles ne peuvent pas remplacer les protéines animales. En effet, elles sont déficitaires en certains acides aminés essentiels. Les graines de légumineuses ont une teneur élevée en protéines par rapport à d'autres sources végétales (20-25 %). Elles sont souvent relativement riches en lysine mais déficientes en acides aminés soufrés. L'inconvénient principal est le risque de carence en certains acides aminés indispensables. Pour pallier ce problème, il est capital d'apporter une attention toute particulière à la qualité des aliments consommés et de pratiquer des mélanges de céréales et légumineuses.

Associer céréales et légumineuses

Dans une alimentation principalement végétale, pour assurer la couverture des besoins en acides aminés indispensables, les légumineuses devront donc être associées à une céréale.

L'idéal est de les associer dans la proportion de **3/4 de céréales pour 1/4 de légumineuses.** Il n'est pas nécessaire d'assurer la complémentarité des protéines végétales à l'intérieur de chaque repas ou de chaque mets, celle-ci peut se faire avec le prochain repas ou au cours de la même journée, avec les autres aliments consommés.

QUELQUES EXEMPLES D'ASSOCIATIONS INTÉRESSANTES

Maïs + lentilles ou pois

Maïs + haricots

Semoule + pois chiches

Riz + lentilles

Avoine + pois

Millet + haricots

Couscous + pois chiches

Blé + lentilles

Reportez-vous

Découvrez le tableau de la teneur en protéines des principales légumineuses et céréales page 521.

Les céréales présentant un déficit en lysine sont surtout le maïs et le riz. Les légumineuses (pois, pois chiches…) montrent un déficit en méthionine et l'arachide est pauvre en lysine et tryptophane. D'autre part, le soja contient des phyto-œstrogènes, dont la structure est proche des hormones féminines, les œstrogènes. Par prudence, il est préférable de limiter les aliments à base de soja (jus de soja, tofu, steaks de soja…), pas plus d'un par jour.

Attention

La pratique d'un régime végétarien peut être compatible avec la grossesse s'il est bien contrôlé. Cependant, un régime végétalien est vivement déconseillé pendant la grossesse tant il est difficile de satisfaire les besoins en fer, en vitamines et en acides aminés essentiels.

Les glucides

Les glucides sont indispensables pendant la grossesse car ils fournissent de l'énergie. En effet, les glucides sont, avec les lipides, les principaux fournisseurs d'énergie pour vous et votre bébé. S'ils se trouvent en quantité insuffisante, la fatigue, les coups de pompe et les fringales sont possibles tout au long de la grossesse. De plus, ces sucres sont le principal carburant pour la croissance de votre bébé.

Donc, le glucose, source d'énergie essentielle pour la croissance du fœtus, ne doit pas faire défaut pendant la grossesse. L'organisme ne possède pas, au début de la grossesse, une quantité de glucose suffisante pour assurer le bon développement du fœtus. Une consommation trop faible de sucres aura pour conséquence un bébé de faible poids à la naissance. Il est préférable de limiter les sucres dits rapides ou simples, soit tous les produits type friandises (bonbons, confiserie, soda…), pour faire une place importante aux sucres dits lents ou complexes qui se dégraderont pour fournir du glucose. Or la tendance actuelle en France serait plutôt une trop forte consommation de produits sucrés !

Reportez-vous

Découvrez la composition moyenne en sucres ou glucides des groupes d'aliments à partir de la page 522, et reportez-vous à la page 94 pour en savoir plus sur les glucides.

Focus

LE MÉTABOLISME GLUCIDIQUE PENDANT LA GROSSESSE

La grossesse s'accompagne de profondes modifications du métabolisme glucidique, sous l'influence de sécrétions hormonales. Les deux premiers trimestres sont caractérisés par un taux sanguin d'insuline élevé dépassant la norme et qui permet la constitution de réserves maternelles au niveau du tissu adipeux. Au cours du troisième trimestre, quand les besoins du fœtus sont maximaux, apparaît une réponse biologique à l'insuline, diminuée, qui détourne le glucose maternel au profit des tissus fœtaux.

L'énergie dont la mère a besoin lui est alors fournie à partir des réserves de graisses constituées au cours des deux premiers trimestres. Cette étape est essentielle, car si les réserves sont insuffisantes, le taux de glucose apporté au fœtus serait insuffisant et pourrait créer une carence.

On distingue deux catégories de glucides :

- **Les sucres rapides ou simples**, immédiatement utilisables ;
- **Les sucres lents ou complexes**, plus longs à décomposer.

Par ailleurs, l'index glycémique permet de classifier les glucides en fonction de l'augmentation de glycémie (quantité de glucose dans le sang) qu'ils provoquent à la suite de leur ingestion.

Sucres simples

Les sucres simples, anciennement appelés sucres rapides, sont les produits au goût sucré : sucre, miel, confitures, chocolat, bonbons, pâtisseries mais aussi fruits… Ils sont composés de peu de molécules et sont plutôt rapidement absorbés par l'organisme. Ils apportent de l'énergie immédiatement, mais peu durable dans le temps.

Consommés en trop grande quantité ou pris isolément sous forme de grignotage, ces sucres simples déclenchent une montée rapide de la glycémie. L'organisme répondra en sécrétant de l'insuline pour stocker ce surplus de sucres, qui se transformera inexorablement sous forme de graisse.

Fréquemment, les futures mamans ont une très forte attirance pour les aliments sucrés. Or le sucre attire le sucre. Idéalement, il faudrait deux tiers des apports sous forme de glucides complexes et un tiers seulement sous forme de glucides simples. Cela dit, le sucre ou les sucreries ne sont pas interdites, tant que leur consommation reste modérée et limitée.

Reportez-vous

Découvrez le tableau qui regroupe les aliments contenants plus de 40 g de sucres rapides pour 100 g à la page 522.

Sucres complexes

Les sucres complexes, ou lents, sont les sucres de réserve. Ils sont constitués de plusieurs molécules et mettent donc plus longtemps à être assimilés par l'organisme. Ils contribuent à une satiété durable. Apportés par l'alimentation, ils sont transformés en glucose pour être utilisé par l'organisme. Ils se trouvent dans le pain, les pommes de terre, les féculents d'origine céréalière (blé, pâtes, riz…) et les légumes secs (lentilles, haricots blancs ou rouges, pois chiches), qui assurent une quantité d'énergie durable, indispensable au bon déroulement de votre grossesse.

Les glucides complexes sont des sucres de digestion plus lente qu'il convient de privilégier et de bien répartir au cours des différents repas.

Misez sur les sucres lents tels que les pâtes, le riz, le pain. Ils maintiennent votre glycémie à un niveau stable plus longtemps que les sucres rapides (bonbons, chocolat, glaces, viennoiseries, gâteaux secs, confitures).

Reportez-vous

Découvrez le tableau qui regroupe les 50 aliments les plus riches en glucides complexes à la page 537.

Les besoins quotidiens

Comme pour la population générale, que vous soyez enceinte ou non, les recommandations fixent la teneur en glucides à 50-55 % de la ration énergétique, soit en moyenne 200 grammes, dont $1/5^{e}$ sous forme de sucres rapides. Cela dépend bien sûr du poids de départ et de l'activité physique. Les glucides sont les nutriments les plus abondants et ils représentent 40 à 60 % de nos besoins énergétiques journaliers.

Bien souvent, on assiste pendant la grossesse à une trop forte consommation de glucides simples, tels que les produits au goût sucré (grignotages, fringales). Cet excès se transforme en graisses et provoque une prise de poids. L'OMS (Organisation mondiale de la santé) recommande de ne pas dépasser les 10 % de la ration calorique journalière sous forme de produits sucrés, soit maximum 50 grammes chez une femme. Ce sont les glucides complexes, tels que le pain, les céréales, le riz, les pâtes, les légumes secs, qui sont indispensables au bon développement du bébé.

De plus, les glucides complexes, consommés en quantité adaptée, sont un atout essentiel pour lutter contre les grignotages. Sans excès, il n'y aura pas de prise de poids anormale.

L'apport énergétique

1 g de glucide fournit 4 kcal. 1 morceau de sucre apporte 5 g de glucides, soit environ 20 kcal. De plus, les sucres complexes possèdent une action plus prolongée et évitent les fringales.

Conseil

Encouragez la part des sucres complexes et réduisez de 25 % la consommation des sucres simples contenus dans les boissons sucrées, les friandises, pâtisseries, desserts lactés, biscuits, viennoiseries et les glaces.

Aussi, en associant des sucres complexes avec des aliments qui contiennent des fibres, vous en tirerez deux bénéfices : lutter contre la constipation mais aussi ralentir et étaler la vitesse d'absorption du sucre au niveau intestinal.

Quels aliments privilégier pendant la grossesse ?

Le pain

Notamment au petit déjeuner, c'est-à-dire au réveil après une période de jeûne. Aujourd'hui, sa consommation a beaucoup diminué au bénéfice de la consommation de viande et d'aliments riches en sucres simples et de graisses. C'est pourtant un aliment de base, de bonne valeur nutritionnelle.

Il existe des batailles qui ne s'arrêtent jamais. Cela fait déjà de nombreuses années que la question traditionnelle sur le pain est de savoir s'il fait grossir ou non, et s'y ajoutent d'autres questions, telles que : le pain complet fait-il maigrir et le pain blanc fait-il plus grossir que le pain complet ? Ou bien encore : est-il meilleur de consommer des biscottes plutôt que du pain ? Le pain est en réalité un produit céréalier pur. Question de mode, il a été convenu de lui additionner des graines, qui le transforment en pain « aux céréales », ce qui est en fait un pléonasme. Il est bien évident que chaque fois que l'on ajoute un ingrédient, on contribue à augmenter la valeur énergétique du pain.

Il peut sembler raisonnable de préférer les pains complets aux pains traditionnels, en sachant cependant que cet avantage reste extrêmement minime. Vous pourrez comparer les valeurs des deux pains dans le tableau suivant :

	Pain blanc	Pain complet
Calories	255	230
Eau	35 g	36 g
Protéines	7 g	8 g
Lipides	0,8 g	1,2 g
Glucides	55 g	50 g
Cellulose	0,3 g	1,5 g
Sel	500 mg en moyenne	650 mg en moyenne

Alors que la fabrication du pain nécessite de l'eau et du sel, ainsi que du levain et de la farine, celle des biscottes requiert l'addition de graisses (5 kg de MG pour 100 kg de farine), ainsi que de sucre (5 kg de saccharose pour 100 kg de farine). Pourtant, les biscottes sont assimilées au pain, alors que leur composition en est quand même différente, et leur légèreté liée à la dessiccation leur a conféré un label diététique. La composition du pain de mie n'est, également pas comparable à celle du pain.

Le meilleur de tous les produits reste le pain frais. Pauvre en lipides – selon les fabricants –, il a de surcroît un effet rassasiant. Il contient également des minéraux et vitamines du groupe B intéressants pendant la grossesse.

La teneur en glucides du pain résulte de la présence de l'amidon. On peut considérer que l'amidon est « un bon sucre », car il est complexe, donc digéré progressivement par l'organisme, et se distribue ainsi harmonieusement et régulièrement dans le sang et dans le corps.

Le riz

Le riz est riche en protéines végétales, en glucides complexes (amidon) qui sont assimilés progressivement dans l'organisme, de bonne tolérance (sans gluten). Les variétés ne manquent pas : rond, long, complet, thaï, basmati et il se prête à toutes les cuissons possibles : à l'étouffé, pilaf, vapeur, créole… Brun ou complet, le riz est riche en fibres végétales, en vitamines B1 et B2 et contient entre 20 et 24 g de glucides pour 100 g.

Les pâtes

Les pâtes, qui représentent une bonne source énergétique de glucides lents (22 g pour 100 g de pâtes cuites), peuvent être consommées 3 fois par semaine.

Les légumes secs

Les légumes secs tels que lentilles, haricots secs, pois secs, cassés ou pois chiches présentent une teneur élevée en amidon. Nous avons vu également qu'ils sont riches en protéines (23 %), en minéraux tels que phosphore, calcium, magnésium, fer et iode et en vitamines B. Consommez des légumes secs 2 fois par semaine.

Les fruits

Les fruits sont énergétiques car riches en sucres, mais ce sont des sucres simples. Pauvres en protides et lipides, ils apportent de nombreux nutriments (minéraux, oligoéléments, eau et vitamines), et bien sûr des fibres. Le Programme national nutrition santé recommande de consommer 5 fruits et légumes différents par jour.

Répartissez votre consommation de glucides tout au long de la journée, et modérez les produits au goût sucré, en fin de repas, pour le plaisir.

Focus

GROSSESSE ET DIABÈTE

Le diabète atteint environ 8 % de femmes durant la grossesse. Ce diabète peut être source de complications pour le nouveau-né. Pour la maman, le risque de refaire un diabète lors de la grossesse suivante est important, comme celui de développer un diabète ultérieurement. Un suivi spécifique est nécessaire pendant et après la grossesse s'il y a des facteurs de risque de diabète (antécédents familiaux, obésité ou autre). Un diabète gestationnel sera recherché entre la 24e et la 28e semaine (voir p. 379).

Nous avons vu que la grossesse s'accompagne de profondes modifications du métabolisme glucidique.

Au cours des deuxième et troisième trimestres, quand les besoins du fœtus augmentent, apparaît une réponse biologique à l'insuline diminuée. Si cette insulinorésistance n'est pas compensée par une augmentation suffisante de la sécrétion d'insuline, survient un diabète gestationnel, ou diabète gravidique, qui ne dure que le temps de la grossesse.

Si on vous découvre un diabète gestationnel, pas d'inquiétude. Vous devrez seulement faire plus attention à votre alimentation et vous serez soumise à un régime adapté.

Les lipides ou matières grasses

Attention

Il est important de ne pas rejeter les matières grasses pendant votre grossesse car elles jouent plusieurs rôles à ce moment particulier.

Les lipides sont sources d'énergie, ils ont un rôle constitutif des membranes cellulaires et, stockés dans les adipocytes, ils constituent une réserve énergétique.

En apportant 9 kcal par gramme de lipides, ils contribuent à l'équilibre de la ration calorique.

Ils font également partie des calories nécessaires au bon développement du bébé. Ils servent dans la formation des tissus du cerveau et du système nerveux du bébé.

Les lipides sont essentiels au bon fonctionnement de votre organisme, et à celui du bébé. Pas question donc de supprimer les matières grasses, elles sont essentielles dans l'alimentation de la femme enceinte. Le plus important est de bien les doser, et surtout de privilégier les meilleures, de savoir rechercher les bons acides gras à privilégier pendant la grossesse. Il est impératif de respecter ce besoin accru de lipides, mais il ne faut pas non plus trop en consommer, car le surplus sera stocké.

Il n'existe pas de recommandation officielle ni de données quant aux apports optimaux de lipides durant la grossesse et leur impact sur le développement fœtal.

La ration lipidique conseillée pour la population en général est de 30 % des apports énergétiques. En fait, elle est souvent supérieure à 40 %, soit 60 à 80 grammes par jour de matières grasses, ce qui est trop.

Reportez-vous

Reportez-vous au chapitre 7, « Les nutriments », pour tout savoir sur les lipides (p. 97).

Intérêts et effets des acides gras

Les oméga 3 et oméga 6 sont indispensables au bon fonctionnement des cellules nerveuses. Ainsi, la consommation d'aliments riches en oméga 3 réduit les risques de prématurité et d'éclampsie. De plus, elle bénéficie à la maturation du cerveau du futur enfant, à l'amélioration des fonctions intellectuelles portant sur l'éveil et l'acquisition d'apprentissages.

Le meilleur rapport est représenté par l'huile de colza, car elle comprend environ 7 % d'acides gras saturés, un peu plus de 60 % d'acides gras mono-insaturés et 26 % de polyinsaturés, dont 21,2 % d'acides linoléiques et plus de 9 % d'acides alpha-linoléniques. 1 cuillerée d'huile de colza par jour couvre les besoins et apporte la même quantité d'oméga 3 que 70 grammes de saumon, 5 à 10 noix ou 120 grammes de thon en conserve. Vous pouvez donc consommer 200 à 300 g de poisson gras par semaine (du hareng ou du maquereau, par exemple) et utiliser de l'huile de colza pour assaisonner vos salades. Pour satisfaire les apports en acides gras, il suffit d'alterner avec une autre huile comme l'huile d'olive.

Conseil

On a toujours constaté une surconsommation d'acides gras de la famille des oméga 6 et un déficit d'apport en oméga 3 dans la population française (avec un rapport bien souvent supérieur 10), ce qui nuit à l'utilisation des oméga 3 par l'organisme, leur métabolisme étant en compétition. On conseille donc de se rapprocher d'un rapport égal à 5 pour une meilleure santé cardiovasculaire.

Reportez-vous

Découvrez la table Ciqual des compositions en matières grasses page 525.

Quel est le rôle des lipides pendant la grossesse ?

- **Stockage de l'énergie :** en apportant 9 kcal par gramme de lipides, ils contribuent à l'équilibre de la ration calorique. Ils sont stockés dans le tissu adipeux et seront utiles pour le troisième trimestre quand les besoins énergétiques augmenteront.
- **Rôle de constitution :** le cerveau est l'organe le plus riche en graisses. 50 à 60 % de la matière cérébrale est constituée de lipides. Ils sont des constituants majeurs des membranes et du système nerveux. Les oméga 3 et les oméga 6 participent à la formation des neurones. L'idéal serait d'apporter en quantité suffisante ces acides gras avant la conception et de continuer cet apport de graisses animales ou végétales pendant la grossesse.

- **Rôle fonctionnel :** les lipides interviennent dans le bon fonctionnement de la cellule nerveuse. Ils jouent également un rôle de messagers au niveau des cellules, contribuent aux apports en certaines vitamines liposolubles (vitamines A, D, E et K) et en acides gras essentiels.

En pratique, il ne faut pas trop en consommer, car le surplus sera stocké, mais tous les lipides méritent une considération non négligeable dans notre régime alimentaire. Les acides gras essentiels doivent être présents dans votre alimentation, même si vous devez suivre un régime légèrement restrictif. Dans ce cas, les restrictions se feront aux dépens des graisses cachées : viandes grasses, fromages gras, pâtisseries… Les graisses cachées apportent surtout des acides gras saturés qui déséquilibrent votre ration lipidique.

Conseil

Privilégiez les lipides insaturés (acides gras essentiels nécessaires au développement du cerveau du fœtus), que l'on trouve dans les huiles et les graines oléagineuses, au détriment des huiles saturées (graisses animales), responsables d'excès de poids et qu'il faudra arriver à limiter – ce qui ne veut pas dire supprimer. N'hésitez pas à varier les huiles car elles ont des qualités nutritionnelles différentes et complémentaires.

Concernant la température de cuisson des huiles, plus une huile est riche en acides gras saturés et mono-insaturés, plus son point de fumée (température à laquelle l'huile commence à fumer) sera élevé et plus celle-ci sera résistante à la chaleur. En effet, certains acides gras polyinsaturés ont tendance à se dégrader sous l'action de la chaleur. Il ne faut pas faire chauffer une huile qui contient plus de 2 % d'oméga 3.

Pour la cuisson, on privilégiera les huiles au point de fumée le plus élevé (voir p. 184), mais, dans tous les cas, mieux vaut éviter de surchauffer, c'est-à-dire de faire fumer l'huile dans la poêle. L'huile de noix, de colza et de soja ne doivent pas être utilisées systématiquement pour la cuisson et sont réservées à l'assaisonnement ou pour la cuisson à la poêle, pas de friteuse ni de wok en tout cas. Les huiles de maïs, de pépins de raisin et de tournesol ne doivent pas dépasser 180 °C à la cuisson. Les huiles d'arachide et d'olive, plus riches en acides gras mono-insaturés, sont plus stables à la chaleur, jusqu'à 210 °C pour l'huile d'olive et 220 °C pour l'huile d'arachide.

Les besoins spécifiques

Pendant la grossesse, les besoins de tous les nutriments augmentent mais sont en partie couverts par une alimentation diversifiée. En effet, dans les pays développés, en dehors de situations particulières (régimes hypocaloriques ou carencés, milieux défavorisés, malnutrition), les compléments alimentaires sont inutiles et peuvent même parfois représenter un risque. Prévenez votre médecin si vous décidez d'en consommer. Une femme enceinte en bonne santé, sans carence particulière, n'a pas nécessairement besoin de prendre des compléments alimentaires, et sûrement pas sans l'avis de son médecin. Cependant, il faut veiller à ce que la future mère ait une consommation suffisante d'iode, de calcium et de vitamine D, de fer et d'acide folique.

Les micronutriments

L'iode

Les besoins en iode augmentent pendant la grossesse et nécessitent de privilégier une consommation d'aliments naturellement riches en iode (lait et laitages, crustacés, poissons d'origine marine, œufs) et l'utilisation de sel iodé. Cependant, ces mesures diététiques ne permettent pas toujours d'assurer la couverture des besoins chez certaines femmes.

Les apports conseillés pendant la grossesse sont de 200 µg par jour. Avec des apports moyens de 50 à 100 microgrammes (µg) par jour, la France fait partie des pays à risque de carence faible à modérée. Au cours de la grossesse, il peut apparaître une carence relative en iode. L'iode est indispensable pour assurer le fonctionnement de la glande thyroïde et le bon développement du cerveau du bébé. Le risque d'une carence en iode est de provoquer une hypothyroïdie fœtale. Même modérée, elle augmente aussi chez la mère le risque de survenue de goitre et celui d'hypothyroïdie. Les répercussions de la carence iodée sur la grossesse peuvent être des avortements spontanés, des faibles poids de naissance, etc. Le médecin doit parfois prescrire un traitement médicamenteux en cas de carence en iode.

Calcium et vitamine D

Un apport adéquat en calcium et vitamine D est indispensable pour la bonne formation du squelette du fœtus.

Les besoins en calcium

Là encore, les apports nutritionnels conseillés sont augmentés au cours de la grossesse, de 900 à 1 100 mg de calcium par jour. Le calcium est essentiel pour la santé des os et pour la constitution du squelette de bébé. La supplémentation a pour but d'augmenter le taux calcique fœtal et de prévenir la perte calcique osseuse chez la mère. Constituant essentiel des os et des dents, le calcium joue également un rôle dans le fonctionnement des muscles et du système nerveux, ainsi que dans la coagulation du sang et l'activité du cœur. Le bébé en a lui aussi besoin pour la formation de ses os et des bourgeons dentaires.

Pour apporter suffisamment de calcium à son organisme, il est nécessaire de consommer au moins quatre produits laitiers (lait, fromage blanc, yaourt, fromage) par jour et de privilégier les eaux riches en calcium. Parmi les eaux minérales, celles qui contiennent autour de 500 mg par litre sont Contrex®, Courmayeur®, Hepar® et Talians®.

Bien sûr, d'autres aliments contiennent du calcium, mais en moindre quantité, comme les légumes, les amandes et abricots secs. Le calcium d'origine végétale est moins bien assimilé, donc moins profitable au bébé que celui des laitages. N'oubliez pas cependant, pour tous les produits laitiers, de ne consommer que les produits pasteurisés (risque de listériose).

Les besoins en vitamine D

La vitamine D, quant à elle, augmente les possibilités de l'organisme à absorber le calcium des aliments. Elle est synthétisée essentiellement par le corps grâce à l'action du soleil sur la peau. C'est pour cela qu'une alimentation riche en vitamine D (poissons gras, produits laitiers ou huiles végétales enrichies) est recommandée pendant la grossesse, d'autant plus que l'exposition solaire doit être évitée pendant cette période. La carence en vitamine D est fréquente, en particulier en fin de grossesse et dans la saison hivernale.

Les besoins en vitamine D sont doublés pendant la grossesse, afin de constituer celles du bébé. La dose conseillée sera de 15 µg par jour à minima.

La vitamine D est présente dans les poissons gras, les œufs et les produits laitiers.

Une supplémentation en vitamine D (10 µg par jour), prescrite uniquement par le médecin et la sage-femme, est recommandée pendant les mois d'hiver et chez les femmes n'ayant aucune exposition solaire : une dose unique d'une ampoule de vitamine D au début du 6e ou 7e mois de grossesse, pour accélérer la croissance, période pendant laquelle le bébé grandit le plus et fabrique son ossature.

Le fer

Les apports conseillés en fer de la femme enceinte sont doublés (30 mg) aux deuxième et troisième trimestres pour éviter la survenue d'une anémie chez la mère. La femme enceinte doit donc veiller à consommer des sources de fer. Pendant la grossesse, le fer est essentiel à la formation des cellules sanguines. Une carence en début de grossesse (fréquente) prédispose la future maman à une anémie. Un apport suffisant en fer est indispensable, également fin de grossesse, ceci afin d'éviter un risque de baisse des globules rouges à l'origine d'une anémie, situation qui pourrait augmenter les risques de prématurité et de faible poids du bébé. Des études ont montré l'existence de déficience en fer chez 60 à 75 % des femmes enceintes en fin de grossesse.

Les apports recommandés

Transfert au fœtus, contenu du placenta, augmentation de la masse sanguine maternelle, pertes basales et saignements lors de l'accouchement, la femme enceinte aurait besoin, pour équilibrer son bilan en fer au cours de la grossesse, de 1 000 mg, dont 800 mg à peu près sont destinés à la formation du bébé.

Ces besoins sont en partie couverts grâce à une augmentation de l'absorption intestinale du fer non héminique (présent dans les aliments autres que le sang et la viande), beaucoup plus élevée chez la femme enceinte. L'absorption est activée par les aliments contenant de la vitamine C, le cuivre, les fibres, le son, le calcium, le zinc et certains médicaments. Si la carence en fer est avérée, l'organisme augmentera spontanément de trois à dix fois l'absorption du fer ingéré.

En tenant compte du faible taux d'absorption au niveau du duodénum, qui est de l'ordre de 2 mg, les apports en fer devraient être d'environ 30 mg par jour lorsque les réserves en fer sont suffisantes avant la grossesse. Dans le cas contraire, il est nécessaire d'apporter 25 à 50 mg par jour de fer pendant les derniers mois de la grossesse. En sachant que le seul apport alimentaire ne dépasse généralement pas 20 mg par jour, il est nécessaire de supplémenter en fer et il ne serait pas inutile, à titre préventif, de corriger tout déficit précédant la grossesse.

Teneur en fer des aliments

La teneur en fer est très variable d'un aliment à l'autre. Les plus riches en fer sont les produits carnés (la viande), les légumes secs (haricots blancs, pois chiches, lentilles), les céréales, les œufs, mais aussi les fruits et les légumes.

Les aliments riches en fer d'origine animale sont mieux absorbés que ceux à base de fer végétal. Pour une meilleure absorption du fer, il est souhaitable d'augmenter la consommation, au cours du même repas, de légumes et de fruits riches en vitamine C (persil, citron, orange, pamplemousse). En revanche, il est préférable de ne pas consommer de thé au cours ou proche d'un repas, les tanins inhibant l'absorption du fer. Mettez quelques brins de persil sur votre viande, ou du jus de citron sur votre poisson, dans la sauce des salades. Généralement, consommer régulièrement les aliments qui contiennent du fer suffit.

Reportez-vous

Reportez-vous à la page 528 pour découvrir la teneur en fer des principaux aliments.

Vitamines et acide folique

Une alimentation équilibrée et diversifiée fournit en principe suffisamment de vitamines et d'oligoéléments. Cependant, les besoins en vitamines sont accrus chez la femme enceinte, et certains médecins prescrivent donc automatiquement des compléments vitaminiques. Les besoins en vitamines B1, B2, B6, B12 et surtout B9 (les folates) sont augmentés au cours de la grossesse et les carences sont fréquentes. Il est recommandé, en France, de prescrire, par précaution, une supplémentation médicamenteuse en acide folique, à commencer au moment de l'arrêt d'une contraception, et à poursuivre pendant quatre semaines après l'accouchement, à la dose de 400 µg par jour.

En effet, la couverture des besoins en acide folique (vitamine B9) pose un problème, beaucoup de femmes montrant un taux abaissé dès le début de grossesse. Cette carence augmente le risque d'avortement spontané et de faible poids de naissance, et peut également être un facteur de risque pour la survenue de malformations (défaut de fermeture du tube neural du fœtus appelé *spina bifida*), entraîner une anomalie du développement du placenta et un retard de croissance du fœtus.

On conseille à toutes les femmes d'augmenter les apports alimentaires en acide folique, la supplémentation étant quasi systématique. Les légumes constituent la source d'apport principale et à hauteur de 20 % des apports chez les adultes. La deuxième source regroupe le pain et la panification sèche ainsi que les fruits chez les adultes (respectivement 10 % et 9 %).

Le saviez-vous

LE RÔLE DES FOLATES

Les folates jouent un rôle fondamental dans le renouvellement de toutes les cellules de l'organisme, dans les processus de division cellulaire rapide, d'où leur intérêt chez le bébé qui est toujours en phase de croissance rapide. Associés à la vitamine B12, les folates participent à la synthèse du matériel génétique (ADN, ARN).

L'acide folique, ou vitamine B9, est une vitamine hydrosoluble. Contenue dans la fraction aqueuse des aliments et des tissus, elle est vulnérable lors de la cuisson à l'eau. Pour bien conserver l'acide folique durant la cuisson, préférez les cuissons vapeur, à l'autocuiseur ou les cuissons rapides. L'acide folique est très sensible à l'oxydation, la chaleur, la lumière et à l'ébullition.

Focus

La plus grande partie des folates alimentaires est apportée par les légumes verts et les fruits : épinards, cresson, chicorée, mâche, melon… Vous en trouvez également dans les produits suivants : laitue, endive, chou, poireau, artichaut, haricots verts, petits pois, radis, asperge, betterave, courgette, avocat, lentilles, carotte, tomate, oignon, potiron, maïs, poivron, agrumes, banane, kiwi, orange, fruits rouges, banane.

Les fromages sont également une bonne source d'acide folique, mais tous ne sont pas conseillés durant la grossesse à cause du risque de listériose. Les œufs et oléagineux (noisettes, noix, amandes…) et les farines, pâtes, pains et riz permettent de varier les apports en folates et représentent un apport intéressant.

Si la levure en paillettes a une teneur très élevée en acide folique, sa consommation (saupoudrée sur un plat, une salade ou dans un laitage) reste cependant trop faible en quantité, malgré son intérêt.

Retenez que les folates sont présents dans les légumes verts et dans les fruits, à consommer crus ou peu cuits, et que les besoins peuvent être couverts par une alimentation variée et équilibrée.

Reportez-vous

Reportez-vous à la page 532 pour découvrir les aliments les plus riches en vitamine B9.

Les situations particulières

Adolescentes

Il est essentiel de dépister rapidement la grossesse afin d'entreprendre les soins prénataux le plus tôt possible et de maximiser la santé et le bien-être de la mère et du fœtus.

Les adolescentes n'ont pas toujours une alimentation suffisante lorsque le contexte économique de la famille est difficile. Il arrive aussi qu'elles se nourrissent mal et de façon anarchique (trop de gras et de sucre), fassent usage de tabac, d'alcool ou de drogues.

Pour la jeune femme qui n'a pas fini sa croissance, une compétition s'installe entre la croissance fœtale et la croissance maternelle.

Il est alors important de prendre suffisamment de poids (environ 15 à 16 kilos), ce qui n'est pas toujours facile à faire accepter chez une adolescente naturellement attachée au maintien de sa silhouette. La prise de poids nécessaire est souvent plus importante que la moyenne afin de suppléer à la propre croissance de la future maman et à celle du bébé. Le corps n'ayant pas fini de grandir, les déficits nutritionnels avec amaigrissement sont fréquents. Les adolescentes limitent souvent leur rapport énergétique et ont un risque accru de déficit, en particulier en calcium et en fer.

La femme enceinte au moment de l'adolescence doit accroître ses apports protéiques, estimés à environ 100 grammes par jour.

Il s'agit d'apporter plus de calcium, de protides, de sucres lents, de légumes et de fruits pour leurs fibres et vitamines essentielles pour les deux corps en croissance.

En effet, l'anémie est fréquente et une supplémentation en fer est donc recommandée, de même qu'une supplémentation en vitamine D.

L'apport calcique est primordial et devrait correspondre à environ 1 600 mg par jour pour préserver le calcium des os. Le risque de déminéralisation osseuse est réel. Pensez aux laitages (lait, yaourts, fromages), aux eaux minéralisées riches en calcium, associés à des légumes et à des fruits.

De même, le risque de carence en acide folique étant élevé chez la jeune fille enceinte, il est justifié de supplémenter en folates, l'apport idéal étant de 400 µg de folates par jour.

Grossesse multiple

Votre corps va s'adapter et vos besoins nutritionnels ne seront que très légèrement supérieurs à ceux d'une grossesse unique. Les apports seront majorés d'environ 10 à 15 % par rapport à une grossesse simple. Augmentez votre dose de protéines (100 g de viande de plus par jour). Il faudra également veiller aux apports en calcium, qui doivent être augmentés, de même pour le fer et les acides gras essentiels.

La place prise par votre utérus étant supérieure à une grossesse simple, vous aurez certainement des difficultés à consommer un volume alimentaire suffisant sur un repas. Il est intéressant dans ce cas de fractionner les prises alimentaires afin de mettre en place 1 à 3 collations par jour.

Grossesses rapprochées

Une alimentation adaptée doit être conseillée car vos réserves en vitamine D, en folates, en calcium et en fer risquent d'être épuisées. Le bilan sanguin prescrit en début de grossesse déterminera la nécessité d'une supplémentation en vitamines et minéraux spécifiques.

Si vous n'aviez pas retrouvé votre poids d'avant grossesse, surveillez d'autant plus votre alimentation pour éviter un surplus de poids trop élevé après cette deuxième grossesse.

Obésité

L'obésité est associée à une augmentation des risques de malformation, d'hypertension artérielle, de diabète gestationnel (voir p. 379). Ces risques seront réduits par une limitation de la prise pondérale grâce à une alimentation contrôlée, sans descendre en dessous de 1 600 kcal par jour au premier trimestre, sous suivi médical. Si la future maman a précédemment effectué des régimes restrictifs répétés, le risque de carence en fer, calcium et micronutriments doit être surveillé.

Alimentations végétarienne et végétalienne

Un régime végétarien bien mené fournit des éléments nutritifs nécessaires, sauf si plusieurs types d'aliments sont délaissés. Il convient d'être vigilante et encore plus attentive à ses apports. Il existe de nombreuses variantes de régimes végétarien et végétalien. Il faudra faire attention à l'apport en calcium en cas d'exclusion des laitages. Le fer devra être apporté en supplémentation.

Les apports en vitamine D sont souvent insuffisants. Si tous les aliments d'origine animale sont exclus, un risque de carence existe pour de nombreux nutriments (vitamine B12, calcium, zinc, fer). Il faudra dans ce cas mettre en place une supplémentation médicamenteuse adaptée.

Les risques liés à l'alimentation

Sécurité sanitaire

Il importe d'être particulièrement vigilante quant à l'hygiène dès que vous envisagez une grossesse. Cela vous permettra de prévenir la plupart des risques d'infection. Certains gestes simples y contribuent largement : se laver les mains au savon plusieurs fois par jour, notamment après être allé aux toilettes, après avoir touché un chat, sa litière, ou tout animal.

De même, il importe de respecter méticuleusement les règles d'hygiène dans la cuisine :

- **Votre réfrigérateur et votre congélateur doivent faire l'objet de toutes vos attentions**. Astreignez-vous à un grand nettoyage tous les 15 jours (avec du liquide vaisselle, de l'eau de Javel diluée). Respectez également la chaîne du froid en utilisant une glacière quand vous faites vos courses et assurez-vous que la température de votre réfrigérateur est suffisamment basse (2 °C pour la zone la plus froide). Mettez également un thermomètre dans votre congélateur (− 18 °C).
- **Conservez les aliments dans des récipients hermétiquement fermés ou recouverts** d'un film plastique au réfrigérateur, et ne gardez pas plus de 2-3 jours les restes.
- **Vérifiez les dates de péremption des aliments** avant de les consommer.
- **Pensez enfin à cuire à cœur les aliments d'origine animale** que vous consommez (viande, poisson ou œuf) pour éviter les risques de contamination.

Aliments à surveiller

Il est conseillé de limiter la consommation de certains aliments :

- **Le café :** il est recommandé de ne pas boire trop de café ou de boissons contenant de la caféine. La caféine est un stimulant du système nerveux central, c'est donc un excitant et il vaut mieux en modérer votre consommation pendant la grossesse. Il est déconseillé de consommer plus de 3 tasses de café par jour. Un certain nombre de boissons (thé, certains sodas) contiennent de la caféine, mais en proportion variable.
- **L'alcool :** l'alcool est nocif à tous les stades de la grossesse. Le système nerveux central du fœtus est particulièrement sensible à l'exposition à l'alcool. Ce dernier traverse le placenta et se retrouve dans le sang du fœtus. Il n'existe aucune information concernant la quantité d'alcool qui peut être consommée sans risque au cours de la grossesse, et par mesure de prudence, il est vivement conseillé de ne pas en consommer du tout. Le vin, la bière, les alcools forts, les sodas alcoolisés seront remplacés par de l'eau gazeuse ou non, des jus de fruits ou de légumes…
- **Le foie des animaux** doit être limité car il a une concentration élevée en vitamine A qui peut représenter des risques pour le fœtus. Cela concerne également le foie gras.
- **Les édulcorants :** en dehors des phénylcétonuries, la consommation d'aspartame ne pose pas de problème pendant la grossesse, aux doses habituelles. En revanche, la consommation de saccharine est déconseillée.
- **Évitez la consommation de cacahuètes**, qui augmenterait le risque de donner naissance à un enfant allergique.
- Bien que le **tabac** ne soit pas un aliment, pour le bon développement de votre bébé et pour votre santé, il est vivement conseillé d'arrêter de fumer. Le tabac diminue l'oxygénation placentaire et augmente le risque de prématurité ou de retard de croissance du bébé. N'hésitez pas à consulter un médecin ou un tabacologue pour vous faire aider.

Prévention de certaines infections

Parmi les maladies transmises *via* les aliments, la listériose et la toxoplasmose sont particulièrement graves chez la femme enceinte. Généralement sans gravité, ce sont des affections qui peuvent s'avérer dangereuses pour votre bébé si vous les contractez pendant votre grossesse.

La listériose

Focus

Les aliments sont la principale voie de transmission de la listériose. La listeria, la bactérie responsable de la listériose, est quant à elle très répandue dans l'environnement et peut se retrouver dans les aliments d'origine végétale ou animale, même réfrigérés. Elle est cependant sensible à la chaleur.

Les aliments à éviter :

- Les **fromages au lait cru** ainsi que les fromages râpés industriels, le lait non pasteurisé. De même, enlevez toujours la croûte des fromages. Pour ne pas manquer de calcium, préférez donc le lait pasteurisé ou stérilisé UHT, les fromages à pâte cuite et les fromages pasteurisés.
- La **viande peu ou mal cuite**, les charcuteries artisanales (rillettes, pâtés, foies gras, produits en gelée), les poissons crus (sushis), les coquillages crus ou peu cuits, le surimi, les aliments fumés. Privilégiez l'achat de charcuteries préemballées et évitez les produits à la coupe, les manipulations humaines maximisant le risque de contamination. Oubliez les tartares, carpaccios et la viande saignante. La bactérie étant sensible à la chaleur, réchauffez suffisamment vos plats et vos restes.
- Les **œufs** doivent être frais et consommés cuits (pas de mayonnaise, mousse chocolat, préparations à base d'œuf non cuits).
- Évitez les **aliments périssables** dont la limite de consommation est dépassée.

La toxoplasmose

Focus

La toxoplasmose est causée par un parasite présent dans le tube digestif de certains animaux (chat, bœuf, porc, mouton…) et que l'on retrouve dans la terre et sur les végétaux mal lavés, mais également dans la viande crue ou peu cuite. Cette maladie peut être dangereuse pour votre bébé et provoquer des malformations. Elle peut se contracter par la consommation d'aliments mal lavés ou peu cuits. Il est par ailleurs possible que vous soyez déjà immunisée contre la toxoplasmose. Les résultats de votre première prise de sang vous préciseront si vous l'êtes ou non. Si vous ne l'êtes pas, vous devrez prendre quelques précautions.

L'infection humaine peut se produire par la consommation de viande contaminée crue ou insuffisamment cuite, la consommation d'aliments ou d'eau contaminée par de la terre ou des matières fécales de chat.

Quelques précautions simples réduisent au minimum le risque de contamination :

- Mangez la viande bien cuite et lavez-vous les mains après toute manipulation, évitez les viandes fumées ou marinées.
- Nettoyez à grandes eaux les fruits et les légumes contenant des traces de terre ainsi que les herbes aromatiques afin d'ôter tout résidu de terre, évitez les crudités en dehors de la maison. Veillez à toujours bien les laver et les peler. Soyez encore plus vigilante avec les produits poussant dans la terre ou à ras la terre (carottes, fraises).
- Évitez le contact avec les chats.

1er trimestre

Il se peut que vous ne ressentiez pas le besoin de manger plus avant quelques semaines. Profitez de cette période pour rééquilibrer votre alimentation, manger des aliments variés et frais. En général, au cours des premier et deuxième mois de grossesse, il n'y a pas de prise de poids significative. La croissance du fœtus nécessite peu d'apports caloriques et la prise de poids ne devrait pas dépasser 1 kilo à 12 semaines. Ce n'est qu'à partir de la fin du troisième mois que la balance oscillera entre 1 et 1,5 kg de plus.

Vous devez commencer à penser à la composition de vos menus car il est important de consommer des aliments qui vous apportent les nutriments essentiels dont votre corps et le futur bébé ont besoin. Sans subir de changements tyranniques, votre mode de vie se modifie. Nous avons vu que les besoins caloriques sont peu modifiés, 150 kcal par jour ne bouleverse pas vraiment votre alimentation. C'est la période idéale pour réapprendre à manger, trois repas complets par jour en y ajoutant une collation. Puisez dans chaque famille d'aliments, pensez aux légumes riches en acide folique (n'oubliez pas de bien les laver) et consommez de la viande et du poisson (bien cuits), sources de fer et de protéines.

Conseil

Apprenez tous les aliments interdits (listériose et toxoplasmose), limitez le café, respectez votre prescription en acide folique, supprimez le tabac si ce n'est pas déjà fait… et fractionnez vos repas si vous avez des nausées.

Focus

NAUSÉES ET VOMISSEMENTS

Les nausées et les vomissements sont assez fréquents au cours du premier trimestre de la grossesse, mais ils cessent généralement autour de la 20e semaine. Ils sont provoqués par les modifications hormonales qui se produisent en début de grossesse.

Il existe plusieurs méthodes pour les soulager, comme répartir vos repas en plusieurs repas légers tout au long de la journée, en évitant les repas copieux. Fractionnez-les et évitez les aliments gras. Ils auront l'avantage d'être légers et d'être digérés plus facilement.

Évitez de rester trop longtemps sans manger. Essayez de manger plus souvent et en plus petites quantités. Essayez le jus de citron additionné d'eau.

Quand elles surviennent le matin dès le réveil, grignotez une biscotte et attendez un peu avant de démarrer vos activités quotidiennes.

Les nausées disparaîtront généralement avant la fin du troisième mois.

Les aliments forts des 3 premiers mois :

- **L'acide folique** joue un rôle fondamental en début de grossesse. Consommez des aliments qui en contiennent : les légumes verts (brocolis, salades, épinards), les légumes secs, les germes de blé, les œufs, les fromages (pasteurises) et certains fruits.
- **Viande et poisson** sont indispensables à la construction et au renouvellement des tissus du fœtus. Riches en protéines, ils participent également au développement de l'utérus et de la masse sanguine, fabriquent les os et les muscles du bébé. Les viandes renferment du fer essentiel en début de grossesse. Les poissons contiennent des oligoéléments nécessaires, tels que l'iode et le sélénium et, pour les plus gras, les acides gras essentiels pour le développement du cerveau du bébé.
- **Les œufs** sont également une bonne source de vitamines A et D.
- **Les fruits et légumes** contiennent des fibres, des vitamines et des minéraux essentiels. Certains, riches en vitamine C, aident l'organisme à fixer le fer contenu dans les aliments d'origine végétale.
- Pensez également aux **produits laitiers**, riches en calcium.

2e trimestre

La prise de poids est plus évidente au cours du deuxième trimestre de grossesse, vous prenez environ 5 kg au long de ces trois mois. Pendant cette période, vous augmentez légèrement votre apport calorique, de 350 kcal environ par jour. Par rapport au premier trimestre, la nécessite de consommer certains nutriments augmente : protéines, vitamine C et fer. Les besoins en acide folique restent les mêmes. Pour la plupart d'entre vous, les petits maux de la grossesse ont disparu. Profitez-en pour redécouvrir peu à peu le plaisir de manger.

Conseil

Consommez des fibres pour maintenir une bonne santé intestinale. En effet, pendant la grossesse, l'appareil digestif fonctionne au ralenti, entraînant souvent une constipation, c'est une situation très fréquente.

Buvez abondamment, au moins 1,5 litre d'eau par jour, et mangez des aliments riches en fibres (pain, fruits, légumes). Une marche quotidienne stimulera le mouvement intestinal.

Les remontées acides

Pendant la grossesse, le corps de la femme subit des changements hormonaux qui, entre autres, ralentissent sa digestion. Ce ralentissement peut entraîner un reflux de liquides de l'estomac vers l'œsophage, provoquant des brûlures d'estomac et du reflux gastrique.

Conseil

Pour éviter ces désagréments, privilégiez les portions plus petites, mais mangez plus fréquemment et évitez de déjeuner et de dîner trop copieusement. Mangez lentement et mastiquez bien les aliments. Après un repas, attendez une à deux heures avant d'aller vous coucher et essayez de dormir avec le dos légèrement surélevé. Évitez les aliments gras et frits, les desserts riches, les aliments épices, le café et le thé, les boissons gazeuses.

Si les brûlures d'estomac et le reflux persistent, vous pouvez prendre des antiacides, comme ceux à base de carbonate de calcium, mais seulement de façon temporaire. Consultez votre médecin ou votre sage-femme si les antiacides ne vous soulagent que temporairement ou si vous devez en prendre régulièrement pendant plusieurs jours pour vous sentir mieux.

Les fringales

Certains nutriments rassasient les gros appétits et sont assimiles lentement pendant la digestion. C'est le cas des pommes de terre, pain, pâtes, riz, semoule, céréales et légumes secs, qui sont d'excellentes sources de sucres lents. Associez-les avec des légumes. Le fœtus utilise en effet le glucose contenu dans les sucres lents comme source d'énergie. Évitez de craquer sur les sucres rapides comme les bonbons, sodas et autres sucreries qui provoquent une augmentation rapide du taux de sucre dans le sang et sont très vite absorbés. Fatigue et fringales reviennent aussi vite.

Les crampes

Pendant la grossesse, les crampes sont très fréquentes, plus particulièrement la nuit pendant le sommeil. Elles sont souvent la conséquence d'une mauvaise circulation sanguine, car l'utérus grossissant à tendance à exercer une pression forte sur la veine cave. Si les crampes sont fréquentes la nuit, vous risquez d'en souffrir aussi pendant la journée. Il est préconisé, pour les diminuer, d'augmenter la consommation d'aliments riches en potassium. Il faut bien en manger tout au long de la journée et régulièrement, afin d'avoir un taux de potassium sanguin correct.

Les aliments riches en potassium :

- Épinards, bettes, avocat, pomme de terre, courge, patate douce, concombre, poivron, tomate, banane et abricot ;
- Fruits secs et oléagineux sont parmi les plus riches en potassium, encore plus riches que les fruits frais ;
- Légumes secs et céréales, germes de blé. La recommandation des 5 fruits et légumes par jour, au minimum, participe donc à maintenir un taux de potassium satisfaisant.

Pensez aussi aux aliments riches en fer, essentiel à la formation des cellules sanguines. Souvenez-vous que le fer d'origine animale est plus facilement assimilable par l'organisme. On retrouve du fer dans les viandes et les poissons, mais aussi les œufs, les lentilles et haricots blancs, les épinards, les brocolis. En dessert, un fruit ou un laitage conviennent parfaitement.

Focus

COMMENT GÉRER SES ENVIES ?

Les envies de la grossesse sont fréquentes, notamment à partir du deuxième trimestre. La plupart des professionnels évoquent des raisons psychologiques.

La future maman traduirait ainsi un besoin d'attention. Ce qui est certain, c'est que l'odorat et le gout sont modifiés pendant la grossesse.

N'oubliez pas que tout est dans la modération. Certains assurent également que les envies correspondent à des besoins physiologiques. Un grand nombre de futures mamans en manque de magnésium se rueraient sur le chocolat. Ne vous en privez pas mais toujours raisonnablement.

3e trimestre

C'est le moment pendant lequel le fœtus grandit rapidement et grossit d'environ 20 à 25 g par jour en se servant des réserves maternelles. Celles-ci représentent à peu près 3,5 kg sur les 12 kg normalement pris pendant la grossesse. Les autres kilos pris sont dus à l'accroissement des liquides interstitiels, c'est-à-dire de liquides venant se loger dans des espaces situés entre les cellules. L'accroissement du placenta et du liquide amniotique contribue à augmenter régulièrement le poids. Votre tension artérielle doit être surveillée.

L'hypertension artérielle perturbe, en effet, le bon échange de l'oxygène et des nutriments entre la mère et l'enfant.

Prendre 5 kg au cours des trois derniers mois pour arriver à un total d'environ 12 kg en fin de grossesse implique que vous devez satisfaire vos propres besoins et ceux du futur bébé pour éviter les carences. Donc apporter l'énergie nécessaire fournie par les protéines et glucides lents et les lipides.

Le stockage, la réserve de graisses de la femme enceinte déjà évoquée, est mis à contribution, particulièrement au cours du troisième trimestre, pour les besoins du fœtus.

Conseil

Limitez les aliments trop gras (fritures, pâtisseries, chocolat) et trop sucres (sodas sucres, bonbons) pour éviter une prise de poids trop importante. Les kilos pris au-delà de ceux préconisés seront plus difficiles à perdre après la grossesse. Si vous avez des fringales, pas de bonbons ni de barres chocolatées, prenez plutôt une tranche de pain ou des sucres lents, un yaourt, un œuf dur et des crudités, des fruits. N'oubliez pas que vous avez droit à 1 ou 2 collations dans la journée. Pensez également à boire de l'eau. Les reins doivent évacuer dans l'urine vos propres déchets mais également ceux du futur bébé. L'eau hydrate, lutte contre la constipation et participe au renouvellement du liquide amniotique.

Constipation

Elle peut s'intensifier dans les derniers mois de grossesse. Elle peut résulter d'une alimentation insuffisante ou pauvre en fibres. On trouve les fibres principalement dans les légumes, les fruits, les céréales complètes. Le pain complet riche en son a l'inconvénient de diminuer l'absorption du fer et du calcium, minéraux indispensables pendant la grossesse. Préférez le pain semi-complet.

Buvez beaucoup d'eau (1,5 litre par jour au minimum). Vous pouvez aussi vous hydrater avec des soupes, des jus de fruits (1 à 2 verres par jour). Un verre d'eau le matin à jeun favorise le transit.

Rappelez-vous également que l'exercice physique permet de lutter contre la constipation. Astreignez-vous à 30 minutes de marche quotidienne, en l'absence de toute contre-indication.

Attention

Si la constipation persiste, demandez conseil à votre médecin ou à un pharmacien avant de prendre un laxatif.

Risque de cellulite et œdème

Durant la grossesse, le liquide plasmatique s'accroît et peut se diffuser en dehors des vaisseaux. Il stagne alors au niveau des chevilles et des jambes, et parfois au niveau des cuisses. Ces œdèmes, non inquiétants si la fonction rénale et la tension artérielle sont normales, correspondent à cet excès de liquide.

Tout d'abord, veillez à ne pas prendre trop de poids. Contrôlez votre consommation en graisses, particulièrement les graisses cachées (viandes, fromages, charcuteries, fritures, panures, beignets, viennoiseries, biscuits).

Les oméga 3 sont favorables au développement du cerveau du bébé, mais aident aussi à la perte de poids après l'accouchement. Mangez des poissons gras 2 fois par semaine. Bien que la rétention d'eau soit assez fréquente pendant la grossesse, il n'est pas nécessaire de s'astreindre à un régime sans sel. Une simple limitation de consommation suffit. Préférez des douches tièdes à des douches trop chaudes.

Si vous n'avez pas de contre-indication, la marche est conseillée pour favoriser la circulation veineuse, en privilégiant de courts déplacements. Évitez la station debout immobile et toutes positions qui entravent la circulation sanguine : croisement des jambes, port de talons hauts et mettez des chaussettes ou bas de contention. La surélévation des jambes dès que possible, au-dessus de l'horizontale, favorise le drainage des membres inférieurs.

Les troubles du sommeil

En fin de grossesse, tout concourt à empêcher les futures mamans de dormir. Difficile de trouver une position confortable, petits tracas nocturnes (brûlures d'estomac, crampes, inquiétudes face au déroulement de l'accouchement qui se rapproche).

Évitez les plats riches, gras et épices au dîner qui alourdissent et ralentissent la digestion, tout comme les repas lourds consommes peu de temps avant d'aller dormir. Faites des dîners légers en quantité et en calories. Consommez des glucides lents, comme les pâtes, le riz ou les pommes de terre.

Avant d'aller vous coucher, privilégiez tout ce qui est relaxant, comme une tisane ou un verre de lait tiède.

Chapitre 17
L'alimentation du sportif

DANS CE CHAPITRE

Le coût énergétique de l'exercice

•

Les besoins énergétiques

•

L'hydratation

•

Les vitamines

Depuis quelques années fleurissent de nombreuses propositions pour le sportif : conseil divers, boissons, compléments alimentaires, produits hyperprotéinés... La question est donc de savoir s'il existe réellement des besoins spécifiques aux sportifs, à la fois en termes de valeur énergétique et d'équilibre entre les nutriments, lipides, protéines ou glucides, auxquels il faut ajouter les minéraux : sodium, potassium, calcium... ainsi que les oligoéléments. Sans oublier, bien entendu, la question de l'hydratation, qui fait l'objet de recommandations très diversifiées.

Le coût énergétique de l'exercice

En pratique, il est difficile d'apprécier la dépense énergétique d'un exercice, car celle-ci dépend de nombreux facteurs : le sexe, l'âge, la qualité et le temps de l'exercice. Cette dépense d'énergie peut varier dans un rapport de 1 à 10, entre le sport de loisir et le sport professionnel, et selon le sujet.

Nous pouvons donner des valeurs moyennes, répertoriées notamment pour les activités de loisir et pour un poids standard :

- Le cyclisme, la marche régulière, la natation, le ski de fond, la course à pied, le tennis, l'aviron, le handball, volley-ball, football, rugby brûlent 250 à 450 kcal par heure pour les femmes, et 300 à 700 kcal par heure pour les hommes. Ces valeurs peuvent s'élever avec l'intensité pratiquée.
- Le footing, le patinage, la boxe, l'escrime, le basket, une marche rapide, du judo ou du karaté brûlent, eux, 200 à 450 kcal par heure pour les femmes, et 300 à 450 kcal par heure pour les hommes.

- La randonnée, le jardinage, l'équitation, le golf, la pétanque, le ping-pong consomment 150 à 200 kcal par heure pour les femmes, 150 à 300 kcal par heure pour les hommes.

Il faut noter – fait assez curieux – que les débutants dépensent en général 20 % de plus que les sportifs expérimentés, car leur gestuelle est souvent moins bien contrôlée.

Le saviez-vous

Les femmes ont un rendement énergétique moins élevé que les hommes, hormis dans la pratique de la natation en raison d'une masse adipeuse qui est supérieure.

En pratique, pour les besoins énergétiques, il faudrait donc simplement se contenter de compenser ces valeurs pour maintenir l'organisme dans un état stable, au cours d'une activité « standard ».

Quel sport pratiquez-vous ?

La course

Pour la course – ce qui est surprenant –, le coût énergétique ne dépend quasiment pas de la vitesse jusqu'à environ 20 kilomètres/heure. Jusqu'à cette vitesse, la dépense d'énergie est de l'ordre de 1 kcal par kilogramme de poids et par kilomètre parcouru. Ainsi, un homme de 70 kilos qui aura couru 10 kilomètres quelle que soit la vitesse jusqu'à 20 kilomètres à l'heure aura dépensé 700 kcal. Voilà la somme exacte de calories qu'il lui faudra compenser par l'alimentation, pour ne pas puiser dans son organisme – sauf pour ceux qui font du sport afin de perdre un peu de masse grasse. L'entraînement réduit ce coût énergétique, car la foulée deviendra de plus en plus économique et entraînera une diminution de cette dépense de l'ordre de 5 %.

La marche

On considère que la dépense énergétique de la marche est de l'ordre de la moitié de celle d'une course, à condition que cette marche se fasse à moins de 7 kilomètres à l'heure, soit 0,5 kcal par kilogramme de poids et par kilomètre.

Ainsi, un homme de 70 kilos qui parcourra 10 kilomètres en marchant dépensera 350 kcal. En revanche, dès que l'on dépasse les 7 ou 8 kilomètres/heure, la dépense d'énergie de la marche devient équivalente à celle de la course.

Ce qui la fera varier sera le poids bien entendu, mais aussi la pente, à condition que celle-ci dépasse 6 % (ce qui augmente la valeur énergétique d'environ 15 %), ainsi que la nature du terrain et le poids des chaussures. Des chaussures lourdes augmentent la dépense d'énergie d'environ 50 %...

Le cyclisme

Le cyclisme fait exception, car la dépense d'énergie n'est pas seulement liée à la distance parcourue, ni à la vitesse, mais essentiellement à la résistance qui est opposée au déplacement. Les nouvelles bicyclettes qui offrent des résistances de roulement bien inférieures à celles d'autrefois permettent de diminuer considérablement la dépense énergétique. Ainsi, pour une bicyclette de tourisme, la dépense d'énergie est à peu près comparable à celle de la marche de loisir, c'est-à-dire environ 0,5 kcal par kilogramme de poids et par kilomètre. Assez curieusement, les bicyclettes de compétition diminuent cette dépense d'énergie, en raison justement de la diminution de frottement, l'abaissant jusqu'à 0,25 kcal par kilomètre et par kilogramme de poids. Seule la fréquence de pédalage est susceptible d'augmenter cette dépense.

La natation

Dans la natation, on se retrouve dans une situation quasiment identique à celle du cyclisme, car c'est la forte résistance à l'avancée dans l'eau et les forces de friction qui majorent la dépense d'énergie. Ainsi, la vitesse n'a que peu d'impact sur la dépense d'énergie. C'est la puissance développée lors du mouvement qui fait la différence, mais qui induit également la rapidité du déplacement. On compare cette dépense à celle de la course à pied pour la natation de compétition et à celle de la marche de loisir pour la natation de loisir, soit une dépense énergétique de l'ordre de 0,5 kcal par kilogramme de poids et par kilomètre parcouru.

Focus

ESTIMATION DES BESOINS ÉNERGÉTIQUES JOURNALIERS

À partir des coûts énergétiques de l'exercice de loisir décrits plus haut ; et en sachant que cette activité peut se multiplier (de l'ordre de 1 à 10) pour les plus compétiteurs, on arrive à approcher grossièrement la dépense d'énergie.

C'est ainsi que, pendant le Tour de France – épreuve maximale –, les sportifs peuvent dépenser de 6 500 kcal jusqu'à 10 000 kcal par jour, soit environ dix fois plus que ce que les sportifs dépensent lors d'un exercice de loisir.

Tous ces chiffres sont en réalité incroyablement difficiles à comprendre et très variables. En pratique, il faut pouvoir évaluer la valeur énergétique initiale de l'alimentation quotidienne du sujet et la majorer par la suite des coûts énergétiques de l'exercice.

Seuls les sportifs de haute compétition, ou de pratique intense et fréquente, justifient d'un vrai interrogatoire alimentaire auquel il faut ajouter les mêmes valeurs. On l'adaptera au fur et à mesure de l'évolution du sujet, de la variation de son poids et de sa performance.

Les besoins en protéines

Assez curieusement, les seuls sportifs qui s'intéressent aux apports en protéines sont ceux qui pratiquent la musculation. Il s'agit d'une vision plutôt simpliste de la nécessité d'une alimentation cohérente dans le sport, en pensant que, parce qu'on augmente le volume musculaire, il faut augmenter la consommation de protéines plus que dans tout autre sport. Cela reste en partie exact mais pas complètement.

Le saviez-vous

Il faut savoir que, pendant TOUS les exercices de longue durée, le contenu en protéines du corps est fortement altéré. En effet, au moment où l'on mobilise tout le glycogène (c'est-à-dire les sucres) pour alimenter le corps en énergie, on utilise également les protéines.

On considère que la participation de protéines à un travail musculaire peut aller jusqu'à 15 %. Ce qui est surprenant, c'est que lorsque les sportifs recourent aux protéines pour fournir de l'énergie à leur corps (c'est d'ailleurs plus souvent le cas des gens qui pratiquent faiblement un entraînement et qui, à un moment donné, veulent outrepasser leur limite), il faudra 3 à 16 semaines pour récupérer la même qualité de protéines du muscle. C'est donc un sujet important à traiter.

Les apports en protéines recommandés

Pour donner des quantités exactes, les sportifs d'endurance devraient consommer entre 1,50 et 1,70 gramme de protéines par kilogramme de poids corporel et par jour.

Chez les sportifs de loisir, qui pratiquent une activité régulière, nul besoin de sortir des recommandations traditionnelles, soit un apport de 1,20 gramme par kilogramme de poids et par jour, ce qui suffira largement. Un homme pesant 80 kilos doit ainsi consommer 100 grammes de protéines, et jusqu'à 140 grammes en cas d'exercice élevé, et une femme de 60 kilos, 70 grammes environ.

Pour d'autres sportifs qui débutent une activité physique, il est tout de même préférable d'élever les apports en protéines les deux premières semaines, à 1,50 gramme par kilogramme et par jour pour les femmes comme pour les hommes.

Pour les coureurs de longue distance, notamment les marathoniens, les apports doivent être d'environ 1,7 à 2 fois les apports pratiqués habituellement. Il est donc possible de monter jusqu'à 2 grammes par kilo et par jour (160 grammes pour un homme de 80 kilos, 120 grammes pour une femme de 60 kilos).

Focus

UN CAS PARTICULIER : LA MUSCULATION

Pour les adeptes de la musculation dont le but est de développer la masse musculaire, on conseille un apport de 2 à 3 grammes de protéines par kilo de poids corporel et par jour, à condition de ne pas dépasser les périodes de six mois par an et sous un strict contrôle médical. Deux tiers de ces apports devraient être couverts par les aliments courants et le reste par les suppléments, mais sans dépasser 1 gramme par kilo et par jour. Les compléments pris doivent être de très bonne qualité, c'est-à-dire des protéines à base de blanc d'œuf ou de poudre de lait ou des compositions qui se rapprochent de celle-ci. En outre, chez ces sportifs, l'ingestion de sucres lents et d'eau doit être suffisante. Ils doivent également bénéficier de tous les macronutriments et vitamines indispensables non seulement à la fabrication du muscle mais aussi à la bonne utilisation de tous les nutriments qu'on lui apporte.

Certains font des apports de 3,50 à 5 grammes par kilo et par jour : il s'agit d'une situation dangereuse qui n'est absolument pas justifiée en termes d'efficacité, car les protéines consommées en excès – en dehors des problèmes qu'elles peuvent entraîner – ne serviront exclusivement qu'à fournir de l'énergie supplémentaire.

Le contenu en protéines des aliments

Reportez-vous

Reportez-vous aux Annexes pour découvrir les aliments courants les plus riches en protéines (à partir de la page 518) et à la page 93 pour en savoir plus sur les protéines.

Lorsque l'on pratique une activité sportive, il est préférable de privilégier les protéines d'origine animale aux protéines d'origine végétale, car leur composition est plus adaptée en termes de qualité protéique.

À propos des acides aminés

On trouve souvent dans le commerce des acides aminés, sous le prétexte qu'il y a des besoins spécifiques chez le sportif. On a notamment entendu parler des acides aminés à chaîne ramifiée, terme complexe pour désigner certaines catégories d'acides aminés, comme la leucine. Mais les effets bénéfiques de ces produits sont largement controversés alors qu'ils peuvent s'accompagner d'une augmentation du taux d'ammoniaque qui circule dans le sang, pouvant être dangereux pour la santé. C'est pour cette raison qu'on a aussi conseillé l'augmentation d'un acide aminé qui s'appelle la glutamine, prétextant qu'au cours d'exercices répétés, il y aurait une diminution de l'immunité. Là encore, les effets positifs n'existent pas par rapport aux effets négatifs envisagés.

Le seul acide aminé pour lequel un effet positif aurait été remarqué serait l'arginine, ou encore la lysine, mais à condition d'utiliser des doses qui confineraient au dopage, avec des risques réels pour la santé. Autrement dit, il n'existe pas à l'heure actuelle de preuve scientifique d'un besoin de l'augmentation de tel ou tel acide aminé pour améliorer le statut nutritionnel d'un sportif. Ce qui signifie que seules les consommations des protéines d'usage courant ou de certaines poudres bien composées ont de l'intérêt chez le sportif.

Les besoins en lipides

Il est exact que l'exercice physique s'accompagne d'une augmentation de la consommation des graisses qui proviennent des adipocyte (les cellules de graisse), donc le tissu gras. Contrairement à une idée reçue, seule une activité physique de plus de 30 minutes et avec une intensité suffisante entraîne une dégradation des graisses. Les chiffres fantaisistes qui circulent de 40-45 minutes n'ont pas de valeur.

Il faut souligner également que le muscle lui-même peut fournir des graisses (car il en contient aussi), parfois même jusqu'à 45 % de l'énergie dépensée, voilà pourquoi il est important d'avoir un exercice physique de 30 minutes, pour mobiliser TOUTES les graisses corporelles, notamment en cas de désir de perte de poids.

Il n'y a pas d'arguments à l'heure actuelle pour augmenter les apports en graisse dans la ration du sportif aussi bien à l'entraînement qu'en compétition. Non seulement parce qu'il existe une réserve corporelle largement suffisante, mais aussi parce qu'on a vérifié que les apports de repas riches en graisse quatre heures avant des exercices n'avaient pas d'effets sur la performance des athlètes.

Conseil

On considère que les apports en lipides doivent représenter 30 à 35 % de la ration calorique globale, et 20 à 30 % dans le cas d'un sportif, car l'essentiel est pour lui d'augmenter les glucides. Contrairement à un sujet « normal » qui doit avoir les 35 % de graisses dans son alimentation et 50 à 55 % de sucres lents, le sportif doit avoir 55 %, voire 70 % de son énergie apportée sous forme de sucres lents.

Bien entendu, il s'agit de privilégier les graisses de bonne qualité, et il est inutile ici de répéter l'intérêt des oméga 3 et des oméga 6. D'où l'importance d'utiliser les huiles de colza, de noix, ou les huiles combinées comme Isio 4®, plus d'ailleurs que l'huile d'olive ou l'huile de sésame.

Reportez-vous

Reportez-vous aux Annexes pour découvrir les aliments courants les plus riches en lipides et à la page 97 pour en savoir plus sur les lipides.

Focus

QUELQUES « BRÛLEURS » DE GRAISSES

Certains ont voulu utiliser la caféine pour augmenter les apports énergétiques car elle agit en provoquant une augmentation de la libération des graisses. Cependant, la caféine a également une action au niveau de la perception de la sensation de fatigue, en en reculant le seuil. Rappelons tout de même que la caféine est interdite en compétition et appartient à la classe des substances considérées comme dopantes.

De même, la carnitine a été longtemps utilisée parce qu'on pensait qu'elle permettait de faire entrer les graisses dans les cellules et d'augmenter les performances dans le cadre d'une activité sportive. Mais des expérimentations ont montré que la supplémentation en carnitine n'augmentait pas en réalité l'activité des cellules.

Les autres brûleurs de graisse, notamment la taurine, la choline ou la lécithine, que certains absorbent n'ont absolument aucun effet, à la fois sur la performance et sur la libération des graisses.

Les besoins en glucides

Reportez-vous

Reportez-vous à la page 94 pour tout savoir sur les glucides.

Attention

C'est réellement le besoin le plus important dans l'alimentation du sportif, quelle que soit la nature de l'exercice, de longue durée, de petite durée, d'intensité forte ou moins forte.

Chez le sportif de haut niveau, ce besoin consiste à recharger rapidement le sucre contenu à la fois dans le muscle et dans le foie, ce qui lui permettra d'avoir une activité musculaire la plus performante possible.

C'est la diminution du contenu en glycogène (la forme de réserve du sucre dans les muscles) qui est le facteur le plus en relation avec la notion d'épuisement ou non. Un épuisement trop rapide peut se traduire par une diminution jusqu'à 45 à 50 % des performances musculaires.

Pour donner des chiffres exacts, on considère qu'un apport jusqu'à 600 grammes de sucres par jour permet de remplir le muscle de façon proportionnelle à la quantité qui a été consommée. Jusqu'à 250 grammes, le sucre va d'abord servir aux organes nobles comme le cerveau, puis jusqu'à 500 grammes à l'ensemble des structures corporelles. C'est au-delà de 600 à 700 grammes par jour que la refabrication du glycogène dans le muscle devient maximale. Une fois que le muscle est rempli, le reste sera stocké dans la graisse. Un excès répété entraînerait une obésité.

C'est chez le sportif que le concept d'indice glycémique a été validé. Il est très intéressant d'avoir, suffisamment longtemps (3 à 4 heures) avant l'exercice, des apports en glucides avec un indice glycémique faible. Plus on va se rapprocher de la pratique de l'exercice, plus il sera nécessaire d'ingérer des glucides plus simples avec des indices glycémiques plus élevés.

Selon le poids du sujet, les apports en sucres peuvent varier de 5 à 12 grammes par kilo et par jour et selon l'exercice. Dans les faits, on peut considérer qu'une personne pratiquant un sport de loisir a besoin d'environ 250 à 300 grammes de sucres par jour sous forme de sucres complexes à indice glycémique bas.

Un sport de niveau moyen nécessite environ 400 grammes et un sport intense, 500 grammes, voire plus si l'exercice est extrêmement intense. Ceci étant valable pour un homme de 70 kilos en bon état physique.

Reportez-vous

Reportez-vous à la page 537 pour découvrir le contenu en glucides complexes de 50 aliments courants et leurs indices glycémique (p. 539).

Focus

UN CAS PARTICULIER : LE RÉGIME DIT SCANDINAVE

On le pratique en général sur sept jours. Il comporte deux séquences : l'une qui se concentre sur les apports en protéines et en lipides les trois premiers jours, avec un entraînement habituel, et l'autre les trois jours suivants, composé à 70 % de glucides en majorité complexes et à indice glycémique faible. Ce régime permet d'accroître les réserves en énergie du muscle et on considère qu'il améliore les performances d'un sportif, au moment de son épreuve.

Dans ce régime, il est très important que le dernier repas soit pris trois heures avant une épreuve. Mais c'est une recommandation qu'il convient d'utiliser dans la quasi-totalité des épreuves sportives.

Les sucres pendant les épreuves sportives

Il est désormais acquis que les glucides qui sont importants pendant l'épreuve sont les glucides simples, c'est-à-dire ce que l'on appelle le saccharose, le glucose... Il faut cependant veiller à la quantité que l'on absorbe, car un excès de sucre dans les boissons, par exemple, entraîne une diminution de la vidange gastrique, avec un risque de crampes, de brûlures d'estomac, voire de diarrhée.

Ceci pourrait aggraver la déshydratation, alors que le but principal de ces boissons de l'effort n'est pas seulement d'apporter de l'énergie sous forme de sucres rapides, mais également de protéger de la déshydratation et de compenser les pertes induites par la sueur.

Le saviez-vous

On considère que la proportion idéale de sucres est de 50 grammes par litre (rappelons qu'un soda en contient en moyenne 120 grammes, ce qui est excessif). C'est une dose qui permet d'éviter les désagréments physiques (crampes, douleurs, baisse de vitalité) et en même temps compenser les pertes en eau, en fonction ou non de la sensation de soif, induites par le phénomène de la sueur. Cela fournira une quantité raisonnable d'énergie pour limiter la consommation des sucres du muscle.

On notera d'ailleurs qu'il est préférable de consommer des sucres au travers de boissons plutôt que d'aliments sucrés, pour répondre au besoin en eau et pour les rendre plus vite disponibles. Les boissons pour sportifs sont donc relativement intéressantes, à condition qu'elles contiennent cette proportion de 50 grammes, sans dépasser 70 grammes de sucre par litre. De surcroît, il est plus facile, bien entendu, d'y glisser tous les petits nutriments indispensables afin de compenser leur perte par la sueur. Le chlorure de sodium (ou sel) comme nous le verrons, par exemple, fait partie des besoins indispensables (voir p. 433).

Le saviez-vous

La quantité à consommer dépend bien entendu de l'exercice : on peut considérer qu'il faut une prise régulière de 150 à 300 ml toutes les 15 à 30 minutes.

Les sucres après les épreuves sportives

À la fin de l'exercice, il est intéressant de poursuivre la consommation de sucres, afin de reconstituer les stocks perdus. Il a été démontré que les sucres les plus utiles étaient le glucose, le fructose et le saccharose et que les mélanges étaient idéals. Voilà pourquoi l'ingestion d'un grand verre de lait (qui stimule le transit), par exemple, contenant du lactose qui est un autre sucre rapide, associé à la consommation d'un fruit comme une pomme qui présente l'avantage de ralentir la rapidité de la consommation de ce sucre dans l'intestin est une formule idéale.

Cependant, si l'on choisit de remplacer le lait par une boisson pour sportif, il faudra diminuer les apports par deux et, les deux heures suivantes, 100 ml toutes les 10 à 15 minutes.

La consommation de sucres lents a relativement peu d'intérêt dans le cadre d'une alimentation normale, car la reconstitution des sucres se fera au rythme de l'ingestion habituelle des repas.

Bien s'hydrater

L'eau et l'exercice physique

On perd de l'eau par trois mécanismes :

- Par les voies respiratoires, car le débit respiratoire augmente au cours de l'exercice musculaire ;
- Par la voie cutanée, c'est-à-dire la sueur ;
- Par voie urinaire.

Il faut rappeler qu'un exercice musculaire prolongé produit une forte quantité de chaleur, qu'il est important de contrebalancer par l'évaporation de la sueur à la surface de la peau afin de protéger le corps d'un excès de chaleur. C'est d'ailleurs une forme d'appréciation de l'énergie dépensée, car on considère que 1 litre de sueur évaporé correspond à une dépense d'environ 600 kcal.

Ce système de refroidissement par la sueur est celui qui protège le sportif de l'hyperthermie, d'où l'importance de la compensation stricte des pertes en eau pour pouvoir produire cette sueur, qui elle-même empêche les effets négatifs de l'exercice physique. Pour donner une idée caricaturale, un coureur peu entraîné peut dépenser jusqu'à 1 litre d'eau par heure, et un marathonien jusqu'à 2,5 litres par heure. Les ultra-sportifs, comme les adeptes du triathlon, peuvent dépasser parfois sur une dizaine d'heures 15 litres de dépenses d'eau.

La carence en eau ou l'insuffisance de boisson diminue considérablement l'endurance maximale d'un sportif. De surcroît, elle peut entraîner une augmentation de l'activité cardiaque, qui tente alors de compenser, en augmentant les battements du cœur, la circulation de l'eau dans le corps, ce qui présente bien sûr un danger relativement grave.

Idée reçue

Chez les sportifs de compétition, on utilise des pesées avant et après l'exercice pour apprécier la déshydratation. Cela permet de réajuster au mieux les apports en liquides. Contrairement à une idée reçue, il est préférable de boire de gros volumes plutôt que de petits. Il est donc conseillé de boire toutes les 20 minutes une quantité suffisante plutôt que de boire régulièrement toutes les 5 minutes pendant ces 20 minutes. Surprenant mais vérifié…

Les valeurs moyennes de quantité de boissons à apporter, qui peuvent aller de 750 millilitres minimum jusqu'à 1,5 litre par heure, selon le type d'exercice, lors d'exercices de moins de 3 heures et doivent être légèrement diminuées pour les exercices de plus de 3 heures, à raison de 0,5 à 1 litre par heure.

Focus

COUP DE CHALEUR

Le coup de chaleur n'est pas une illusion et il peut associer une perte de la connaissance, une augmentation de la chaleur, avec parfois même une démarche ébrieuse. Dans ce cas, il convient d'arrêter immédiatement l'exercice physique. Les sportifs qui nécessitent une pesée avant l'exercice physique sont les plus menacés, car ils jouent assez fréquemment sur ce paramètre pour essayer de diminuer leur poids corporel avant la compétition. Ils se mettent donc en général en situation de déshydratation, avec les risques que nous venons d'évoquer.

Les minéraux

Sodium, chlore et potassium

Ces éléments ne sont pas indispensables pour améliorer la qualité de l'exercice physique ou la performance du sportif en compétition, mais il faut les prendre en considération pour éviter l'apparition des carences, ou la mauvaise régulation des apports alimentaires, lorsqu'il y a insuffisance de ces éléments.

On déconseille d'abord strictement de les consommer sous forme de comprimés, de gélules ou autre formes solides, car leur absorption serait beaucoup trop rapide pour la quantité prise. Voilà pourquoi il est préférable de les diluer dans de l'eau en même temps que les sucres que l'on apporte au moment de l'exercice.

Il est notamment intéressant de complémenter les boissons de récupération en sodium, à raison de 1,5 gramme par litre, c'est-à-dire 4 grammes du sel de table que nous avons l'habitude de consommer.

Concernant le potassium, c'est la sueur qui est la plupart du temps responsable de perte excessive. Cependant, il n'est pas nécessaire d'apporter des sels de potassium dans les boissons ou pendant les exercices. En cas d'activité physique vraiment importante et prolongée, on peut faire des apports modestes, c'est-à-dire de l'ordre de 0,5 gramme par litre dans la boisson que l'on consomme. Il suffit de l'acheter sous forme de sel de potassium en pharmacie.

La seule situation où il est important d'ajouter du potassium est celle des sportifs de force (la musculation), où la nécessité de reformer du muscle impose une augmentation de la consommation en potassium, ou en tout cas au moins une stricte compensation de l'ordre de 1 à 2 grammes par jour.

Le fer

Il faut rappeler que le fer est fondamental dans la constitution de l'hémoglobine, qui elle-même va transporter l'oxygène jusqu'aux tissus. En général, il suffit de s'assurer que les apports en fer sont strictement conformes à ceux d'une population normale, c'est-à-dire 9 à 14 mg par jour. C'est chez les femmes que l'on a constaté plus fréquemment des carences en fer, notamment en raison des pertes sanguines pendant leurs règles. La compensation se fera de manière identique à une personne lambda.

Il est vrai que l'ingestion de fer aura des bénéfices sur les performances sportives, mais il ne faut pas outrepasser les quantités raisonnables, afin d'éviter des anémies, mêmes modérées. Pour les sportifs, ces quantités doivent rester faibles, de l'ordre de 10 mg par jour et pas plus, pour éviter les effets secondaires. À condition, bien entendu, de ne pas dépasser 7 à 8 jours de complémentation par mois. Cependant, rappelons qu'une alimentation qui apporte 200 grammes de viande de bœuf par jour sera aussi efficace qu'un apport médicamenteux en fer.

Reportez-vous

Reportez-vous à la page 528 pour découvrir la teneur en fer des principaux aliments.

Les oligoéléments

On distinguera ici le cuivre, le manganèse, le chrome, l'iode, le sélénium et le zinc.

En ce qui concerne **le cuivre**, il ne semble pas qu'il faille augmenter sa consommation. La seule situation où l'on peut en manquer, c'est en cas de sudation excessive, mais la compensation par les boissons suffit largement. Il en est de même pour le manganèse et le chrome.

Pour l'iode, il faut veiller à ce que les apports alimentaires soient suffisants, d'où l'intérêt encore une fois du sel iodé pour les boissons et les aliments chez le sportif. Seuls les crustacés et les poissons en apportent des quantités significatives, d'où la nécessite d'en consommer 2 fois par semaine.

On n'en parle pas beaucoup, mais le **zinc** est un élément important, notamment pour la réparation des blessures musculaires. En cas de carences, ces blessures mettront plus de temps à se résorber. C'est le plus souvent les régimes alimentaires pratiqués par les sportifs qui sont responsables d'une diminution de la consommation du zinc. En principe, une alimentation normale apporte la quantité de zinc suffisante, à la fois à la vie de tous les jours mais aussi à l'exercice physique. La modification des rapports nutritionnels peut être responsable d'une baisse du zinc dans le sang. Les régimes végétariens notamment potentialisent le risque de déficit en zinc, car les végétaux en contiennent relativement peu. Il faut veiller à ne pas en consommer en excès, car une trop forte consommation de zinc peut entraîner une diminution de l'absorption d'un autre oligoélément qui s'appelle le cuivre. Cependant, chez des coureurs, la prise de 50 mg par jour de zinc pendant 6 jours semble avoir un effet positif sur les performances.

Reportez-vous

Reportez-vous à la page 547 pour découvrir la liste des aliments riches en zinc.

En général, les sportifs manquent de **sélénium**, soit parce qu'ils n'en consomment pas suffisamment, soit à cause des pertes liées à la sueur. Sur le plan intellectuel, il semble intéressant et important d'apporter des quantités correspondantes aux besoins, voire légèrement plus. Cependant, les expérimentations n'ont pas démontré d'amélioration des capacités sportives en cas d'augmentation des apports de sélénium, ni de baisse des performances en situation de manque. En revanche, on constate un réel effet positif pour le sportif lorsque l'on apporte à la fois du sélénium et de la vitamine E. Une petite quantité supplémentaire, apportée soit par les aliments, soit par des substituts que l'on trouve en pharmacie, paraît intéressante.

Les vitamines

Idée reçue

Contrairement à une idée reçue, on n'améliore pas la performance d'un sportif en augmentant la quantité des vitamines qu'il consomme. La nécessité de couvrir les besoins en vitamines répond à deux objectifs : éviter d'altérer sa performance par une carence, et aider notamment à la protection au cours de l'entraînement et des compétitions, pour favoriser les phases de récupération.

Les vitamines fréquemment concernées sont la vitamine B, extrêmement utile pour le muscle, la vitamine C, la vitamine A, la vitamine D et la vitamine E.

Conseil

En ce qui concerne **la vitamine E**, il est important d'avoir des apports strictement équivalents à ceux qui sont conseillés pour une population normale, c'est-à-dire 12 mg par jour. Quant à **la vitamine D**, il est recommandé de l'élever légèrement, notamment chez les sportifs qui réalisent des exercices intenses et fréquents. De la même façon pour **la vitamine B** et pour **la vitamine C**. Ainsi, pour **la vitamine D** dont les apports sont d'environ 5 mg par jour, il est prudent de l'augmenter légèrement de 4 mg pour arriver à 9 mg.

Pour la **vitamine A**, il est prudent également de l'augmenter pour arriver à 200 µg de plus. Et passer ainsi à 1 mg. Les besoins en vitamine B sont en principe couverts par l'augmentation des sucres complexes, comme les féculents, riches en vitamine B, il n'est donc pas nécessaire de prendre de supplément.

Focus

LA VITAMINE B12

La vitamine B12 est à mettre à part des autres vitamines du groupe B et présente un intérêt particulier pour les sportifs. Elle est en effet indispensable au transport de l'oxygène vers les tissus. Puisqu'elle est présente uniquement dans les produits d'origine animale, les consommateurs de viande et de poisson n'ont pas de risques de carence. Seuls les athlètes végétariens et végétaliens sont exposés à une carence. Une supplémentation peut alors s'avérer nécessaire.

Pour **la vitamine C**, il est prudent de doubler les doses, et passer de 110 à 210 mg par jour, ce qui est facilement réalisable, en raison du fort contenu en vitamine C de la plupart des fruits et des légumes.

Rappelons tout de même qu'en pratique, ces apports doivent se faire en priorité par une alimentation variée et diversifiée.

Reportez-vous

Reportez-vous à la page 549 pour découvrir la liste des aliments les plus riches en vitamines A, B, C, D et E.

Les suppléments pour les sportifs

C'est une mode et un marketing très efficaces qui poussent la plupart des sportifs à utiliser de nombreux produits extrêmement différents. On en a inventorié environ plus de mille dans les différentes surfaces les proposant.

Que ce soit des sels minéraux, des vitamines, des nutriments, des tisanes, des organes (oui !) parfois, ou des produits synthétiques, la variété est immense.

Ces produits ont pour objectif d'augmenter les apports, quelle que soit la substance, au-delà des besoins nécessaires. Cela pose plusieurs problèmes : de leur innocuité, des doses qui sont consommées et de leurs intérêts.

Des substances à haut risque !

Les objectifs des sportifs sont en général l'optimisation de leurs performances, l'augmentation plus rapide de la masse musculaire, la diminution de la fatigue, et la diminution de la masse grasse. Moins fréquemment, on retrouve le désir de substance dopante, même si cela existe. La plus grande prudence doit s'exercer à propos des substances qui pourraient avoir un caractère dopant ainsi que nous l'avons vu pour les produits enrichis en caféine.

Il faut remarquer que, pour la plupart de ces substances, les produits qu'elles contiennent se retrouvent dans une alimentation normale, quitte parfois à augmenter les rations de certains aliments.

Ce qui est gênant dans ce type de produits, c'est la cœxistence de nombreuses substances qui parfois sont antagonistes, comme c'est le cas pour le fer et le zinc, ou alors la présence de substances qui peuvent se révéler dangereuses en cas d'apports en excès, comme c'est le cas du fer, du calcium ou du sélénium.

De même, l'utilisation de complexes de protéines enrichis en certains acides aminés, non seulement n'a pas établi son efficacité, mais peut également avoir des effets négatifs. En réalité, tout déséquilibre n'est pas favorable au sportif. Carnitine, taurine, choline ou lécithine n'ont fait la preuve d'aucune efficacité chez le sportif, que ce soit pour l'amélioration des performances ou la diminution de la masse grasse.

L'insuline, utilisée parfois par des entraîneurs et proposée aux culturistes, présente plus de dangers que de bénéfices.

Quant à l'administration d'hormones comme les anabolisants, voire les androgènes d'une façon générale, elle est totalement interdite et présente également un grand danger chez le sportif qui s'y essaie.

On a même utilisé des extraits de plantes, pour obtenir des effets proches de ceux des hormones. Là encore, aucun travail scientifique n'a permis d'étayer cette hypothèse. Quant aux substances diverses et variées, comme le ginseng, les pollens ou la yohimbine (écorce d'un arbre africain nommé yohimbe), leur effet placebo est certainement beaucoup plus important que la réalité physiologique.

Il faut aussi se méfier des extraits secs d'organes, que ce soit les testicules, les muscles ou le foie, censés augmenter la masse musculaire. Leur efficacité tient beaucoup plus, en général, à leur contenu en protéines qu'aux supposés bénéfices des hormones qu'elles contiendraient.

Plus original, on a proposé du lait secrété des mammifères après la mise bas comme alternative à l'hormone de croissance. La démarche est proche de l'injection de substance dopante, et le risque allergique est très élevé.

Attention

Au total, peu de substances sont réellement intéressantes pour le sportif, quand elles sont consommées sous forme de suppléments nutritionnels, en dehors des boissons. Il s'agit pour la plupart de substances dopantes, donc interdites, avec des effets sur la santé beaucoup plus dangereux que ce que le consommateur imagine.

DANS CE CHAPITRE

Chapitre 18
L'alimentation végétarienne

Ce qu'on appelle aujourd'hui le végétarisme est un régime alimentaire excluant toute chair animale (viande, poisson), mais qui admet, en général, la consommation d'aliments d'origine animale, comme les œufs, le miel, le lait et les produits laitiers (fromage, yaourts). Ce chapitre se propose d'exposer le sujet et de proposer des solutions ; mais aussi, et surtout, de véhiculer les bonnes bases alimentaires pour un régime équilibré.

Le végétarisme

Ce mode alimentaire est réputé excellent pour la santé, car beaucoup moins toxique que le régime mixte. Les végétariens, dit-on, échappent à bon nombre de maladies contemporaines. Effectivement, le régime végétarien occupe une place de choix dans la prévention et le traitement de cancers liés à la consommation excessive de graisses animales et de cholestérol (les plus connus : sein, prostate, côlon, utérus). On note aussi beaucoup moins d'accidents vasculaires cérébraux.

Mais, aujourd'hui, les raisons du végétarien sont de plus en plus éthiques, philosophiques et écologiques. On insistera également sur le fait que, la plupart du temps (mais ce n'est pas systématique), ceux qui choisissent « l'option végétarienne » ont souvent un mode de vie plus sain, induit par la maîtrise d'un comportement alimentaire qui s'applique globalement à l'ensemble de leurs comportements.

Focus

LES DIFFÉRENTS TYPES DE VÉGÉTARISME

Le végétarien ne consomme pas de chair animale. Mais, nous pouvons observer quelques nuances :

- Le lacto-végétarisme est le fait de consommer des produits laitiers mais pas d'œufs.
- L'ovo-végétarisme est l'inverse : le fait de consommer des œufs mais pas de produits laitiers.
- Le semi-végétarisme, ou pesco-végétarisme, est le fait d'exclure la viande rouge, mais de consommer du poisson, des fruits de mer, voire de la volaille.

Végétariens, végétaliens et végans

On aurait pu penser que, dans les années 60 et 70, la mode végétarienne allait connaître un véritable essor, les mouvements hippies allant de pair avec cette façon de vivre. Certes, certains écologistes de l'époque se sont lancés, mais on peut dire que, globalement – et surtout en Occident –, c'est exactement l'inverse qui s'est produit. C'est l'industrie agroalimentaire qui s'est développée magistralement et a explosé, proposant à la société un système de (sur)consommation toujours plus diversifié. Il semblerait que ce soit ce système auquel de plus en plus de citoyens aient envie de dire « stop » : stop à l'élevage intensif et son lot de souffrances animales.

Dans la lancée du végétarisme, on a vu émerger ces dernières années une nouvelle tendance provenant des États-Unis : un mouvement qui refuse de consommer quoi que ce soit en provenance de l'animal, mais qui refuse aussi de porter quoi que ce soit qui a tué ou fait souffrir l'animal (adieu le cuir, la laine... la laine angora surtout, et ne parlons même pas de la fourrure !). On les appelle les végans.

Les végétaliens se rapprochent des végans : ils ne consomment pas de chair animale ni de produit issu de l'exploitation animale (lait, œufs, miel...). Toutefois, ils peuvent être amenés à porter de la laine ou du cuir.

Peut-on être végétarien à tout âge ?

Oui, on peut être végétarien à tout âge. Des populations entières vivent sans manger de viande depuis des millénaires.

Conseil

Si vous souhaitez mettre votre enfant au vert, il faut veiller à ce qu'il ne souffre pas de carences, mais à l'heure de la diversification alimentaire, cela peut se faire aisément. Les protéines, les matières grasses, les vitamines B12 et D, le calcium et le fer doivent figurer en bonne place dans les menus. Ainsi, le lait est essentiel pour ses apports en protéines chez les plus jeunes. Les céréales et les légumes secs sont à privilégier également. En ce qui concerne le soja, l'Agence française de sécurité sanitaire des aliments (Afssa) recommande de limiter les apports en phyto-œstrogènes (composés similaires aux œstrogènes féminins) lors de la grossesse, et d'éviter d'en donner trop aux bébés et enfants (notamment les préparations à base de « lait » de soja). Dans tous les cas, il faut équilibrer les menus de bébé et éventuellement prendre des compléments alimentaires.

Attention

LE RÉGIME VÉGAN EST À ÉVITER CHEZ L'ENFANT

Si le régime végétarien est possible chez l'enfant et l'adolescent, ce n'est pas le cas d'autres modes alimentaires plus stricts. Ainsi, le régime macrobiotique, régime végétarien composé avant tout de céréales, de légumes et de fruits, est déconseillé en raison des carences qu'il peut provoquer.

De même, le régime végétalien ou végan est déconseillé pour la petite enfance car incompatible avec la croissance. En effet, exclure tout produit d'origine animale, œuf, lait, beurre, fromage, peut exposer l'enfant à des carences en fer et vitamine B12. Il risque également de manquer de calcium et de protéines de bonne qualité. L'effet de ces carences étant de retarder la croissance physique de l'enfant mais également son développement cérébral.

Pour les ados

Si votre ado déclare qu'il ne désire plus manger de viande, vous pouvez l'accompagner en adaptant ses menus. Une règle simple peut vous aider, **il lui faut consommer chaque jour les aliments suivants** :

- des légumes secs (haricots secs, pois chiches, lentilles) ;
- des céréales (pain, riz pâtes) ;

- des œufs ;
- 3 ou 4 produits laitiers (essentiel, car il constitue à cet âge son capital osseux) ;
- au moins 5 fruits et légumes ;
- des matières grasses comme le beurre ou les huiles ;
- du chocolat noir, particulièrement intéressant en raison de la nature des graisses plutôt bonnes et d'un fort taux de fer.

N'hésitez pas à tester des associations d'aliments qui permettent d'assurer une complémentation en protéines et d'éviter les carences en certains acides aminés, comme un féculent céréalier et une légumineuse : semoule/ pois chiches (couscous végétarien) ; maïs/haricots rouges ; riz/lentilles. Mais également un féculent céréalier et un produit laitier : pâtes et fromage par exemple.

Attention

Pour les adolescentes réglées, le régime végétarien peut provoquer une carence en fer (anémie) liée aux pertes durant les règles.

Focus

TROUBLES DU COMPORTEMENT ALIMENTAIRE ?

On estime qu'un quart des adolescents végétariens, surtout les filles, choisissent ce type d'alimentation pour mieux contrôler leur poids. Lorsque cette motivation prédomine, il n'est pas rare qu'elle s'accompagne de troubles du comportement alimentaire. Troubles que les médecins dépistent avec une certaine constance chez les ados végétariens et qui leur font dire que le végétarisme, à l'adolescence, peut être un choix à risque.

Mais selon les dernières études faites sur la différence entre les végétariens et les omnivores, on a remarqué que les adolescents végétariens consommaient moins de lait, de yaourts, de frites et chips, de boissons sucrées, de pommes de terre, d'aliments cuits en friture et barbecue. Ils consommaient davantage de riz, de pâtes, de légumes, de thé. Aucune différence n'a été constatée avec les omnivores pour les fruits, les céréales, le pain, les boissons alcoolisées, les glaces, le chocolat, et le café.

Pour les seniors

Le régime végétarien est très bon pour les seniors. On le sait : manger végétarien, c'est aussi ingérer moins de graisses saturées et beaucoup plus de fibres, de vitamines, de minéraux et autres éléments antioxydants. C'est pourquoi, les végétariens sont moins touchés par les maladies dites « de civilisation » : obésité, constipation, cancer du côlon, hypertension, hypercholestérolémie…

Cependant, le régime végétarien chez les personnes âgées n'est acceptable qu'à condition d'avoir une alimentation suffisante et bien équilibrée, avec :

- des œufs (pas plus de 4 par semaine) ;
- des produits laitiers (3 à 4 par jour) ;
- des fruits et légumes (au moins 5 par jour) ;
- des produits céréaliers (pain, pâtes, riz, semoule, céréales...) ;
- des légumes secs (haricots en grains, pois chiches, flageolets, lentilles...) ;
- des matières grasses, en privilégiant celles qui sont riches en acides gras insaturés comme l'huile d'olive mais également les huiles combinées que l'on retrouve en grande surface, ou encore les huiles de noix, noisette, sésame ou de colza.

Le régime végétarien

On l'a vu, le nombre de bienfaits du végétarisme est considérable pour l'homme comme pour son environnement.

Pourtant, très souvent encore, les végétariens entendent les mêmes questions :

- « Mais t'as pas de carences ? »
- « Et les protéines ? Comment tu fais ? Celles de la viande et de la volaille sont quand même les meilleures, non ? »
- « Tu n'as pas les muscles qui fondent ? T'es sûr ? »
- « T'as jamais faim ? Parce que, moi, sans mon steak... J'ai l'impression de ne même pas avoir mangé... »
- « Mais tu manges quoi, en fait ? Juste des fruits et légumes ? Ça doit être long comme un jour sans pain, ta vie, non ? Aussi barbant qu'une soupe à l'ortie... »
- « T'es pas trop fatigué ? Tu ne fais pas d'anémie ? »

Les végétariens entendent constamment ce genre de réflexions, aussi bien dans la rue que sur les réseaux sociaux. On va répondre clairement à ces questions.

Un régime végétarien, quand il est équilibré, ne souffre pas de carences. C'est d'autant plus vrai si vous avez conservé dans votre alimentation les produits laitiers et les œufs. Pour cela, il faut quelques connaissances.

Oui, la vitamine B12, le zinc et le fer se trouvent dans la viande et les volailles, mais on les trouve ailleurs sans problème.

Oui, la viande, les volailles et les poissons sont des protéines. On les appelle protéines d'origine animale. Où sont les protéines végétales ? Comment les trouver ? Ont-elles les mêmes bienfaits que celles des viandes, volailles et poissons ?

Les protéines végétales

Reportez-vous

Comme nous avons pu le voir dans le chapitre 7, page 93, les protéines sont très importantes pour le corps humain car elles assurent la plupart des fonctions cellulaires. Sans protéines, il est impossible de fabriquer le sang, la peau, et même les organes nobles tels que le cœur ou le foie.

Lorsque l'on est végétarien, il est donc nécessaire de consommer des protéines végétales et de respecter les apports recommandés pour être en bonne santé.

Ces protéines se retrouvent à la fois dans les végétaux, dans les légumes secs et dans les céréales. Pour avoir des apports suffisants, l'idéal est de faire des combinaisons. Celle qui fonctionne le mieux consiste à associer les céréales et les légumes secs. Ainsi, on arrive quasiment à égaler la quantité recommandée de protéines animales.

RAPPEL DES APPORTS RECOMMANDÉS

Les protéines fournissent 4 kcal par gramme d'énergie à l'organisme. Les nutritionnistes recommandent, pour un adulte, d'en consommer entre 0,9 et 1,2 g par kilo de poids corporel par jour (par exemple : 54 à 72 g de protéines pour une personne de 60 kilos). Les apports sont augmentés chez les sportifs, les enfants et les adolescents. On les diminue particulièrement en cas d'insuffisance rénale ou hépatique.

Dans le cadre d'un régime équilibré, les protéines doivent représenter environ 15 % des apports nutritionnels journaliers (50-55 % de glucides, 30-35 % de lipides).

Reportez-vous

Reportez-vous page 561 pour découvrir les protéines végétales.

Céréales et légumes secs

Les céréales sont des plantes cultivées pour leurs grains (graminées), qui servent à la nourriture de l'homme et des animaux domestiques.

L'avoine (sous forme de flocons, gruaux) contient une quantité non négligeable de protéines (11 %) et est riche en fibres (7 g/100 g), solubles et insolubles, aux effets bénéfiques sur le système digestif. De plus, les bêtaglucanes qu'il contient ralentissent l'absorption du glucose et des graisses.

Le blé (précuit ou sous forme de farine, semoule, pâtes, boulgour, pain) : on privilégie les produits complets, plus riches en fibres, mais également en vitamines E et du groupe B, en magnésium, potassium et fer.

Le maïs (grains, farine, polenta, etc.), très riche en glucides complexes (79 %), présente des teneurs intéressantes en magnésium, zinc, potassium et fer, ainsi qu'en vitamines du groupe B : B1 (thiamine), B6 (pyridoxine) et B9 (acide folique).

Le millet (grains, farine, flocons) est riche en protéines (13 à 15 %) de qualité supérieure à celle des autres céréales (blé, riz, maïs) car moins déficiente en lysine (acide aminé essentiel). Il constitue aussi une source intéressante de magnésium (40 mg/100 g), phosphore (93 mg/100 g), vitamine B2 et vitamine B6.

L'orge (grains, flocons) est un fortifiant du système nerveux, riche en vitamine E).

Le riz long ou riz rond apporte une grande quantité de glucides, essentiellement sous forme d'amidon (78 g/100 g). Les grains d'amidon sont de très petite taille et seront donc très facilement digérés.

Les protéines du **sarrasin** contiennent tous les acides aminés essentiels et possèdent ainsi une haute valeur biologique. Il est également source de calcium et d'antioxydants.

Le seigle se distingue des autres pains par ses apports en fer, potassium, calcium et fluor et apporte des quantités intéressantes de vitamines du groupe B, notamment la vitamine B9.

Nous mettons à part, puisqu'il s'agit de graines de plantes non graminées :

- **Quinoa** (grains). Il est très nutritif, léger et contient tous les acides aminés essentiels).
- **Amarante** (grains). Sa répartition optimale en acides aminés en fait une protéine végétale de haute qualité.

Les légumes secs sont des graines issues exclusivement de plantes de la famille des Fabacées. On les appelle aussi **légumineuses.** Ce sont des aliments riches en glucides : environ 60 %, essentiellement de l'amidon, et en protéines, environ 20 %.

C'est parce qu'ils sont un peu déficients en certains acides aminés, mais plus riches en d'autres, qu'on les associe volontiers aux céréales, pour une complémentation protidique, en particulier dans les régimes végétariens. Les légumes secs sont très intéressants aussi pour leurs apports en fibres et éléments minéraux, notamment le fer et le calcium (c'est-à-dire les minéraux qui, selon les carnivores, manquent aux végétariens).

Les légumes secs sont :

- les pois chiches ;
- les pois cassés ;
- les flageolets ;
- les haricots secs : rouges, blancs, noirs ;
- les lentilles ;
- les fèves sèches.

Nous pouvons aussi citer le **seitan**, un peu à part, car il s'agit de la variante du tofu, mais à base de blé ou d'épeautre.

Le saviez-vous

Les pois chiches sont des aliments très bons pour le développement général du corps, ils renforcent le système immunitaire, cicatrisent des blessures et métabolisent les protéines. Les pois chiches aident à combattre la fatigue et les acides aminés qu'ils contiennent favorisent la synthèse de la protéine de transport de la vitamine A vers la rétine.

Ceci dit, cette combinaison céréales + légumineuses n'est pas obligatoire. Par exemple, vous pouvez manger des céréales le matin et un plat de haricots rouges le soir ; vous aurez ainsi un apport de protéines qui se rapproche de celui dû à une consommation de viande.

LES COMBINAISONS JUDICIEUSES

Il est intéressant d'associer :

- haricots rouges et maïs ;
- riz et lentilles ;
- blé et pois chiches ;
- fèves et blé ;
- haricots secs et pâtes.

Ainsi, un plat préparé respectant cette association, ou de quinoa ou amarante seuls, est un plat complet où l'on peut se passer de protéines de chair animale, surtout si l'on continue à consommer des œufs et des produits laitiers. Et la satiété procurée par la viande est largement égalée.

Produits à base de soja

Si l'on trouve des protéines végétales dans les graines germées, on en trouve aussi dans les produits à base de soja, très fréquemment utilisé en raison de sa forte teneur en protéines. Ce sont :

- le **tempeh** (il s'agit d'une pâte fabriquée à partir de graines de soja jaune immatures dépelliculées) ;
- le **tofu** (aliment issu d'un caillage à partir du jus de soja, probablement le plus connu et se prêtant à beaucoup de recettes).

Focus

MINÉRAUX ET VITAMINES ESSENTIELLES

Du côté des minéraux et vitamines essentiels, si on a vu que le calcium se trouve dans les légumes secs, sachez qu'on en trouve aussi dans certains légumes, comme les épinards, et certains fruits, comme les oranges et les kiwis.

La fameuse vitamine B12

C'est celle qu'on trouve essentiellement dans la viande, les volailles, les abats et les crustacés. Pour les végétariens, elle se trouve aussi dans les produits laitiers et les œufs.

Attention

Pour les végétaliens et les végans, il est impératif de prendre des compléments alimentaires à base de vitamines B12.

Cette vitamine, essentielle au bon fonctionnement cérébral, sera présente également dans les boissons au soja et les steaks de protéines végétales enrichis de vitamine B12. Certaines levures nutritives se développent dans un milieu riche de B12 et conviennent aux végétariens.

Il est important d'avoir des acides gras essentiels. Pour cela, il vous suffit de consommer 2 cuillerées à soupe par jour d'huile végétale, en les variant si possible :

- huile de colza, huile de noix, huile de germe de blé ;
- huile d'olive, ou tournesol ou huile combinée.

Reportez-vous

Reportez-vous à la page 551 pour découvrir aliments riches en vitamine B12.

Le fer

L'important pour les végétariens qui ne consomment pas de viande, c'est le fer. Le fer est indispensable pour le transport de l'oxygène dans les cellules.

On en trouve dans les légumes secs, les céréales complètes, les algues, herbes et épices, mais attention : le fer contenu dans les végétaux est un fer non héminique, puisqu'il n'est pas lié à l'hème comme c'est le cas dans le sang des animaux. Ce fer non héminique est moins bien absorbé par l'organisme que le fer héminique qu'on trouve dans les viandes, volailles et abats. Pour en maximiser l'absorption, consommez de la vitamine C au cours du même repas, sous la forme de persil, tomate, poivron, brocoli ou d'un fruit en fin de repas. L'absorption du fer contenu dans les légumineuses sera ainsi facilitée. Il s'agit également d'éviter les aliments qui capturent le fer, comme le thé. Ce dernier est à boire plutôt entre les repas.

Les végétariens soutiennent que le fer contenu dans un même repas végétal est mieux absorbé par leur organisme que celui des omnivores (sans argumentaire scientifique toutefois). Quoi qu'il en soit, l'organisme humain est parfaitement capable de s'adapter et le fer d'origine végétale suffit amplement à ses besoins. Cette adaptation se réalise plus ou moins rapidement : dans certains cas, plutôt rares, on peut observer une baisse temporaire du taux de fer lors du changement de régime alimentaire.

Il convient de noter que les produits laitiers ont une teneur en fer négligeable, contrairement au jaune de l'œuf, et ne peuvent pas être considérés comme source complémentaire significative.

Les végans, quant à eux, soutiennent qu'un régime végétalien, plus riche en aliments au fort taux de fer (légumineuses, oléagineuses, céréales) est préférable à un régime végétarien, dans lequel leur place est partiellement prise par des sous-produits animaux ne contenant quasiment pas de fer. Cette théorie n'est toutefois pas pleinement soutenue par les médecins.

Une chose est sûre : lorsque le fer parvient jusqu'aux cellules qui l'utilisent, son efficacité est exactement la même qu'il provienne d'un plat de lentilles ou d'un morceau de bœuf.

Reportez-vous

Reportez-vous à la page 528 pour découvrir le contenu en fer des aliments.

Les aliments riches en protéines animales consommés par les végétariens

Les œufs

Il existe plusieurs types d'œufs, même si communément nous ne consommons que des œufs de poule. Les œufs de cane, d'oie, de pintade, de caille… peuvent également être fort appréciés. L'œuf de poule s'achète en fonction de son poids. Désormais, cette distinction se fait plus à l'œil qu'en fonction du calibrage qui allait autrefois de 1 à 7. En moyenne, les plus gros pèsent environ 70 g.

Le blanc de l'œuf est constitué d'albumine, une protéine source d'acides aminés indispensables, tandis que le jaune d'œuf se compose de lipides et de cholestérol, de sels minéraux, de vitamines A, B, d'un peu d'albumine et de lutéines.

Idée reçue

La coloration des coquilles n'a aucun rapport avec la valeur nutritionnelle des œufs. Contrairement à une idée reçue, le fait de ne consommer que du blanc d'œuf ne contribue pas à faire augmenter l'albumine dans le sang. En fait, les protéines de l'œuf, essentiellement l'albumine, sont dégradées lors de leur digestion dans l'estomac, puis lors de leur passage au travers du tube digestif, avant de se retrouver dans le sang sous forme d'acides aminés.

	2 œufs de cane	2 œufs de poule	2 œufs de dinde
Kcal	240	160	172
Glucides (en g)	1	0,6	1,7
Lipides (en g)	16	11,5	12,5
Protéines (en g)	14	12,8	13

L'œuf bénéficie d'une double réputation. Celle d'un produit extrêmement sain grâce à la valeur des protéines du blanc, mais aussi celle d'un produit gras à cause de la richesse du jaune en lipides, donc à limiter en cas d'excès de cholestérol sanguin. De plus, notons que l'œuf de poule contient 0,10 mg de vitamine D, 0,34 mg de vitamine A, 0,34 mg de vitamine B2 et 0,36 mg de vitamine B6. Notons que, bien qu'il s'agisse d'un produit animal, le fer contenu dans l'œuf est un fer non héminique.

Dans l'œuf, c'est la cuisson qui est intéressante. Si un œuf à la coque ne nécessite aucune adjonction de matières grasses, tout comme l'œuf dur, on risque d'en augmenter considérablement la valeur en lipides lors de la préparation d'omelettes ou d'œufs au plat, même si les quantités de graisse sont parfois difficiles à maîtriser.

Focus

L'œuf est un des éléments essentiels de la nourriture de l'homme. Si nous le consommons régulièrement sous sa forme naturelle, l'industrie alimentaire l'a largement utilisé à la fois dans les préparations, mais aussi comme liant, la coagulation du blanc d'œuf en faisant un produit extrêmement intéressant pour toutes les compositions.

Le lait

Le lait est le premier aliment que découvre tout être humain. Produit hautement symbolique, sa consommation évolue en fonction des cultures et des modes de vie. Ainsi, certains, notamment les Asiatiques, le considèrent comme indigeste à l'âge adulte, alors que les Occidentaux vont continuer à en boire toute leur vie.

Aujourd'hui, nous consommons principalement du lait de vache, mais cela n'a pas toujours été le cas. Si, autrefois, dans les campagnes, le lait frais de vache ou de chèvre était disponible, la situation n'était pas la même dans les villes, où des marchands venaient avec leurs chèvres, qu'ils trayaient à la demande.

De nos jours, on fabrique des pains au lait, des crèmes aux œufs avec du lait, des potages dans lesquels on ajoute du lait pour augmenter la quantité de protéines et apporter de la douceur. De l'autre côté de la Manche, les Anglais font du porridge en mélangeant des céréales et du lait. Même le chocolat s'est laissé influencer, en passant du noir au lait. Quant au café au lait, après avoir fait couler beaucoup d'encre, digestible pour les uns, redoutable pour les autres, il est désormais devenu un classique.

Reportez-vous

Reportez-vous au chapitre 10, page 224, pour en savoir plus sur la consommation du lait et les diverses variétés.

Les différents laits

Le lait cru

Le lait cru, que l'on trouve rarement dans nos villes, mais plus souvent à la campagne, n'a pas été traité et les microbes qu'il contient non détruits. Il faut donc le faire bouillir entre 5 et 10 minutes. Dès qu'il est refroidi, il convient de le conserver au réfrigérateur et de le consommer rapidement.

Le lait stérilisé UHT

Le procédé de stérilisation par UHT (ultra haute température) consiste à porter le lait à 140/150 °C, pendant 1 à 3 secondes, puis à le refroidir brutalement et à le conditionner dans des récipients stériles. Tous les germes sont alors détruits, mais avant cette opération, le lait est homogénéisé, de façon à ce que les particules de gras soient éclatées en plus fines particules ne remontant pas à la surface. C'est pourquoi une bouteille ou un pack de lait UHT peut se conserver à température ambiante pendant plusieurs mois. En revanche, dès que le pack est ouvert, la conservation au réfrigérateur s'impose. Elle est alors de la même durée que celle du lait frais pasteurisé, soit 48 heures. Lors de cette opération, les qualités nutritionnelles, protéines, glucides, lipides, calcium et vitamine D, sont conservées, mais la vitamine C est en partie détruite. Cependant, l'homogénéisation modifiant le goût du lait, beaucoup d'adultes, habitués au pasteurisé, n'apprécient pas ce type de lait.

Le lait concentré

Le lait concentré peut être sucré ou non. Il a une coloration un peu plus foncée que le lait ordinaire et une saveur caramélisée. Le lait concentré non sucré a été privé de 50 à 55 % de son eau, tout en étant stérilisé. Non entamé, il se conserve durant plusieurs mois, mais, une fois ouvert, il doit être consommé rapidement.

Le lait concentré sucré, auquel on a ajouté 40 à 42 % de sucre, est déshydraté à 75 %, ce qui concentre tous les nutriments. Il n'est pas stérilisé, mais le sucre empêche le développement des micro-organismes. Il est donc beaucoup plus gras et plus sucré que son ingrédient de base. Il n'a pas d'intérêt nutritionnel, en dehors de la réalimentation des personnes dénutries ou d'une extrême maigreur, puisqu'il a un apport élevé en protides et en calcium. Si on apprécie particulièrement ce produit, on peut choisir un lait demi-écrémé.

Le saviez-vous

Le lait concentré non sucré permet de réaliser de nombreuses recettes salées ou sucrées en remplacement de la crème fraîche, ce qui allège les plats en graisses.

Le lait en poudre

C'est un lait déshydraté qui ne contient que 4 % d'eau au maximum. On distingue le lait en poudre entier, qui contient 26 g de matières grasses pour 100 g de poudre, et le lait en poudre demi-écrémé, qui affiche environ 14 g de matières grasses. Il existe également du lait en poudre écrémé. Les micro-organismes ne peuvent se développer en l'absence d'eau, dans un emballage fermé, à l'abri de la lumière et de l'air. Il s'agit souvent d'un lait de dépannage.

Les laits enrichis

En calcium + vitamine D : un enrichissement en vitamines ou en calcium n'a vraiment d'intérêt que pour des populations particulières, comme les personnes âgées, les enfants et les adolescents. Mais toutes les marques s'y sont mises. La différence entre un lait enrichi en calcium et un lait non enrichi est faible, au maximum 24 mg pour 100 g. Or, ces produits coûtent plus cher que le lait demi-écrémé de base. Ils ne peuvent être intéressants que pour compenser une éventuelle carence !

En fibres : les fibres solubles vont avoir un effet favorable sur le transit intestinal. Ce lait sera donc conseillé pour les personnes fragiles au niveau digestif. De plus, ce lait est enrichi en vitamines (A, B et D). Il est recommandé pour les seniors.

En vitamines : de nombreux laits sont enrichis en vitamines et même en vitamine D. Leur intérêt nutritionnel pour l'ensemble de la population n'est pas prouvé. En revanche, l'apport des laits supplémentés en vitamine D est intéressant pour les enfants, les adolescents, les femmes enceintes et les personnes âgées.

En minéraux : ces laits peuvent être intéressants pour ceux qui sont en carence de minéraux (zinc, fer, magnésium, vitamines).

En protéines : Viva protéines® est enrichi en protéines laitières et en vitamines. Cependant, sa teneur en protéines n'est pas beaucoup plus élevée que celle d'un lait non enrichi (0,5 g de plus aux 100 g) et moins élevée que celle d'un lait enrichi en calcium.

Les laits modifiés

Le lait pauvre en lactose existe désormais sous trois formes, écrémé, demi-écrémé et entier. Les glucides sont composés de galactose et de glucose (deux glucides simples qui forment le lactose lorsqu'ils sont réunis). Il peut donc être conseillé aux personnes qui digèrent mal le lait mais ne peut être consommé en cas d'intolérance au lactose car il en contient encore un peu. Ce lait peut être utile pour les personnes vieillissantes dont la tolérance au lactose diminue et qui souhaitent garder cet aliment riche en calcium.

Le lait à l'huile : dans la boisson Primevère®, la matière grasse laitière a été remplacée par des matières grasses provenant d'huiles de colza, de carthame et de poisson. Voici un « lait oméga 3/oméga 6 » avec un apport d'oméga 3 supérieur à 100 % des apports nutritionnels conseillés pour 100 g de produits. C'est un peu beaucoup ! Pour ceux qui ne mangent jamais de poisson pourquoi pas, mais pour les autres, inutile de multiplier les sources d'oméga 3.

Les laits de croissance : pour les enfants de 10 mois à 3 ans, il existe des laits de croissance, qui apportent des acides gras essentiels, du fer et du calcium, tout en étant moins riches en protéines que le lait de vache. Ce sont des laits mieux adaptés aux besoins nutritionnels des petits enfants. La composition du lait de croissance est prévue par un arrêté du 11 janvier 1994. Ces laits contiennent toujours de la vanilline, qui est un arôme de vanille pour masquer le goût du fer. Malheureusement, ces laits sont relativement chers et ne sont pas à la portée de toutes les bourses.

Les laits aromatisés

Le lait aromatisé au chocolat ou à la fraise est fabriqué à partir de lait auquel on ajoute du sucre et du chocolat ou du sirop de fraise. Ainsi, la teneur glucidique augmente, tout comme la valeur énergétique, tandis que le taux de calcium devient légèrement inférieur à celui d'un lait nature. Si vous souhaitez contrôler vos apports en sucres ajoutés, il est préférable de consommer un lait nature, en y ajoutant au besoin une quantité limitée de cacao en poudre.

Le lait de chèvre

Le lait de chèvre a des valeurs nutritionnelles proches de celles du lait de vache. Ainsi, il peut le remplacer dans la ration quotidienne. Cependant, il est préférable de choisir un lait demi-écrémé qui contient moins de lipides mais autant de calcium que le lait entier.

Le lait d'ânesse

Sans doute le plus original, le lait d'ânesse est encore produit en France dans trois établissements, en Ariège, en Provence et dans le Gers. L'exploitation de l'ânesse laitière était un honneur chez les peuples anciens. Ainsi, les Grecs considéraient ce lait comme un excellent remède, les Romains en faisaient une boisson de luxe, Hippocrate le recommandait pour toutes sortes de maux, empoisonnement, douleurs articulaires, cicatrisation des plaies... Au XIXe siècle et même au début du XXe, le lait d'ânesse était encore un remède auquel recouraient de nombreuses personnes. Plus tard, les établissements producteurs de lait d'ânesse se tournèrent vers le marché des enfants en bas âge que leur mère ne pouvait nourrir. C'est ainsi que l'Hôpital des enfants assistés a longtemps entretenu un troupeau d'ânesses.

Les laits fermentés

Le lait caillé est un lait qui a tourné. D'ailleurs, c'est peut-être grâce à lui que l'on a découvert le fromage. En Europe orientale et en Asie centrale, on appelait cette boisson kéfir. Aujourd'hui, le lait fermenté est fabriqué, soit à partir de lait entier, soit à partir de lait écrémé, partiellement pasteurisé, auquel on ajoute des ferments lactiques, comme le bifidus et l'acidophilus. Grâce à ces bactéries, le lait aurait des propriétés antimicrobiennes. Si tout cela a été constaté *in vitro*, c'est-à-dire dans un tube à essai, on n'a pas encore montré qu'il avait un effet bénéfique certain pour la santé et que cela permettait de diminuer les infections intestinales chez l'enfant et l'adulte. Signalons le lait laban qui contient 1 % de lipides et les laits ribots, un très écrémé à 0,79 % de lipides et un entier à 3,27 %.

LES BOISSONS AU LAIT DE SOJA ET LE « LAIT » DE COCO

Focus

Les boissons au soja ne sont pas des laits, les nommer ainsi est une fausse appellation. Ces boissons sont peu sucrées et ont une teneur lipidique modérée.

Elles contiennent de la vitamine E. Leur principal intérêt est leur apport en acides gras polyinsaturés, contrairement au lait de vache. En revanche, il faut veiller à ce que cette boisson soit enrichie en calcium pour pouvoir la consommer à la place du lait. Dès lors, elle pourra, par exemple, être conseillée en cas d'allergies aux protéines de lait de vache ou d'intolérance au lactose.

Très riche en lipides (18 g pour 100 g), le lait de coco ne mérite pas non plus cette appellation, mais son utilisation en cuisine adoucit le piquant de certaines épices.

Un peu de nutrition…

Le produit de référence du consommateur est certainement le lait demi-écrémé qui contient 3,2 g de protéines pour 100 ml, environ 4,8 g de glucides et 1,5 g de lipides. Ce lait, le plus couramment vendu, semble un bon compromis en ce qui concerne la teneur en lipides, entre le lait entier qui contient 3,6 g de lipides pour 100 ml et le lait écrémé qui n'en contient pratiquement pas, moins de 0,3 g pour 100 ml, mais dont le goût est évidemment beaucoup moins délicat au palais à cause de l'absence de graisse. Pour les personnes qui font attention à leur ligne, le demi-écrémé est recommandé et pour ceux qui doivent maigrir et consommer du calcium l'écrémé une bonne solution.

À PROPOS DES PROBIOTIQUES

Focus

Au rayon des laits, on rencontre également des produits dont on fait régulièrement la publicité : des laits enrichis en bactéries bifidus ou en *Lactobacillus casei* (que l'on retrouve aussi dans les yaourts). De nombreuses expériences en laboratoire ont montré les effets positifs des probiotiques pour limiter la propagation de germes pathogènes comme l'*Helicobacter pylori* (une bactérie responsable d'ulcères de l'estomac) ou une augmentation de l'immunité loco-régionale, mais aucune étude ne prouve aujourd'hui qu'une utilisation régulière de ces produits a une action quelconque sur la santé humaine en diminuant, par exemple, le nombre d'infections intestinales chez l'enfant ou l'adulte des pays développés.

Rendez-vous à la page 103 pour en savoir plus sur les probiotiques.

Les fromages

Avec plus de 365 variétés, une par jour de l'année, la France est le plus grand producteur au monde. Les fromages peuvent être fabriqués à partir de lait de vache, de chèvre, de brebis, voire de bufflonne, comme en Italie, pays de la mozzarella.

Les différents types de fromage

Dans nos grandes surfaces, nous trouvons principalement deux types de fromage : le fromage blanc frais et les fromages affinés.

Le fromage blanc est un produit issu de la simple coagulation du lait grâce à des ferments lactiques. Le caillé est une variété plus ou moins égouttée. Il existe même de nombreux fromages frais salés, présentés en carrés et emballés dans une feuille d'aluminium. La plupart du temps, ils se conservent au réfrigérateur. Leur teneur en matières grasses varie entre 0 et 60 %. Mais, comme ils contiennent beaucoup plus d'eau que les fromages affinés, on peut en manger plus.

Les fromages affinés sont beaucoup plus nombreux. Leur fabrication consiste d'abord à cailler le lait grâce à des ferments lactiques ou de la présure. La matière obtenue subit ensuite un égouttage, puis une fermentation progressive. Une fois fermenté, le fromage est salé et peut être ensemencé avec des moisissures.

Il est alors placé dans un moule puis, une fois démoulé, va être affiné, c'est-à-dire conservé plus ou moins longtemps dans des locaux spéciaux à une température déterminée, pour lui donner son goût, sa texture et sa couleur.

On distingue les différentes familles de fromages en fonction de leur affinage :

- **Les fromages à pâte molle**, pour lesquels l'égouttage est lent, sont soit à croûte fleurie, comme le camembert, le brie ou le coulommiers, parce qu'une moisissure blanchâtre se développe en surface pendant l'affinage, soit à croûte lavée, comme le munster ou le pont-l'évêque, parce que la croûte est régulièrement lavée au cours de l'affinage avec de l'eau salée et brossée.
- **Les fromages à pâte pressée**, subissant une cuisson et une pression, comme l'emmental, le comté ou le Leerdammer®. Le caillé est chauffé avant d'être pressé et bénéficie d'un affinage lent.
- **Les fromages à pâte persillée**, comme le roquefort ou la fourme, contiennent des moisissures de type pénicillium.
- **Les fromages fondus** sont à base de fromages pressés ou à pâte cuite. Ces fromages sont fondus à chaud et cuits pendant trois minutes. Ils sont enveloppés dans du papier en aluminium.
- **Les fromages de chèvre ou de brebis** sont secs, demi-secs ou frais, selon leur degré d'affinage, et sont fabriqués avec du lait de chèvre, de brebis, ou un mélange de lait de vache et de chèvre : ils s'appellent alors mi-chèvre.

Conseil

Quand on fait attention à son alimentation, il vaut mieux éviter de consommer trop fréquemment des fromages très gras. Voici un petit guide des produits les plus riches et les plus maigres.

Reportez-vous

Reportez-vous à la page 232 pour tout savoir sur les fromages (chapitre 10, « Décryptage des produits du quotidien »).

Comment choisir son fromage ?

D'abord en fonction de son goût. Mais quand on arrive au rayon des fromages, l'abondance est telle que le choix s'avère souvent difficile. Ne suivez pas forcément votre instinct mais plutôt vos besoins. Si vous voulez vous faire plaisir, choisissez le fromage qui vous plaît sans tenir compte du pourcentage de matières grasses ou d'une autre caractéristique nutritionnelle.

Si vous pensez qu'il vous faut un peu plus de calcium et de protéines, optez pour le parmesan et les fromages à pâte cuite.

Si vous souhaitez éviter, en raison de leur richesse en lipides, un certain nombre de fromages qui ont peu d'intérêt nutritionnel, évitez le mascarpone, le Rondelé®, le Tartare®, le Boursin® ou le Kiri®.

Focus

FROMAGES SANS SEL ?

Si vous suivez un régime sans sel, détournez votre regard de ce rayon qui n'est pas pour vous ! Dans certaines fromageries, vous trouverez trois fromages sans sel : un chèvre, un gruyère et un gouda. Nous les avons goûtés et ils ne sont pas mal du tout ! On sent vraiment le goût du fromage et, pour certains, le sans sel est meilleur que le salé. Il en faut pour tous les goûts.

Conseil

POUR CEUX QUI VEULENT SE DONNER BONNE CONSCIENCE EN MANGEANT DU FROMAGE

Première technique : n'en mangez pas tous les jours, mais trois à quatre fois par semaine, en respectant des portions entre 40 et 60 g.

Deuxième technique : vous pouvez acheter certains fromages allégés, tout en sachant qu'ils sont souvent pauvres en calcium et/ou en protéines et n'ont pas un grand intérêt.

Avantages nutritionnels

Les fromages contiennent une quantité intéressante de protéines variant de 15 à 30 %. Ils demeurent surtout un apport essentiel en calcium pour l'organisme.

Le calcium lutte contre l'ostéoporose, qui est une déminéralisation des os, survenant surtout chez la femme après la ménopause. C'est avant la puberté que la jeune fille doit constituer son stock de calcium osseux, et donc manger suffisamment de produits riches en calcium. Une fois constitué, ce pic osseux devra être entretenu pendant toute la vie.

La quantité de lipides, quant à elle, varie en fonction du type de fromage. Les fromages sont riches en graisses saturées environ à 50 %. Ces graisses prises en trop grande quantité risquent de favoriser les maladies cardiovasculaires.

Il est donc conseillé de varier les fromages caloriques et riches en lipides avec des apports en yaourts et en fromages frais, même si les végétariens ont tendance à en consommer un peu plus.

Le saviez-vous

DEUX MOTS SUR LA LISTÉRIA

La listéria est une famille de bactéries présente dans la charcuterie et dans le fromage. Une seule, la listéria monocytogène, est particulièrement dangereuse pour les êtres dont l'immunité est déficiente ainsi que pour les femmes enceintes.

Cette listéria se développe particulièrement bien dans les réfrigérateurs peu ou mal entretenus. Il est donc indispensable de les nettoyer méticuleusement tous les quinze jours, afin de limiter sa propagation et le risque d'infection.

FROMAGES EMBALLÉS OU FROMAGES À LA COUPE ?

L'avantage des fromages emballés est une conservation plus longue.

En revanche, on peut leur reprocher parfois leur différence de goût et de saveur avec les fromages à la coupe. Cependant, il suffit souvent d'ouvrir l'emballage quelques heures avant son utilisation pour que le fromage, très légèrement oxydé, retrouve son goût d'origine.

À la coupe, l'avantage est avant tout le choix bien plus important de fromages.

Pour ne pas perdre leur arôme et leur goût subtil, certains fromages ne pourront jamais être mis sous vide. C'est notamment le cas du vieux parmesan, de la mimolette vieille, du vacherin…

Les yaourts, les fromages blancs et les fromages frais

Le yaourt est un aliment très spécifique dont l'appellation et la fabrication sont très réglementées. Il appartient à la famille des laits fermentés. Pour porter le nom de yaourt, le lait doit être ensemencé ou fermenté simultanément avec deux souches de bactéries lactiques thermophiles : le *Streptococcus thermophilus* et le *Lactobacillus bulgaricus*. Quand il existe d'autres ferments comme le bifidus ou l'acidophilus, il ne s'agit donc plus d'un yaourt, mais de lait fermenté.

Quant au **fromage blanc**, c'est un fromage à pâte fraîche. On ajoute la présure au lait pour le faire cailler. La présure est un coagulant du lait d'origine animale extrait de la caillette (le quatrième estomac) de jeunes ruminants. Le fromage est cette matière que vous récupérez lorsque vous filtrez le petit-lait. La teneur en protéines est plus importante dans le fromage blanc.

Yaourts et fromages blancs contiennent peu de lactose. Dans le yaourt, celui-ci a été transformé en acide lactique par nos deux bactéries thermophiles. Pour le fromage blanc, il est éliminé dans le petit-lait. Comme toujours, il faut lire la liste des ingrédients qui indique par ordre décroissant les matières premières utilisées : lait entier, lait écrémé, lait demi-écrémé, crème... et prendre comme référence qu'un yaourt au lait entier, le plus courant, contient 3,6 % de matières grasses.

Focus

LE CALCIUM

Le grand avantage nutritionnel des laitages est bien entendu l'apport en calcium. Les yaourts, les laits fermentés et les fromages blancs nature en apportent beaucoup. Pour 100 g, entre 100 et 150 mg, en sachant que le besoin moyen est d'environ 900 mg par jour selon les normes françaises. Les fromages blancs aromatisés en contiennent en moyenne moins, aux environs de 75 à 100 mg pour 100 g. Quant aux desserts et spécialités, leur teneur est souvent inférieure à 100 mg pour 100 g.

Le calcium est indispensable à l'ossification de nos enfants dès le plus jeune âge mais encore plus à la puberté, moment où le calcium va s'accumuler dans les os pour le restant de la vie. Depuis 2015, de nombreuses publications scientifiques ont montré que le calcium pourrait avoir un effet favorable sur la diminution de la masse adipeuse, et donc favoriser l'amaigrissement. Cependant, des études contradictoires ont été publiées. Cet effet « amaigrissant » ne se produirait que chez les personnes consommant spontanément peu de calcium dans leur alimentation quotidienne.

Vous trouverez de très nombreuses références de laits fermentés à boire, allégés ou au lait entier, plus ou moins sucrés, dont la quantité calorique aux 100 g va varier de 25 à 90 kcal. Mais ce qui est important est la portion vendue. On trouve de petites bouteilles de 90 ml chez Actimel®, des contenances de 125 ml (que l'on retrouve plus fréquemment dans le hard discount) et même 180 à 750 ml pour les autres marques. La maman doit veiller au respect des quantités raisonnables en fonction de l'âge de l'enfant : 90 ml pour les enfants de 6 à 8 ans, 150 à 180 ml pour les enfants de 10 à 12 ans.

Pour les **fromages blancs et frais**, il est plus facile de s'y repérer. Il suffit de bien savoir lire l'étiquette…

PARTIE 6
PERDRE DU POIDS

La plupart des régimes sont bien souvent basés sur le principe de la restriction, comme la diète protéinée, avec pour seule alimentation des boissons protéinées en sachet, ou encore le régime hypocalorique... En étant attentif aux patients, à leurs états psychologiques, nous pouvons observer l'importance de prendre en compte l'état psychologique des patients suite à un régime restrictif. Il est donc préférable de se tourner vers un rééquilibrage alimentaire, moins difficile, et permettant l'apprentissage de nouvelles habitudes alimentaires.

DANS CE CHAPITRE

Les caractéristiques du régime

Les principes de bases

La motivation

Les astuces pour pallier aux difficultés

Light et savoureux !

Chapitre 19
La méthode

Dans ce chapitre, vous découvrirez le régime proposé, un régime basé sur le rééquilibrage alimentaire, et tous les éléments essentiels à sa bonne compréhension. Vous vous interrogerez sur votre motivation et mettrez en place des soutiens qui vous permettront de ne pas céder au découragement pendant votre phase de perte de poids.

Les caractéristiques du régime

Ces derniers temps, on trouve régulièrement des publications médicales qui remettent largement en question les apports en glucides et ce qui était présenté autrefois comme un dogme absolu, à savoir fournir 50 % de l'énergie sous forme de glucides. D'autre part, nous pouvons observer également que les régimes les plus rapides sont ceux qui sont pauvres en glucides, tout en apportant un minimum de graisse. Or, nous voulons tous maigrir rapidement. Pour une raison simple, c'est que faire un effort sur une très longue période, c'est usant. Et cela conduit la plupart du temps à l'échec, avec une grosse frustration à la clé.

Le régime proposé dans cette partie vous autorise à manger ce que vous aimez le plus, à savoir les sauces, tout en visant une perte de poids rapide. Ignorons les critiques visant le non-académisme de ce régime. Le plus important d'avoir des périodes de vie où l'on n'est pas en surpoids. Le bénéfice qu'on en retire est sûrement plus grand que les micro-carences qui peuvent se produire (mais qui se produisent d'ailleurs tout autant chez des personnes qui ne sont pas au régime), d'autant que la courte durée de ce régime ne permet pas que ces carences soient très prononcées ou s'installent durablement.

Les principes de base

Abaisser considérablement les glucides

Il ne s'agit pas de les éliminer complètement, car il en faut un minimum tous les jours pour assurer les besoins musculaires. Cette baisse va réduire forcément les réserves de l'organisme, mais la priorité est de maigrir.

Augmenter les apports en protéines

Il y a deux raisons à ce choix : d'une part la valeur calorique des protéines est faible, d'autre part leur pouvoir rassasiant est élevé. Nous allons donc faire coup double en augmentant la sensation de satiété avec des aliments qui ont un petit pouvoir calorique. La règle sera de ne consommer que les protéines les plus maigres.

En effet, certaines protéines contiennent beaucoup de graisses de mauvaise qualité et il est préférable d'opter, pour les apports en lipides, ceux qui contiennent les meilleurs acides gras, c'est-à-dire des oméga 3 et des oméga 6. Vous pourrez donc accompagner vos viandes, poissons et légumes de sauce, à condition de les préparer avec des « bonnes » graisses.

Les féculents

On opte pour des féculents avec un indice glycémique bas (p. 539). On privilégie les légumineuses afin de bénéficier de leurs fibres.

Aucun édulcorant

Pour les supprimer ? Depuis quelque temps, on a compris que la prise excessive d'édulcorants pourrait non seulement stimuler le goût pour les produits sucrés, mais aussi pour d'autres produits. Autrement dit, notre cerveau trompé par la consommation d'un édulcorant ne sentirait pas la satiété et serait alors attiré par d'autres produits comme les graisses ou les protéines. Voilà pourquoi il est préférable de les supprimer.

Il n'est pas très difficile de prendre son café sans sucre, c'est une question d'habitude. Il n'est pas difficile non plus de remplacer les sodas light par de l'eau pétillante ou plate. Après tout, supprimer certains ingrédients fait partie du régime. Quand on fait un régime, on est obligé de faire quelques sacrifices !

Aucun produit allégé

Fini les laitages à 0 % de MG ou allégés en sucre. Il faut accepter de consommer des matières grasses, mais uniquement des bonnes matières grasses. Et aussi à tenir compte du fait que le goût, donc le plaisir, compte beaucoup dans la réussite d'un régime. Donc vous aller choisir des laitages normaux, que vous mangerez nature, sans les sucrer.

Trois repas par jour

Reportez-vous

Concernant la répartition des aliments, conservez dans les menus le modèle standard : petit déjeuner, déjeuner et dîner. Mais vous pouvez répartir ces trois repas comme vous le souhaitez, en décalant le petit déjeuner en milieu de matinée ou en vous accordant une collation dans l'après-midi. L'important est de respecter les quantités journalières indiquées dans les menus p. 477. Sans les augmenter, bien sûr, mais sans les diminuer non plus.

Une perte de poids très rapide

Dans ce chapitre, il est proposé un système de perte de poids très rapide, car bien souvent nous souhaitons maigrir vite pour se sentir stimulés et rester motivés.

Reportez-vous

Et quand il y a un ralentissement dans la perte de poids, il faut pouvoir recourir à un choc (autrement dit un jeûne détox, voir p. 489) pour relancer la perte de poids et ne pas se décourager.

Cela n'a rien à voir avec la nutrition. C'est une approche psychologique du régime. Perdre du poids est un facteur de motivation supplémentaire, donc acceptons-le.

La motivation

Depuis quelque temps, tout le monde semble avoir renoncé à expliquer qu'un régime nécessitait un minimum de motivation et de volonté. Qu'est-ce qui se cache derrière cela ? Est-ce un concept marketing pour proposer des régimes en leur donnant la forme la plus édulcorée et la plus douce possible ? Un renoncement de l'époque à la notion d'effort ? Mais pour réussir un régime, il faut à la fois être motivé et déterminé.

Quelle raison, quelle bonne raison, avez-vous de vous priver de choses que vous aimez manger et qui sont forcément nourrissantes pour vous restreindre à ne consommer que des aliments maigres ? Pour que vous acceptiez de jouer le jeu, il faut que vous en retiriez un vrai bénéfice !

En fait, quand on se lance dans un régime, il faut évaluer les deux plateaux de la balance, avec d'un côté les avantages à maigrir et de l'autre les avantages à manger les choses qu'on aime. Quand ce sont les avantages à maigrir qui l'emportent, il est beaucoup plus facile de modifier son alimentation et d'accepter les contraintes d'un régime.

La motivation reste donc un facteur essentiel de réussite, qu'il faut entretenir. Pas question pour autant, sous prétexte que les avantages d'un amaigrissement l'emportent, de culpabiliser si l'on fait un écart ou que l'on faiblit psychologiquement.

Se motiver et rester motivé

Conseil

Souvent, pour soutenir la motivation, nous conseillons aux patients de tenir un carnet alimentaire, ce qui les oblige à observer scrupuleusement ce qu'ils mangent et permet d'identifier leurs écarts par rapport à la stratégie de départ pour voir comment les contrer au besoin. Mais ce carnet a un autre intérêt majeur : celui d'obliger le patient à faire à faire tous les jours un acte qui lui rappelle qu'il suit un régime. Trouvez un système similaire (cela peut d'ailleurs être un carnet alimentaire !) qui vous aide à trouver la force de continuer.

En fait, le régime doit être pour vous une priorité, avec un objectif de réussite. Cela signifie que, dès le réveil, vous devez penser que vous êtes au régime. Non pas de façon négative, en n'envisageant que ce dont vous êtes privé, mais comme un rappel du contrôle alimentaire qui va marquer votre journée. Car c'est la réalité. Depuis quelques années, on semble renoncer à rappeler qu'un régime exige des efforts, alors que c'est pourtant le cas.

Or, si vous ne le dites pas, les personnes qui commencent un régime et l'arrêtent en cours de route se sentent encore plus coupables d'avoir échoué. Au contraire, il faut accepter l'idée que suivre un régime est difficile et utiliser tous les moyens possibles pour faire face aux aléas, imprévus, fatigues et autres obstacles qui peuvent nous empêcher d'atteindre notre but.

Pour pouvoir rester vigilantes, certaines personnes auront besoin d'annoncer à leurs proches qu'elles font un régime, parce que la peur de craquer devant ces personnes constitue pour elles un défiet qu'elles ne veulent pas échouer face à ces proches. D'autres éprouvent au contraire le besoin de le faire dans le secret pour ne pas subir les commentaires déstabilisants des autres... ou bien pour leur faire une surprise ! Se fixer des objectifs est un très bon truc pour rester motivé. Et dans ce domaine, aucun objectif n'est ridicule.

Certains se moquent de ces personnes qui veulent perdre du poids pour pouvoir remettre certains vêtements, mais c'est un objectif comme un autre, et peut-être moins abstrait en définitive que de suivre un régime pour éviter de tomber malade.

Pour tenir bon dans sa détermination, on peut aussi coller un pense-bête sur la table de la cuisine, sur le réfrigérateur, dans sa salle de bains, dans sa voiture. Ou programmer des alertes sur son smartphone ! Tout est bon du moment que cela vous rappelle en permanence que vous êtes au régime et que vous allez réussir à tenir jusqu'au moment où la routine va s'installer. En fait, les trois ou quatre premières semaines sont les plus difficiles, puis le nouveau système alimentaire va s'imposer de lui-même.

Pas de régime sans efforts !

Reportez-vous

Faire des efforts, cela signifie qu'il fait faire du ménage dans ses placards, établir ses menus à l'avance, faire des listes de courses et anticiper les écarts que l'on va pouvoir faire (car oui, quelques écarts sont possibles si on les a préparés – voir « Le système de relance ou le jeûne détox » p. 489).

Faire des efforts, cela signifie aussi que l'on devra se contrôler jusqu'à la fin de ses jours. Cela ne signifie pas que vous allez être au régime tout le temps à partir de maintenant, mais que vous devrez très vraisemblablement renouer ponctuellement avec des régimes. Il vaut mieux le savoir pour l'anticiper : bien connaître votre régime, bien vous y préparer, cela demande des efforts. Mais ces efforts vous aideront aussi à rester vigilant, à contrôler votre poids après le régime. Surmonter toutes ces difficultés passe forcément par une bonne motivation et une grande détermination. Quand on a envie de maigrir, il faut se donner les moyens de réussir !

Les astuces pour pallier aux difficultés du régime

Conseil

Dans cette rubrique, vous découvrirez une série d'astuces simples, qui ont faire leur preuve, qui peuvent aider à vaincre les difficultés quotidiennes du régime. Vous pouvez, bien évidemment, trouver d'autres procédés qui vous conviennent mieux.

Tenez un carnet alimentaire

Il est vrai que cela est difficile et contraignant. Pourtant, une étude canadienne a démontré il y a quelques années que le simple fait de noter sur un cahier tout ce qu'on mange tous les jours entraîne chez les personnes en surpoids une perte moyenne de l'ordre de 2 kg sur 6 semaines. L'intérêt du carnet alimentaire réside donc dans le fait que nous allons le relire (et non pas nous limiter à le faire relire par quelqu'un d'autre, médecin ou proche). Car c'est précisément ce qui nous permet d'appréhender concrètement ce que nous mangeons, chose très difficile à réaliser sans cette prise de notes.

Pratiquez une activité physique

Cette pratique a plusieurs objectifs. Le premier, c'est bien entendu de maintenir le niveau de dépense énergétique, voire de l'augmenter : si on est beaucoup plus actif qu'avant de commencer son régime, cela va aider à maigrir plus vite. Ensuite, on a pu constater que la sensation de faim diminue quand on pratique une activité physique modérée. Cela ne concerne pas les sportifs, qui ont besoin d'augmenter leur consommation alimentaire pour soutenir une dépense énergétique importante. Concrètement, 25 à 30 minutes de marche avant le dîner réduisent de 20 à 30 % la consommation alimentaire de ce repas.

Mais le plus important, c'est que l'activité physique est un facteur d'engagement supplémentaire. Une étude a ainsi comparé trois groupes : les personnes du premier groupe pratiquaient une activité physique sans suivre de régime ; celles du deuxième groupe suivaient un régime, mais sans pratiquer d'activité physique ; celles du troisième groupe, en revanche, faisaient les deux. L'étude a montré que les personnes du dernier groupe avaient statistiquement plus de chances de perdre du poids et plus de chances aussi d'en perdre davantage que celles des autres groupes. Pas seulement parce que l'activité physique permet d'améliorer le résultat d'un régime, mais aussi parce que c'est un marqueur d'engagement. Enfiler vos chaussures pour aller courir fonctionne comme une alarme qui vient vous rappeler que vous êtes au régime !

Anticipez vos besoins

Il y a des instants extrêmement répétitifs dans la consommation alimentaire. Par exemple, on peut avoir l'habitude de grignoter quelque chose à 17 h ou vers 22 h, devant la télévision. Soit on est suffisamment motivé pour arrêter, y compris en utilisant la programmation d'une alarme sur son smartphone (pour s'en dissuader), soit on doit anticiper ce grignotage pour limiter les dégâts. Si vous ne pouvez pas supprimer cette habitude, préparez à l'avance des aliments à fort pouvoir rassasiant pour bloquer la sensation de faim, en les anticipant : tenez prêts un fromage blanc et une pomme (ce système marche très bien), des galettes de riz, à condition d'en limiter la quantité, voire un bol de potage ou de velouté. Ce qui compte, c'est de choisir des aliments peu caloriques et de les préparer à l'avance pour les avoir sous la main. On a longtemps conseillé des bâtonnets de crudités, mais cette solution semble avoir perdu de son charme ! Un œuf dur peut être une bonne option aussi, mais là encore, il faut qu'il soit prêt au moment crucial…

Anticipez vos menus

Anticiper ses menus de la semaine a trois avantages : d'abord, vous pouvez élaborer des menus qui vous font vraiment plaisir (donc vous offrir la perspective de moments savoureux, ce qui compte encore plus dans un régime !) ; ensuite, cela vous évite de stocker trop de réserves chez vous ; enfin, vous n'avez pas besoin d'ouvrir le réfrigérateur ou les placards (au risque d'être tenté !) en vous demandant ce que vous allez bien pouvoir manger.

Cette préparation des menus ne va pas sans une autre anticipation : l'organisation des provisions pour toute une maisonnée. Si nous nous basons sur une notion d'entraide, achetez les mêmes aliments pour tout le mode, même si chacun (notamment les personnes n'étant pas au régime) peut ajuster les quantités selon ses besoins. Ensuite, rien n'empêche d'acheter aussi quelques aliments un peu exceptionnels que vos proches réclament et de les stocker dans un placard distinct.

Consultez des sites de cuisine

Internet regorge de sites proposant des recettes avec le détail des apports caloriques. C'est aussi une mine d'informations pour trouver des accommodements savoureux pour les ingrédients que vous devez consommer de préférence. Cela peut vous donner des idées pour que le régime soit aussi une source de plaisir, pas seulement une source de frustrations.

Sélectionnez attentivement les produits

Dans une même catégorie de produits, il existe des grandes variations. Par exemple, je vous conseille des produits laitiers nature, mais avec un peu de matières grasses. Or, dans ce domaine, les quantités de graisses sont très variables ! Vous devez donc apprendre à sélectionner les produits et à lire avec attention les étiquettes. Il n'est pas rare de voir des gens se tromper en toute bonne foi, parce qu'ils ont été trompés par une étiquette verte qui leur a fait croire que le produit était bio. Dans ce domaine, certains produits dits « light » contiennent en fait autant de matières grasses que leurs équivalents sans étiquette !

Pesez-vous régulièrement et notez votre poids

C'est encore le meilleur moyen pour suivre l'évolution de votre poids. Sachez simplement qu'une hausse inopinée ou une baisse trop rapide signalent en général une erreur, car la balance mesure le poids des muscles, mais aussi de la graisse et de l'eau, dont la proportion peut varier beaucoup. Une pesée régulière doit vous permettre de vérifier que d'une semaine sur l'autre, ou de quinze jours en quinze jours, la perte de poids a bien lieu. Si ce n'est pas le cas, essayez de chercher les erreurs que vous avez pu commettre ou de voir s'il n'y a pas des circonstances particulières qui vous freinent dans votre régime (prise de médicament, constipation, etc.).

Misez sur les ustensiles de cuisine

Grâce aux poêles antiadhésives, autocuiseurs, papillotes en papier de cuisson ou d'aluminium, plats à tajine et autres ustensiles, il est devenu très facile de préparer une cuisine sans matières grasses très savoureuse.

Misez aussi sur les herbes, épices et autres

Ce sont des aides culinaires parfaits pour mettre du goût dans vos assiettes. Par exemple, vous pouvez tout à fait ajouter un peu de lait de coco dans un velouté sans faire exploser le compteur calorique. Vous y gagnerez une saveur subtile et une texture agréable. Pensez aussi à user et abuser des herbes et épices : même sur de simples légumes, le résultat est bluffant ! Pensez aussi aux aides culinaires : les bouillons de volaille ou de légumes, bien sûr, mais aussi les fumets de poisson, qui améliorent le goût d'un plat en apportant très peu de calories. Enfin, pour vos sauces, pensez à varier les huiles, pour varier les saveurs !

Pratiquez l'auto-hypnose

Cette technique simple peut aider à dépasser les crises de frustration. Voici une suggestion : quand vous êtes pris par une soudaine envie de manger, regardez fixement un point jusqu'à ce que votre vue se brouille et que le point soit trouble. Concentrez-vous en même temps sur l'idée que vous n'avez pas faim, comme si vous vouliez vous en convaincre.

Utilisez les réseaux sociaux

Rentrer dans un groupe de soutien peut s'avérer une aide précieuse, même si on ne suit pas tous le même programme. Des études ont montré que les personnes qui suivent des régimes en groupe ont cinq fois plus de chances de réussir que les autres. Les personnes qui jouent sur l'effet « communauté » ou participent aux forums ont des résultats supérieurs par rapport aux autres en termes de perte de poids.

Pratiquez le yoga

C'est une pratique très efficace pour améliorer sa souplesse et sa musculature profonde, tout en se relaxant. Il ne s'agit pas de devenir champion de yoga, mais de pratiquer les exercices qui sont à votre portée en fonction de votre condition physique. Inspirez-vous de tout ce que vous pouvez trouver dans des livres ou sur Internet pour adapter cette activité à vos capacités. Vous avez dû remarquer que les adeptes de ce sport ont rarement des problèmes de poids.

Adoptez des techniques comportementales

Par exemple, prenez tous vos repas dans la même assiette et avec les mêmes couverts, imposez-vous de ne manger qu'assis (même pour un grignotage sur le pouce), obligez-vous à laisser toujours une toute petite bouchée dans votre assiette, imposez-vous de faire durer vos repas au moins 20 minutes. Tout cela est fastidieux, mais mises bout à bout, ces astuces aident à rompre la monotonie du régime, qui peut finir par décourager même les plus motivés.

Un plat unique, si cela vous convient

Beaucoup de gens ont envie de se simplifier la vie quand ils suivent un régime. Tout rassembler sur une assiette ne pose donc aucun problème. Le trio entrée-plat-dessert est une habitude sociale qu'il est tout à fait possible de bousculer sans culpabiliser, quand on fait un régime, mais aussi d'une façon générale, si ça nous chante !

Light et savoureux !

Faire un régime ne vous condamne pas à des plats sans saveur. Bien au contraire. Avoir du plaisir à manger vous aidera à tenir bon pour atteindre votre objectif. En jouant avec les ingrédients et les ustensiles, vous obtiendrez des recettes savoureuses et saines, même sans matières grasses !

Les ustensiles indispensables

N'hésitez pas à investir dans des ustensiles permettant de varier les cuissons et de donner plus de goût.

Poêles antiadhésives, sauteuse ou wok en téflon, pierre, céramique, etc. Ils permettent de faire sauter les aliments sans ajout de matières grasses et sans risque que la préparation attache. Il faut cependant veiller à ce que le revêtement ne soit pas altéré, en raison des risques pour la santé. Ce mode de cuisson apporte un côté croustillant et une saveur caramélisée qui excite les papilles et rend les aliments très appétissants. Évitez simplement de trop cuire les aliments : plus le temps de cuisson est court, plus les qualités nutritionnelles sont préservées.

Le barbecue et le gril du four sont des modes de cuisson rapides qui ne nécessitent pas de matière grasse et apportent une saveur toute particulière.

Le cuit-vapeur est un mode de cuisson qui rehausse la saveur des aliments tout en préservant vitamines et minéraux. Il existe aussi des cuit-vapeur adaptés à la cuisson des féculents (rice cooker).

N'oubliez pas **la cuisson à l'eau offre** un mœlleux incomparable. Si vous veillez à ne pas trop saler l'eau et à ne pas faire durer la cuisson trop longtemps, les pertes en vitamines et minéraux restent modérées. Et conservez cette savoureuse eau de cuisson parfumée pour cuire une portion de viande ou un poisson sans matières grasses par la suite. Vous pourrez conserver le bouillon de cuisson pour les phases starter !

La cuisson à l'étouffée : il s'agit de faire cuire les légumes dans leur eau de végétation, à couvert et à feu tout doux. Ce mode de cuisson concentre les saveurs.

Dans un plat adapté fermé hermétiquement (ajoutez un fond d'eau), le **four à micro-ondes** permet des cuissons express sans ajout de graisses. Il est même utilisé par certains grands chefs.

Utilisez du **papier sulfurisé ou des sachets cuisson** pour préparer de délicieuses papillotes minute au four à micro-ondes ou au four traditionnel. Si vous en trouvez, pensez aussi aux feuilles de bananier, qui apportent en plus une douce saveur à vos préparations !

Cuisiner les féculents sans matières grasses

Pour les féculents, la cuisson à l'eau reste la plus courante. Mais vous pouvez très bien apporter un peu de saveur à vos riz, lentilles, quinoa, boulgour et autres, avec un cube de bouillon dégraissé (légumes, poule, boeuf) pour parfumer subtilement vos recettes.

Pour un riz à l'indienne sans matières grasses, voici une version détournée du pilaf : poêlez à sec le riz avec des épices (curry, curcuma), puis ajoutez de l'eau bouillante légèrement salée (on compte 1,5 volume d'eau pour 1 volume de riz).

Si vous optez pour un riz vapeur (dans un rice cooker, par exemple), vous pouvez l'accompagner de coulis de tomate ou de sauce soja. Et sachez que le rice cooker convient très bien aussi pour faire cuire légumineuses et autres céréales, comme le quinoa. Il suffit d'adapter les temps de cuisson. Consultez la notice, vous y trouverez temps de cuisson et suggestions.

Cuisiner les légumes sans matières grasses

Tous les conseils donnés pour les féculents conviennent aussi pour les légumes.

Pensez aussi aux oignons, échalotes, ail et autres aromates que vous pouvez faire revenir dans une poêle très chaude à revêtement antiadhésif, avant d'ajouter les légumes taillés en dés ou en rondelles. Mouillez au besoin avec un peu d'eau si le mélange attache.

Et surtout, une fois encore, usez et abusez des épices ! Vous pouvez les ajouter à l'eau de cuisson ou les saupoudrer directement sur les légumes, dans le panier vapeur, la poêle ou la sauteuse. Curry et courgette, cumin et carotte, muscade et potiron sont des grands classiques savoureux.

Si vous utilisez des herbes (fraîches ou surgelées selon la saison), faites d'abord cuire vos légumes à la vapeur pour les agrémenter au dernier moment : les herbes perdent leur saveur à la cuisson.

Pour les légumes en crudités, optez pour un filet de citron ou de vinaigre. Profitez-en pour découvrir de nouvelles saveurs, par exemple le vinaigre de Xérès (sur des carottes râpées), de cidre ou de tomate. Et lâchez-vous sur les herbes pour vos entrées de crudités (basilic et tomate, ciboulette et concombre, carottes râpées et coriandre). sans oublier oignons nouveaux, ail jeune ou échalote pour donner du peps à vos salades !

Viandes et poissons : le trait final

Pour vos viandes et poissons, pensez bien sûr aux papillotes, garnies d'herbes fraîches, épices et condiments.

Voici aussi une astuce toute simple pour rehausser leur saveur : poêlez-les dans un ustensile à revêtement antiadhésif, puis déglacez avec du vinaigre de Xérès ou balsamique. Sans oublier, bien sûr, herbes et épices à volonté !

Pour accompagner une viande ou un poisson, des oignons poêlés à sec et laissés à compoter dans un trait de vinaigre balsamique suffisent à faire oublier que l'on est au régime !

Côté douceurs

Vanille et cannelle en poudre sont idéales pour aromatiser les yaourts. La cannelle peut également être utilisée dans les boissons (thé ou café) pour pallier l'absence de sucre. La réglisse liquide apporte une saveur originale. Et si la note sucrée vous manque en fin de repas, pensez à la patate douce grillée, à consommer en guise de dessert !

Chapitre 20
Le programme minceur

Dans ce chapitre, vous entrez dans le vif du sujet pour découvrir le programme minceur : ses principes clés, ses menus, des astuces pour ne pas vous priver du plaisir des saveurs… et surtout, comment stabiliser votre poids sur le long terme.

Les principes généraux

Dans cette rubrique, vous découvrirez les bases alimentaires de ce régime et le fonctionnement du programme. Accompagné de menus sur 14 jours, vous aurez toutes les clés en main pour retrouver la ligne !

Les ingrédients du régime

Un peu de bonnes graisses, sous forme de sauces. Cela permet d'amplifier la satiété, tout en vous faisant profiter de la saveur gourmande des assaisonnements, qui apportent un peu de plaisir gourmand dans le régime, indispensable pour ne pas craquer.

Des protéines maigres, là aussi pour amplifier la sensation de satiété, mais sans les mauvaises graisses de certains produits carnés.

Un peu de sucres complexes sous la forme de pain complet, légumineuses ou céréales à faible valeur calorique ou indice glycémique bas. Conserver un minimum de sucres complexes aide à maintenir ses réserves musculaires. Et en misant de préférence sur les légumineuses (leur index glycémique est moins élevé que celui des céréales), on améliore les apports en fibres (pour améliorer la satiété) et on limite l'impact calorique. Des légumes à index glycémique bas de préférence. Cela permet de diminuer encore la quantité de sucre absorbé.

Attention

Éviction totale des sucres rapides. Cela vaut aussi pour les fruits dans la phase d'attaque. Pour les sucreries et autres friandises, cela semble une évidence.

Mode d'emploi du régime

Pour les femmes, il y a deux phases : la première dure 1 mois, voire plus selon la perte de poids visée. Dès que vous avez atteint votre objectif, vous passez à la phase numéro 2. Ensuite, pour accélérer la perte de poids, il est possible d'alterner phase 1 et phase 2 par période de 15 jours. En cas de lassitude, vous pouvez aussi couper la phase numéro 1 par une semaine de phase 2.

Pour les hommes, seule la phase 2 est préconisée, sauf si vous voulez perdre du poids rapidement. Dans ce cas, alternez phase 1 et phase 2 par période de 15 jours.

Focus

RÉPARTITION DES ALIMENTS

Vous devez consommer chaque jour tous les aliments mentionnés dans les menus, en respectant les quantités indiquées. Vous pouvez tout à fait inverser les menus, voire les fractionner. Par exemple, vous consommez un laitage et un fruit en collation à 17 h ; dans ce cas, vous devez les supprimer à l'un des repas. Les horaires non plus ne sont pas importants. Vous pouvez ainsi prendre les aliments prévus au petit déjeuner dans l'après-midi, pour une collation. Ou manger davantage au déjeuner et diminuer d'autant le repas du soir. Il n'y a pas de règles en la matière, l'important étant de trouver votre rythme en mangeant tout ce qui est prévu dans la journée !

14 jours de menus

Voici des menus sur 2 semaines pour chaque phase. Cette liste de menus est une aide précieuse pour anticiper vos repas et faire vos courses.

Phase 1 – semaine 1

Jour 1

Petit déjeuner

Café ou thé sans sucre
40 g de pain pumpernickel
10 g de beurre
40 g de saumon fumé

Déjeuner
Rumsteck grillé
Risotto de quinoa aux asperges
1 yaourt nature non sucré

Dîner
Omelette aux champignons (100 g) avec 3 œufs, ail et persil
Laitue (100 g) au vinaigre de cidre et 1 c. à s. d'huile de noix
30 g de pain complet
2 petits-suisses nature (3-4 % de MG), avec quelques gouttes d'extrait de vanille

Jour 2

Petit déjeuner

Café ou thé sans sucre
40 g de céréales au son
100 g de fromage blanc nature (3-4 % de MG)
2 tranches de jambon blanc

Déjeuner
1 artichaut au jus de citron
Filet de merlan au four, sauce vierge
Purée de pois cassés (150 g)
1 yaourt non sucré nature à la cannelle

Dîner
Noix de veau rôtie avec un bouquet garni et 1 c. à s. d'huile combinée
Blancs de poireaux (200 g) vapeur safranés
30 g de pain complet
2 petits-suisses nature (3-4 % de MG)

Jour 3

Petit déjeuner

Café ou thé sans sucre
40 g de pain complet
10 g de beurre
1 œuf brouillé avec 1 c. à s. de lait, salé, poivré

Déjeuner
Rosace d'avocat, cœur de crevettes
150 g de riz sauvage (poids cuit), poêlé
1 petit-suisse nature (3-4 % de MG)

Dîner
1 filet de poulet cuit en papillote aux herbes de Provence
Chou-fleur vapeur à la noix de muscade avec 1 c. à s. de crème
30 g de pain complet
1 yaourt nature non sucré

Jour 4

Petit déjeuner

Café ou thé sans sucre
40 g de pain complet
25 g de comté
5 tranches de viande des Grisons

Déjeuner
Parmentier express de canard et patate douce
Mélange de jeunes pousses au vinaigre de Xérès
100 g de fromage blanc nature (3-4 % de MG) avec quelques gouttes d'extrait de vanille

Dîner
Blanc de dinde
Dés de courgettes sautées, aillés avec 1 c. à s. d'huile de tournesol
30 g de pain complet
1 yaourt nature non sucré

Jour 5

Petit déjeuner

Café ou thé sans sucre avec 150 ml de lait
40 g de pain pumpernickel
25 g de camembert

Déjeuner
Concombre (200 g) à la menthe en vinaigrette avec 1 c. à c. d'huile de colza

Moules décoquillées poêlées avec 1 c. à c. de crème
Pâtes intégrales (150 g) *al dente*
2 petits-suisses nature (3-4 % de MG)

Dîner
Soupe de chou vert et bacon croustillant
30 g de pain complet
1 yaourt nature non sucré à la cannelle

Jour 6

Petit déjeuner

Café ou thé sans sucre
40 g de céréales au son
100 g de fromage blanc nature (3-4 % de MG)
1 œuf à la coque

Déjeuner
Salade d'endives avec 1 c. à c. d'huile d'olive
1 cuisse de poulet rôtie sans la peau
Boulgour (150 g)
1 yaourt nature non sucré

Dîner
Jarret de bœuf sauce au vin et ses légumes
30 g de pain complet
2 petits-suisses nature (3-4 % de MG)

Jour 7

Petit déjeuner

Café ou thé sans sucre
40 g de pain complet
25 g d'emmental
2 tranches de jambon

Déjeuner
Champignons (200 g) émincés au jus de citron et coriandre fraîche, avec 1 c. à s. d'huile de colza
1 steak haché à 5 % de MG poêlé
Haricots blancs (150 g) avec 1 c. à s. de coulis de tomate
1 yaourt nature non sucré avec quelques gouttes d'eau de fleur d'oranger

Dîner
Raie aux épinards, sauce à l'oseille
30 g de pain complet
2 petits-suisses nature (3-4 % de MG)

Phase 1 – semaine 2

Jour 1

Petit déjeuner

Café ou thé sans sucre
3 tartines au seigle riches en fibres
40 g de fromage frais à tartiner
5 tranches de viande des Grisons

Déjeuner

200 g de pousses de soja (haricot mungo) à la coriandre, avec 1 c. à s. d'huile de colza
200 g d'escalope de dinde à l'ail et coulis de tomate
150 g de quinoa cuit
100 g de fromage blanc nature (3-4 % de MG) + vanille

Dîner

200 g de truite en papillote à l'aneth avec 1 c. à c. de sauce tartare
200 g de fenouil braisé avec 1 c. à c. d'huile d'olive
30 g de pain complet
Petit flan au citron

Jour 2

Petit déjeuner

Café ou thé sans sucre
40 g de céréales au son avec 150 ml de lait demi-écrémé et vanille
2 tranches de jambon

Déjeuner

Radis rose à croquer
Filet de cabillaud vapeur, crème citronnée à la ciboulette
150 g de lentilles corail (poids cuit)
2 petits-suisses nature (3-4 % de MG) + quelques gouttes d'eau de fleur d'oranger

Dîner

200 g de filet mignon rôti au four au thym
200 g de chou vert braisé avec 1 c. à s. d'huile combinée
30 g de pain complet
1 yaourt nature non sucré (3-4 % de MG) + cannelle

Jour 3

Petit déjeuner

Café ou thé sans sucre
40 g de pain pumpernickel
10 g de beurre
1 œuf à la coque

Déjeuner
200 g de rosbif froid + 1 c. à c. de moutarde
Salade de pois chiches à la menthe
100 g de fromage blanc nature (3-4 % de MG) + zestes de citron

Dîner
200 g de crevettes roses avec 1 c. à s. de mayonnaise
250 ml de soupe de tomate sans féculents ni matières grasses
30 g de pain complet
1 yaourt nature non sucré (3-4 % de MG) + vanille

Jour 4

Petit déjeuner

Café ou thé sans sucre
40 g de pain pumpernickel
10 g de beurre
100 g de fromage blanc (3-4 % de MG) + cannelle

Déjeuner
200 g de gigot d'agneau rôti aux herbes de Provence
Salade croquante de courgettes au citron et sésame grillé
60 g de pain intégral
1 yaourt nature non sucré + vanille

Dîner
200 g de filet de julienne papillote avec 1 c. à s. de crème entière et safran
200 g de brocolis vapeur
30 g de pain complet
1 petit-suisse nature (3-4 % de MG) + quelques gouttes d'eau de fleur d'oranger

Jour 5

Petit déjeuner

Café ou thé sans sucre
40 g de pain complet
40 g de fromage frais à tartiner
5 tranches de viande des Grisons

Déjeuner
½ avocat à l'échalote émincée et vinaigre de cidre
200 g de filet de perche en papillote au cerfeuil avec 2 c. à s. de lait de coco
150 g de boulgour (poids cuit)
2 petits-suisses nature (3-4 % de MG) + cannelle

Dîner
Bœuf braisé aux navets
30 g de pain complet
100 g de fromage blanc nature (3-4 % de MG) + vanille

Jour 6

Petit déjeuner

Café ou thé sans sucre
40 g de céréales au son avec 150 ml de lait demi-écrémé et cannelle
1 œuf dur

Déjeuner
200 g de chou-fleur cru en fleurettes à l'échalote, avec
1 c. à s. d'huile de colza
200 g de rôti de veau avec 1 c. à c. de moutarde à l'ancienne
150 g de pâtes intégrales (poids cuit)
100 g de fromage blanc nature (3-4 % de MG) + quelques gouttes d'eau de fleur d'oranger

Dîner
Poêlée de calamars aux champignons
30 g de pain complet
1 yaourt nature non sucré + vanille

Jour 7

Petit déjeuner

Café ou thé sans sucre
40 g de pain pumpernickel
10 g de beurre
1 tranche de saumon fumé (40 g)

Déjeuner
Salade composée
1 yaourt nature non sucré + zestes de citron

Dîner
200 g de tofu en dés, avec 250 ml de velouté de potimarron au curry (sans féculents) + 1 c. à s. de crème entière
30 g de pain complet
1 fromage blanc nature (3-4 % de MG) + cannelle

Phase 2 – semaine 1

Jour 1

Petit déjeuner

Café ou thé sans sucre
50 g de céréales au son avec 100 g de fromage blanc nature
(3-4 % de MG) et 2 kiwis en dés
2 tranches de jambon

Déjeuner
Salade de chou rouge finement râpé avec 1 c. à s. d'huile de noix
Brochette de cabillaud au curcuma et au sésame
Riz sauvage (150 g)
1 yaourt nature non sucré à la cannelle

Dîner
Rosbif froid avec 1 c. à c. de mayonnaise
Salade d'asperges au vinaigre de vin avec 1 c. à c. d'huile de colza
30 g de pain complet
100 g de fromage blanc nature (3-4 % de MG)
¼ d'ananas frais

Jour 2

Petit déjeuner

Café ou thé sans sucre
60 g de pain complet
25 g de comté
2 tranches de jambon
1 orange

Déjeuner
Galettes de quinoa
200 g de pousses de haricot mungo et 200 g de chair de crabe, à la coriandre, jus de citron et 1 c. à s. d'huile combinée
2 petits-suisses nature (3-4 % de MG) + cannelle

Dîner
200 g de rôti de dinde avec 1 c. à c. de béarnaise ou tartare ou mayonnaise
200 g de courgettes poêlées avec 1 c. à c. d'huile d'olive et basilic
30 g de pain complet
1 yaourt nature (3-4 % de MG) + quelques gouttes d'eau de fleur d'oranger
1 pomme

Jour 3

Petit déjeuner

Café ou thé sans sucre
4 tartines au seigle riches en fibres
40 g de fromage frais à tartiner
5 tranches de viande des Grisons
1 poire

Déjeuner
200 g de bar en papillote avec 1 c. à s. de crème entière safranée
Velouté de potimarron et patate douce au lait de coco
1 yaourt nature non sucré + cannelle

Dîner
Salade de mâche (100 g), champignons émincés (100 g) et gésiers de canard (200 g) + vinaigrette avec 1 c. à s. d'huile de noix
30 g de pain complet
2 petits-suisses nature (3-4 % de MG) + vanille
2 fruits de la Passion

Jour 4

Petit déjeuner

Café ou thé sans sucre
60 g de pain pumpernickel
10 g de beurre
1 fromage blanc (3-4 % de MG) + cannelle
200 g de mélange de fruits rouges

Déjeuner
Concombres à la menthe fraîche, avec 1 c. à s. de crème entière
200 g de tranches de bacon émincées et 150 g de pois cassés, poêlés avec 1 c. à s. d'huile combinée
2 petits-suisses nature (3-4 % de MG) + quelques gouttes d'eau de fleur d'oranger

Dîner
200 g de rôti de veau au four à la coriandre
Chou chinois sauté à la sauce soja
30 g de pain complet
1 yaourt nature non sucré + vanille
2 prunes

Jour 5

Petit déjeuner

Café ou thé sans sucre
60 g de pain pumpernickel
10 g de beurre
2 tranches de jambon sec dégraissé
1 pomelo

Déjeuner
Radis au fromage blanc
200 g de moules poêlées à l'ail et aux fines herbes avec
1 c. à s. de crème entière
150 g de boulgour (poids cuit)
1 poire

Dîner
200 g de filet de poulet poêlé avec 1 c. à s. de pesto
200 g de courgettes vapeur au coulis de tomate
30 g de pain complet
1 yaourt nature non sucré + cannelle

Jour 6

Petit déjeuner

Café ou thé sans sucre
50 g de céréales au son + 150 ml de lait demi-écrémé + 1 pomme coupée en dés
2 tranches de jambon

Déjeuner
½ avocat en dés, 200 g de crevettes et 1 c. à s. de mayonnaise
60 g de pain pumpernickel
25 g de camembert

Dîner
Foie de veau aux épices
200 g de brocolis poêlés à l'ail avec 1 c. à c. d'huile d'olive
30 g de pain complet
200 g de mélange de fruits rouges en compotée à la cannelle

Jour 7

Petit déjeuner

Café ou thé sans sucre
60 g de pain pumpernickel
25 g d'emmental
1 œuf à la coque
1 orange

Déjeuner
Tomates farcies
150 g de riz sauvage (poids cuit) avec 10 g de beurre
1 yaourt nature non sucré + vanille

Dîner
200 g de rôti de porc dans le filet avec 1 c. à c. de sauce béarnaise
200 g d'endives en vinaigrette avec 1 c. à s. d'huile de noix
30 g de pain complet
2 petits-suisses nature (3-4 % de MG) + vanille
1 pomme

Phase 2 – semaine 2

Jour 1

Petit déjeuner

Café ou thé sans sucre
4 tartines au seigle riches en fibres
40 g de fromage frais à tartiner
5 tranches de viande des Grisons
1 poire

Déjeuner
200 g de tomates en vinaigrette avec 1 c. à s. d'huile d'olive
200 g de filet de julienne en papillote avec 1 c. à s. de crème entière citronnée
150 g de quinoa (poids cuit)
1 yaourt nature non sucré + vanille

Dîner
Salade tiède d'asperges vertes
30 g de pain complet
100 g de fromage blanc nature (3-4 % de MG)
150 g de papaye

Jour 2

Petit déjeuner

Café ou thé sans sucre
60 g de pain pumpernickel
10 g de beurre
40 g de saumon fumé
1 orange

Déjeuner
Salade de lentilles au tofu fumé
2 petits-suisses nature (3-4 % de MG) + vanille

Dîner
200 g de cuisse de dinde rôtie sans la peau + 1 c. à c. de béarnaise
200 g de blettes poêlées à l'ail et au persil avec 1 c. à s. d'huile l'olive
30 g de pain complet
1 yaourt nature non sucré + vanille
1/4 d'ananas frais

Jour 3

Petit déjeuner

Café ou thé sans sucre
50 g de céréales au son + 150 ml de lait demi-écrémé
1 œuf dur
150 g de pomelo

Déjeuner
Roulé de jambon de poulet
Salade de jeunes pousses (200 g), pois chiches (150 g) et fruits rouges (200 g), sauce à l'huile sésame (1 c. à s.) et crème entière à la cannelle

Dîner
200 g de noix de veau à la sauce tomate
200 g de champignons poêlés avec 1 c. à s. d'huile d'olive
30 g de pain pumpernickel
2 petits-suisses nature (3-4 % de MG) + vanille

Jour 4

Petit déjeuner

Café ou thé sans sucre
4 tartines au seigle riches en fibres
Rillettes de thon diététiques
1 poire

Déjeuner
1 artichaut vapeur avec 1 c. à s. de crème fraîche entière vinaigrée
200 g de filet de sole au paprika et au jus de citron
150 g de quinoa (poids cuit), avec 10 g de beurre
1 fromage blanc nature (3-4 % de MG) + cannelle

Dîner
200 g de chou vert braisé au bouillon de légumes avec
1 c. à s. d'huile d'olive
200 g de viande hachée à 5 % de MG
30 g de pain complet
1 yaourt nature classique non sucré + 2 fruits de la Passion

Jour 5

Petit déjeuner

Café ou thé sans sucre
60 g de pain pumpernickel
25 g d'emmental
1 œuf à la coque
2 clémentines

Déjeuner
Gaspacho complet
60 g de pumpernickel
2 petits-suisses nature (3-4 % de MG) + vanille

Dîner
200 g de crevettes poêlées au curry et coriandre, avec 200 g de pousses de soja et 4 c. à s. de lait de coco

30 g de pain complet
1 yaourt nature classique non sucré
¼ d'ananas frais

Jour 6

Petit déjeuner

Café ou thé sans sucre
50 g de céréales au son
100 g de fromage blanc nature (3-4 % de MG)
2 tranches de jambon de poulet
1 poire

Déjeuner

200 g de rôti de dinde froid
100 g de fleurettes de chou-fleur cru et 100 g de bâtonnets de concombre
Houmous
1 yaourt nature non sucré + cannelle

Dîner

200 g de chair de crabe avec 1 c. à c. de mayonnaise
100 g d'avocat + 100 g de laitue ciselée + 1 pomelo en quartiers pelé à vif, avec 1 c. à s. d'huile de colza
30 g de pain pumpernickel
100 g de fromage blanc nature (3-4 % de MG)

Jour 7

Petit déjeuner

Café ou thé sans sucre
4 tartines au seigle riches en fibres
40 g de fromage frais à tartiner
5 tranches de viande des Grisons
2 kiwis

Déjeuner

200 g d'asperges en vinaigrette avec 1 c. à s. d'huile combinée
200 g de filet de flétan en papillote
150 g de riz sauvage (poids cuit), avec 5 g de beurre
1 yaourt nature non sucré + cannelle

Dîner

200 g de rosbif froid avec 1 c. à c. de sauce mayonnaise
250 g de poireaux émincés vapeur
30 g de pain pumpernickel
Panna cotta à la framboise

Le système de relance : un jeûne détox court

Dans tous les régimes il y a des phases de ralentissement, voire des paliers qui peuvent nous décourager de poursuivre. Que ce soit à cause d'un relâchement dans le programme, d'erreurs dont nous ne nous rendons pas compte, d'un ralentissement lié à la perte de poids, le résultat est le même : l'abandon.

Pour dépasser ces phases critiques, voici un programme de relance court et efficace, qui repose sur une détox express. Il ne doit pas dépasser 3 jours.

Ce programme peut aussi être utilisé en phase d'attaque par les personnes qui souhaitent maigrir vite dès les premiers jours pour trouver une émulation. Sans tomber dans l'excès d'un jeûne total, on peut utiliser cette séquence de 2 à 3 jours qui prévoit une alimentation très réduite en conservant l'indispensable.

Enfin, il convient aussi en cas d'écart. Car, je le répète, il est naturel de faire quelques écarts au cours d'un régime. Pour compenser, il suffit d'une journée du programme de détox pour que tout rentre dans l'ordre, à condition qu'il s'agisse d'une vraie entorse : un repas de fête ou une soirée très conviviale. En cas de petits écarts, il faut attendre d'en avoir fait plusieurs (un gâteau le lundi, quatre carrés de chocolat mercredi, deux verres de vin le week-end) pour faire une journée de détox, qui suffira à vous remettre sur les rails.

Le programme jeûne détox court

Petit déjeuner

Café, thé ou infusion sans sucre
250 g de fromage blanc nature OU 2 yaourts nature OU 4 petits-suisses nature
1 c. à c. de graines de chia OU de lin

Déjeuner

3 blancs d'œufs OU 1 portion de viande maigre OU 1 filet de poisson maigre, cuits sans matières grasses
200 g de légumes crus OU cuits à l'eau
Bouillon de cuisson des légumes peu salé à volonté
1 laitage 0 % de MG + vanille/cannelle

Dîner

3 blancs d'œufs OU 1 portion de viande maigre OU 1 filet de poisson maigre, cuits sans matières grasses

200 g de légumes crus OU cuits à l'eau
Bouillon de cuisson des légumes peu salé à volonté
1 laitage 0 % de MG + vanille/cannelle

À volonté

Pendant cette phase de relance, on peut consommer à volonté du bouillon de légumes (l'eau de cuisson des légumes, que vous salerez très peu) pour profiter de ses minéraux et modérer l'appétit.

On peut boire à volonté de l'eau et des boissons chaudes (thé, café, tisanes), sans sucre ni édulcorants. Idéalement, essayez de consommer tous les jours le jus d'un citron.

Vous sortez ? Le régime continue !

Pour votre pause déjeuner ou un déjeuner de travail, voici quelques pistes pour gérer ce type de repas sans vous laisser prendre de court !

Composer des repas à emporter

Formules sandwich

Sandwich jambon-beurre : 60 g de pain complet ou intégral + 10 g de beurre + 200 g de jambon blanc découenné dégraissés + salade 100 g de tomates cerise + 1 yaourt nature non sucré.

Sandwich thon-tomate : 60 g de pain complet ou intégral + 40 g de fromage frais à tartiner + 200 g de thon + tomates +100 g de radis+100 g de fromage blanc nature (3-4 % de MG).

Sandwich crabe-mayo : 60 g de pain complet ou intégral + 1 c. à s. de mayonnaise + 200 g de chair de crabe + endives + 100 g de bâtonnets de concombre + 1 yaourt nature non sucré.

Formules salade

Salade au thon : 200 g de thon émietté, 150 g de lentilles, 50 g de laitue, 150 g de tomates, vinaigrette avec 1 c. à s. d'huile de sésame + 1 yaourt nature non sucré avec quelques zestes de citron.

Salade œuf-jambon : 1 œuf dur, 150 g d'allumettes de jambon, 150 g de riz sauvage, 200 g d'endives, vinaigrette avec 1 c. à s. d'huile d'olive +100 g de fromage blanc nature (3-4 % de MG) + vanille.

Salade aux crevettes : 200 g de crevettes, 150 g de haricots rouges, 100 g de pousses de soja, 100 g d'avocat, vinaigrette avec 1 c. à s. d'huile de colza + 2 petits-suisses nature (3-4 % de MG) + cannelle.

Au restaurant

Restaurant japonais

1 soupe miso

1 salade de chou

10 sashimis + 1 petit bol de riz nature OU 12 sushis OU 12 makis

1 café, thé ou infusion sans sucre

Cuisine traditionnelle

Crudités-vinaigrette OU 6 crevettes OU 6 huîtres avec 1 c. à c. de mayonnaise ou 5 g de beurre OU 1 tranche de foie gras

1 portion de viande maigre ou de poisson maigre avec 2 c. à s. de sauce

6 c. à s. de féculents ou de légumes s'il n'y a pas les bons féculents

1 verre de vin

1 café, thé ou infusion sans sucre

La stabilisation

Dans la majorité des cas, le surpoids est chronique et récidivant. Une fois que vous avez fini un régime, vous êtes en contrôle diététique jusqu'à la fin de vos jours.

En quoi consiste concrètement la stabilisation ? Dans cette phase de sortie de régime, on propose généralement de remonter progressivement le niveau énergétique de l'alimentation jusqu'à atteindre le palier où il n'y a ni prise ni perte de poids. L'exercice est fastidieux, car il impose de contrôler en permanence les calories, les repas, la préparation des plats. Chez certaines personnes extrêmement précautionneuses et très rigoureuses, cela peut marcher.

En réalité, le seul intérêt de la stabilisation réside dans le fait que l'observance régulière de contraintes alimentaires est une source de motivation.

Il est préférable de miser sur le principe de liberté alimentaire. Certes, il a beaucoup nui aux États-Unis, car il a permis aux Américains de se lâcher, tant dans la consommation alimentaire de la population que dans les produits inventés par l'industrie agroalimentaire. Le résultat ? Un pays dont la population est globalement en surpoids, avec une obésité qui touche 25 % des Américains.

Mais c'est pourtant cela qui est préconisé à la sortie d'un régime. Cela repose sur un constat simple : quand on fait le bilan de ce que l'on a mangé sur une semaine, il y a de nombreux repas qui peuvent être considérés comme des repas de régime ou à résonance diététique, sans forcément être restrictifs.

Donc, la meilleure technique consiste à prendre progressivement un peu plus de liberté à mesure que l'on progresse dans son régime.

Un repas libre, c'est un repas que l'on ne considère pas comme un écart, donc un repas qui contient deux plats au choix sur trois. On peut par exemple prendre le hors-d'œuvre qui nous fait plaisir (même une tranche de foie gras !), suivi d'un plat en sauce. Comme on a consommé le crédit des deux plats libres, on termine par un yaourt nature ou un fruit. Autre option : les deux plats libres sont le plat principal et le dessert, ce qui impose de prendre par exemple une salade verte ou des crudités très peu assaisonnées en hors-d'œuvre et de supprimer le pain.

Dès qu'on dépasse ce modèle des deux plats libres, on sort du cadre d'un repas « normal » pour entrer dans le cadre « écart ». Une tranche de foie gras, suivie d'une viande en sauce avec des pommes de terre sautées, puis d'un éclair au chocolat constitue un repas gourmand, pas un repas « normal ». On rentre alors dans le système de la récupération qui impose de gérer l'écart par une phase détox. Et ce, même quand on se trouve en phase de « stabilisation ».

En général, il est bien d'augmenter progressivement le nombre de repas libres. Concrètement, cela consiste à conserver 11 repas strictement « régime » sur les 14 que compte une semaine et à s'accorder 3 repas totalement libres, soit successifs, soit répartis dans la semaine. Cette phase dure 2 semaines.

Ensuite, on augmente progressivement les repas libres pour passer d'abord à 5 repas libres sur une semaine. Par exemple, on peut s'accorder un week-end sans surveillance particulière à compter du vendredi soir. Il est certain que le poids sur la balance, le lundi matin, aura augmenté, mais il devrait être revenu à son niveau initial le vendredi suivant. C'est en quelque sorte une méthode de stabilisation.

On continue ensuite de la sorte jusqu'à arriver à un repas libre par jour et un repas contrôlé par jour. Il s'agit d'une méthode totalement empirique et le seul critère de surveillance sera le poids sur la balance. Certaines personnes continueront à maigrir, même avec 7 repas libres par semaine. Tant mieux pour elles ! D'autres ne pourront pas dépasser 3 repas libres par semaine, mais elles doivent accepter cette vérité : il y aura une reprise de poids dès la reprise d'une alimentation normale. C'est injuste, mais c'est comme ça : chaque organisme est unique. Pour maîtriser ce système et savoir quand on a trouvé son point d'équilibre, il faut se fier à sa balance.

Il n'y a pas d'amaigrissement définitif sans contrôle permanent de son alimentation. Certains évoquent le risque d'orthorexie[1]. Car la meilleure façon de ne pas reprendre du poids, c'est de n'admettre aucune prise de poids trop importante. Dès que vous aurez dépassé 3 ou 4 kg de reprise de poids, vous serez condamné à refaire un régime. Dans les mêmes conditions que précédemment, avec une motivation forte, des stratégies pour renforcer sa détermination et beaucoup de courage, car on sait que le moment le plus difficile est de s'engager dans le combat. Voilà pourquoi il faut intervenir le plus tôt possible dès que l'on remarque sur sa balance une « sortie de route ».

UNE AUTRE TECHNIQUE DE « SORTIE DE RÉGIME »

Elle consiste à ne pas admettre une prise de poids de plus de 1 kg, à condition qu'elle soit présente sur deux pesées successives. Pesez-vous le lundi, puis le mercredi ou le jeudi. Vous avez pris 1 kg ? Ne faites rien. Attendez de vous peser le dimanche, et si ce kilo en plus est toujours là, vous n'avez pas d'autre solution que de reprendre le régime.

1. Il s'agit d'un trouble du comportement alimentaire qui se traduit par la recherche obsessionnelle d'une alimentation saine.

PARTIE 7

LA PARTIE DES DIX

Continuez votre apprentissage grâce à cette partie :

- Les notions essentielles d'hygiène et de conservation des aliments
- Les règles pour un réfrigérateur idéal
- Les conseils de congélation
- Les modes de cuissons décryptés
- Les aliments phares par saisons
- Les questions que vous vous posez sur les régimes

Chapitre 21

10 conseils de conservation

10 notions essentielles d'hygiène et de conservation des aliments

1. Bien respecter la chaîne du froid dès le supermarché en passant au rayon frais et surgelés à la fin des courses. Utiliser un sac isotherme pour les produits surgelés et frais. Ils seront rangés en premier au retour à la maison.
2. Surveillez les DLC (dates limite de consommation) à l'achat et à la maison.
3. Pensez à effectuer un roulement et à ranger au fond les nouveaux produits afin de consommer en premier les produits les plus anciens.
4. Éliminer les suremballages cartonnés avant stockage.
5. Conserver les produits d'épicerie dans un endroit propre et sec.
6. Le réfrigérateur doit être dégivré et nettoyé une fois par mois, y compris l'extérieur de la porte et la poignée.
7. Tout produit entamé frais ou d'épicerie doit être refermé à l'aide d'une pince à linge, d'un élastique, filmé à l'aide de film alimentaire ou transféré dans un récipient avec couvercle. Penser à noter la date d'ouverture.
8. Certains produits d'épicerie une fois entamés doivent être stockés au frais.
9. Ne jamais laisser décongeler un aliment à l'air libre et ne jamais recongeler un produit décongelé.
10. Pensez à manipuler les aliments avec des mains propres.

10 règles pour un réfrigérateur idéal

1. Vérifiez bien que la température de votre réfrigérateur est < 6 °C OU référez-vous au voyant de température « OK ».
2. Ne jamais laisser la porte ouverte trop longtemps.
3. Stocker les aliments frais sans attendre au retour de courses (juste après les surgelés).
4. Éliminer les suremballages avant stockage et éliminer la terre des végétaux.
5. Pensez à effectuer un roulement et à ranger au fond les nouveaux produits afin de consommer en premier les produits les plus anciens. Surveiller les DLC (dates limite de consommation).
6. Le réfrigérateur doit être dégivré si besoin et nettoyé une fois par mois, y compris l'extérieur de la porte et la poignée.
7. Stocker dans la zone haute (la plus froide) les produits les plus sensibles (viande et poissons frais, charcuteries, produits entamés, produits en cours de décongélation et les produits entamés).
8. Stocker dans la zone du milieu, les produits laitiers, crème et desserts lactés, fromages frais et au lait cru, fruits et légumes cuits, viandes et poissons cuits.
9. Stocker dans la zone du bas, les fromages en cours d'affinage, fruit et légumes frais lavés.
10. Stocker dans la porte, les boissons : œufs, beurre, confiture et condiments entamés, huiles fragiles (noix, noisette...).

10 conseils de congélation

1. Veillez à respecter le temps de conservation des produits en fonction de votre appareil.
2. Vérifier bien que la température de votre congélateur est < -18 °C.
3. Ne pas confondre congélateur et freezer. Pour un freezer le temps de stockage est limité à 2 jours.
4. Le congélateur doit être correctement dégivré.
5. Toujours stocker les aliments dans le sachet initial non entamé ou après ouverture bien fermé à l'aide d'une pince à linge, d'un élastique, filmé à l'aide de film alimentaire ou transféré dans un récipient avec couvercle ou un sac en plastique spécial congélation.
6. Ne jamais recongeler un produit décongelé (sauf si celui-ci a été au préalable cuit à plus de 63 °C à cœur).
7. Ne jamais laisser décongeler un produit à l'air libre. Utiliser la partie haute du réfrigérateur OU la fonction décongélation du four à micro-ondes.
8. Bien suivre les indications sur l'emballage, certains produits sont à cuire sans décongélation préalable.
9. Bien acheter les glaces en fonction du rythme de consommation. Le temps de stockage n'étant pas illimité.
10. Si la porte est restée ouverte, en effet, aucun produit ne pourra être consommé sans cuisson suffisante préalable. Le reste est à jeter.

Chapitre 22

10 modes de cuisson décryptés

1. **À la poêle :** les aliments sont saisis le plus souvent à feu assez vif. Ce mode de cuisson apporte un côté croustillant et une saveur caramélisée qui excite les papilles et rend les aliments très appétissants. Il est important de doser les matières grasses ajoutées dans le fond de la poêle. Privilégiez des ustensiles à revêtement antiadhésifs en téflon, pierre, céramique... Lorsque le revêtement n'est pas altéré, ils permettent de faire sauter les aliments sans ajouter de matières grasses et sans risque que la préparation n'attache. Si le revêtement est trop abîmé, la poêle doit être changée. Évitez simplement de sur-cuire les aliments, plus le temps de cuisson est court, plus les qualités nutritionnelles sont préservées. Si vous utilisez une petite quantité d'huile, celle-ci ne doit jamais fumer.
2. **Au wok :** avec un Wok, la cuisson est favorisée par la forme sphérique de l'instrument et ne nécessite que très peu de matières grasses. On peut ainsi faire sauter des aliments à feu vif de façon plus rapide qu'avec une poêle et conserver un maximum de qualités nutritionnelles. Mais sachez que si vous utilisez de l'huile dans un wok, elle atteindra une température de 240 à 300 °C qui provoque également la formation de composés toxiques. La cuisson au wok est donc préférable à condition de suivre ces quelques conseils : ne prolongez pas trop la cuisson des aliments — on évite ainsi la carbonisation et on conserve un maximum de vitamines et minéraux — et choisissez un wok avec revêtement antiadhésif qui permet de limiter au maximum l'utilisation de matières grasses !
3. **Au barbecue**, les aliments sont cuits par contact et rayonnement de la chaleur. Les flammes issues du gaz ou du charbon de bois. Cette cuisson présente l'avantage de ne pas nécessiter d'ajout de matières grasses. Toutefois, si les aliments sont saisis de manière trop forte ou en cas de contact direct avec la flamme, il y a carbonisation et ainsi formation de composés qui peuvent s'avérer cancérigènes. Veillez à bien disposer la grille au moins 10 cm du foyer et privilégiez les produits maigres, la graisse qui tombe sur les braises favorise la formation de flammes.
4. **À la vapeur :** dans un cuiseur vapeur ou pour un gain de temps, une cocotte-minute à l'aide du panier vapeur : la cuisson à la vapeur d'eau permet de cuire

sans contact direct entre l'eau et l'aliment et donc d'exhaler la saveur des aliments et en même temps de limiter les pertes de vitamines et minéraux. Ne prolongez pas inutilement la cuisson. Il existe également des cuiseurs vapeur adaptés à la cuisson des féculents (rice cooker).

5. **À l'eau ou au court-bouillon.** La cuisson à l'eau qui offre un mœlleux incomparable et s'avère très savoureuse lorsque l'on cuit dans un bouillon aromatique et non une eau nature. Si vous veillez à saler légèrement l'eau, les pertes en vitamines et minéraux restent modérés. Pensez à ne pas jeter cette savoureuse eau de cuisson parfumée et à la réutiliser pour cuire une portion de viande ou un poisson sans matières grasses par la suite.

6. **À l'étuvée**. L'aliment cuit à température modérée dans un récipient couvert et donc dans sa propre eau de constitution, ce qui permet une réelle concentration des saveurs. Ce type de cuisson n'est pas adapté à tous les produits.

7. **Au four à micro-ondes**. Même si ce mode de cuisson n'est pas optimal en terme de saveur et gourmandise, il reste bien pratique ! Dans un plat adapté couvert avec éventuellement un fond d'eau, c'est une cuisson express qui ne nécessite aucun ajout de graisses.

8. **En papillotes :** papier sulfurisé ou papillote en silicone pour le micro-ondes, papier sulfurisé recouvert d'aluminium au four traditionnel ou barbecue. Il s'agit d'une cuisson vapeur dans la propre eau de constitution de l'aliment. On veillera à bien fermer hermétiquement la papillote.

9. **Friture :** par définition, il s'agit d'une cuisson par immersion dans un bain d'huile alimentaire porté à une température d'environ 150 °C. Lors de la cuisson, l'eau des aliments va être en partie remplacée par de l'huile et donc des lipides.
On conseille de ne pas dépasser une température de 180 °C, ce qui se réalise automatiquement avec les friteuses modernes et de privilégier une huile stable à la cuisson. Les huiles pour friture évitant de plus les fortes odeurs sont un bon choix. Inutile de recourir à des blocs 100% huile de palme ou de coco. D'autre part, l'huile utilisée doit être surveillée car les triglycérides se dégradent au long des cycles d'utilisation. Un filtrage après chaque usage et un changement toutes les 5 utilisations est conseillé. On jettera toute huile qui a fumé ou moussé.

10. **Au four.** Le four reste l'élément central de la cuisine et il regroupe à lui seul plusieurs mode de cuisson. Le grill permet de rendre les aliments croustillants, de gratiner, de réaliser des frites au four maison moins grasses…Il s'adapte à des cuissons à couvert, en cocotte ou en papillote. Certains fours modernes sont également dotés d'une fonction cuisson vapeur.

Chapitre 23

10 aliments phares par saisons

Printemps

1. Radis
2. Rhubarbe
3. Endive
4. Artichaut
5. Asperge
6. Fraise
7. Mâche
8. Fève
9. Mangue
10. Épinards (jeunes pousses)

Été

1. Melon
2. Pastèque
3. Tomate
4. Aubergine
5. Courgette
6. Poivron
7. Abricot
8. Blettes
9. Framboise
10. Cerise

Automne

1. Potiron
2. Navet
3. Châtaigne
4. Raisin
5. Figue
6. Champignon
7. Pomme
8. Poire
9. Prune
10. Carotte

Hiver

1. Clémentine
2. Orange
3. Poireau
4. Chou
5. Litchi
6. Cresson
7. Courge
8. Salsifis
9. Topinambour
10. Céleri-rave

Chapitre 24

10 questions que vous vous posez sur les régimes

1. Que penser des compléments alimentaires ?

Les compléments alimentaires sont des produits qui comme leur nom l'indique servent à compléter l'alimentation et sont à la base destinés à répondre à un déséquilibre. Il ne s'agit pas de médicaments et à ce titre les compléments ne peuvent pas soigner une pathologie ou un dérèglement physiologique. Ils peuvent exister sous différentes formes (gélules, comprimés, boisson liquide, ampoule, patch etc…) et sont en général fabriqués à base de plantes, oligoéléments, vitamines qui font l'objet de contrôles pour avoir des allégations et une efficacité ciblée en fonction des teneurs en actifs mis en œuvre et contrôlés par les autorités de santé. Leur but est d'apporter une aide sur une problématique particulière : un stress passager, des troubles du sommeil, un état de fatigue, la rétention d'eau, des troubles digestifs (ballonnements, constipation), des troubles circulatoires mineurs… Leur utilisation en cours d'un régime équilibré reste optionnelle, mais pensez à prendre l'avis de votre médecin si vous avez un traitement médical déjà en cours.

2. Que penser des probiotiques ?

Des études ont désormais prouvé qu'une amélioration de la flore intestinale peut aider à réduire certaines obésités. Les probiotiques sont naturellement présents dans les produits laitiers fermentés et certains fruit et légumes, ils ont une action prébiotiques (il stimulent le développement de la flore). La prise de probiotiques sous forme de compléments alimentaires est intéressante en surveillant le produit acheté car l'offre est encore une fois très vaste. Il est nécessaire de surveiller que le produit contienne au moins 4 milliards de probiotiques, idéalement issus de différentes souches, par gélule pour une réelle efficacité. On conseillera alors 1 à 2 gélules par jour.

3. Faut-il compter ses calories au quotidien ?

Les applications compteur de calories sont très nombreuses, mais malheureusement restent encore assez imprécises. Notons également que compter les calories ne fait pas tout. Manger mal mais peu est parfois équivalent, en terme d'apport calorique, à manger des assiettes équilibrées plus volumineuses. On ne doit jamais négliger la qualité !

4. Que penser des sites minceur en ligne ?

Après une grande effervescence dans laquelle il fallait savoir faire le tri, l'offre se raréfie. Au delà du fait que ce suivi en ligne permet un contact (selon le site choisi) quasi quotidien avec un professionnel de la nutrition et l'envoie de menus, de recettes… que la consultation en cabinet ne permet pas, il ne faut pas oublier la force de la communauté ! Les études montrent que l'on a 5 fois plus de chances de réussir dans sa démarche lorsque l'on fait partie d'un groupe de soutien. C'est la force de l'accompagnement !

5. Quand penser à une opération ?

Les sleeve et by-pass sont les chirurgies de l'obésité les plus couramment pratiquées à l'heure actuelle. Le remboursement est réservé à des personnes souffrant d'obésité sévère et donc ayant un IMC > 35. Si cette solution peut sembler une issue attirante, il ne faut pas oublier qu'il s'agit d'une intervention chirurgicale. Il ne s'agit en rien d'interventions à visée uniquement esthétique. De plus, au bout de quelques années, on observe souvent une reprise de 15 à 20 % du poids perdu. Pour rester en pleine santé et éviter les reprises de poids, ce type de méthodes doit être suivi de mesures diététiques post-opératoires et d'une prise en charge d'éducation nutritionnelle sur la durée.

6. La stabilisation existe-t-elle ?

Non la stabilisation n'existe pas réellement ! Bien sûr après une phase de perte de poids, on va augmenter progressivement l'apport calorique afin de rééquilibrer la balance énergétique et pouvoir laisser place à plus de plaisir. Mais, si vous perdez la notion de contrôle et reprenez votre alimentation d'avant, vous courrez le risque de reprendre du poids. L'équilibre alimentaire reste la base à vie et il faudra savoir rester dans un certain contrôle.

7. Manger plus de protéines fait-il maigrir plus vite ?

Les cures protéinées permettent en effet de déclencher rapidement une perte de poids. Tout simplement parce que l'on élimine un maximum de glucides et lipides en parallèle et donc l'apport calorique total sur la journée est fortement réduit, tout en utilisant le pouvoir rassasiant des protéines. Ce type de régime très restrictif n'a aucune vertu éducative et la frustration laisse place à de nombreux craquages et reprises de poids à la suite. Par ailleurs, ajouter des protéines dans le cadre d'un régime équilibré n'accélère pas la perte de poids.

8. Que penser du régime alcalin ?

Ce programme part d'un constat : le corps humain contiendrait trop d'acidité ce qui engendre fatigue, stress, douleurs, ostéoporose et prise de poids. On considère dans cette méthode que ce que nous mangeons appartient soit à la famille des acides soit à la famille des bases ayant ainsi un impact sur le pH de l'organisme mesurable dans le sang ou les urines. Dans le cadre d'une bonne alimentation, cela s'équilibre afin que le pH de l'organisme ne soit ni trop acide, ni trop alcalin, on parle alors d'équilibre acido-basique permettant de prévenir les risques cardiovasculaires et favorisant un bon état de santé général. Les adeptes de ce régime classent les aliments entre acidifiants ou alcalinisants, en tenant compte de leur teneur en protéines, en certains minéraux mais aussi selon la nature de leurs déchets métaboliques. Aucune remarque à faire sur le bon sens de ces choix sains MAIS il n'y a pas grand-chose à voir avec le pH ici, il s'agit de recommandations traditionnelles, les mêmes que l'on utilise dans les régimes hypocaloriques. En dehors de son nom le régime « alcalin » ne présente rien de particulier ! Il faut en outre savoir que notre corps bénéficie de mécanismes pour rétablir l'équilibre acide-base, grâce à l'excrétion rénal ou même par la respiration afin que précisément il n'y ait pas de déséquilibre « acide/base » : le pH normal du sang et des liquides cellulaires (7,35 à 7,45) est en réalité très stable sauf dans certaines circonstances pathologiques.

9. Faut-il supprimer le gluten ?

Le gluten est une protéine présente dans le seigle, l'avoine, l'orge et particulièrement le blé et tous ses dérivés (pain, pâtes, biscuits…). Beaucoup de produits industriels contiennent également un ajout d'amidon de blé, ou directement de gluten dans leur recette (voir liste des ingrédients). Si vous avez une intolérance au gluten, cela impose une grande vigilance dans vos choix alimentaires. Dans ce cas, les produits sans gluten vous sont indispensables. Mais si ce n'est pas le cas, vous n'avez pas d'intérêt à les consommer régulièrement, cela ne vous fera pas perdre du poids plus vite ! Certaines personnes perdent en effet du poids en supprimant le gluten, simplement parce qu'elles se mettent en parallèle à limiter les pâtes, pizzas, biscuits sucrés ou salés... qui contiennent du gluten pour une grande majorité. Elles auraient également perdu du poids en revoyant la qualité de leur alimentation en dehors de la présence ou non de gluten. De plus, pour certains produits sans gluten, la composition est loin d'être satisfaisante avec l'utilisation de matières grasses en grande quantité (parfois plus de 10 %) dont de l'huile de palme, mais aussi de sucre et nombreux additifs.

10. L'hypnose : une aide à la perte de poids ?

Cette méthode de suggestion permet d'intervenir sur les troubles du comportement alimentaire et peut aider à modérer les prises alimentaires. Les résultats sont très variables et dépendent à la fois de la valeur du praticien et de la réceptivité de l'hypnotisé. Cette pratique demande aussi un enagement sur la durée, car il faut répéter régulièrement les séances pour obtenir un résultat positif à long terme.

ANNEXES

Cette partie rassemble les tableaux indispensables de la nutrition. Tout au long de l'ouvrage, vous rencontrerez des renvois à ces tableaux qui vous apporteront des informations supplémentaires et essentielles. Mais vous pouvez également les consulter régulièrement ou lorsque vous avez un doute sur un aliment.

Les vitamines

	Rôles	Sources
Vitamine A (rétinol et bêta-carotènes)	Antioxydant et anti-infectieux, vision nocturne et production de mélanine et santé de la peau, croissance chez les enfants	Huile de foie de morue, foie des animaux, beurre cru, jaune d'œuf, végétaux colorés (patate douce, carotte, melon, légumes à feuilles vert foncé, abricot, maïs)
Vitamine D	Assimilation du calcium et du phosphore, consolidation osseuse, anti-infectieux	Huile de foie de morue et poissons gras, huiles combinées, laitages entiers et enrichis, chocolat noir, graisse de canard et jaune d'œuf
Vitamine E	Maintien du système immunitaire, antioxydant, diminution du cholestérol LDL, stimule la fertilité	Huiles de germe de blé, de tournesol, de colza, d'olive, huiles combinées, foie de morue, margarines au tournesol, amandes, graines de tournesol, pignons de pin, germes de blé
Vitamine K	Coagulation du sang, minéralisation des os	Choux, viande et foie de bœuf, laitue, cresson, fenouil, huile de colza, huile de soja
Vitamine B1 (thiamine)	Assimilation des aliments, métabolisme des protéines, lipides et glucides, production d'énergie, système nerveux	Levure de bière, germes de blé, produits céréaliers complets (sarrasin en particulier), porc, foie, légumineuses et graines
Vitamine B2 (riboflavine)	Production d'énergie, assimilation des autres vitamines du groupe B, santé de la peau, des cheveux et des ongles, système nerveux	Levure de bière, germes de blé, fèves de soja, foie et rognons, fromage, œufs, céréales complètes
Vitamine B3 (PP ou niacine)	Métabolisme des protéines, lipides et glucides, baisse du taux de triglycérides dans le sang, système nerveux, synthèse hormonale, synthèse de la kératine	Levure de bière, foie de veaux, viandes et volailles, poissons gras, champignons, arachides, céréales complètes
Vitamine B5 (bépanthène)	Anti-infectieux, cicatrisation de la peau, cheveux, système nerveux, fertilité	Levure de bière, viandes, foie et rognons, jaune d'œufs, arachide
Vitamine B6 (pyridoxine)	Absorption du magnésium, métabolisme des protéines, lipides et glucides, formation de l'hémoglobine, transformation du tryptophane en vitamine B, synthèse hormonale et des neurotransmetteurs	Levure de bière, viande et volaille, pomme de terre, banane, soja, légumineuses, graines oléagineuses, jaune d'œuf, produits laitiers
Vitamine B8	Métabolisme des glucides	Patate douce, laitages, foie, protéines de soja

	Rôles	Sources
Vitamine B9 (folates ou acide folique)	Synthèse et renouvellement de l'ADN et des cellules sanguines, synthèse des hématies	Levure alimentaire, foie des animaux, protéine de soja, jaune d'œuf, oléagineux, châtaigne, légumes à feuilles, fromage
Vitamine B12	Synthèse et renouvellement de l'ADN et des cellules sanguines, système nerveux	Foie des animaux, fruits de mer, fromage
Vitamine C	Antioxydant, système immunitaire, absorption du fer	Acérola, fruits rouges, poivron cru, kiwi, litchi, agrumes, fruits exotiques, chou, persil, raifort, oseille

Les minéraux

	Rôles	Sources
Sodium	Équilibre hydrique et acido-basique	Sel de table, sel de céleri, bouillon cube, charcuteries, fromage, eaux gazeuses riches en sodium
Chlore	Équilibre hydrique et acido-basique	Sel de table, sel de céleri, bouillon cube
Calcium	Principal composant des os et des dents, coagulation du sang, contraction musculaire	Laitages, sardines, eaux riches en calcium (Courmayeur®, Contrex®, Hépar®), spécialités végétales enrichies en calcium
Phosphore	Santé des os et des dents, renouvellement des tissus, maintien du pH	Levure alimentaire, quinoa, laitages, fromage, céréales complètes, graines de courge
Soufre	Synthèse des deux animés essentiels, la méthionine (protège le foie, détoxique l'organisme et stimule la santé des cheveux) et la cystéine (antioxydant, prévention de l'athérosclérose et de l'arthrite)	Abats, porc, poulet, agneau, saumon
Magnésium	Absorption du calcium, aide à lutter contre les manifestations de stress, augmente l'activité du système immunitaire	Son, graines, oléagineuses, fèves, haricots secs, eaux riches en magnésium (Hépar®)
Potassium	Équilibre le pH dans le sang, stimule la production par l'estomac d'acide chlorhydrique, qui favorise la digestion	Haricots secs et autres légumineuses, pomme de terre, courge et graines de courge, banane et la plupart des légumes

Les oligoéléments

	Rôles	Sources
Fer	Synthèse de l'hémoglobine, processus cellulaires divers (dont a respiration et la division cellulaire)	Boudin noir, foie et autres abats, bœuf (fer héminique, le mieux absorbé par l'organisme), jaune d'œuf, lentilles, haricots secs, céréales complètes (fer non héminique)
Cuivre	Formation des globules rouges, défenses immunitaires, minéralisation osseuse	Foie, spiruline, champignons noirs, cacao
Zinc	Système immunitaire, métabolisme des protéines	Huître, crabe, bœuf, veau, fromages de type vacherin ou maroilles
Fluor	Constitution des dents et renforce leur email	Eaux minérales, sel iodé fluoré, dentifrices enrichis en fluor
Iode	Production des hormones thyroïdiennes T3 (régule le métabolisme) et T4 (précurseur de l'hormone T3)	Algue nori, sel de mer iodé, poissons, fruits de mer
Sélénium	Système immunitaire, antioxydant	Thon, cabillaud, rognons (porc, veau et bœuf)
Chrome	Améliore la sensibilité à l'insuline, pour une bonne assimilation des sucres	Brocolis, haricots verts, céréales complètes, germes de blé

***Autres oligoéléments :** brome, nickel, manganèse, arsenic, cobalt, silicium, molybdène, vanadium.*

Légumes et fruits les plus riches en prébiotiques

Inuline	Artichaut, topinambour, ail, oignon, asperge, poireau, banane, chicorée (racine)
Pectines	Pomme, groseille, mûre, myrtille, raisin, coing, carotte
Cellulose	Salade, endive, aubergine, asperge
Lignine	Essentiellement dans les parties dures des légumes et céréales

Teneur en fibres des aliments (g/100 g)

Son de blé	47,5
Cannelle	43,5
Graines de coriandre	41,9
Graines de lin	29,7
Thym	27,8
Céréales pour le petit déjeuner au son de blé	27
Tartines craquantes aux fibres (type Wasa®)	24
Graines de chia	22,1
Son d'avoine	15
Noix de coco sèche, gingembre	14,3
Germe de blé	14
Levure alimentaire	13,4
Graine de soja entière	13
Farine de châtaigne, amande	12,6
Farine de soja	12,4
Figue séchée	11,4
Farine de blé complète T150	11
Pop-corn, chocolat noir	11
Farine de pois chiches	10,8
Pistache grillée et salée, pois cassé cuit	10,6
Fruit de la Passion	10,4
Pignon de pin	10
Noix de pécan	9,52
Biscotte complète	9,2
Noix de macadamia	8,6
Muesli aux fruits sans sucre ajouté	8,35

Noisette, noix du Brésil	8,2
Banane séchée, datte séchée	8
Graines de sésame	7,9
Cassis, baies de goji	7,8
Pain grillé suédois au blé complet	7,5
Biscotte multi-céréales	7,48
Groseille	7,4
Pain de mie complet	7,23
Flageolets, haricots rouges	7,2
Framboise, mûre sauvage	6,7
Graines de tournesol, graines de courge	6,4
Haricots blancs cuits	6,3
Petits pois cuits	6
Pruneau, abricot sec	5,8
Noix	5,7
Artichaut, pois chiches	5,4
Avocat	5,1
Ail	4,7
Fèves	4,4
Persil, figue de Barbarie	4,3
Lentilles cuites	4,2
Marron/châtaigne	4
Kaki	4
Groseille à maquereau	3,9
Maïs en épis	3,56
Épinard cru	3,55
Basilic	3,4
Coing	3,23

Poireau, céleri-rave, chou de Bruxelles cuit	3,2
Banane	3,1
Épinard cuit, haricots verts	3
Poire	3
Patate douce cuite, oseille crue	2,9
Pêche avec la peau	2,89
Topinambour	2,85
Quinoa cuit	2,8
Citron vert, carambole	2,8
Aubergine cuite	2,5
Myrtilles	2,47
Chou vert cuit	2,4
Kiwi	2,4
Prune, mirabelle, figue	2,3
Céleri branche cru	2,28
Grenade	2,27
Brocoli cuit	2,23
Navet cuit	2,2
Carotte crue, mâche, blettes, salsifis cuits	2,1
Nectarine	2,1
Pommes de terre à l'eau	2
Papaye	2
Pomme	1,95
Radis noir cru, fenouil, poivron cri	1,9
Pulpe, purée de tomate en conserve	1,9
Fraise	1,87
Laitue	1,83
Orange	1,82

Échalote	1,8
Mangue	1,76
Champignon	1,75
Abricot, clémentine, mandarine	1,7
Chou blanc cru, asperge	1,7
Cerise	1,6
Potiron cuit	1,6
Ananas	1,52
Tomate	1,4
Courgette cuite	1,35
Litchi, pomelo	1,3
Pousses de haricots mungo	1,2
Raisin	1,2
Radis roses	1,1
Endive	1
Melon	0,85
Concombre	0,7
Pastèque	0,4

Teneur en protéines, lipides, calories des principales viandes (g/100 g)

PORC	Protéines	Lipides	Calories	Protéines/lipides
Côte	28	15	247	1,86
Porc filet rôti	27,8	15	246,2	1,85
Filet rôti maigre	28,8	4,8	158,4	6
Travers de porc	29,1	30,3	389,1	0,96
Échine de porc	27	15	243	1,8

BŒUF	Protéines	Lipides	Calories	Protéines/lipides
Entrecôte	24	11,8	203	2,03
Rumsteck	21	3,6	116	5,83
Onglet	24	14,2	224	1,69
Paleron	32	8,3	202	1,69
Tende de tranche	26	3,4	137	7,64
Jarret	33	3,7	165	8,92
Faux filet	23	6,4	150	3,59
Collier	29	7,3	182	3,97
Macreuse	34	8,8	215	3,86
Plat de côte	28	16	256	1,75
Steak haché 5 % MG	25,5	6,4	159,6	1,75
Steak haché 10 % MG	24,2	12,8	212	1,89
Steak haché 15 % MG	22,3	18	251,2	1,24
Steak haché 20 % MG	21	25	309	0,84
Queue	28	9,3	196	3,01

VEAU	Protéines	Lipides	Calories	Protéines/lipides
Côte filet	24	15,4	235	1,56
Noix de veau	31	2,5	147	12,4
Épaule	29	14,2	244	2,04
Bas de carré	28	6,6	173	4,24
Jarret	27	5	155	5,4
Collier	26	11	204	2,36
Langue	21	17	237	1,24

AGNEAU	Protéines	Lipides	Calories	Protéines/lipides
Côte filet	21	14,7	219	1,43
Côtes premières	23	17,3	249	1,33
Selles	22	15,8	232	1,39
Gigot	23	8,9	174	2,58
Épaule	22	11,7	194	1,88
Collier	25	16,4	250	1,52

VOLAILLE	Protéines	Lipides	Calories	Protéines/lipides
Poulet	26,4	6,2	161,4	4,25
Escalope de poulet	22,7	2	108,8	11,35
Haut de cuisse de poulet	18,1	7,3	138	2,48
Pilon de poulet	18,5	4,6	115,4	4,02
Dinde	29,4	2,9	143,7	10,14
Escalope de dinde	25	1	109	25
Haut de cuisse de dinde	20,6	3,5	113,9	5,89
Pilon de dinde	20,9	2,9	109,7	7,21
Poule	30,4	11,9	228,7	2,55
Coquelet	26,4	6,2	161,4	4,26
Chapon	26,4	6,2	161,4	4,26

VOLAILLE	Protéines	Lipides	Calories	Protéines/lipides
Pintade	23,3	6,4	150,8	3,64
Canard	25	10	190	2,5
Magret	25	10	190	2,5
Oie	29,1	17,5	273,9	1,66
Caneton	25	10	190	2,5
Caille	20	9	161	2,22
Pigeon	37	3	175	12,33

Teneur en protéines, lipides, calories et sodium des principaux poissons

Poisson	Protéines (g/100 g)	Lipides (g/100 g)	Calories (/100 g)	Sodium (mg/ 100 g)
Espadon	18,1	0,2	74	87
Morue	18	0,5	79	NC
Cabillaud	17,7	0,6	76	72
Eglefin/aiglefin	17,9	0,6	77	116
Merlan	16	0,6	69	61
Lotte/baudroie	15,5	0,7	68	180
Sandre	19,2	0,7	83	24
Colin d'Alaska/lieu noir	16,7	0,8	72	NC
Brochet	18,4	0,9	82	74
Raie	20	0,94	89	75
Limande	17,4	1,1	79	80
Colin/merlu	17,2	1,2	80	83
Sole	17,5	1,4	83	100
Perche	19	1,5	100	75
Flétan	20,1	1,7	96	67

Poisson	Protéines (g/100 g)	Lipides (g/100 g)	Calories (/100 g)	Sodium (mg/ 100 g)
Carrelet/plie	17,1	1,9	86	104
Anchois	20,1	2,3	101	148
Truite	19,5	2,7	102	63
Dorade/daurade	18,7	2,8	100	81
Sardine	19,4	4,5	118	100
Carpe	18	4,8	115	30
Thon	23,4	6,2	149	39
Mulet	21,8	6,7	159	100
Maquereau	18,8	11,6	180	95
Saumon	19,9	13,6	202	51
Hareng	18,2	17,8	233	120
Anguille	15	24,5	281	65

Teneur en protéines des principales légumineuses et céréales (g/100 g)

Soja	40 à 50
Légumineuses	23
Avoine	13
Pâtes	12
Seigle	11
Orge	11
Mais	9
Pain	7
Riz	7
Graines oléagineuses	2

Composition moyenne en sucres ou glucides des groupes d'aliments

Sources alimentaires	Sucre en % de produit
Sucre	100
Féculents et céréales (crus)	70
Légumes secs (crus)	60
Pain	55
Pomme de terre	20
Légumes et fruits	2 à 20

Aliments contenants plus de 40 g de sucres rapides pour 100 g

Aliment	Teneur en sucres (en g/100 g)
Fructose	99,80
Sucre blanc	99
Sucre allégé à l'aspartame	98,70
Sucre roux	96,70
Meringue	91,80
Bonbons	83,20
Chewing-gum sucré	81,40
Miel	79,10
Pâte de fruits	71,10
Mélange apéritif de fruits exotiques séchés	68,10
Poudre maltée, cacaotée et sucrée pour boisson	65,40
Bonbon gélifié	64,50

Aliment	Teneur en sucres (en g/100 g)
Nougat ou touron	64,10
Confiture de fraises	60
Barre chocolatée non biscuitée enrobée	59,40
Chocolat en poudre sucré	59,20
Raisin sec	59,20
Sirop de menthe ou de fraise	58,90
Datte séchée	58,10
Bonbon au chocolat dragéifié	57,80
Pâte à tartiner chocolat et noisette	57,60
Confiture de myrtilles	57,10
Tablette de chocolat blanc	57,10
Lait concentré sucré	55,90
Biscuit à la cuillère ou boudoir	55
Confiture de cerises	54,50
Pâte d'amandes	54,20
Confiture (aliment moyen)	53,90
Biscuit mœlleux fourré à l'orange et enrobé de sucre glace	53,70
Cacahuètes enrobées de chocolat	53,50
Confiture d'abricots	53,40
Lait en poudre écrémé	51,80
Génoise fourrée aux fruits et nappée de chocolat	51,20
Confiture de framboises	50,80
Tablette de chocolat au lait	50,50
Tablette de chocolat au lait aux céréales croustillantes	50,50
Confiture d'oranges	49,20
Barquette aux fruits	48,80
Crème de marrons vanillée (conserve)	48,70

Aliment	Teneur en sucres (en g/100 g)
Figue séchée	48,10
Barre à la noix de coco enrobée de chocolat	48
Gaufrette fourrée aux fruits	46,50
Barre chocolatée aux fruits secs	46,30
Pain d'épices	44,90
Tablette de chocolat au lait aux fruits secs	44,60
Chocolat en poudre pour bébé	44,50
Grains de blé soufflés chocolatés enrichis en vitamines et minéraux	44,50
Macaron mœlleux fourré à la confiture ou à la crème	44,50
Biscuit sec fourré aux fruits	44,20
Lait en poudre demi-écrémé	43,90
Confiture allégée en sucre	43,60
Grains de blé soufflés au miel ou au caramel enrichis en vitamines et minéraux	43
Canelé	42,50
Tarte au citron	40,90
Barre chocolatée biscuitée	40,60
Abricot sec	40,50
Tablette de chocolat noir aux fruits secs	40,50
Tablette de chocolat noir (40 % de cacao minimum)	40,40
Cake aux fruits	40,10

Tables Ciqual des compositions en matières grasses (teneur en grammes de lipides et d'acides gras pour 100 g d'aliments)

Teneur en acides gras saturés	Teneur en acides mono-insaturés	Teneur en oméga 6	Teneur en oméga 3
Bloc de graisse végétale pour friture : 80-90 %	Huile d'olive, de noisette : 70-80 %	Huile de pépins de raisin, de tournesol : 60-70 %	Huile de noix : 12 %
Beurre : 50-65 %	Huile de colza : 60-70 %	Huile de noix, de soja, de maïs, de germes de blé : 50-60 %	Huile de colza : 8-10 %
Saindoux : 40-50 %	Graisse d'oie : 50-60 %	Isio 4®, huile de sésame : 40-50 %	Huile de soja, de germe de blé : 6-7 %
Lard, graisse de volaille : 40-50 %	Huile d'arachide, graisse de volaille : 45-55 %	Margarine : 30-40 %	Isio 4® : 5,2 %
Beurre allégé, graisse d'oie : 20-30 %	Isio 4®, graisse de dinde, saindoux : 40-45 %	Huile de colza, d'arachide : 20-30 %	Beurre, suif, saindoux, huile de tournesol, huile de noisette : 0,1-1 %
Huiles végétales : 10-20 %	Margarine, huile de maïs : 25-40 %	Huile de noisette, graisse de volaille : 10-20 %	
	Huile de tournesol, de soja : 15-25 %	Huile d'olive : 5-10 %	
		Beurre, beurre allégé : 0,8-2 %	

Tableau des sources de vitamine D

Aliment	Teneur en vitamine D en µg pour 100 g
Huile de foie de morue	250
Foie de morue en boîte (conserve)	54,30
Hareng mariné, fumé, à l'huile, grillé	13,10 – 14,50 – 16,10 – 22
Maquereau frit et sardine grillée	12,30
Tilapia du Nil d'élevage cru	12,20
Anchois cru et truite arc-en-ciel d'élevage cuite au four	11
Sardine entière en conserve à l'huile d'olive ou sauce tomate	10,20 à 10,80
Perche cuite au four	9
Saumon cuit à la vapeur	8,70
Maquereau cuit au four et maquereau fumé	7,72 et 8
Sardine en filets sans arêtes à l'huile d'olive en conserve	7,40
Maquereau en conserve	4,70 à 7,30
Thon cru	7,20
Thon albacore au naturel en conserve	6,10 (autres thons en conserve, bonite ou thon listao : 4,86)
Truite d'élevage fumée	5,20
Huile Isio®	4,50
Tablette de chocolat noir (40 % de cacao minimum)	≤ 5
Graisse de canard	4,80
Saumon d'élevage cru	4,69
Yaourt brassé enrichi en vitamine D	4
Lait en poudre entier	3,70
Thon à l'huile en conserve (conserve)	3,56
Jaune d'œuf cru	3,25 (cuit 2,11)
Merlu cuit à l'étouffée	3,20
Saumon fumé	2,97

Aliment	Teneur en vitamine D en µg pour 100 g
Foie gras (conserve)	2,75
Brochet cuit au four	2,70
Rouget-barbet de roche cuit à l'étouffée	2,67
Foie de veau cuit	2,52
Rillettes de saumon	2,50
Anchois mariné	2,40
Œufs de lompe (conserve)	2,33
Thon cuit au four	1,83
Emmental	1,81
Confit de canard	1,80
Lait concentré sucré	1,68 (non sucré 1,05)
Terrine de canard	1,55
Poisson pané frit	1,52
Croissant	1,50
Œuf entier cru	1,50 (œuf dur 1,12)
Lieu noir cuit	≤ 1,48
Mélange d'huiles	1,43
Veau rôti	1,30
Coppa	1,27
Morue salée pochée	1,25
Petit-suisse aromatisé (demi-écrémé)	1,25
Pétales de maïs nature enrichis en vitamines et minéraux	1,20
Rillettes de thon	1,20
Champignon de Paris sauté	1,18
Beurre demi-sel	1,13 (doux 1,01)

Teneur en fer des principaux aliments

Viandes et charcuteries	mg de fer/100 g
Boudin	29,40
Foie de porc	18
Viande séchée des Grisons, jambon de bœuf	9,80
Foie de veau	7,90
Pâté de foie	3,30
Viande de chevreuil	3
Langue de bœuf	3
Canard	2,50
Viande de bœuf	2,10
Viande de veau	2
Oie	1,90
Viande d'agneau	1,80
Lapin	1,60
Viande de porc	1,40
Jambon	1,10
Fromage d'Italie, saucisse de Lyon, lard	0,80
Poulet	0,70
Poissons et fruits de mer	**mg de fer/100 g**
Huître, moule	5,80
Sardine à l'huile	2,50
Crustacés	2
Crevette	1,80
Maquereau frais ou fumé, thon à l'huile	1,20
Homard, perche	1
Carrelet	0,90

Sole, églefin	0,60
Cabillaud, flétan	0,50
Colin	0,20
Lait et produits laitiers, œufs	**mg de fer/100 g**
Parmesan	0,70
Fromage fondu	0,90
Lait écrémé en poudre	0,80
Fromage (emmental, gouda)	0,30
Fromage à tartiner à la crème et double crème	0,20
Fromage à pâte molle (brie, camembert)	0,20
Lait, yaourt, crème	0,10
Fromage blanc, crème, *cottage cheese*	0
Lait de soja	0,40
Jaune d'œuf	5,50
Œuf (100 g = 2 œufs)	1,80
Blanc d'œuf	0,10
Céréales, pain, produits de boulangerie, pâtes	**mg de fer/100 g**
Son de blé	16
Flocons de millet	9
Germe de blé	7,60
Flocons d'avoine, blé vert	4,20
Blé noir	3,50
Gruau d'orge	2,80
Farine de seigle	2,10
Riz complet	1,70
Farine de blé	1,50
Riz étuvé	1,40
Semoule de blé	1,10

Riz décortiqué	0,60
Pâtes aux œufs (poids sec)	3
Pâtes sans œufs (poids sec)	2,10
Pain suédois, complet avec sésame	4,30
Pain de seigle noir	3
Pain de seigle valaisan	2,40
Pain bis	2
Pain de seigle classique	1,70
Biscotte	1,30
Pain blanc	1,20
Petit-beurre	1,10
Légumes, pommes de terre, légumineuses	**mg de fer/100 g**
Salsifis	3,30
Épinards, côte de blettes	2,70
Mâche	2,10
Petits pois	1,90
Brocoli, chicorée	1,40
Cresson alénois	1,30
Chou de Bruxelles	1,10
Laitue, haricot vert, champignon de Paris, bolet	1
Poireau, asperge, betterave rouge	0,90
Radis	0,80
Chou blanc	0,60
Chou-fleur, chou-rave, chou rouge, choucroute, tomate	0,50
Pomme de terre, piment, radis, chou blanc	0,40
Aubergine, concombre, carotte, oignon	0,30
Endive	0,20
Graine de soja	9,70

Lentille sèche	8
Haricot blanc sec	7
Pois chiche sec	6,10
Tofu	5,40
Fruits, jus de fruits, noix, fruits séchés	**mg de fer/100 g**
Cassis	1,30
Groseille, mangue	1,20
Avocat, mûre	1
Figue fraîche	0,80
Framboise	0,70
Groseille à maquereau	0,60
Myrtille, mirabelle, citron	0,50
Abricot, fraise, kaki, cerise, kiwi	0,40
Mandarine, pêche, raisin, banane	0,40
Ananas, prune, rhubarbe	0,30
Orange	0,10
Pomme, poire, melon	0,20
Jus de raisin	0,30
Jus de pommes, jus d'orange, jus de pamplemousse	0,20
Jus de citron	0,10
Amande	4,20
Noisette	3,70
Noix de coco râpée	3,50
Noix du Brésil	3,10
Noix	2,50
Cacahuète	2,40
Châtaigne	1
Abricot séché	5,20

Figue séchée	2,50
Raisin sec, pruneau séché	2,30
Datte	3
Pomme séchée	2

Les aliments les plus riches en vitamine B9

Aliment	en µg pour 100 g
Levure alimentaire	2500
Foie (poulet, veau, génisse)	450
Bloc de foie gras de canard, appertisé	354
Pâté de foie de volaille	321
Foie, agneau, cuit	310
Escalope végétale ou steak à base de soja	305
Foie de morue	263
Jaune d'œuf cuit	244
Cerfeuil frais	220
Poudre maltée, cacaotée et sucrée pour boisson	219
Farine de châtaignes	215
Cresson cru	214
Biscuit sec à teneur garantie en vitamines	212
Noisette	198
Persil frais	197
Pissenlit, cru	191
Céréales pour petit déjeuner (aliment moyen)	185
Tournesol, graine	182

Aliment	en µg pour 100 g
Épinard, cru	175 (cuit 122)
Herbes aromatiques fraîches (aliment moyen)	171
Terrine de canard	168
Châtaigne grillée	164
Pâté de campagne	160
Foie de veau	155
Oseille cru	152
Muesli (aliment moyen)	138
Ciboule ou ciboulette fraîche	135
Noix séchée, cerneaux	135
Saint-marcellin	133
Jaune d'œuf cru	132
Pâté de foie de porc	132
Chicorée frisée crue	125
Pois cassé	118
Choux de Bruxelles cuit	110
Menthe fraîche	110
Mâche crue	107
Haricot mungo germé ou pousse de soja, frais	106
Œuf dur	106
Brocoli cuit	102
Melon frais	98
Camembert	97,02
Scarole	97
Sésame, pistache, cacahuète, amande	95,20
Biscotte	94,60
Poireau, laitue	91

Aliment	en µg pour 100 g
Crottin de chèvre, chavignol et rocamadour	85,90
Haricot blanc, cuit	81
Chou-fleur, céleri cru	80,50
Pignon de pin	80,20
Avocat, asperge, betterave rouge cuite	76

Tableau des aliments courants les plus riches en lipides (table ciqual, 2013)

Huiles végétales, pain de graisse pour friture, saindoux	100
Graisse d'oie ou de canard	99,80
Margarine à 80 % de MG	81 à 84
Beurre doux	80 à 82
Mayonnaise à l'huile de tournesol	77
Noix de pécan, noix de macadamia	74
Sauce vinaigrette du commerce non allégée	72
Lard cru	69
Noix du Brésil	68
Pignon de pin	65
Noix de coco, amande sèche	65
Noix, noisette	63
Matière grasse (55-60 % de MG) allégée, enrichie en stérols	62
Beurre ou margarine allégée (60 % de MG)	57 à 61
Graine de sésame	56,40
Amande	53,40
Tarama	52,90

Graine de tournesol	52,70
Foie gras	50 à 53
Pesto, béarnaise	51
Cacahuète, noix de cajou grillée	49
Pistache grillée	46,40
Salami	45
Foie de morue en conserve	44,40
Chocolat noir (70 % de cacao) extra dégustation	43,90
Chorizo	42,10
Spécialité fromagère nature à tartiner	42
Rillettes de porc ou volaille	40
Beurre de cacahuètes	40
Beurre ou margarine allégés (40 % de MG)	38 à 40
Croûtons	38
Fromage à pâte molle triple crème	37,70
Noix de coco, amande fraîche	35,30
Mayonnaise allégée en matière grasse	35,20
Chocolat au lait aux fruits secs	34,50
Crackers garnis ou fourrés au fromage	34,40
Comté, fromage au lait de brebis, cheddar, gruyère, roquefort, fromage à tartiner au noix, gorgonzola	32 à 34
Crème fluide UHT entière	33,80
Saucisson sec, pâté de foie, rosette	33,20
Chocolat blanc	32
Chips de crevette, tuiles apéritives, chips	27 à 31
Jaune d'œuf	31
Pâte feuilletée	31
Parmesan, saint-paulin, beaufort, cantal, chèvre, emmental, gouda, picodon, tomme	30
Galette des rois feuilletée fourrée à la frangipane	30,40

Mousse de foie, pâté de campagne	28 à 29
Pâte à tartiner chocolat et noisettes	29
Gaufrette fourrée, mœlleux au chocolat	28
Mortadelle, poitrine de porc, cervelas, travers de porc, lardons	27
Saucisses (moyenne)	27
Crème Chantilly UHT, lait en poudre entier	26
Cacahuètes enrobées de chocolat	25,50
Croissant au beurre	25
Tapenade	25
Feuilleté à la viande	24
Viande de poule avec peau	23
Côte de bœuf	23
Boudin noir, échine de porc	21,60
Brioche	21,20
Biscuits et pâtisseries (aliments moyens)	20
Andouillette, steak haché à 20 % de MG, côte de porc	19,50
Carpaccio de saumon, maquereau fumé	18,70
Muesli croustillant aux fruits	17,70
Lait de coco	17,60
Rillettes de thon	17
Crème allégée à 15 % de MG	16,50
Sardines à l'huile en conserve	16,30
Avocat	16
Langue de bœuf	15,60
Anguille	15

Les 50 aliments les plus riches en glucides complexes (en g pour 100 g)

Farine de maïs	91
Tapioca	90
Farine de riz	80
Galette de riz soufflé nature	79,50
Vermicelles de soja sec	79
Polenta (semoule de maïs sèche)	78,20
Riz arborio pour risotto sec	78
Grains de riz soufflés nature (céréales petit déjeuner)	77
Purée de pommes de terre en flocons	76,30
Corn-flakes	76
Mélange riz, riz sauvage sec	75,80
Pain azyme	75,20
Fécule de pomme de terre	75
Farine semi-complète	72,50
Farine T45	71,20
Semoule de blé sèche	69,90
Pain grillé industriel en tranches	68,20
Farine de sarrasin	67,40
Boulgour sec	66
Blé précuit sec	65,30
Pâtes alimentaires au blé complet sèches	65
Quinoa sec	64
Biscotte classique	64,10
Haricots secs	57,90
Flocons d'avoine nature	57

Biscotte au blé complet	56,10
Pain grillé suédois au blé complet	54,70
Gressin	54,10
Tortilla de maïs	50,20
Pois chiches secs	50
Lentilles sèches	49,40
Biscuit sec type Petit-beurre	48,70
Vermicelles de riz sec	46,80
Biscuit spécial Petit déjeuner	45
Pâte à pizza	43
Pain intégral	40,20
Tartine croustillante au seigle riche en fibre	40,50
Farine de châtaignes	40
Pain baguette	39,60
Pain de seigle	39,40
Pâte brisée	39,10
Pain brioché	37,50
Galette au son d'avoine	34
Châtaigne grillée	32
Pain de mie	31,40
Galettes de sarrasin	31,10
Riz blanc étuvé, complet, sauvage cuit	28,50
Blé dur cuit	28,30
Germe de blé	23,30

Liste des aliments et leur index glycémique

Index glycémiques faibles	
Crustacés (homard, crabe, langouste)	5
Épices (poivre, persil, basilic, origan, carvi, cannelle...)	5
Avocat	10
Fruits oléagineux (amandes, cacahuètes, arachides, noisettes, noix, noix de cajou, pistaches...)	15
Asperge	15
Brocoli	15
Céleri-branche	15
Céréales germées (germes de blé, de soja...)	15
Champignon	15
Choux, choucroute, chou-fleur, choux de Bruxelles	15
Concombre	15
Cornichon	15
Courgette	15
Échalote	15
Endive	15
Épinards	15
Haricot coco, haricot mange-tout, coco plat, coco, pois mange-tout	15
Oignon	15
Olive	15
Poireau	15
Poivron	15
Radis	15
Salade (laitue, scarole, frisée, mâche, etc.)	15

Index glycémiques moyens	
Jus de carottes (sans sucre)	40
Lactose	40
Pain 100 % intégral au levain pur, pain azyme (farine intégrale)	40
Pâtes intégrales, al dente	40
Pepino, poire-melon	40
Pruneaux	40
Sablé (farine intégrale, sans sucre)	40
Sarrasin, blé noir (intégral ; farine ou pain)	40
Sorbet (sans sucre)	40
Spaghettis al dente (cuits 5 minutes)	40
Airelle rouge, canneberge	45
Ananas (fruit frais)	45
Banane (verte), banane plantain (crue)	45
Blé (farine intégrale ; type Ebly®)	45
Céréales complètes (sans sucre)	45
Couscous intégral, semoule intégrale	45
Épeautre (farine intégrale ancienne ; pain intégral)	45
Kamut® (intégral ; farine ou pain)	45
Jus d'orange (sans sucre et pressé)	45
Noix de coco	45
Pain grillé (farine intégrale sans sucre)	45
Petits pois (boîte)	45
Raisin (fruit frais)	45
Riz basmati complet	45
Sauce tomate, coulis de tomates (avec sucre)	45
Seigle (intégral ; farine ou pain)	45
Barre énergétique de céréales (sans sucre)	50

Index glycémiques moyens	
Biscuits (farine complète ; sans sucre)	50
Chayotte, christophine (purée de)	50
Couscous, semoule complète	50
Jus d'ananas (sans sucre)	50
Jus d'airelles rouges, canneberges (sans sucre)	50
Jus de pommes (sans sucre)	50
Kaki	50
Kiwi	50
Litchi (fruit frais)	50
Macaronis (blé dur)	50
Mangue (fruit frais)	50
Muesli (sans sucre)	50
Pain au quinoa (environ 65 % de quinoa)	50
Patate douce	50
Pâtes complètes (blé entier)	50
Riz basmati long	50
Riz complet brun	50
Surimi	50
Topinambour	50
Abricot (boîte, au sirop)	55
Biscuits sablés (farine, beurre, sucre)	55
Boulgour (blé, cuit)	55
Jus de mangue (sans sucre)	55
Jus de raisin (sans sucre)	55
Ketchup	55
Moutarde (avec sucre ajouté)	55
Pâte à tartiner	55

Index glycémiques moyens	
Papaye (fruit frais)	55
Pêches (boîte, au sirop)	55
Riz rouge	55
Spaghettis blancs (bien cuits)	55
Vinaigre de riz	55
Tagliatelles (bien cuites)	55

Index glycémiques élevés	
Banane (mûre)	60
Châtaigne, marron	60
Crème glacée classique (sucrée)	60
Farine complète	60
Mayonnaise (industrielle, sucrée)	60
Melon	60
Miel	60
Pizza	60
Porridge, bouillie de flocons d'avoine	60
Poudre chocolatée (sucrée)	60
Riz de Camargue, riz long, riz parfumé (jasmin...)	60
Semoule, couscous	60
Ananas (boîte)	65
Betterave (cuite)	65
Confiture et marmelade (sucrée)	65
Gelée de coing (sucrée)	65
Muesli (avec sucre, miel...)	65
Nouilles, vermicelles chinois (de riz)	65
Pain au chocolat ou au lait	65

Pain bis (au levain), au seigle, complet	65
Raisins secs	65
Sirop d'érable	65
Sorbet (sucré)	65
Baguette	70
Barres chocolatées (sucrées)	70
Biscotte	70
Biscuit	70
Bouillie de farine	70
Brioche	70
Céréales raffinées sucrées	70
Chips	70
Croissant	70
Dattes	70
Farine de maïs	70
Gnocchis	70
Nouilles	70
Pain azyme	70
Polenta, semoule de maïs	70
Pommes de terre cuites à l'eau ou à la vapeur	70
Raviolis	70
Risotto	70
Riz blanc standard	70
Sodas	70
Sucre blanc (saccharose), roux, complet, intégral	70
Tacos	70
Courges (diverses)	75
Donut	75

Gaufre au sucre	75
Lasagnes	75
Pastèque	75
Potiron	75
Riz au lait (sucré)	75
Fève (cuites)	80
Pomme de terre en purée	80
Carotte (cuite)	85
Céleri-rave (cuit)	85
Corn-flakes, flocons de maïs	85
Farine de blé blanche	85
Maïzena® (amidon de maïs)	85
Navet (cuit)	85
Pain de mie ou hamburger	85
Pop-corn (sans sucre)	85
Riz à cuisson rapide (précuit)	85
Riz soufflé, galettes de riz	85
Pain blanc	90
Pomme de terre en flocons (purée instantanée)	90
Farine de riz	95
Fécule de pomme de terre (amidon)	95
Pommes de terre au four	95
Pommes de terre frites	95
Glucose	100
Sirop de glucose, de blé, de riz	100
Bière	110
Framboises, groseilles, mûres	110

Les aliments riches en zinc (en mg pour 100 g)

Huître	21,30
Foie de veau cuit	13,20
Bœuf braisé	10,50
Pain de seigle et froment	≤ 10
Bœuf à pot-au-feu cuit	9,70
Maroilles	9
Fruit de mer (aliment moyen)	8,81
Foie de veau cru	8,52
Vacherin / mont-d'or	8
Épaule de porc crue	7,52
Langouste cuite à l'eau	7,27
Morbier	7
Chocolat en poudre non sucré	6,87
Bavette de bœuf crue	6,80
Steak haché (5 % de MG) cuit	6,43
Steak haché (10 % de MG) cuit	6,37
Thym sec	6,19
Foie d'agneau cuit	6,07
Carré de l'Est	6
Gésier de canard confit	6
Langres	6
Viande des Grisons	5,90
Barre céréalière diététique hypocalorique	5,80
Entrecôte de bœuf grillée	5,80
Graine de sésame	5,74

Confit de canard	5,70
Crabe en boîte	5,70
Levure alimentaire	5,60
Pignon de pin	5,60
Livarot	5,57
Paleron de bœuf cru	5,50
Rosbif de bœuf rôti	5,44
Bifteck de bœuf grillé	5,40
Noix de cajou grillée et salée	5,40
Parmesan	5,30
Pain de mie multicéréales	5,25
Comté	5,12
Steak haché (15 % de MG) cuit	5,08
Pain de mie complet	5,05
Jarret de veau cru	5,01
Pain de mie classique	≤ 5
Veau mijoté	4,94
Rognon de veau braisé ou poêlé	4,90
Steak haché (15 % de MG) cru	4,82
Graine de cumin	4,80
Steak haché (10 % de MG) cru	4,80
Flanchet de bœuf cuit	4,79
Beaufort	4,75
Épaule d'agneau rôtie	4,70
Graine de coriandre	4,70

Les 50 aliments les plus riches en vitamines A, B, C, D et E

VITAMINE A en µg pour 100 g	
Huile de foie de morue	30 000
Foie de volaille	14 500
Patate douce cuite	10 500
Foie de veau	10 500
Jus de carottes	8 710
Foie d'agneau	7 630
Carotte crue	7 260
Pissenlit cru	5 850
Macédoine de légumes en conserve	5 670
Persil	5 360
Foie gras de canard	5 400
Laitue romaine crue	5 230
Pâté de campagne, pâté de foie	4 200
Foie de morue	4 170
Épinards crus	4 010
Sauce pimentée (harissa)	4 000
Blette, bette cuite	3 650
Carotte cuite	3 340
Petit pois carotte en conserve	3 000
Cresson	2 220
Abricot sec	2 160
Oseille cuite	2 150
Potiron cuit	2 050
Abricot frais	1 630

Épinards cuits	1 610
Purée de tomates	1 580
Poivron rouge	1 520
Mangue	1 220
Anguille	1 140
Melon	1 060
Beurre	800
Tomate cerise	792
Nectar d'abricots	786
Margarine	780
Fruit de la Passion	746
Chaource	720
Margarine allégée	680
Jus multivitaminé	664
Chorizo	663
Ketchup	560
Jaune d'œuf cru	453
Crème fraîche à 30 % de MG	390
Parmesan	345
Chou rouge	335
Lait en poudre demi-écrémé ou entier	300 à 340
Gruyère, gorgonzola, munster, brie	290 à 330
Rognons de veau	260
Œuf entier	235
Quatre-quarts	219
Lait concentré sucré	142

VITAMINE B12 en µg pour 100 g	
Foie de génisse	96,30
Rognons d'agneau	79
Foie d'agneau	74
Foie de veau	71,40
Accras de morue	68,20
Foie de bœuf	65
Rognons de veau	42
Clam, praire, palourde	39,50
Bigorneau	36
Huître	24
Foie de volaille	19,70
Maquereau	19
Moule	18,30
Anchois	16
Caviar	16
Sardine	13,50
Pâté de foie	13,50
Cœur, cervelle	10
Lapin	10
Quenelles de foie	10
Maquereau	9
Saint-jacques	8,70
Hareng	8,50
Moule	8,50
Raie	8
Bulot	7
Œufs de lompe	5,80

Bœuf	5
Sanglier	5
Crevette	5
Truite	4,50
Saumon fumé	4,50
Thon	4,30
Viande de cheval	4
Oie	4
Ris de veau	3,90
Saumon	3,50
Lait en poudre entier	3,30
Camembert	3,10
Emmental	3,10
Agneau	3
Homard	3
Canard, magret	3
Calamar	2,50
Edam, parmesan, gouda	2
Veau	2
Brochet, carrelet	2
Œuf entier	1,80
Filet de porc	1
Fromage bleu	1

VITAMINE C en mg pour 100 g	
Acérola	1 600
Cassis	200
Persil	190

Zeste de citron	129
Poivron vert, jaune ou rouge cru	120 (cuit 74,40)
Raifort cru	97,30
Kiwi	92,70
Litchi	71,50 (conserve 42)
Fruits rouges	67,90
Papaye	59,70
Choux de Bruxelles, chou-fleur, chou rouge	55 à 58,20
Citron	53
Céréales pour petit déjeuner, muesli et barre céréalière	50 à 52,90
Oseille	48
Poudres maltées, cacaotées et sucrées pour boissons	48
Cerfeuil	44,70
Nectar d'abricots	44,70
Jus de citron pressé	42,60
Pamplemousse	42,10
Groseille	40
Orange	39,70
Ris de veau	39,40
Épinards	39,30
Pur jus d'orange	38,30
Moutarde	38,20
Pissenlit cru	37,50
Brocoli	37,30
Mangue	37
Jus d'orange et multifruits à base de concentré	36,20 à 37
Carambole	35,60
Chou blanc cru	35,50

Ciboulette	34,20
Pétales de maïs nature enrichis en vitamines et minéraux	34
Pur jus de clémentine ou mandarine ou pamplemousse ou multifruits multivitaminé	33,80
Citron vert	31,70
Foie gras de canard (conserve)	31
Chocolat en poudre sucré	30
Fruit de la Passion	30
Groseille à maquereau	29,50
Tomate cerise	28
Foie de poulet cuit	27,90
Châtaigne cuite à l'eau ou grillée	26,70
Oseille cuite à l'eau	26,30
Pur jus de pamplemousse	26
Menthe	25,40
Jus d'ananas à base de concentré	24,90
Compote de fruits allégée ou non	20 à 24,70
Mûre noire (du mûrier)	23,20
Purée de pommes de terre flocons déshydratés au lait	22,30
Basilic	22

VITAMINE D en µg pour 100 g	
Huile de foie de morue	250
Foie de morue en boîte (conserve)	54,30
Hareng mariné, fumé, à l'huile, grillé	13,10 – 14,50 – 16,10 – 22
Maquereau frit et sardine grillée	12,30
Tilapia du Nil d'élevage cru	12,20
Anchois cru et truite arc-en-ciel d'élevage cuite au four	11
Sardine entière en conserve à l'huile d'olive ou sauce tomate	10,20 à 10,80

Perche cuite au four	9
Saumon cuit à la vapeur	8,70
Maquereau cuit au four et maquereau fumé	7,72 et 8
Sardine en filets sans arêtes à l'huile d'olive en conserve	7,40
Maquereau en conserve	4,70 à 7,30
Thon cru	7,20
Thon albacore au naturel en conserve	6,10 (autres thons en conserve, bonite ou thon listao : 4,86)
Truite d'élevage fumée	5,20
Huile Isio®	4,50
Tablette de chocolat noir (40 % de cacao minimum)	≤ 5
Graisse de canard	4,80
Saumon d'élevage cru	4,69
Yaourt brassé enrichi en vitamine D	4
Lait en poudre entier	3,70
Thon à l'huile en conserve (conserve)	3,56
Jaune d'œuf cru	3,25 (cuit 2,11)
Merlu cuit à l'étouffée	3,20
Saumon fumé	2,97
Foie gras (conserve)	2,75
Brochet cuit au four	2,70
Rouget-barbet de roche cuit à l'étouffée	2,67
Foie de veau cuit	2,52
Rillettes de saumon	2,50
Anchois mariné	2,40
Œufs de lompe (conserve)	2,33
Thon cuit au four	1,83
Emmental	1,81

Confit de canard	1,80
Lait concentré sucré	1,68 (non sucré 1,05)
Terrine de canard	1,55
Poisson pané frit	1,52
Croissant	1,50
Œuf entier cru	1,50 (œuf dur 1,12)
Lieu noir cuit	≤ 1,48
Mélange d'huiles	1,43
Veau rôti	1,30
Coppa	1,27
Morue salée pochée	1,25
Petit-suisse aromatisé (demi-écrémé)	1,25
Pétales de maïs nature enrichis en vitamines et minéraux	1,20
Rillettes de thon	1,20
Champignon de Paris sauté	1,18
Beurre demi-sel	1,13 (doux 1,01)

VITAMINE E en mg pour 100 g	
Huile de germe de blé	140
Huile de tournesol	75
Huile combinée	65
Margarine au tournesol	60
Huile de colza	42
Graine de tournesol	32
Huile de foie de morue	30
Mayonnaise	29
Margarine enrichie en oméga 3	27
Huile d'olive	25

Pesto	18,30
Germes de blé	14,70
Amande	14,60
Tarama	9
Pignon de pin	8,50
Rillettes de thon	7
Huile de noix	6,90
Pâte à tartiner chocolat-noisette	6,60
Poudre cacaotée	6,30
Chocolat aux noix, noisettes, amandes	6,20
Concentré de tomate	5,70
Noisette	5,60
Anguille	5,10
Jaune d'œuf	5
Foie de morue	4,90
Beurre de cacahuètes	4,80
Tapenade	4,50
Abricot sec	4
Bigorneau	3,90
Noix	3,50
Beurre allégé	2,90
Sardine en conserve	2,760
Graisse d'oie	2,70
Hareng mariné rollmops	2,46
Moule	2,40
Avocat	2,36
Olive noire ou verte	2
Muesli floconneux aux fruits secs	2

Saumon fumé	2
Pruneau	2
Épinards	1,80
Thon	1,75
Lieu noir	1,70
Maquereau en conserve	1,65
Œuf de lompe	1,60
Dessert au soja	1,60
Ketchup	1,50
Homard, langouste	1,50
Pêche	1,38
Calamar	1,35
Œuf entier	1,30
Biscuit type palet breton	1,30

Les protéines animales (en g pour 100 g)

Gélatine alimentaire	87,60
Parmesan	38,60
Viande des Grisons	37,40
Lait en poudre écrémé	35
Chevreuil, faisan rôti	32,60
Emmental	32,60
Gésier de canard confit	32,40
Bœuf braisé	32,10
Edam	31,90
Viande de veau cuite	31

Confit de canard	30,70
Épaule d'agneau rôtie	30,50
Lapin, lièvre	30,40
Thon cuit (aliment moyen)	30
Volaille cuite (aliment moyen)	28,80
Porc : épaule, rouelle, échine, filet maigre	28,70
Sanglier rôti	28,30
Viande de cheval rôtie	28,10
Lait en poudre demi-écrémé et entier	28,50
Sardine	28
Foie de génisse cuit	27,40
Bœuf grillé : steak, steak haché, flanchet, rognon	27,40
Magret de canard cuit à la poêle	26,70
Jambon sec découenné et dégraissé	26,60
Saucisson sec, rosette	26,50
Filets d'anchois à l'huile (conserve)	26,40
Foie d'agneau cuit	26,40
Langouste cuite à l'eau	26,40
Côte de porc grillée	25,90
Rognons (bœuf, porc, agneau)	25,80
Côtelette d'agneau grillée	25,70
Caille, pigeon cuit	25,10
Caviar (conserve)	25
Mulet, perche, roussette cuit au four	24,80
Fromage des Pyrénées au lait de brebis	24
Jambon fumé, coppa, bacon	24
Fromage à pâte molle (aliment moyen)	23,70
Gigot d'agneau rôti	23,80

Anguille, bar, maquereau cuit au four	23,60
Coquille Saint-Jacques cuite	23,20
Raie, rouget-barbet de roche, lieu noir, merlan cuit	23,20
Andouillette et andouille	23
Espadon, truite, lotte, saumon, turbot	22,80
Langue de bœuf cuite	22,60
Homard cuit à l'eau	22,10
Entrecôte de bœuf grillée	22
Saumon fumé	21,80
Jambon de volaille, pancetta, chorizo, jambon cuit, jambonneau	21
Brochet, cabillaud, crevette, merlu, sole, limande-sole, carpe	21
Bulot cuit	20,50
Lapin viande cuite	20,50
Crabe cuit à l'eau	19,30 (en conserve : 18,10)
Œufs de lompe (conserve)	19,20
Filets de maquereau (conserve)	16,60
Seiche, calamar, bigorneau, écrevisse, moule	16,50
Escargot	16
Boudin noir	14,80
Cancoillotte	14,70
Œuf	12,30
Fromage blanc battu au lait demi-écrémé nature	10,10

Les protéines végétales (en g pour 100 g)

Spiruline	63
Levure alimentaire	48
Germes de blé	29,70
Cacahuète	29,60
Pistache	29,40
Beurre de cacahuètes	28,70
Amande, poudre d'amandes	25,40
Lentille corail, verte (sec)	24,90
Pois cassé (sec)	24,60
Graine de tournesol	23,80
Noix de cajou	23,30
Haricot rouge (sec)	22,10
Haricot blanc et noir (sec)	21
Graine de sésame	20,90
Cacao en poudre non sucré	19,80
Noisette	19,30
Tempeh	18,60
Noix	17,30
Steak de soja	16,50
Noix du Brésil	16,10
Pignon de pin	16,10
Gressin	15,90
Croûton	15,10
Quinoa sec	14
Amarante	13,60
Seitan	13,30

Sarrasin	13,20
Pop-corn	12,90
Farine de blé tendre	12,80
Pâte au blé complet crue	12,70
Biscotte, pain grillé	11,90
Pois chiche (sec)	11,50
Tofu	11,50
Flocons d'avoine	11
Noix de pécan	11
Edamame	11
Pain grillé suédois au blé complet	10,30
Pain complet	9
Gingembre	8,90
Pain baguette	8
Petit pois, fève	5
Tofu soyeux	5,40
Dessert au soja	4,60
Alfalfa germé	4
Wakamé	4
Figue séchée	3,40
Champignon de Paris, épinards, artichaut	3
Datte, pruneau	2,50

Index

D

E

F

G

H

I

J

K

L

M

N

O

P

S

W

X

Y

Z